U0199601

激光牙体修复学临床指南

Lasers in Restorative Dentistry A Practical Guide

主 编
Giovanni Olivi　Matteo Olivi

主 译
姚江武　黄文霞

主 审
Hom-lay Wang

副主译
陶　娴　张志升

译 者（以姓氏笔画为序）
左起亮　许志强　张　怡　张志升　金　地　洪菲菲
姚江武　郭泽清　陶　娴　黄文霞　韩阳平　强　翔

人民卫生出版社
·北　京·

Translation from the English language edition:
Lasers in Restorative Dentistry. A Practical Guide
edited by Giovanni Olivi and Matteo Olivi

图书在版编目（CIP）数据

激光牙体修复学：临床指南/（意）乔瓦尼·奥利维（Giovanni Olivi）主编；姚江武，黄文霞主译. —北京：人民卫生出版社，2022. 1
ISBN 978-7-117-29326-6

Ⅰ. ①激… Ⅱ. ①乔…②姚…③黄… Ⅲ. ①牙体-修复术-指南 Ⅳ. ①R781. 05-62

中国版本图书馆 CIP 数据核字(2021)第 043510 号

图字:01-2021-1093 号

激光牙体修复学　临床指南
Jiguang Yati Xiufuxue　Linchuang Zhinan

主　　译：姚江武　黄文霞
出版发行：人民卫生出版社(中继线 010-59780011)
地　　址：北京市朝阳区潘家园南里 19 号
邮　　编：100021
E - mail：pmph @ pmph. com
购书热线：010-59787592　010-59787584　010-65264830
印　　刷：北京盛通印刷股份有限公司
经　　销：新华书店
开　　本：787×1092　1/16　　**印张**：16
字　　数：379 千字
版　　次：2022 年 1 月第 1 版
印　　次：2022 年 2 月第 1 次印刷
标准书号：ISBN 978-7-117-29326-6
定　　价：200. 00 元
打击盗版举报电话：010-59787491　E-mail：WQ @ pmph. com
质量问题联系电话：010-59787234　E-mail：zhiliang @ pmph. com

主译简介

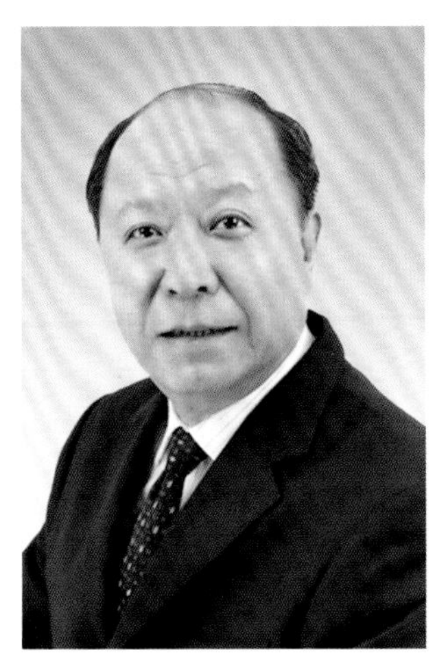

姚江武，主任医师，教授，博士生导师，厦门医学院附属口腔医院原院长，厦门市口腔医学研究所所长、首席专家，享受国务院政府特殊津贴，福建省高校名师，厦门市拔尖人才，厦门市医学学术与技术带头人。任中华口腔医学会理事，中华口腔医学会口腔修复学专业委员会委员，中华口腔医学会第四届口腔医学教育专业委员会常务委员，福建省口腔医学会原副会长，厦门市口腔医学会会长。曾获福建省科学技术进步奖2项，厦门市科学技术进步奖6项。先后有100余篇论文发表在国内外口腔专业杂志上。主编专著和教材11部，主审教材4部。

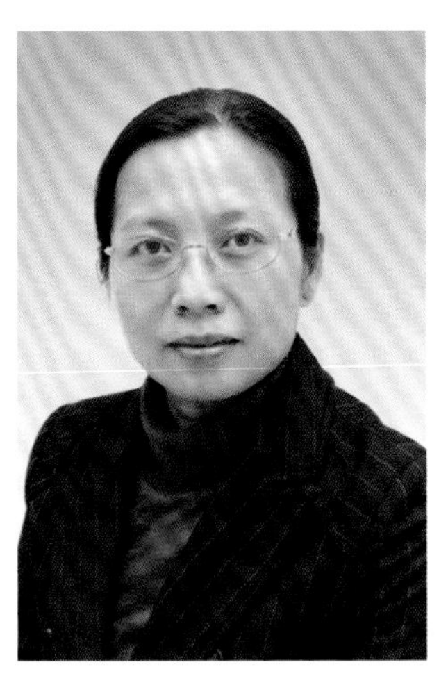

黄文霞，主任医师，副教授。现任厦门医学院附属口腔医院院长，福建省口腔医学会副会长，福建省口腔医学会预防口腔专业委员会副主任委员，福建省口腔医学会牙周病学专业委员会常务委员，厦门市口腔医学会会长。

主审简介

Hom-lay Wang，教授，博士，美国密歇根大学牙周病研究所所长、牙周病学研究生教育负责人，发表 SCI 文章 400 余篇，参编专著以及发表特邀综述等 20 余篇。美国牙周病学会领导力开发与资格认证委员会委员，美国牙周病学会学术监督委员会及继续教育监督委员会委员，美国骨整合协会理事。*International journal of oral & maxillofacial implants* 副主编，《临床牙周病学杂志》创立者之一，《牙体牙髓牙周病学杂志》《临床口腔种植研究》等编委。

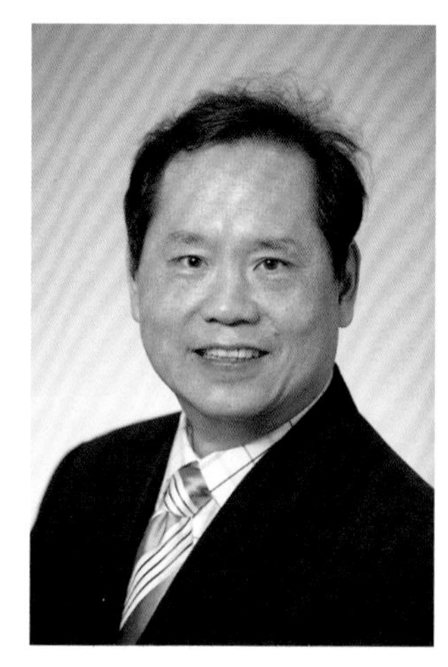

译者前言

1957年,哥伦比亚大学的古德提出了laser(激光)一词,是light amplification by stimulated emission of radiation的缩写。20世纪60年代末,Theodore制造出世界上第一台红宝石激光器。1965年,物理学家古德曼第一次将激光应用于人类牙齿组织。在随后的历史进程中,不断地涌现出各种成熟的激光仪,如Diode、KTP、CO_2、Nd:YAG、Er:YAG和Er,Cr:YSGG等。上述激光因其不同的适用范围,被广泛地应用于口腔软硬组织疾病的治疗。

国内口腔激光的临床应用和研究方兴未艾,广大口腔医务工作者对激光方面的知识了解甚微,有关激光方面的中文书籍和文献更是凤毛麟角。近年来,我时常在国内巡回演讲,并与国内同行分享激光治疗临床病例的体会。一次偶然的机会,我结识了意大利著名的口腔激光治疗专家奥利维。他热情地向我推荐了他的书*Lasers in Restorative Dentistry A Practical Guide*,并力邀我将其译成中文,以飨中国读者。鉴于中文激光文献资料和书籍的匮乏,我欣然接受了奥利维教授的邀请,组建了翻译团队,使该书中文版得以用最快的速度与中国口腔医务工作者见面。

本书分为三篇,共九章,随文附高清彩图590余幅。第一篇简介了国外牙体修复学和牙体牙髓病学的背景,包括牙体硬组织的结构及超微结构,牙体修复学的内容;第二篇详尽地叙述了激光牙体修复学的基础,如激光物理学、激光与牙体硬组织相互作用的机制、粘接剂与铒激光处理牙釉质和牙本质;第三篇为临床应用,内容有激光在龋病诊断与预防中的应用、激光在牙体修复中的应用、激光在活髓保存治疗中的应用、激光在牙齿漂白和美白中的应用。在附录中,对激光临床应用的安全性进行了讨论。全书结构严谨,内容详实,病例典型,写作风格清晰、流畅,是不可多得的激光临床应用的操作手册和激光文献的资料库。

美国密西根大学Hom-lay Wang教授在百忙之中全面细致地审阅了书中的各个章节,在此表示衷心的感谢和由衷的敬意!

感谢我的团队,是他们的不懈努力和辛勤翻译使本书中文版得以早日与读者见面。译文中缺点和错误在所难免,恳请同行不吝赐教。

姚江武

2021年11月于鹭岛厦门

原著序

我们结识 Giovanni Olivi 博士 15 年余。期间,我们有幸同时在不同的国际会议上讲述激光在牙体修复学中的应用。Olivi 博士所有的讲座都非同一般,既有临床病例,又有佐证的研究。我们相信,这本书将对那些想了解更多关于激光在牙体修复学中应用的人提供极大的帮助,希望本书成为这一领域的参考书。

Antonio España
Josep Arnabat
西班牙　巴塞罗那

原著前言

该书独特地展示了编者在激光牙体修复学方面的经验和知识,使其成为了完整和最新的,同时也是将科研与临床工作相结合的激光牙体修复学应用的国际性的图书。

本书的目的是与读者分享当前激光应用于窝洞预备和口腔粘接的先进技术,试图为正在寻找创新技术的口腔医师提供帮助,以改善其工作质量。本书全面介绍了牙体修复时激光的适应证,包括诊断、窝沟封闭、去龋、窝洞预备、去污以及盖髓,同时还介绍了手术方式和可预见的结果,其中有590余幅临床照片、表格及详细说明,概述了不同波长激光的用途。本书既是口腔医师在临床上应用激光的实用指南,也是他们了解激光牙体修复学的“利器”。无论是初学者、有经验的医师,还是熟练掌握激光技术的使用者,这本书将为你呈现珍贵的准则和参考。作为特殊的激光治疗龋病的临床应用参考,本书对口腔医师有所裨益。让我们遨游在激光牙体修复学的美妙世界吧!

Giovanni Olivi
Matteo Olivi
意大利　罗马

编者名单

Stefano Benedicenti, DDS, PhD Department of Surgical Sciences, University of Genova, Genova, Italy

Roeland De Moor, DDS, PhD, MSc Department of Restorative Dentistry and Endodontology, Ghent Dental Laser Centre, Ghent University, Dental School, Ghent, Belgium

Katleen Delmé, DDS, PhD Department of Restorative Dentistry and Endodontology, Ghent Dental Laser Centre, Ghent University, Dental School, Ghent, Belgium

Maria Daniela Genovese, MD, DDS InLaser Rome Advanced Center for Esthetic and Laser Dentistry, Rome, Italy

Vasilios Kaitsas, DDS, PhD University of Thessaloniki-Greece, Rome, Italy

Filip Keulemans, DDS, PhD Department of Restorative Dentistry and Endodontology, Ghent Dental Laser Centre, Ghent University, Dental School, Ghent, Belgium

Giovanni Olivi, MD, DDS InLaser Rome Advanced Center for Esthetic and Laser Dentistry, Rome, Italy

Matteo Olivi, DDS InLaser Rome Advanced Center for Esthetic and Laser Dentistry, Rome, Italy

谨以本书奉献给所有的患者、合作者和助手，是他们的耐心和协作使我的临床工作取得了成功。特别感谢我的爱妻 Maria Daniela 始终如一的支持，并容忍我因长期写书而忽略家庭生活。

Giovanni Olivi

特别感谢所有的家人支持我的个人成长。

Matteo Olivi

致谢

衷心感谢以下尊敬的同事和朋友的贡献。

特别感谢 Vasilios Kaitsas 对第一章 SEM 图像和激光牙体修复学研究方面的宝贵贡献。感谢在口腔粘接和牙髓病学领域里受人尊敬的研究者 Roeland DeMoor,其团队在激光口腔粘接领域中建立了里程碑,并在第五章进行了分享。感谢 Maria Daniela Genovese 日复一日的默默奉献,她简化了许多章节。此外,还要感谢 Stefano Benedicenti 在第九章中对口腔美学的先进激光技术所作的贡献。

他们的临床工作、研究和知识使这本书尽可能得到了完善。

目录

第一篇　牙体修复学的背景知识

第二篇　激光牙体修复学的基础

第三篇　临 床 应 用

第一篇　牙体修复学的背景知识

知识

谨防虚假知识，它比无知更危险。

——George Bernard Shaw

1 牙体硬组织的结构及超微结构

Vasilios Kaitsas, Giovanni Olivi

摘要

对于口腔医师而言,牙齿的宏观解剖结构是众所周知的。然而,在临床治疗过程中,牙齿的组织学和超微结构是无法直接观察的。但在窝洞制备和充填时,需要改变其结构。传统的仪器、激光照射涉及牙齿超微结构方面的知识,治疗的成功与否和知识密切相关。激光对于不同组织的作用是不同的,它可选择性地作用于特殊的组织、水、有机物和牙髓。因此,对牙齿超微结构的熟知有助于理解激光牙体预备和粘接修复的临床应用。

1.1 基本的解剖结构

正常的人类乳牙和恒牙是由一个冠和一个或多个牙根构成的。牙本质的冠部有牙釉质覆盖,而牙本质的根部表面有牙骨质覆盖。牙本质包绕牙髓,即牙齿的血供部分,该部分丰富的血管和神经对于保持牙齿的完整性十分关键。牙齿的硬组织有相似的化学成分,但各部分的矿物质、无机成分和有机成分的比例是不同的。

1.2 牙釉质

1.2.1 牙釉质的化学性质

当牙釉质正常发育完成后,就形成了一种高度矿化、坚硬的、不透X射线的组织。牙釉质是由无机成分、有机成分和水组成的。

无机成分组成的矿物质主要是磷酸钙,特别是羟基磷灰石(重量比为93%~96%,体积比为85%),它是一种含有磷、镁、碳酸盐的六角形晶体,其他成分还包含钠、氯、钾、氟、锌、铁、锶、镭和铜。其中,钙和磷的重量比为1.92~2.17。磷灰石晶体通过一定的有机物以不同形式(重量比为1%,体积比为3%)彼此连接。水(重量比为3%~5%,体积比为12%)连接磷灰石晶体周围的有机基体,从而促进离子交换和分子运输。

一些作者报道的羟基磷灰石的占比几乎没有差异(重量比96%~98%或体积比89%~91%),剩余的组织成分为有机物和水。

不同个体的正常牙釉质或龋坏牙釉质中水和矿物质的含量不同,因此所需激光照射的功率也不同(参见第4章和第7章)。

牙釉质也是由碳水化合物、脂类、柠檬酸

以及有机物与蛋白质混合形成的不同复合物,比如蛋白聚糖。其中一些复合物的水溶性不同,因而牙釉质的抵抗力存在个体差异。

1.2.2 牙釉质的物理性质

1.2.2.1 硬度

牙釉质是人体最坚硬的组织。钻石被认为具有最大的莫氏硬度(10),牙釉质的莫氏硬度为5~8,介于石英和磷灰石之间。牙釉质是无弹性的组织,其莫氏硬度几乎是牙本质的2倍。牙釉质紧密覆盖在牙本质的表面,没有牙本质支持的牙釉质无法行使其功能。

1.2.2.2 溶解度

晶体的密度和排列方向不同,各种离子的数量和质量不同,因而唾液与牙釉质表面的离子交换并非以同一种方式进行。牙釉质的表层相对于那些富含通透性强的碳酸盐的有机成分具有更强的抗酸性。

自然界中,磷灰石是非常不稳定的,其晶体边缘容易进行离子交换。离子运动的活性和磷灰石晶体的溶解和破坏是形成龋坏的因素之一。氟离子的吸收可以代替氢氧根的自由基,形成更加稳定的和抗酸蚀性更高的氟磷灰石,因此应用氟化物可以促进牙釉质的矿化、稳定,从而预防龋齿(参见第2章和第6章)。

1.2.2.3 渗透性

牙釉质的渗透性非常低。但在晶体之间,即水存在的空间内,有机染料分子或放射性示踪剂可以穿透。

1.2.2.4 颜色

牙釉质透明,其颜色取决于厚度和底层牙本质的颜色。人类恒牙的牙釉质在牙尖部的最大厚度可能达2~3mm,而侧面的牙釉质较薄,可能仅有1~1.3mm。乳牙的厚度可能是1mm或者更薄(图1-1)。

年轻人的牙釉质颜色更白,老年人的则偏黄。前牙的切缘,由于缺乏底部的牙本质,其颜色呈浅蓝色。在矿化不全的情况下,牙釉质的颜色呈现白黄相间、不透明、褐黄色,且渗透性增强(参见第6章)。

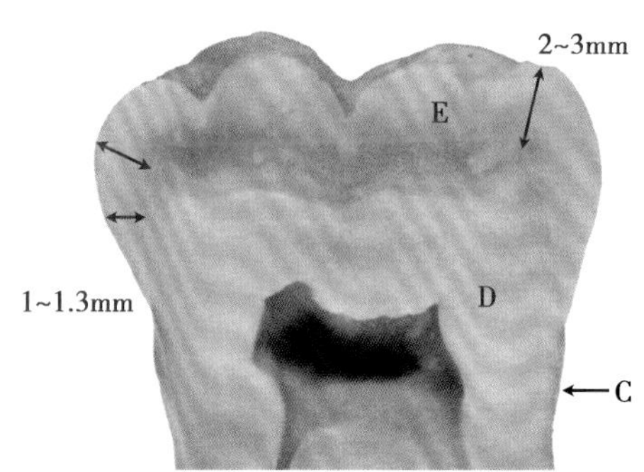

图1-1 人恒磨牙冠部的纵切面

牙釉质在牙尖部的最大厚度可能达2~3mm,侧面的牙釉质较薄,可能仅有1~1.3mm(E:牙釉质,D:牙本质,C:牙骨质)。

牙釉质表面的颜色随年龄发生改变,是由于牙面被逐渐染色以及牙釉质中的矿物质交换增加,尤其是氟磷灰石的交换增加。当牙髓坏死后,牙本质甚至会呈现暗色。在牙本质形成阶段(发展阶段)口服四环素,牙本质的颜色可以变成灰色或棕色。因此,牙釉质也会相应呈现相同的颜色。

1.2.3 牙釉质的超微结构

超微结构显示牙釉质是由许多釉柱形成的(400万~1 300万个釉柱单位,具体数量取决于牙齿的体积大小)。

釉柱呈圆柱状,彼此紧密连接,从牙釉质-牙骨质界开始一直延伸到牙尖,呈波浪形重叠排列(图1-2)。釉柱的横截面呈现典型的钥匙-钥匙孔结构,也就是所谓的头部和尾部。两个相邻的尾部之间排列着头部,形成了一个很小的空间,被有机物充填。每个釉柱表面覆盖的晶体和纵向排列的釉柱间质称为釉柱鞘(图1-3,图1-4)。

临床上酸蚀过程可以改变牙釉质表面,最终导致釉柱鞘结构崩解。因酸蚀位置的不同,如咬合面或颊舌面,晶体中心或其外围部分脱矿,釉柱脱矿后呈现不同的高亮度结构(Silverstone Ⅰ和Ⅱ型)(图1-5~图1-9)。

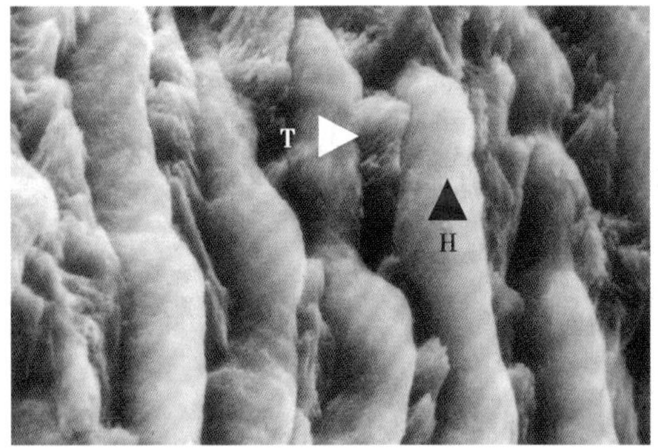

图 1-2 扫描电镜高倍镜像显示釉柱单元之间的紧密接触，优先聚集的釉柱（T：相对应部分切割成釉柱的尾部）可以从釉柱中显露（H：相对应部分切割成釉柱的头部）

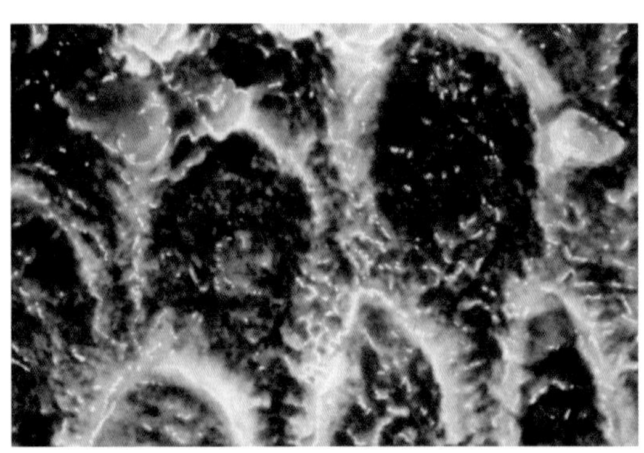

图 1-3 釉柱横截面扫描电镜手绘图像（5 200×）显示为像钥匙孔一样的结构或称之为釉柱的头部和尾部。每个釉柱的头部位于两个反面的邻间釉柱，留下很小的空间，由有机物（釉柱间质）充填。蓝色是釉柱鞘（经 Fonzi 等允许可转载）

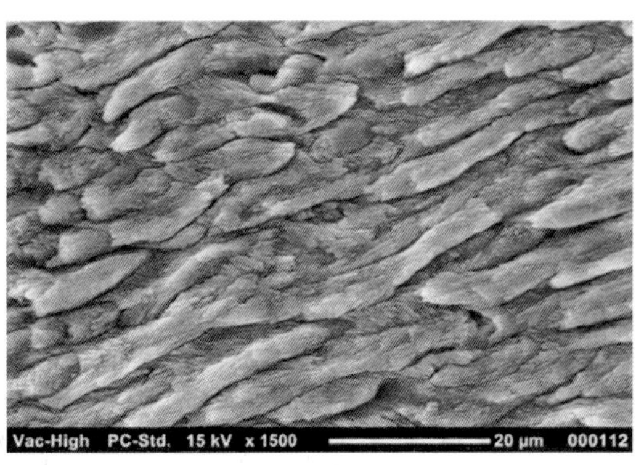

图 1-4 扫描电镜（1 500×）示没有被酸蚀的牙釉质侧面的典型电镜外貌

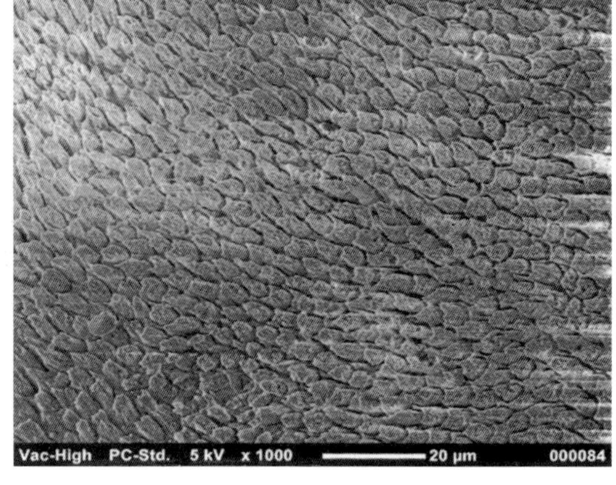

图 1-5 扫描电镜图（1 000×）示 37%的磷酸酸蚀后牙釉质的颊舌面（Silverstone Ⅱ型图案）

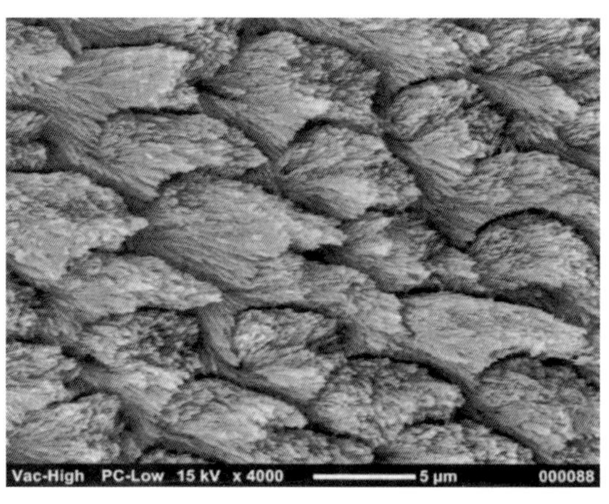

图 1-6 扫描电镜图（4 000×）示 37%磷酸酸蚀后牙釉质的颊舌面（Silverstone Ⅱ型图案）

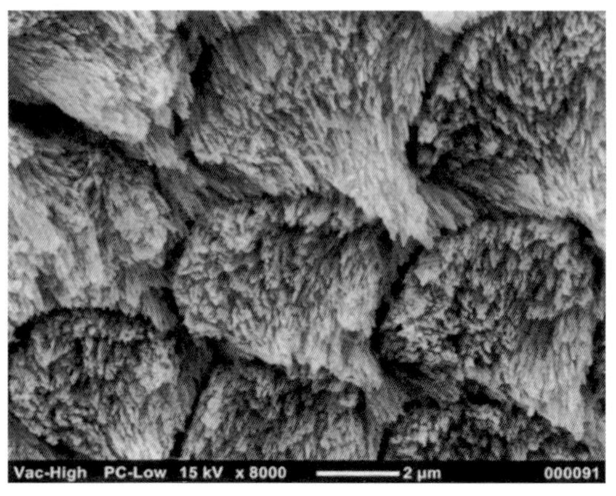

图 1-7 扫描电镜图（8 000×）示 37%磷酸酸蚀后牙釉质的颊舌面，釉柱的边缘比釉柱核心酸蚀更严重

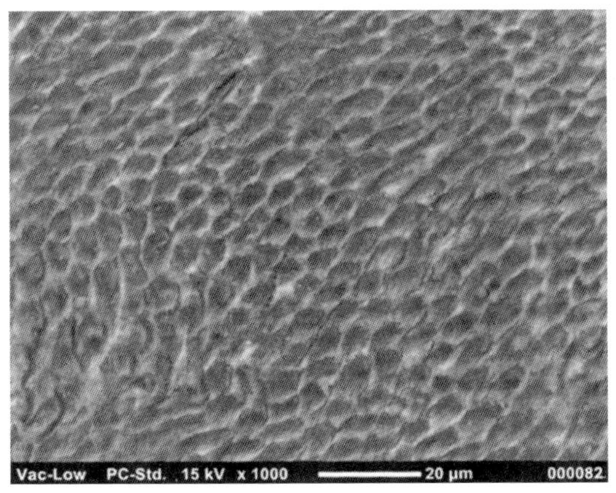

图 1-8 扫描电镜图(1 000×)示 37%磷酸酸蚀(Silverstone Ⅰ型图案)后牙釉质横截面的釉柱图像。釉柱的核心酸蚀比较严重,比较典型的位于牙釉质的咬合面

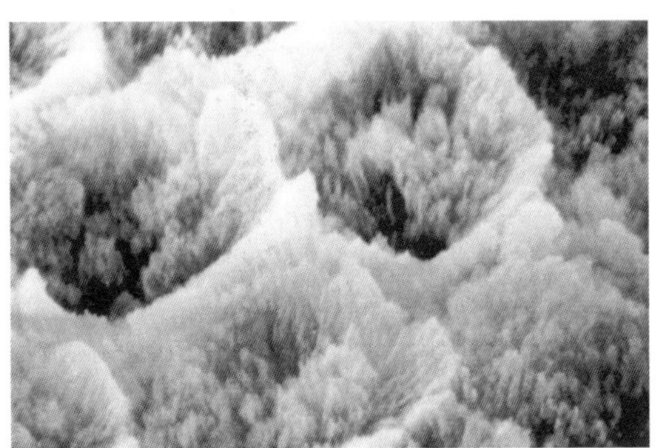

图 1-9 扫描电镜图示 37%磷酸酸蚀(Silverstone Ⅰ型图案)后牙釉质横截面的釉柱图像。釉柱的核心酸蚀比较严重,比较典型的位于牙釉质的咬合面

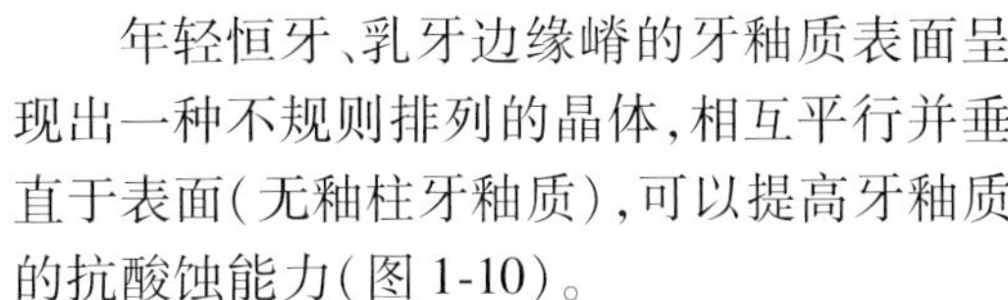

年轻恒牙、乳牙边缘嵴的牙釉质表面呈现出一种不规则排列的晶体,相互平行并垂直于表面(无釉柱牙釉质),可以提高牙釉质的抗酸蚀能力(图 1-10)。

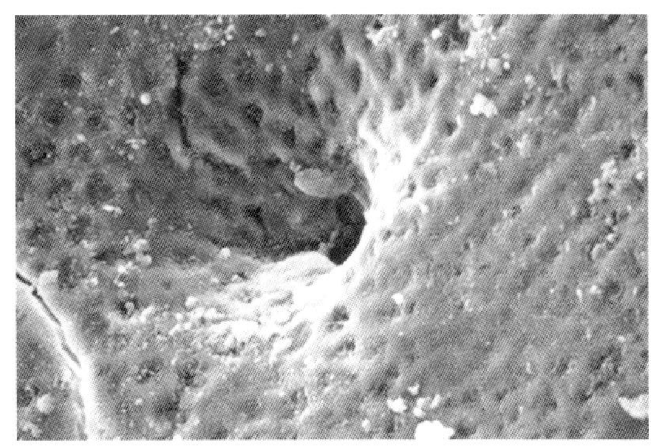

图 1-10 扫描电镜图(1 000×)示无釉柱牙釉质发育缺陷

釉-牙本质界是牙釉质和牙本质之间的衔接区域。在显微镜下,釉-牙本质界呈现的是起伏的波浪线,其凹面明显对着牙釉质。这种排列方式使牙本质和牙釉质紧密地连接成一体。在牙尖的位置,牙本质小管的末端分支越过釉-牙本质界与釉柱交织在一起(图 1-11,图 1-12)。

牙釉质的改变可以在牙釉质表面观察到。生长线是指釉柱从釉-牙骨质界到牙釉质内层,由层厚为 20~80μm 的釉柱重叠生长形成(图 1-13)。

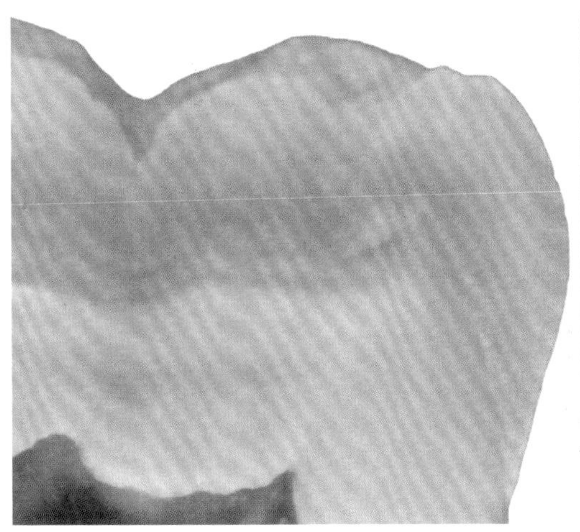

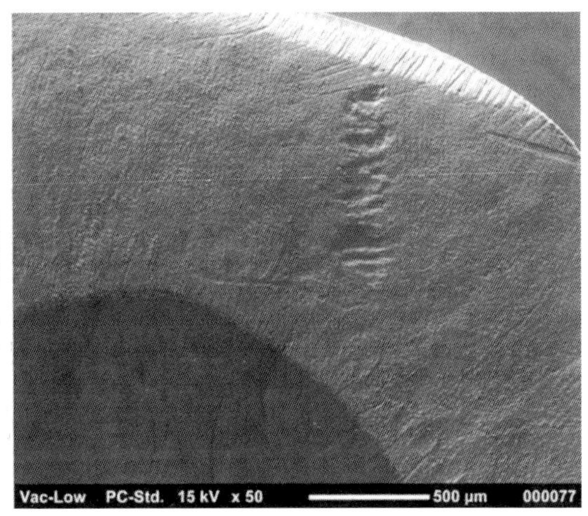

图 1-11 显微照相术和扫描电镜图像(50×)显示釉-牙本质界

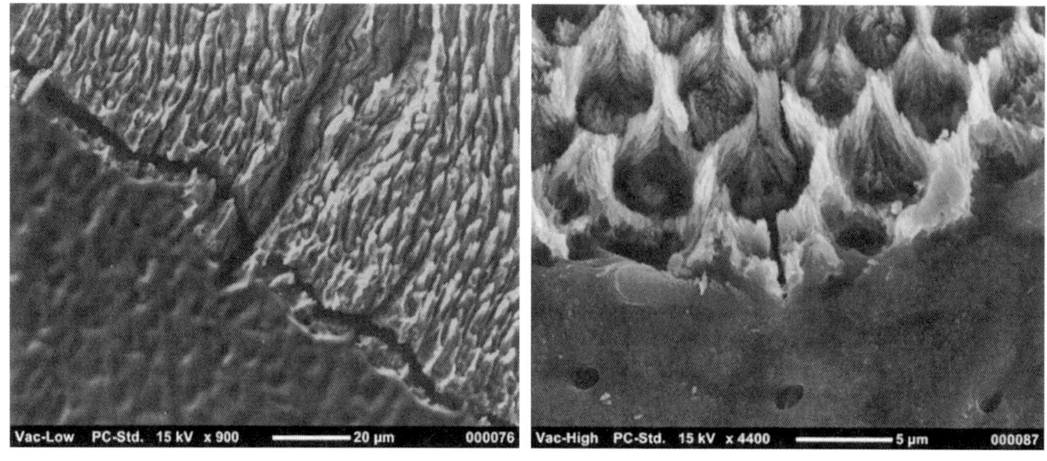

图 1-12　扫描电镜下观察釉-牙本质界

左侧低倍镜（900×）显示凹面对着牙釉质的波浪线，是牙釉质和牙本质间的紧密连接组织；右侧高倍镜（4 400×）显示牙本质小管和釉柱的周边。

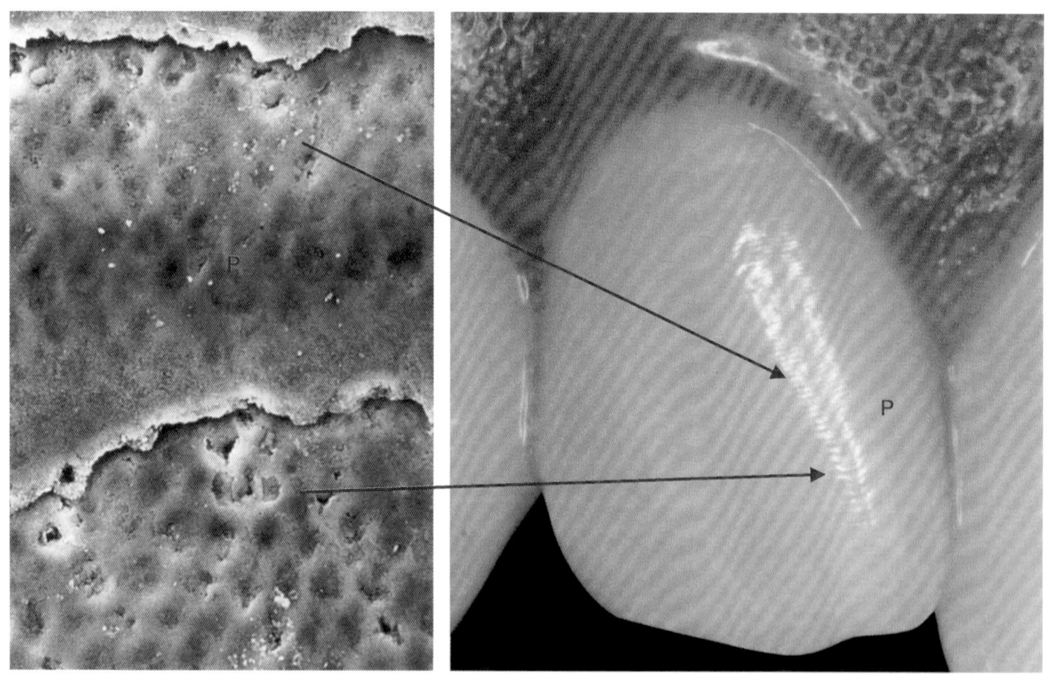

图 1-13　显微照相术和扫描电镜图显示牙釉质的生长线，一个釉柱层厚为 20~80μm

有时年轻的牙釉质表面存在一些发育异常，如孔、裂隙、矿化不足等，均可促进龋坏的发生。

1.3　牙髓-牙本质复合体

牙髓-牙本质复合体是特殊的牙齿结缔组织。牙髓和牙本质起源于来自中胚层组织的牙乳头。牙本质是高度矿化和无血管的组织，牙髓则是含有丰富血管和神经的组织。牙本质作为承载整个牙体的受力结构，是牙齿最大的组成部分。牙本质包绕牙髓组织，从髓室到根管口。外部的冠部覆盖牙釉质，根部覆盖牙骨质。牙齿发育始于牙本质的外部区域，然后不断向内部中心方向扩展，成牙本质细胞明显朝向牙齿内部，在移动的过程中细胞质不断伸展，形成成牙本质细胞突，脱离其细胞质延伸的路径，称为成牙本质细胞突，其间包括初期牙本质分泌的有机基质。牙本质主要由许多不规则的羟基磷灰石晶体胶原纤维紧密交叉编织构成。牙本质的逐步矿化是基于羟基磷灰石晶体的沉积矿化形成的牙本质小管，它是牙本质的基本结构。每个牙本质细胞突都位于牙本质小管内，其细胞体不是在分泌组织里，而是在牙髓的外层，这就是为什么这两个组织是密切相关的，所以称之为牙髓-牙本质复合体（图 1-14）。初期牙本质的内层是无矿化的。牙本质细胞可以在髓腔的内壁形成新的牙本质层。事实上，在人的一生中牙本质经历了多次体积改变，由于牙本质在牙髓外围组织连续形成（继发性牙本质）或由于外部刺激形成牙本质（第三期牙本质：反应性的和硬化的），逐渐减少了髓室体积。

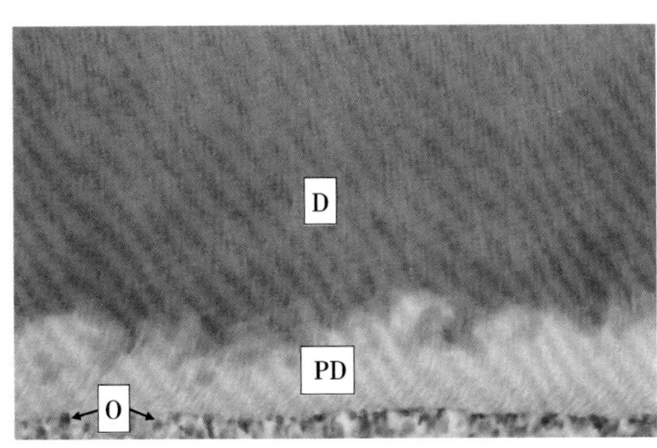

图 1-14 光学显微镜下牙髓-牙本质复合体，牙本质（D）及前牙本质小管（PD）成牙本质细胞（O）是一层连续的位于牙髓外侧的细胞层（经 Fonzi 等允许可转载）

1.4 牙本质

1.4.1 牙本质的化学性质

牙本质由 70% 的无机物，18% 的有机基质，12% 的水的组成（按重量比）。

无机物主要由长 50～60nm 和宽 20～30nm 规格的羟基磷灰石、碳酸盐和其他的微量元素（F、Na、Mg、C、Ba、Al、Z、K、Fe）构成。无机物氟化物的浓度梯度可能受饮食中氟离子的浓度以及牙齿暴露在相同氟化物浓度下时间的影响。

有机基体基本上由 Ⅰ 型胶原蛋白、调节牙本质矿化的无胶原蛋白（蛋白聚糖、磷蛋白质、糖蛋白、γ-羟基谷氨酸等）构成，但是缺乏 Ⅲ 型胶原蛋白。

Ⅰ 型胶原蛋白占有机基质的 80%～90%。蛋白聚糖（蛋白质和糖胺聚糖的复合物）调节牙本质原纤维的形成，并且作为前期牙本质的基础，在矿物的形成阶段起特定的抑制作用。

磷蛋白质（PP-H）在牙本质矿化中起的作用是提高羟基磷灰石晶体结合钙和磷的能力，加速羟基磷灰石晶体形成。γ-羟基谷氨酸具有促进蛋白质形成的作用（Gla 蛋白）。

其他有机成分是脂质（胆固醇和磷脂）、柠檬酸和乳酸。根据特定的代谢作用，这些有机成分主要分布于牙体的不同区域。

1.4.2 牙本质的物理性质

牙本质比牙釉质的矿化程度低，有弹性（Ca/P 比值较低：1.96±0.06），但相对于牙骨质和骨骼，牙本质更加坚硬，且矿化程度高。牙本质呈淡黄色，因而影响冠的颜色。它的渗透性非常好，可以透过从牙髓到釉-牙本质复合体及牙本质-牙骨质复合体的全层。牙本质小管的存在也会影响牙本质的导电性和热扩散率，然而由于其形状紧凑，牙本质小管能阻止液体和微生物的通过。管状结构和有机胶原蛋白组织也导致了牙本质的高弹性。

1.4.3 牙本质的超微结构

按牙本质形成的先后顺序和功能将其细分为原发性、继发性和第三期牙本质。牙本质从牙髓的边缘到牙釉质的接合区域可分为三个区域（每一个区域都有特定的特征）：前期牙本质、髓周牙本质、罩牙本质（图 1-15）。

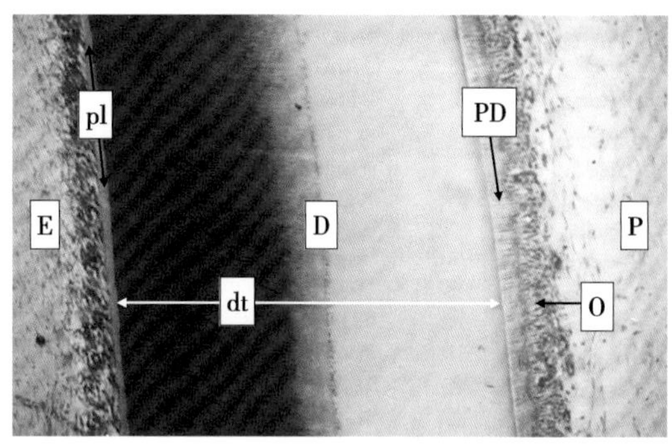

图 1-15 光学显微镜(OM)下牙冠的横截面,从左到右依次是可见的牙釉质(E),蛋白质层(pl),牙本质(D)交叉通过牙本质小管(dt),没矿化的前期牙本质(PD),在牙髓组织(P)外侧的成牙本质细胞(O)

1.4.3.1 前期牙本质

前期牙本质是无矿化层(厚度为 15~40μm)的牙本质,在牙髓的上面,髓周牙本质的下面。前期牙本质在整个牙齿的生命周期持续不断形成,紧随其后的是以同样的速度形成和矿化的牙本质,所以前期牙本质的厚度保持不变。I 型胶原纤维与牙髓和牙本质的边界线平行排列,形成一个重叠网络,以散在的方式交织在一起。在牙本质矿化的早期阶段,在髓周牙本质的边缘,羟基磷灰石沉积在前期牙本质胶原纤维的周围及内部,以球状的形式向离心方向发展。这些结构被称为钙球体,代表牙本质前期的矿化(图 1-16)。接近矿化前的前期牙本质,由于原纤维带的形成,胶原蛋白网络变得越来越紧凑。因此,前期牙本质可以被看作是一个成熟的胶原纤维和矿化的抑制区域。

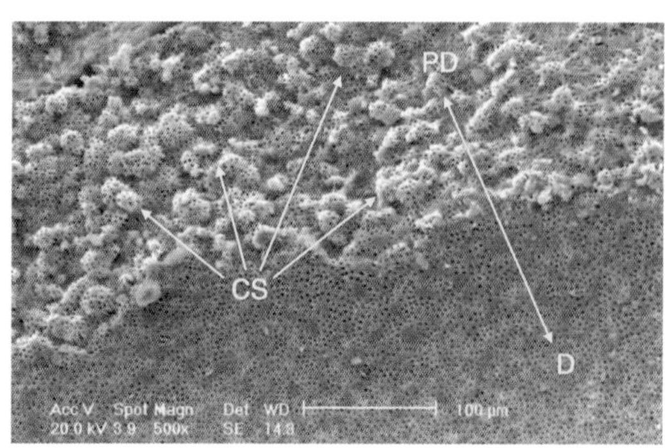

图 1-16 前期牙本质(PD)和髓周牙本质之间的球状结构为钙球(CS),位于矿化牙本质前面
D. 牙本质。

1.4.3.2 髓周牙本质

髓周牙本质是主要的矿化并且更加钙化的块状牙本质,位于前期牙本质和罩牙本质之间。I 型胶原纤维垂直排列于牙本质小管周围,朝向牙釉质连接处方向的数量增加,且直径增大,使釉-牙本质界变得更加紧凑。有些薄的髓周牙本质区域存在矿化不全或无矿化的现象。这些区域缺乏钙球体的聚集,钙球之间遗留下的未被钙化的间质(表现出无规则、近球形或者明显的空腔)称为球间牙本质。

1.4.3.3 罩牙本质

罩牙本质是薄层外围牙本质(厚度 15~20μm)位于釉-牙本质界之下,髓周牙本质之上,是最先形成的牙本质,和髓周牙本质的排列不同,不像髓周牙本质有更大的胶原纤维的直径(0.1~0.2μm)。胶原纤维垂直对齐釉-牙本质界并且被葡糖氨基葡聚糖覆盖。非周期纤维(Ⅲ型胶原)存在于胶原纤维之间。罩牙本质是矿化不全的髓周牙本质。

1.4.3.4 牙本质小管

大小不一的牙本质小管遍布牙本质全层,其近牙髓端直径为 2~3μm,近釉-牙本质界的直径减小至 0.5~0.9μm(图 1-17)。不同层次的牙本质小管数量不同,近牙髓段约为 45 000

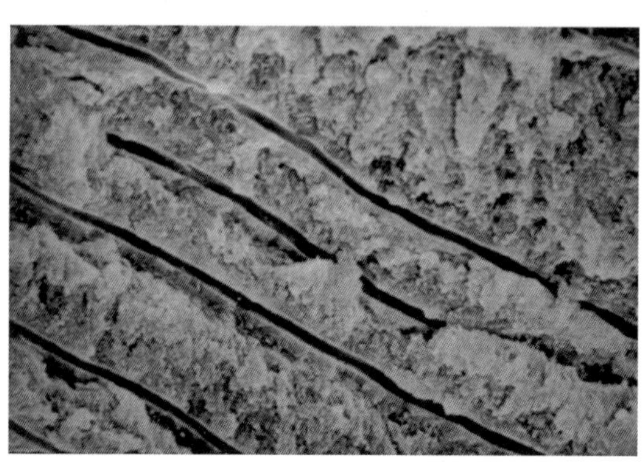

图 1-17 牙本质横截面的扫描电镜图

条/mm^2，中段约为 29 000～35 000 条/mm^2，近牙釉质段约为 20 000 条/mm^2。管周牙本质的增加压缩了小管直径，而自牙髓向釉-牙本质界的牙本质表面积逐层增大，使单位面积内的小管数目逐层递减。事实上，鉴于牙本质小管直径的减少，在釉-牙本质界的相邻牙本质小管的间距为 15μm，而在髓腔侧则为 6μm（图 1-18）。小管的数量和直径影响牙髓反应和牙本质的诸多性质，如敏感性和渗透性。由于邻近髓腔的牙本质小管数目、直径显著增加，故牙本质渗透性可与小管数量和直径的乘积成一定比例，并随牙髓的暴露程度而增强。牙本质小管垂直于牙体表面，呈“S”形，近表面的凸弯朝向𬌗方，此结构为激光照射治疗牙齿的要素之一。位于根尖 1/3 处、髓角处和牙尖处的牙本质小管呈放射状。小管间通过侧支管道彼此交通，在其与牙釉质、牙骨质的交界处形成分叉。

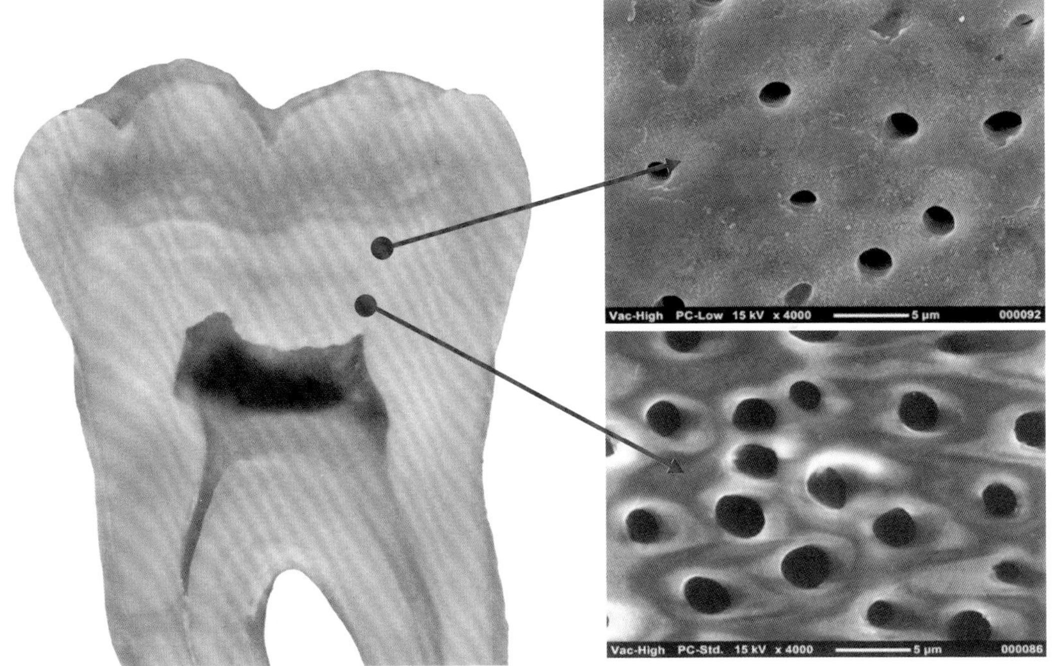

图 1-18　近髓牙本质小管数量为 45 000 个/mm^2，中段小管数目为 29 000～35 000 个/mm^2，近牙釉质小管数目为 20 000 个/mm^2，小管直径也随之减小。牙本质外层小管间距为 15μm，近髓牙本质小管间距缩小至 6μm

1.4.3.5　牙本质小管内容物：成牙本质细胞突起

牙本质小管内贯穿着成牙本质细胞的细胞质膨突，称为成牙本质细胞突起。突起内含有少量细胞器和成熟的细胞骨架，可以看到牙本质细胞突标志性的微小管（直径 27nm）和肌动蛋白丝（直径 5～8nm）。一些免疫荧光实验结果显示成牙本质细胞突起贯穿牙本质小管，而近期更多的实验数据则更倾向于突起仅延伸至小管近髓端 1/3 处（图 1-19，图 1-20）。

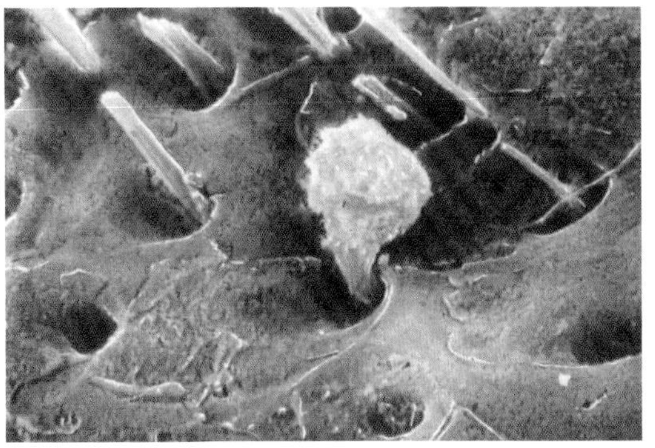

图 1-19　手绘扫描电镜图（3 500×），从前期牙本质牙髓侧面观成牙本质细胞体和成牙本质细胞突

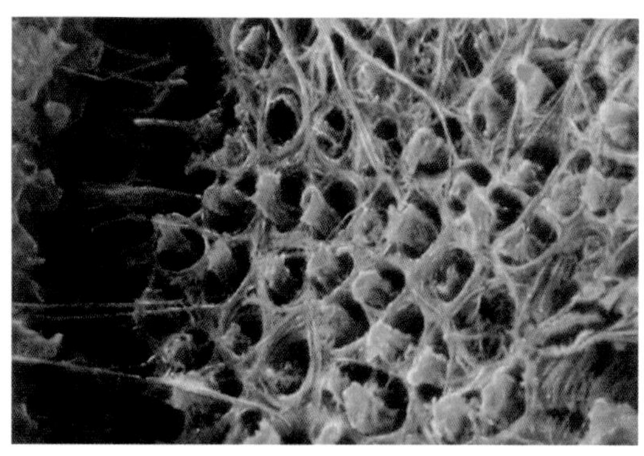

图 1-20　手绘髓周牙本质扫描电镜图，显示成牙本质细胞突伸入牙本质小管内

1.4.3.6　成牙本质细胞突周间隙

成牙本质细胞突起和牙本质小管间有一个小的空隙，称为成牙本质细胞突周间隙。间隙近髓腔处狭小，是因为成牙本质细胞突充满牙本质小管，而在远离前期牙本质侧则增大。间隙内含有的牙本质液可能为牙髓毛细血管渗出液（图 1-21）。间隙和牙本质液是牙本质物质交换的通道。

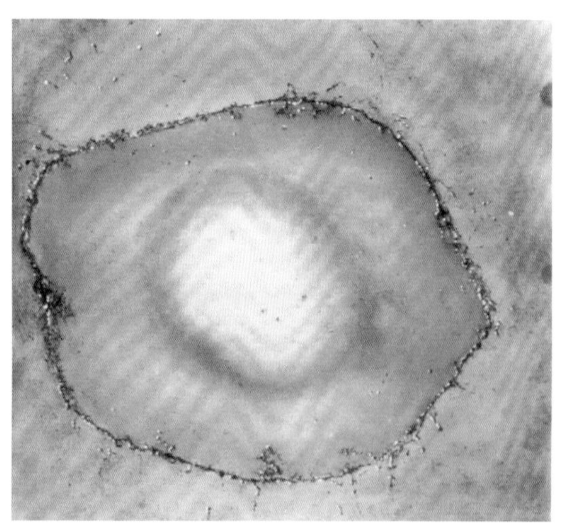

图 1-21　手绘牙本质小管电镜图，粉色为低矿化内层（又称限制板），浅蓝色为矿化的管间牙本质，成牙本质细胞突位于小管内（黄色）（经 Fonzi 等允许可转载）

牙本质液是流体动力学说的基础，可用于阐释牙本质敏感症状。

1.4.3.7　低矿化鞘（限制板）

从前期牙本质的边缘向上至牙釉质交界处有一层低矿化鞘，又称限制板或内低矿化层，它含有大量糖胺聚糖，能够抵抗脱矿和胶原蛋白酶的降解，但易被透明质酸酶降解。

扫描电镜显示，低矿化鞘形似连续的被覆层或薄丝状。MET 法可清晰显示低矿化鞘介于高电子密度的牙本质和成牙本质细胞突周间隙之间（图 1-21，图 1-22）。高含量的糖胺聚糖可使低矿化鞘抵抗脱矿，抑制牙本质液中钙离子的沉积，从而阻止牙本质硬化的发生。

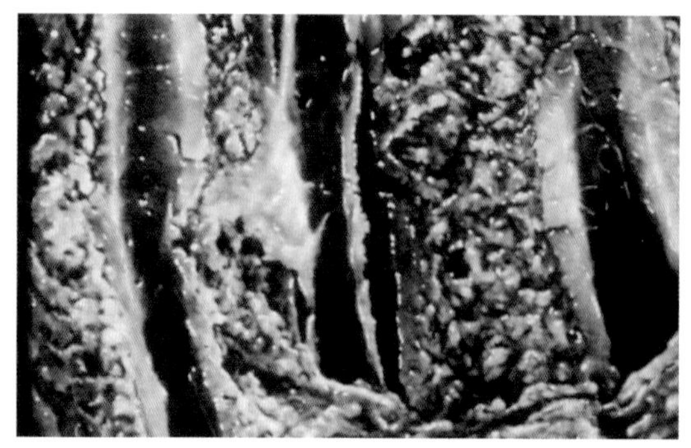

图 1-22　手绘牙本质小管电镜图，牙本质液为粉色，成牙本质细胞突为黄色，牙本质小管壁上覆盖一层低矿化鞘（浅蓝色）

1.4.3.8　管周牙本质和管间牙本质

管周牙本质矿化程度高，构成牙本质小管的壁。管间牙本质位于牙本质小管之间（图 1-23），其矿化程度较管周牙本质低，易被铒激光消融而生成在扫描电镜下所呈现的典型的消融形貌（图 1-24，图 1-25）。管周牙本质又称管内牙本质，终身形成，不存在于前期牙本质和球间牙本质中，自前期牙本质起朝釉-牙本质界方向。位于髓周牙本质内的管周牙本质的厚度逐渐增加。随着年龄的增长，近釉-牙本质界的牙本质小管管径逐渐缩小直至闭塞，这种生理性硬化过程可能为牙髓的防御性反应，即通过减小小管的管径来降低牙本质的渗透性，多见于牙本质

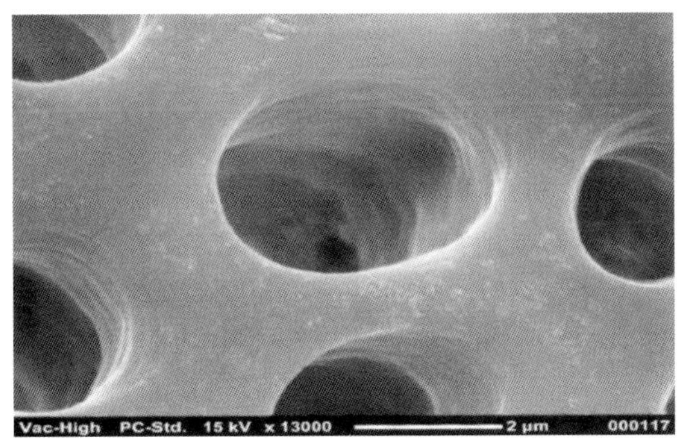

图 1-23 高倍扫描电镜图(13 000×)显示高度矿化的管周牙本质呈高密度电子聚集区，管间牙本质位于牙本质小管间

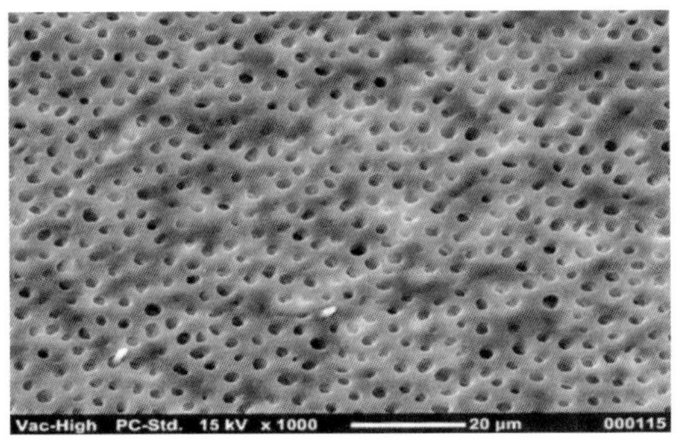

图 1-24 未经处理的𬌗面牙本质表面的扫描电镜图(1 000×)

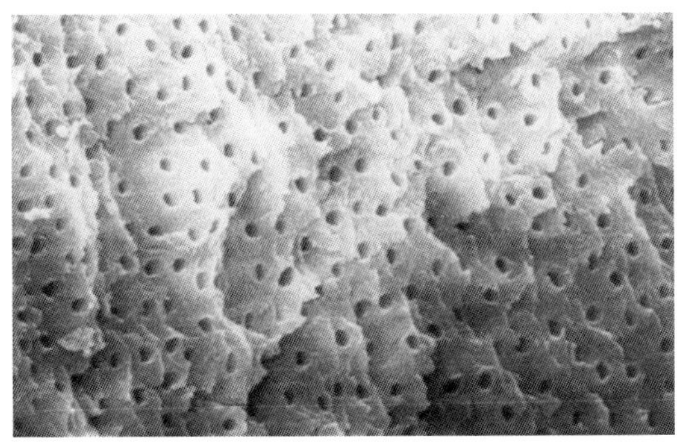

图 1-25 扫描电镜图显示经激光处理的管间牙本质遍布激光消融的独特形貌(1 000×)

应力集中区或早期龋坏区。

管周牙本质的胶原蛋白含量最少，而糖胺聚糖和糖蛋白含量较多。管周牙本质含有高浓度的矿物离子(如镁、钙和磷)，其平均单位体积含量高出管间牙本质约 40%，矿物结晶以羟基磷灰石和白磷钙石(β-三聚磷酸钙)为主。

管间牙本质含有 Ⅰ 型胶原蛋白，直径 0.3~0.5μm，垂直于牙本质小管排列。羟基磷灰石晶体长 10~90nm，厚 4~17nm，其长轴与纤维长轴平行。管间牙本质的基质主要为蛋白多糖。

1.4.4 牙本质的发育

根据牙本质的生长周期，将其分为原发性牙本质、继发性牙本质和第三期牙本质。

1.4.4.1 原发性牙本质

牙萌出前，成牙本质细胞分泌原发性牙本质。牙本质的发育始于前期牙本质，未矿化的牙本质位于牙髓组织表面，内含成牙本质细胞。

1.4.4.2 继发性牙本质

牙萌出后，牙本质继续缓慢生成，髓腔的空间逐渐压缩。后牙的牙本质沉积不规则，主要位于髓室顶部和底部，髓角居多，髓腔体积随年龄增长而减小。

1.4.4.3 第三期牙本质

当牙本质受到外部刺激时生成第三期牙本质。任何性质的、中等强度的刺激和/或反复的刺激(诸如错误的刷牙方式、磨耗、腐蚀、龋损、创伤或近髓修复体)均能造成受损区的成牙本质细胞分泌反应性牙本质，即第三期牙本质(图 1-26)。第三期牙本质的

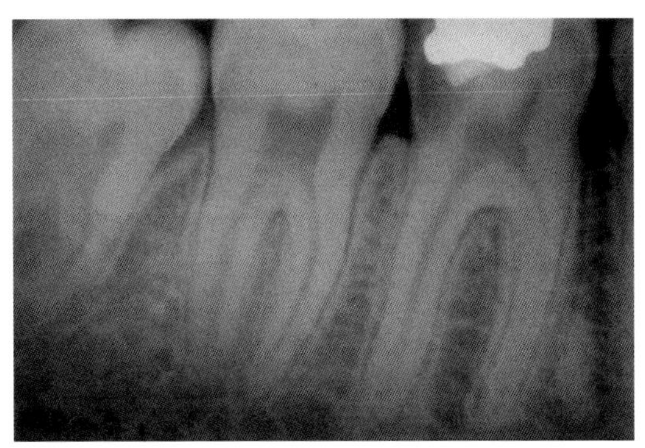

图 1-26 X 线片显示下颌第一磨牙龋坏时其牙本质的反应状态

生成量可能与受损原发性牙本质的量成一定比例，其微结构可因刺激强度和时长发生相应的改变（剧烈、中等或轻微的刺激），最终造成成牙本质细胞受损。

第三期牙本质的小管可呈管状（未伤及成牙本质细胞的中等强度刺激）或非管状（急性强烈刺激），这取决于成纤维细胞和间充质细胞转化为成牙本质细胞并分泌牙本质的能力。由此可见，第三期牙本质的形态与替代细胞的分化程度相关。牙本质小管可呈不规则样，有时可呈部分或完全非典型硬化征。

1.4.4.4 硬化性牙本质

随着年龄增长，牙本质经历生理性改建发生硬化，称为硬化牙本质。当牙本质受到轻微强度的刺激（如长期轻微的磨耗或慢性进行性牙体破坏）时，钙化物缓慢生成和沉积并闭塞牙本质小管，形成反应性硬化牙本质（图 1-27）。钙化结晶以白磷钙石（龋损碎片或 β-三聚磷酸钙）为主，具有典型的斜方形和立方形晶体结构（200～600nm）。钙化区坚硬、敏感度低，对剧烈刺激有较强的抵抗力。光镜下观察，由于钙化物封闭了牙本质小管而使硬化区折射率与周围牙本质折射率一致，故硬化区呈透明状（图 1-28）。

1.4.4.5 象牙样牙本质

象牙样牙本质属于反应性硬化牙本质，

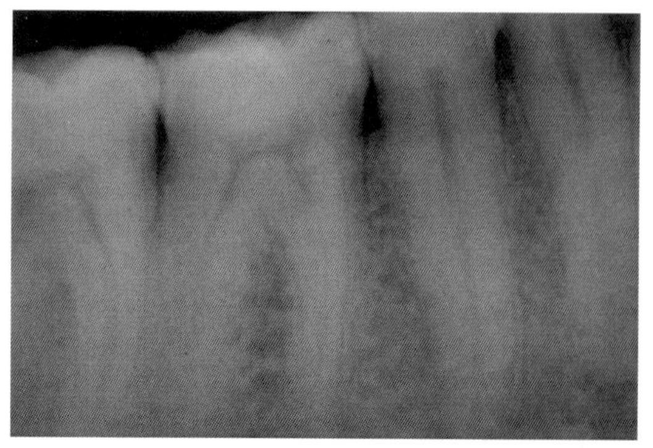

图 1-27 X 线片显示牙本质的增龄性改变牙本质硬化

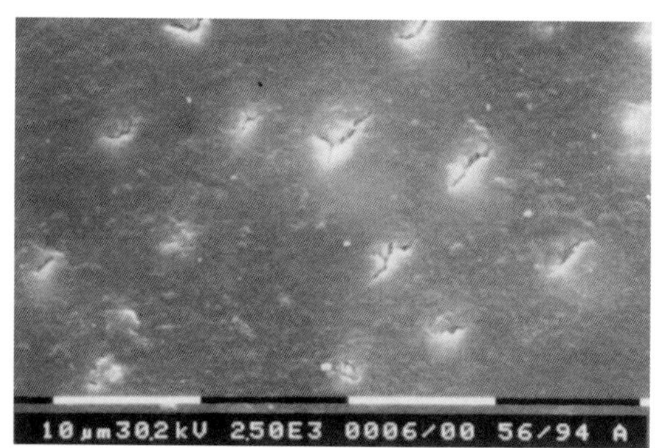

图 1-28 硬化牙本质的扫描电镜图（2 500×）显示沉积的钙化物封闭了牙本质小管，小管钙化程度越高，扫描时显示的电子密度就越高（白色区域）

由暴露于外部环境的表层牙体组织渐进性缺损、慢性龋损或者其他机械刺激所致（如磨损或磨耗）。象牙样牙本质色黑质硬，表面平滑且可清洁。

1.4.4.6 死区

死区是牙齿因中等强度或反复剧烈的刺激，使小管内成牙本质细胞突起受损、收缩、分解，造成第三期反应性牙本质的沉积或成牙本质细胞体移位所致。

1.4.4.7 生长线

牙本质沉积的活动期和静止期节律性交替，形成厚度约 4～6μm 的生长线，是牙体日常生长发育的标志。光镜下，生长线是一些与牙本质小管基本垂直的暗线。在牙本质生成期摄入了四环素，牙本质会在荧光显微镜下呈现黄色荧光生长线，这些线是摄入四环素时牙本质发生矿化的解剖区。分布规律且恒定的牙本质荧光线可作为摄入四环素的判断依据。

1.4.5 牙本质和洞形的制备

在清除牙体龋坏组织时，预备洞形越深，所暴露的牙本质小管数量、管径也逐渐增加，牙本质渗透性也随之增大。因此，较深洞形的预备易引发牙体的术后敏感症和牙髓炎症反应。殆面洞（Ⅰ类预备洞）的洞底即髓室顶,牙本质小管的数量和管径与洞底与牙髓间距成一定比例。牙本质小管垂直于Ⅰ类预备洞洞底,与Ⅱ、Ⅲ、Ⅴ类预备洞洞轴壁呈斜角,牙本质小管呈椭圆形(图1-29~图1-31)。

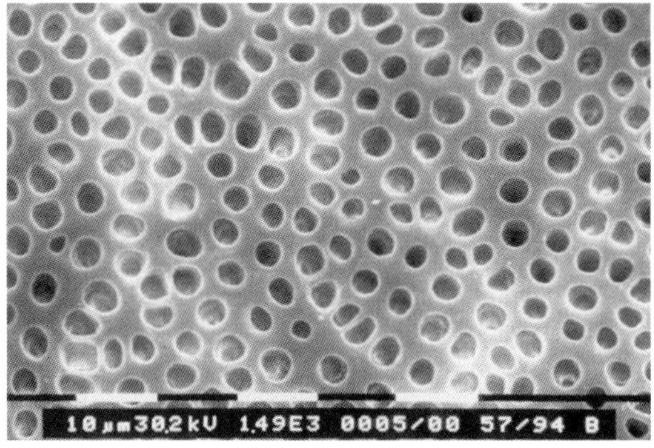

图1-29　Ⅰ类预备洞的𬌗面牙本质表面扫描电镜图(1 400×)

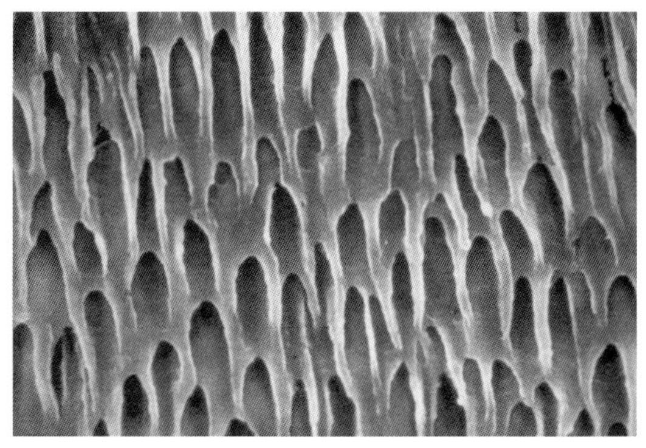

图1-30　扫描电镜图显示Ⅱ类和Ⅲ类预备洞轴壁与牙本质小管斜交叉

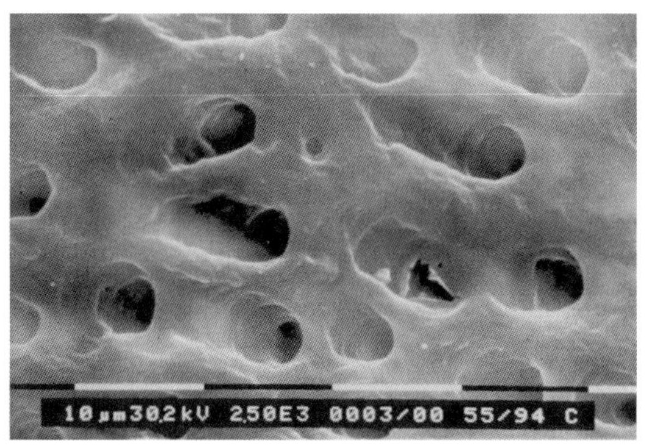

图1-31　扫描电镜图显示Ⅴ类预备洞轴壁与牙本质小管成斜交叉

手术方法的选择:即使预备的洞形邻近牙髓,残余牙本质层的成分也十分复杂,包含深层髓周牙本质以及表层的前期牙本质。手术路径的选择依缺损类型、急性龋、慢性龋、高度矿化组织(反应性牙本质或硬化牙本质)存在与否或剩余纤维有机基质条件(前期牙本质)而定(参见第4、7和8章),另外,粘接系统的选择应纳入考量(参见第5章)。同时,预备的洞形暴露的牙本质小管数量和朝向也影响牙体的激光治疗和粘接过程(图1-32)。

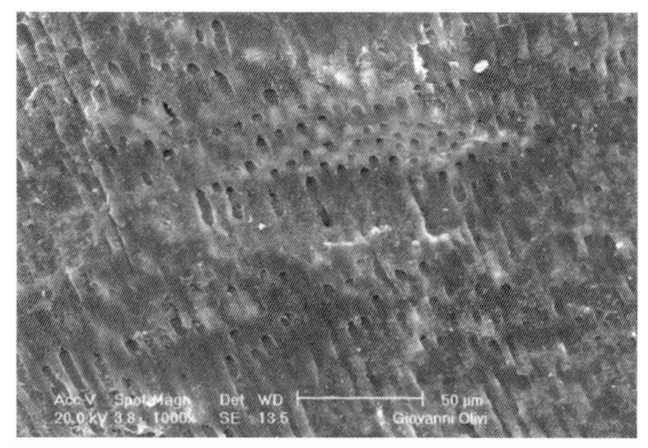

图1-32　扫描电镜图显示Ⅴ类预备洞激光预备完成后的深层牙本质呈现不平坦的表面(铒激光16mJ,10Hz,50μs脉宽,600μm工作尖),牙本质小管开放程度不足,仍需进行酸蚀,以促进粘接

1.5　牙髓

牙髓是富含血管和神经的结缔组织,位于髓腔和根管内。与其他结缔组织一样,牙髓包含多种细胞和间充质。间充质由基质和纤维组成,有机基质占25%,水占75%。在牙髓保存治疗中(盖髓术和牙髓切断术),这种多样的组织成分是选择合适的不同波长激光和牙髓状况的主要考量因素。牙髓内的主要蛋白成分为Ⅰ型和Ⅲ型胶原蛋白。

牙髓位于一个规则的腔隙内(牙本质壁),腔隙内组织压力高达20~25mm/Hg。

有活力的牙髓是完整牙体的重要组成部分。牙髓通过牙本质小管口和侧支根管与牙周膜交通。在新陈代谢过程中，牙髓较其他结缔组织耗氧量少，可通过无氧糖酵解承受轻微的缺血。动静脉末梢和有髓鞘感觉神经末梢通过根尖孔进入牙髓内。

牙髓结构清晰完整，从前期牙本质至髓腔中央分为连续的多层结构，包括成牙本质细胞层、成牙本质细胞下层（包括无细胞区和多细胞区）以及固有髓核。

1.5.1 成牙本质细胞层

成牙本质细胞体位于牙髓周围，在牙发育和使用中主导牙本质的生成。成牙本质细胞属分裂期后细胞，由细胞体和细胞质突触组成，其突触伸入牙本质小管。成牙本质细胞体呈柱状紧接前期牙本质的内侧排成一层，厚约 30~50μm，宽约 5~8μm。在已萌出的牙齿中，成牙本质细胞不仅持续生成继发性牙本质，还生成第三期牙本质。不同强度的牙本质生成活跃期与静止期相互交替（图 1-33，图 1-34）。

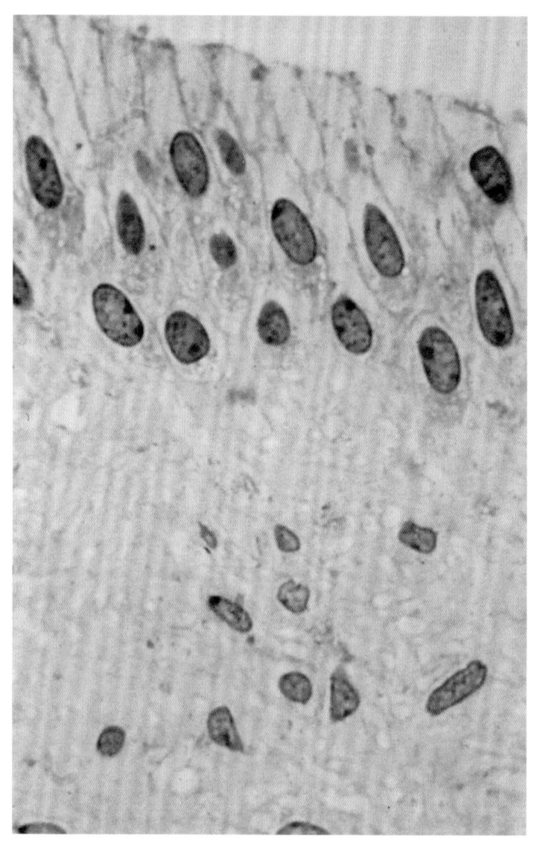

图 1-34 光镜下显示成牙本质细胞体位于牙髓边界，邻近前期牙本质

1.5.2 成牙本质细胞下层

成牙本质细胞下层多分布于髓角牙髓区和年轻恒牙，分为无细胞区和多细胞区。

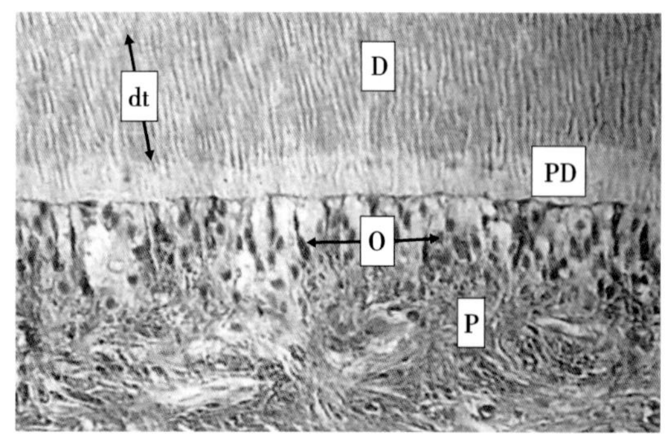

图 1-33 牙本质牙髓复合体光镜图，上层依次为牙本质（D）、前期牙本质（PD）和牙本质小管（dt），成牙本质细胞（O）排列于牙髓（P）最外层

无细胞区紧邻成牙本质细胞层，其下层为多细胞区，其间无明显间隔。无细胞层（厚约 40μm）富含毛细血管和无髓鞘神经纤维，在成牙本质细胞层内侧形成神经壁层（Rasch-kow 丛）。神经丛内神经轴突包绕成牙本质细胞体并延伸至牙髓-牙本质界处的成牙本质细胞突起之间或牙本质小管内。多细胞层内含有大量成纤维细胞和未分化的间充质细胞。在牙髓炎症反应时，这些细胞可分化为成牙本质细胞，进而参与第三期牙本质和硬化牙本质的生成。细胞下层还含有淋巴细胞。

1.5.3 固有髓核

固有髓核由成纤维细胞、淋巴细胞、未分化间充质细胞、肥大细胞和间充质组成。

1.5.3.1 细胞

成纤维细胞是牙髓中的主要细胞，主要位于成熟牙髓区。未分化的间充质细胞具有良好的分化能力，是维持牙髓组织生态平衡的重要因素。辅助性T细胞、抑制性T细胞、树突状细胞和免疫细胞与早期牙髓免疫反应密切相关。多形核细胞和巨噬细胞在炎性牙髓和牙釉质发育不全的患牙中多见(图1-35)。

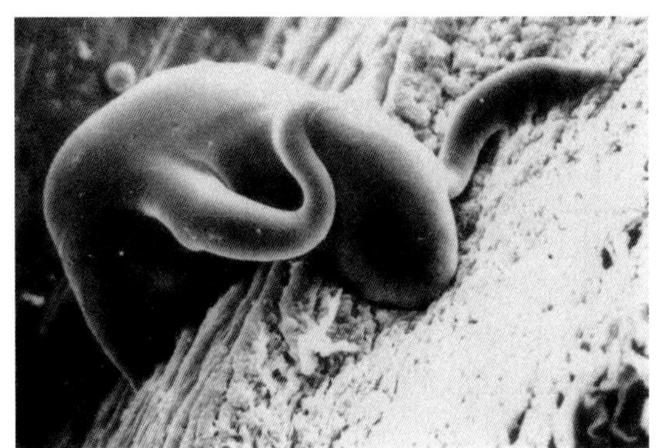

图1-35 前期牙本质表面扫描电镜图，显示炎症发生时，巨噬细胞出现在牙髓外层

1.5.3.2 间充质

牙髓基质由多种蛋白多糖组成。Ⅰ型胶原蛋白和Ⅲ型胶原蛋白为主要纤维成分，占总蛋白量的34%。年轻牙髓的纤维直径为10~20nm，排列稀疏紊乱。随着年龄增长，牙髓内细胞成分减少，牙髓中央和根尖1/3处的胶原纤维(直径40~70nm)聚集成胶原束，根尖牙髓较冠部牙髓的纤维化程度更高。

1.5.3.3 血管

牙髓血管来源于由根尖孔穿入牙髓的1~2支末梢动脉。动脉分支(最大直径为100~150μm)参与髓核和冠髓的构建、牙髓新陈代谢和毛细血管网的形成。在成牙本质细胞下层形成稠密的毛细血管丛，尤其以年轻牙髓最为明显。成牙本质细胞下层的毛细血管丛中约4%~5%的毛细血管管壁由有孔内皮细胞组成(孔径约60~80μm)。牙髓静脉是由成牙本质细胞下层的静脉毛细血管网汇聚而成，管壁薄，与动脉并行(图1-36)。牙髓富含动静脉吻合通路，该结构是牙髓微循环的重要侧支通路，在牙髓出血或损伤时可调节血液循环。动脉壁由具有强烈的缩血管无髓鞘神经支配。牙髓内含有淋巴管。

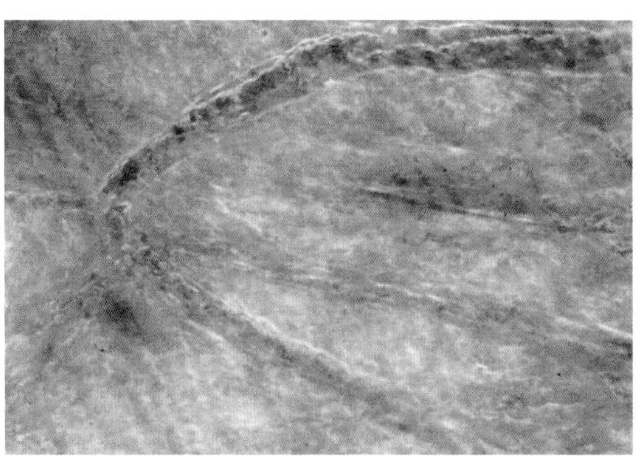

图1-36 光镜下显示牙髓炎症时牙髓组织内毛细血管弥散性扩张

1.5.3.4 神经支配

牙髓含有丰富的神经，包括有髓鞘和无髓鞘神经纤维。有髓鞘神经纤维为α、δ感觉神经，属于三叉神经，其始于细胞下层的神经丛，沿血管分布，穿过成牙本质细胞层到达前期牙本质，在延伸一段距离后，裸露的轴突止于牙本质小管内约100~150nm，并与成牙本质细胞突汇聚成束，两者间距为20~40nm。

1.6 牙髓-牙本质复合体

牙髓和牙本质受到化学、电、温度或手术刺激时会发生显著反应，从而引发疼痛。

与由慢性牙髓炎引发的持续性疼痛不同，刺激牙本质会引起一过性剧痛。刺激冠部牙本质或暴露牙根所引发的疼痛与慢性炎症引发的疼痛不同，可为放射性疼痛，定位困难。牙本质的区域敏感程度各异，釉-牙本质界较为敏感，而近髓部分感觉更为明显。即使学术界关于牙本质小管内是否分布有成牙本质细胞突和神经纤维这一问题仍存争议，但就外层牙本质内不含有神经纤维这一观点已达成共识。目前对牙髓牙本质复合体的研究分为两种理论流派：流体动力学说和成牙本质细胞突起感受器学说。

1.6.1 流体动力学说

流体动力学说认为刺激（化学、热、触觉、渗透）可引发小管内牙本质液的瞬时流动。液体的流动可引发成牙本质细胞突周间隙内压力的改变，从而增强神经细胞膜对钠离子的通透性，使细胞膜去极化，形成动作电位，产生电位差，最终激惹神经末梢（直接作用或通过促使成牙本质细胞突起发生同步位移）。

流体动力学说回答了一些传统理论无法解释的现象：

（a）对冷热刺激的高度敏感说明牙本质的散热性能较弱；

（b）暂时充填治疗时，对牙本质使用高渗溶液（糖、氯化钠、氯化钙）或使用气枪吹干牙本质会引发疼痛；

（c）对暴露的牙本质使用麻醉剂会引起持续的敏感症状；

（d）对皮肤使用牙本质镇痛物质可使疼痛消失。

低温压缩空气、机械刺激和高渗溶液都可使牙本质液发生外向移位，热刺激则使其发生内向移位。

8.1 将依此为基础讨论包括激光治疗在内的治疗方法的可行性。

1.6.2 成牙本质细胞突起感受器学说

成牙本质细胞突起感受器学说认为，成牙本质细胞突起具有感受器功能，是主要的伤害感受器。成牙本质细胞突起和终末神经细胞轴突组成的突触（缝隙连接）证实了成牙本质细胞可通过移位来刺激神经末梢的可能性。然而，由于成牙本质细胞膜电位低（约 35mV），不具备其成为感受器的条件，因此这种可能性仍然无法令人完全信服。

成牙本质细胞来源于神经嵴，含有乙酰胆碱酶，在成牙本质细胞突和细胞下层内均含有乙酰胆碱，以上这些均可为成牙本质细胞突起感受器学说提供佐证。另外，对牙本质使用阿托品可缓解由乙酰胆碱所引发的疼痛也支持了该学说。

1.7 增龄性变化

牙本质的不断沉积压缩了牙髓空间，减小了牙髓体积。这种生理性改变可随促进反应性牙本质生成的特定刺激而加强，髓角形貌改变甚至消失，同时伴随着重度的根管狭窄或闭塞。

老龄牙的牙髓细胞数量逐渐减少，被胶原纤维束取而代之（牙髓纤维性变）。牙髓组织的减少造成组织细胞进行低强度新陈代谢，组织呈缺氧状态，促进了牙髓钙化和髓石生成。在对患有深龋或牙髓暴露的老龄牙进行治疗时，必须考虑牙髓活力显著下降的影响。

1.8 牙髓钙化

牙髓钙化可分为局限性钙化（髓石）和弥漫性钙化。髓石是冠髓内的钙化结节，形态大小结构不一。圆形髓石为圆环形的板层状结构，形态不规则的髓石则无明显分层。在一些病例中，髓石由胶原纤维钙化而来，有时其内可见稀疏且不规则排列的牙本质小管。髓石也称为钙化结节，以区别于无管结构的错乱钙化物。髓石在牙髓中呈游离态，不同于覆盖在牙本质内壁上的固定钙化结节。弥漫性钙化常发生于根管牙髓，可使根管完全闭锁（图 1-37）。

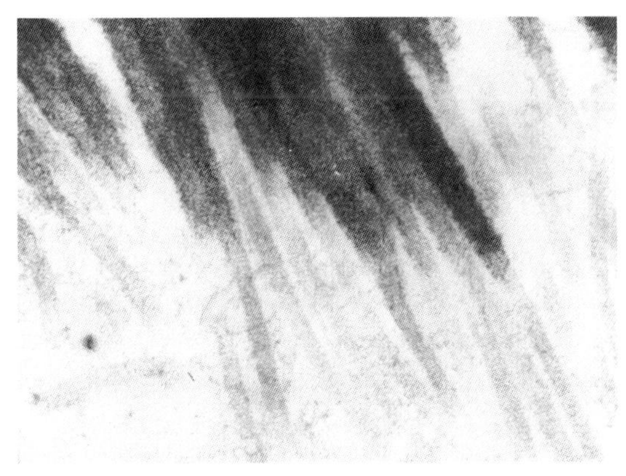

图 1-37 透射电镜图显示矿化沿牙髓毛细血管扩散

1.9 牙骨质

牙骨质是覆盖于牙根表面的一层薄层钙化的致密结缔组织，由成牙骨质细胞生成。牙骨质是维系牙根与牙周膜内的胶原纤维的重要结构。牙骨质、牙槽骨、牙龈和牙周膜组成环绕于牙齿周围的牙周组织，共同行使稳定牙弓的功能。

牙骨质常被视为一种特殊的骨组织，其结构特点是无血管分布。牙骨质具有与骨组织一样的强可塑性，可通过调节适应牙周膜来满足牙齿的不同功能需求和状态。例如，牙齿的垂直向移位、通过沉积牙骨质以补偿因牙冠磨耗引起的牙根长度不足或修复牙根发生吸收的区域。与骨组织不同，牙骨质缺乏血管，其吸收和愈合缓慢，而牙周膜内血管可为牙骨质的新陈代谢提供保障。

1.9.1 牙骨质物理性质

牙骨质呈黄色条带状，硬度低于牙釉质和牙本质，与骨组织接近，韧性较差。

1.9.2 化学性质

牙骨质所含无机盐约为重量的 65%，有机物和水分别约为 23% 与 12%。无机盐以羟基磷灰石结晶为主，还有少量的化学元素。有机物主要由胶原纤维（95% 为 Ⅰ 型胶原纤维）和蛋白多糖组成。

1.9.3 牙骨质超微结构

牙骨质不断生成和沉积，尽管过程缓慢，但这一过程持续一生。因此，其厚度的改变也可理解为增龄改变。颈缘的牙骨质较薄（15~20μm），根尖 1/3 处牙骨质较厚，可由成年期间 20 岁时的 200μm 增至 600μm 不等。根分叉处的牙骨质厚度的增加更为显著。

牙骨质分为细胞牙骨质和无细胞牙骨质。两者的区别不仅在于细胞存在与否，还在于两者所处的部位、延展范围、厚度、矿化程度以及与牙周膜的关系。

当牙骨质与口腔环境直接接触时，退缩的牙龈破坏了牙骨质的表面结构特征，致使根面龋的易感性增强（图 1-38）。

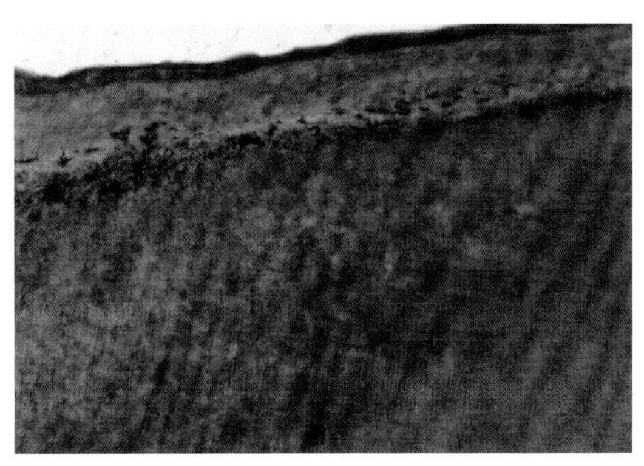

图 1-38 光镜下显示根颈部由外层的无细胞性牙骨质和内层的有细胞性牙骨质组成，成牙骨质细胞为近牙本质的黑点

1.10 釉-牙骨质界

牙颈缘处，牙釉质和牙骨质的边界常常较为模糊。约有 30% 为牙骨质部分覆盖牙釉质，约 10% 二者无接触，该处牙本质暴露。对于后一种情况，一旦牙龈退缩，暴露的牙本质对致龋菌和外部环境刺激会更加敏感。

（韩阳平 译）

参考文献

1. Heymann H, Swift Jr E, Ritter A. Sturdevant's art and science of operative dentistry. 6th ed. St. Louis: Elsevier/Mosby; 2012.
2. Fonzi L, Garberoglio R, Zerosi C. Anatomia microscopica del dente e del parodonto. Padova: Edizioni Piccin; 1991.
3. Berkovitz BKB, Boyde A, Frank RM, Hohling HJ, Moxham BJ, Nalbandian J, Tonge CH. Handbook of microscopic anatomy Vol. V/6: teeth. Berlin: Springer; 1989.
4. Fonzi L, Garberoglio R, Zerosi C, editors. SMALTO. In: Anatomia Microscopica del Dente e del Parodonto. Padova: Piccin Nuova Libraria; 1991.
5. Fonzi L, Garberoglio R, Zerosi C, editors. POLPA. In: Anatomia Microscopica del Dente e del Parodonto. Padova: Piccin Nuova Libraria; 1991.
6. Kaitsas V. Chapter 1: Fisiopatologia della polpa. In: SIE-Berutti E, Gagliani M, editors. Manuale di Endodonzia. Milan: Elsevier Masson; 2013.
7. Gysi A. An attempt to explain the sensitiveness of dentin. Br J Dent Sci. 1900;43:865–8.
8. Brännström M. A hydrodynamic mechanism in the transmission of pain-produced stimuli through the dentine. In: Anderson DJ, editor. Sensory mechanisms in dentine. Oxford: Pergamon; 1963. p. 73–9.
9. Brännström M. The surface of sensitive dentine. Odontol Revy. 1965;16:293–9.
10. Brännström M. The sensitivity of dentine. Oral Surg Oral Med Oral Pathol. 1966;21:517–26.

2 牙体修复学概述

Giovanni Olivi，Matteo Olivi

摘要

牙体修复学的目的是恢复牙齿解剖结构，保存牙髓活力和保持牙列完整。牙体硬组织先天性疾病的治疗、龋病预防、牙龈边缘组织的关系也包含在牙体修复学这个口腔医学分支中。利用龋病的外源性病因（致病菌）和宿主因素（唾液、菌斑滞留区、牙齿结构组成）的知识，调整二者之间的平衡，有利于修复体的长期稳定和牙齿健康。因此，制定治疗计划首先应考虑龋病的预防，然后根据个人患龋的危险因素，选择最适当的治疗方法，最终达到维持修复后口腔健康的目的。除了用不同仪器可达到这个目标，不同的充填材料以及牙齿解剖结构（在第一章已讨论）的知识也可以指导我们做出正确的选择。

2.1 前言和定义

牙体手术学是涉及预防和治疗牙体硬组织先天或后天病变的口腔医学范畴。在Sturdevant的书中，作者将牙体手术学形容为一门艺术和一门对不需要冠修复的牙体缺损进行诊断、治疗及预后处理的科学。根据其目的，牙体手术学还包含其他口腔医学分支，当牙齿折断时考虑到保存牙髓活力和恢复其外形及功能时就涉及创伤口腔医学。当修复体的边界接近牙龈或骨，或位于其下方时就涉及牙周病学。牙体手术学因其目的是保存牙髓活力和牙列结构及恢复牙齿解剖结构，因此有些国家又称之为保存齿科或牙体修复学，这些术语将在本书中使用。

2.2 龋病的基础

龋病是多因素疾病，是外来因素（致龋菌）和宿主因素（唾液、牙菌斑滞留区、牙齿结构）之间平衡改变的结果。这种平衡易受其他因素影响，如饮食中摄入可发酵的碳水化合物和通过日常刷牙、使用牙线及漱口仍残留或可去除的牙菌斑量。

2.2.1 细菌生物膜

目前认为，菌群的致病性更为重要，并不是所有的细菌都会产生致龋的酸性代谢产物。涉及龋病发病机制的细菌种类包括变异链球菌和乳酸杆菌，当其数量增加时，会改变口腔生态系统的平衡。发生龋病的先决条件是致病菌种类在口腔细菌生物膜

(菌斑)中占主导地位。

人们在生活中通过各种预防措施(刷牙、使用氟化物、控制饮食)使口腔附着的细菌生物膜成分发生改变、崩解和/或清除,有助于降低患龋的风险。

菌斑的成分可以通过选择培养基进行定量评估,或用更简单的方法,使用唾液样品进行半定量评估。这些检测只是龋病的风险评估,还必须对不良饮食习惯、唾液流量不足、缓冲能力低、氟摄入不充足、口腔卫生差和社会经济地位进行评估,这些都被认为是致龋的重要危险因素。

2.3 流行病学

对龋齿患病率的流行病学调查研究包括龋齿和因龋丢失或充填的牙齿。因此,几十年来龋失补指数(DMF)被公认是口腔流行病学中龋齿发生率的重要指标。其有两个指数:与牙齿相关的龋失补牙数(DMFT)和与牙面相关的龋失补牙面数(DMFS)(D:龋坏未充填牙,M:因龋丧失牙,F:因龋已充填牙,T:牙齿,S:龋病累及牙面数)。

2005—2008 年美国国家健康与营养调查(NHANES)显示,自 20 世纪 70 年代初,不同年龄组的龋齿显著下降。受检人群中超过 20%的人有未治疗的龋齿,75%的人的龋齿已充填治疗。根据贫困程度,各年龄组未治疗龋齿的情况显著不同。5~19 岁的儿童和 27%的青少年人群中至少有 1 颗牙做了窝沟封闭。成年人中约 38%的非西班牙裔黑人未失去一颗恒牙,与之相比,非西班牙裔白人未失去一颗恒牙的比例为 51%,墨西哥裔美国人为 52%。约 23%的 65 岁及以上的成年人是无牙颌的。

在意大利,最近的可获得的数据是关于成年人的患龋状况。2004 年意大利国家开拓者针对儿童口腔健康进行流行病学调查,并将结果于 2007 年发表。这个研究报告显示了不同性别、居住区和地理分布的 12 岁意大利儿童的实际口腔健康状况。根据世界卫生组织的标准,2004 年 3 月—2005 年 4 月,对 5 342 个孩子进行龋齿检查(龋坏在牙本质病损水平)和社区牙周指数(CPI)调查。数据显示 43.1%的儿童有龋齿,DMFT 均数为 1.09。受检儿童中 23.8%有牙龈出血症状,28.7%有牙石。DMFT 均数在过去的 20 年每隔 10 年减半,从超过 5 下降到目前的水平。因此,记录的龋齿水平已与其他西方欧洲国家一致。尽管如此,DMFT 的差异仍然与不同社会经济背景相关。

2.4 牙体修复学的目标

牙体修复学是口腔医学的分支,涉及各个年龄段。当治疗侧重于儿童和青少年时,这个分支是属于儿童口腔医学的范畴。

龋病的临床表现是牙体硬组织内的空腔,牙体修复学的目标不仅是去除龋坏组织和完成充填,而且要去除病因和诱因。不论患者是青少年或成人,去除龋坏组织和充填治疗牙齿是牙体修复学的基本手段,主要目的包括制定一级和二级龋病预防的治疗计划。

2.4.1 一级、二级和三级龋病预防

龋病的风险评估、敦促和教育患者进行口腔专业卫生护理、制定家庭口腔保健和饮食计划、定期检查并进行口腔卫生复查是口腔治疗结束前后维护口腔健康的关键。

成人的预防性措施包括:

(1) 消除牙齿疾病的病因,敦促和鼓励患者有效控制菌斑(刷牙和使用牙线)并适当饮食。

(2) 通过定期口腔检查和专业的健康教育维持口腔健康。

(3) 成年人牙颈部的暴露(牙龈退缩和/或老年人的牙龈退缩)增加了患根面龋

的风险,此类患者应积极改正刷牙方式。牙齿有敏感状况时应用氟化物,这时用激光治疗牙齿敏感是可行的。

(4) 防止因药物因素造成唾液流速降低,使患龋风险增加。

儿童期或青春期的一级预防措施如下:

(1) 每天刷牙 2 次(成人氟含量 1 000mg/kg,6 岁前儿童使用豌豆大小用量)。

(2) 专业的口腔卫生处理和饮食控制。

(3) 每 6~12 个月随诊,每 12~24 个月行 X 线检查。

(4) 无创且不可逆的龋病预防措施(窝沟封闭)。

儿童期或青春期的二级预防措施如下:

(1) 尽可能通过无创的再矿化治疗阻断牙齿早期的损伤。

(2) 阻断和治疗龋齿、牙体硬组织非龋性和创伤性疾病。

修复性治疗的目的还在于保存牙列:

(1) 保存牙髓活力和预防牙齿硬组织未来的损坏。

(2) 修复原有的牙列结构及牙齿形状,恢复口腔生理功能。

(3) 满足患者治疗的愿望或要求,在临床可行的情况下,尽可能注重或提高修复的美观性。

这些可以被认为是三级预防的措施。因此,牙体修复学并不仅仅关注龋损,而与精确的预防管理计划相关,以避免新的龋损或继发龋发生。

2.5 诊断

任何治疗程序开始前必须正确诊断龋病类型和测定牙髓状态。必须了解患者近期或过去牙齿的敏感性,牙齿疼痛或曾有的牙外伤等有关病史,甚至疼痛的类型是由咀嚼还是由化学或热刺激引起的,这对临床诊断至关重要。

咬合面龋损可通过直接和近距离口腔检查发现,通过放大装置(手术显微镜)可提高检出率。患者必须经过专业的洁牙,使牙齿干燥并且没有沉积物和色素沉着才能获取更好的视觉效果。基于龋齿诊断的国际龋病检测与评估系统(ICDAS)是一个简单、有逻辑和符合循证医学的系统,用于临床实践、龋齿检测及分类。本文大多数研究报告和第 6 章提及的目视检查都与 ICDAS 概念有关(表 2-1)。

表 2-1 ICDAS 和国际龋病分类与管理系统™

ICDAS 推荐术语	探查	早期龋		确诊龋		严重龋	
ICDAS 口腔术语	探查	肉眼可见牙釉质改变	明显牙釉质改变	局部牙釉质崩解	牙本质下暗影	龋洞伴可见牙本质	大龋洞可见牙本质
ICDAS 探测	0	1	2	3	4	5	6
ICDAS 活性	ICDAS活性 +/-						

用探针探测窝沟及邻面,并用显微镜检查能较好地分辨裂隙或龋洞的类型(参见第6章)。激光荧光装置检测儿童和孕妇的早期和隐匿的邻𬌗面龋非常有效,其具有良好的灵敏度和特异性,患者不需要暴露在X线中。在龋病高风险患者频繁复诊中,用激光荧光装置能更好地检查疾病和控制疾病进展,可避免过度暴露在X线中(参见第6章)。

临床检查中常需要进行牙髓活力检测,特别是有牙外伤和深龋的情况,并在图表中注明,以便在后续复查中进行比较。口内根尖片和咬合片可协助诊断旧充填物下方的𬌗面龋和隐匿的邻面龋。

在任何保守治疗(邻面和颈部近龈或龈下龋或缺损)或美容治疗(牙颈部病变或牙龈退缩情况下的美白)前,必须认真检查浅表和深层牙周组织及其相关的修复性治疗。

检查咬合状态和颞下颌关节是用于评估是否存在功能性障碍或解剖因素,这些因素会影响治疗方法和材料的选择(充填或嵌体/高嵌体,材料的硬度和弹性)。

口内摄影有助于对复杂的多面洞充填修复(直接和间接的多重修复)治疗计划的制订和完成。

对患者依从性的评价能为评定治疗期间疗效和预后(口腔卫生和定期访问进行对照),以及选择最佳的治疗方案提供有价值的信息。

2.5.1 龋病风险评估

龋病风险评估(高、低和中)与治疗过程及修复不同类型的选择相关。

龋齿、缺失牙或已充填的牙、牙面白垩色斑块、菌斑积聚、牙列拥挤、不良的口腔和饮食习惯(使用安抚奶嘴,夜间奶瓶喂养,饮用可发酵的碳水化合物)和社会经济状况差是龋病高风险指标,建议为儿童和青少年提供不同的预防方法,以提高其患龋风险评估的级别(表2-2)。

龋病管理是根据近期的评估而拟定的常规(标准)预防措施,包括:氟化物补充,在龋病高发期每3~6个月的随访,进行专业局部治疗和监测龋病进展及继发龋(表2-3)。

表2-2 风险因素与相应的风险级别

风险因素	低风险	中风险	高风险
一处邻面龋损			√
白色龋损或牙釉质缺损			√
不完全修复体		√	
唾液流速缓慢		√	
戴正畸矫治器		√	
常规含氟牙膏刷牙2次/日	√		
专业局部氟化物应用	√		
集聚菌斑		√	
正餐间的甜点或饮料超3次/日			√
享有医疗保健		√	
社会经济状况差			√

表 2-3 龋病管理方案

风险类别	诊断	氟化物	饮食	窝沟封闭	修复
低风险	每6～12个月复诊 每12～24个月拍X线片	每天2次用氟化牙膏刷牙	–	√	监控
中风险	每6个月复诊 每12个月拍X线片	每天2次用氟化牙膏刷牙 每6个月专业局部治疗	咨询	√	主动监控 初期病变
高风险	每3～6个月复诊 每12个月拍X线片 辅助诊断	每天2次用0.5%氟化牙膏刷牙 氟漆 每3个月专业局部治疗	咨询 木糖醇	√	修复初期病变，备洞或扩展病变范围

2.6 治疗计划

必须向患者解释治疗计划，提供知情同意书。未成年患者的父母或监护人必须了解口腔预防阶段的重要性并同意所选择的治疗计划。

龋病在很大程度上是可以阻断的，在保守治疗前、中、后各个阶段的预防计划都应持续执行。

2.7 去除龋坏的方法

手机是口腔医师熟悉的每天最常用的工具。有必要对传统仪器与化学机械、喷砂和激光设备进行简单的比较。

2.7.1 高速和低速手机

高速手机或空气涡轮机是清除牙体组织最快的工具(超过 200 000r/min。每分钟的高速旋转可使振幅最小化，精确切削洞形。通过触觉反馈控制的接触模式进行精确切削。

由于连续摩擦与牙齿的相互作用会产生磨损，切削牙齿形成碎屑，以及使牙齿产热。

用金刚砂、多叶片碳钢和最新的陶瓷制成不同的形状、大小和长度的车针，装在高速和低速手机上。

不同形状的车针可对不同结构进行精确切割：球形、梨形、圆柱形、锥形、尖头形、橄榄球形或其他特殊形状。不同的粒度(从 5～10μm 到 100μm)可进行不同类型的切割，从牙体组织去除至精细修整洞的边缘，使洞壁平滑，以及修整复合树脂。

在窝洞预备边缘修整平滑后，需要使用37%正磷酸处理表面和洞壁，以去除残留的碎片和玷污层，留下适合粘接的表面。由于预备深洞和对牙的创伤可能引起牙髓温度升高，因此窝洞预备时要充分喷水、冲洗，不仅可以控制牙髓温度上升，还能清洁表面，但也会形成玷污层。

高速钻也可用于去除旧的金属修复体(银汞合金和金属合金)。

高速涡轮机的优点是操作快速，可预备不同的形状，车针的尖端和侧面都是工作区，因此可用于洞型的预备，以及具有触觉反馈控制。缺点是切削会产生碎片和玷污层，持续摩擦产热会引起牙的不适和疼痛，也会在牙釉质和牙本质中产生微裂纹。在预备较深的洞时，高速设备不好控制，无法去除极小的组织，而且在治疗儿童和残疾患者时，由于患者可能在操作期间突然移动头部，会降低操作的安全性。

低速钻使用减速器以低至 100～300r/min，高至 20 000～40 000r/min 的转速工作，可去除深层牙本质的龋坏，但是组织去除不具选择性或微创性。

低速增加了振动感，但也减少了牙齿和牙髓的产热。间歇接触可以控制疼痛感。

有些患者喜欢最小振动的涡轮机，而有些患者喜欢较低摩擦的低速钻。进行牙体预备时一般需要局部麻醉，以避免不适感。

高速和低速钻的共同缺点是缺乏去除龋损的选择性和抗菌活性，以及在牙体预备时可能对周围软组织造成损伤。

粘接修复材料和酸蚀技术的引入改变了窝洞预备的理念，并引导窝洞预备体系的研究和开发。

2.7.2 化学机械制备

化学机械系统是由 Goldman 等人在 1976 年首次提出。该系统命名为 Caridex，由 Carisolv 于 1997 年推向市场。它是一种手工去除牙本质的方法，是使用化学凝胶（Carisolv）使脱矿牙本质软化后用手工挖出。凝胶剂是一种由氨基酸（含亮氨酸、赖氨酸、谷氨酸）、NaOH、NaCl 和 NaOCl 的混合物中加入净化水制成的碱性溶液（pH＝11）。这些成分的化学作用旨在降解和破坏受影响的胶原纤维，使受感染的软化牙本质容易去除。其使用连续的手工挖掘步骤，完成龋坏组织的去除。该技术具有选择性和进行最小化组织的去除。这种保守的方法有助于治疗深龋时减少牙髓暴露的风险。这种化学机械预备方法与车针相比，表面不存在玷污层，而且牙本质小管开放的改变更有利于粘接，并且粘接过程能产生更深的树脂突（10～15μm），证实了化学机械预备在窝洞预备中，选择性去除龋坏和良好粘接更具有效性。这种技术的缺点是治疗所需时间较机械预备长。

2.7.3 喷砂

喷砂用于窝洞预备时去除牙体结构和龋坏，是相对新的方法，并且处理后的牙体表面适合粘接修复材料的特性。喷砂利用细颗粒的氧化铝（10～50μm）去除浅表牙釉质和牙本质龋，是对组织侵入性最小的切削（图 2-1）。喷砂对牙齿形态的改变是微小的，喷砂颗粒产生不规则的表面，最常见的形态特征是圆形和环形（图 2-2）。这种表面

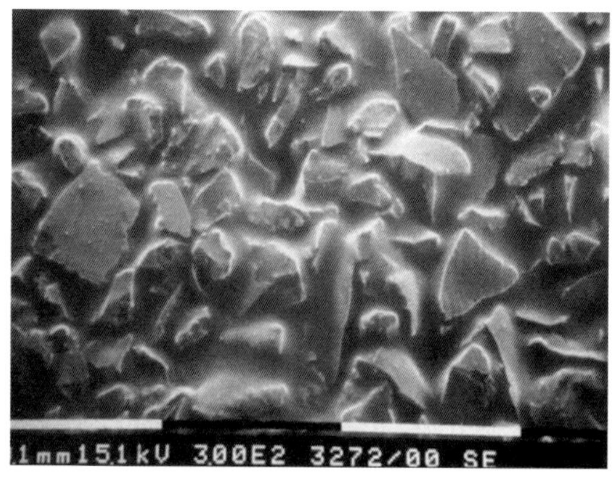

图 2-1 扫描电镜图像显示用于喷砂系统的氧化铝的细颗粒（10～50μm）（意大利 Vasilios Klitsas 教授提供）

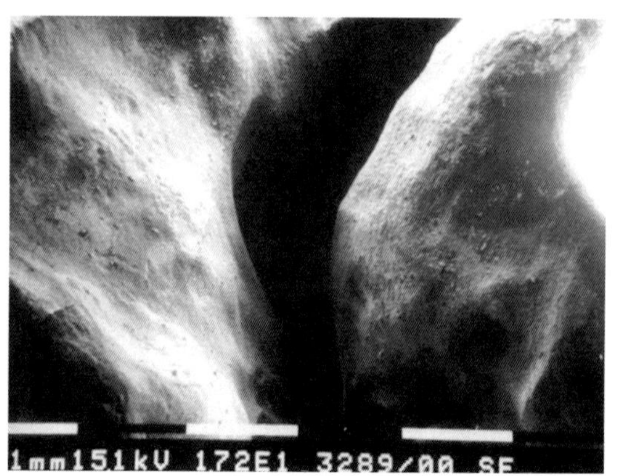

图 2-2 扫描电镜图像显示窝沟封闭时使用喷砂行沟隙制备，注意典型的圆形和光晕轮廓的相互作用（意大利 Vasilios Kaitsas 教授提供）

提高了黏附性,增加了复合材料的密合性,减少了微渗漏。窝洞预备的圆形轮廓相比锐角洞,牙齿内的微裂纹和复合材料断裂的发生率降低,从而延长了牙齿和粘接修复体的使用时间。

喷砂不产生玷污层,但缺点是备洞时中剩余的砂粒会在操作区(牙齿和橡皮障)产生膜(图 2-3),存在吸入颗粒的潜在性的健康危害,并且已经有文献报告喷砂会产生与空气压力相关的眼眶区气肿。此外,次要副作用是砂粒可能会刮伤口镜。与车针相比,喷砂不具有任何杀菌效果。

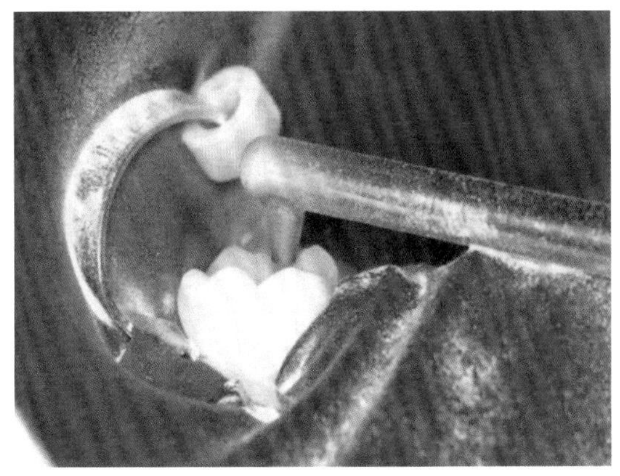

图 2-3 术中图像显示龋洞预备剩余的灰尘颗粒在手术区域形成的膜(意大利 Vasilios Klitsas 教授提供)

2.7.4 铒激光系列

铒激光在备洞中完全不同于其他系统,因其可以在硬组织和软组织区工作,并且能完成完全的保守治疗。铒激光适用于去龋,并且对于牙本质深部去腐非常有效。在Ⅱ、Ⅲ和Ⅴ类洞,为了暴露龈下洞缘,用激光可进行简单且有效的切龈术。激光也能用于在窝洞预备前牙龈凝血或备洞期间的凝血,净化暴露的牙髓。如果需要,铒激光也可以行重要的活髓切断术或牙髓摘除术,这些能力使激光变得"独特"。

激光消融后的牙釉质和牙本质的形态适合口腔粘接,因其没有碎屑和玷污层,增加了表面的粘接性。要改善激光处理表面的粘接性,必须对窝洞表面和边缘进行修整处理(参见第 4 章和第 5 章)。

由于激光是在非接触模式下工作,没有振动,并且对患者牙髓的刺激小,因此对患者影响较小(参见 7.2、7.3 和 7.4)。高速手机产生的声音是尖锐的噪声使儿童和恐惧症患者感到害怕;而激光发出的声音较轻微,听起来像是一种水分子爆破声,更易被患者接受。操作中通常情况下不需要局部麻醉。

表 2-4 和表 2-5 总结了铒激光、高速钻和喷砂之间的主要区别。

表 2-4 铒激光和高速钻的比较

项目	操作模式	噪声	控制	临床应用	操作应用
铒激光	无接触-无振动	爆破声	视觉感觉,精度通过视觉	软组织,牙釉质去除慢,牙本质疼痛较少,无法去除汞合金,不适合冠预备	仅能末端切割,有杀菌效果,选择龋坏组织,清洁表面,无玷污层,无微裂纹
高速钻	接触,振动缓慢	呜咽,尖锐声音	触觉,精度通过触觉反馈	非软组织,应用大于损伤,牙釉质去除更快,牙本质疼痛较多,去除汞合金,适合冠预备	末端和侧方切割,无杀菌效果,无选择龋坏组织,产生碎屑和玷污层,可能有微裂纹

表 2-5　铒激光与喷砂的比较

铒激光	喷砂
牙本质疼痛较少	牙本质疼痛
有杀菌效果	无杀菌效果
在牙釉质慢	在牙釉质快
蚀刻状表面	蚀刻状表面
清洁表面,无玷污层	灰尘表面
适用于龋坏组织	不适用于龋坏组织
作用于软组织	引起软组织损伤/磨损组织
无接触,不同焦距	无接触,2~3mm 远
在牙本质深龋更有效	在牙釉质表面龋更有效

2.8　牙齿的修复方法

选择直接或间接修复的方法取决于许多因素。主要由洞的大小和复杂性,以及在一个象限中的多个邻面洞决定。

直接充填修复更适合于小型或中型龋洞,但可能存在复发,且需要频繁再干预龋病高风险的患者。

后牙的复合填充适用于Ⅰ和Ⅴ类洞以及小型的单纯Ⅱ、ⅡB 和复合Ⅱ类洞修复,因其更简单、更快。反之,多个和中至大型的龋洞更适合间接修复。

当美观是患者在前牙区的主要需求时,可以对牙齿形状(圆锥形、发育不全)和位置(牙列拥挤)以及颊侧表面的改变(楔状缺损和成人脱矿)进行适当的处理,使用陶瓷材料间接修复(贴面)。在前牙区,直接复合充填更适合于Ⅲ和Ⅴ类洞较小的龋洞和在防止牙体折裂的情况下(Ⅳ类洞)。这部分将在 7.8 和 7.10 章节中介绍。

2.9　牙体修复材料

2.9.1　直接修复材料

银汞合金多年来一直是后充填的首选材料,适合于复杂洞的充填修复。由于操作时间长,可以进行适当的解剖形态雕刻。当磨平和抛光后,银汞合金具有良好的生物力学特性和抗边缘渗透。

临床上银汞合金的缺点是,当口腔中存在不同的金属修复体时,易受微电流和化学腐蚀的影响。汞的释放是患者主要关注的问题,而对于操作者来说在去除汞的操作过程中存在吸入银汞颗粒和蒸汽的风险。此外,1999 年,意大利卫生部的高级卫生委员会认为,应及时界定一些特殊情况,例如一些对汞过敏的患者、妊娠状态下的妇女、6 岁以下的儿童及严重的肾病患者,建议限制使用银汞合金,还要立法禁止没有按规格生产,且未含有正确预防措施和安全警告的胶囊产品在意大利境内使用及销售。

除了与汞合金使用相关的健康问题之外,日益增加的后牙区的美观需求,以及该材料的广泛应用,可能出现的牙釉质、牙本质微裂缝的现象,也逐渐限制了汞合金的使用范围。

20 世纪 60 年代,随着口腔复合材料的开发和引入市场,粘接材料已经改变了牙齿的修复方法。它们很快就取代了前牙修复所用的丙烯酸树脂和硅酸盐材料。丙烯酸树脂材料具有较高的热膨胀和收缩系数,从而导致了龋病的早期复发。硅酸盐水门汀则在口腔中快速溶解,需要频繁更换。

2.9.2　口腔复合材料

口腔复合材料最初引入是用于前牙美观修复的,在逐步改善其生物力学性能后,在现在也是能够很好地用于后牙区的直接充填材料。随着时间的推移,粘接系统不断改善,牙体预备也相应改变,减少了辅助固位形、备牙的扩展范围。复合材料也可以用于间接修复,而在特定的条件下(较高的温度和真空下聚合)也改善了其机械性和表面特性。由于口腔医学技术的进步,出现了一种用于间接修复的新材料，其具有与牙齿结构非常相似的生物力学特性。用于 CAD/CAM 技术的纳米树脂陶瓷材料是最新而且更坚硬的间接修复材料，具有良好的抗脱落、断裂和磨损的特性。

口腔复合树脂是由两部分组成：柔软和有弹性的有机树脂基质以及不同性质、大小和成分的填充材料，后者影响材料的强度和硬度。还有一种偶联剂（硅烷）和聚合反应的引发剂。调色材料可以创造各种自然色阶的颜色。

2.9.2.1 树脂基质

口腔复合材料的树脂基质是通过化学或光激活的化学反应（聚合）使材料硬化。为实现这一过程，光固化复合材料（目前最常用）需要由特定波长的光（通常为 450～500nm）来激活引发剂，以启动聚合反应。树脂基质具有与特定粘接剂类似的化学成分，以便于牙体组织和复合材料之间的化学结合。树脂聚合物是多链 Bis-GMA 低聚物（Bowen 树脂）或者多链 UDMA，此外，还存在其他分子、MMA 和 TEGDMA。该树脂具有双极性特性，允许与氢离子和反应性 C═C 组结合（粘接）。因多种因素的干扰，复合材料的完全聚合一般不会在口腔环境中发生，其中主要的干扰因素是充填的深度和氧气的表面抑制。由于不完全聚合，树脂能吸收水和口腔染色剂，加上残余自由基的存在，极易向充填体深部扩展。聚合收缩和吸水膨胀是复合材料的特点，与树脂成分有关。树脂硬度较差，不耐磨损，因此制造商倾向于通过增加填料含量而使复合材料的基质含量最小化，从而提高材料的硬度和耐磨性。

2.9.2.2 填料

复合材料填料具有不同性质（玻璃材料、二氧化硅、陶瓷颗粒、二氧化锆、钡），不同大小和浓度的颗粒被包裹在树脂基质中，用于改善树脂的物理性能和光学特性。

（1）填料的颗粒大小决定了复合材料修复表面的光滑度和光泽度。颗粒越细，复合材料表面越光滑；颗粒越大，则表面越粗糙。另外，填料颗粒的大小直接影响复合材料的光学性能。较小的颗粒提高了入射光的反射和折射，使材料更具半透明度和使修复更自然。

根据颗粒的大小，复合材料分为微填料、大颗粒填料和混合填料。

（2）决定复合材料物理性能的一个重要特征是填料含量。增加填料的浓度，无论是微颗粒型、大颗粒型或混合型，复合树脂的质量会下降，因为减少了较弱的和更关键的相。与此同时，使耐磨性、硬度、弹性模量增加，热膨胀系数和聚合收缩率降低。大多数的复合材料的含量比例介于 66%～84% 之间。

低黏度的复合材料，填料含量较低，牙齿的润湿性更好，制成可流动的复合树脂，主要用于垫底、窝沟密封和粘接。流动性复合材料充填固化后具有的弹性可吸收收缩应力。大颗粒填料复合材料的大小范围从 5～25μm 不等。填料含量约为 70%～80% 的比重。由于颗粒的暴露而产生的树脂磨损，表面变得粗糙，失去光泽与光滑度。20 世纪 60 年代后，大颗粒填料复合材料主要用于后牙修复，由于过度磨损和光滑度的下降，大颗粒填料复合材料在前区应用不够美观。如今，它们主要用于正畸中的托槽粘接。

在 20 世纪 70 年代末，微填料复合材料被引入到口腔市场。填料颗粒大小在 0.01～0.04μm 之间，具有平整和光滑的表面。填料含量为 35%～60%，呈现较小的机械性质，主要用于前牙。

在 20 世纪 80 年代，开发出一种微填料和大颗粒填料混合的复合材料，命名为混合型、微混合型和复合型材料。颗粒的大小介于 0.2～1.0μm，但仍存在含量较低的大颗粒填料。填料含量比重提升至 75%~85%,改善了物理性能和美学效果。

复合材料的发展,利用了纳米技术制备了颗粒大小仅次于微米的填料从而增加了复合材料的性能。通常由二氧化硅(SiO_2)和氧化锆(ZrO_2)制成的颗粒,被称为纳米填料,介于 2~75nm 的范围。纳米技术的进一步发展则使用了大小平均约 1μm 的预聚合的二氧化硅和氧化锆纳米粒子。这种形式保证了更高的填料比例,提高了复合树脂相的抗磨损性,增加了表面光泽度。在美学要求较高的前牙和后牙,采用不同的填料也很好地平衡了透明与乳白色之间的光学特征。

填料的数量及其大小也影响半透明与乳白色之间的效果。

玻璃离子的生物力学特征较差,不适合负荷较大的咬合面充填。尽管其可以释放氟,但继发龋似乎成为了玻璃离子修复失败的重要原因,所以玻璃离子一般用于垫底或活髓牙的全瓷冠的粘接。

复合体修复有着中性的特征,适用于乳牙治疗。

临床考量

激光制备牙体,不同于常规的高速车针。由于激光与牙釉质和牙本质表面的相互作用形成了不规则表面。对于车针的制备、机械抛光,采用手动的、回转的或超声等方法,都可以形成适合现代复合材料充填的表面和边缘。

由于现代复合材料弹性模量和硬度的改良,洞形制备需要良好的边缘,使一定厚度的复合材料具有良好的适应性。微填料复合材料与粘接系统相结合用于美学领域。在Ⅴ类洞修复后,由于复合材料具有较低的弹性模量(较小的刚性和更大弹性),因此能够承受更大的生物学应力。在Ⅲ、Ⅳ、Ⅴ类洞的颊面洞型预备不需球钻或倒锥钻,最终抛光修整能提高适应性和美感。同样,微填料复合材料在这些修复情况中具有优越的适应性、弹性和光滑的表面。

咬合面边缘需要制备成直角的边缘。微填料复合材料和纳米复合材料的选择取决于修复体扩展范围所承受的咬合力。

后牙区更易磨损,边缘必须预备直线,使较厚的复合材料能支持咀嚼负荷。

由于激光产生不规则洞底,不规则表面必须用更具弹性和可湿性的流动复合材料垫底。此外,玻璃离聚物粘接剂用于深龋的垫底(衬里)有很好的效果。具有高弹性模量的纳米填料和混合复合材料在后牙Ⅰ、Ⅱ类洞中有更好的生物力学特性,不易磨损。

2.9.3 间接修复材料

用于间接修复的材料包括贵金属,陶瓷和多种多样的复合材料。间接修复的预备提供了精确的形状:内锐角和斜面边缘适合贵金属修复体,圆钝的内角及浅凹型边缘适合陶瓷和复合间接修复。

临床考量

这些情况下的激光制备仅限于去龋。对所选特定材料修复的精确预备和特殊的预备,要用特定的车针和回旋仪器(参见 7.10)。

(黄文霞 译)

参考文献

1. Roberson T, Heymann HO, Swift Jr EJ. Sturdevant's art and science of operative dentistry. 5th ed. St. Louis: Mosby Elsevier; 2006; Ch.1.
2. Selwitz RH, Ismail AI, Pitts NB. Dental caries. Lancet. 2007;369(9555):51–9.
3. Young DA, Featherstone JD, Roth JR, Anderson M, Autio-Gold J, Christensen GJ, Fontana M, Kutsch VK, Peters MC, Simonsen RJ, Wolff MS. Caries management by risk assessment: implementation guidelines. J Calif Dent Assoc. 2007;35(11): 799–805.
4. Yost J, Li Y. Promoting oral health from birth through childhood: prevention of early childhood caries. MCN Am J Matern Child Nurs. 2008;33(1):17–23.
5. Poureslami HR, Van Amerongen WE. Early Childhood Caries (ECC): an infectious transmissible oral disease. Indian J Pediatr. 2009;76(2):191–4.

6. Parisotto TM, Steiner-Oliveira C, Silva CM, Rodrigues LK, Nobre-dos-Santos M. Early childhood caries and mutans streptococci: a systematic review. Oral Health Prev Dent. 2010;8(1):59–70.
7. Law V, Seow WK, Townsend G. Factors influencing oral colonization of mutans streptococci in young children. Aust Dent J. 2007;52(2):93–100.
8. Denny PC, Denny PA, Takashima J, Galligan J, Navazesh M. A novel caries risk test. Ann N Y Acad Sci. 2007;1098:204–15.
9. de Castilho AR, Mialhe FL, Barbosa Tde S, Puppin-Rontani RM. Influence of family environment on children's oral health: a systematic review. J Pediatr (Rio J). 2013;89(2):116–23.
10. Staehle HJ, Koch MJ. Odontoiatria per l'infanzia e l'adolescenza. Elsevier-Masson S.p.A.; Milano (Italia) 1997. p. 51–52. ISBN: 8821423573.
11. Dye BA, Li X, Beltran-Aguilar ED. Selected oral health indicators in the United States, 2005–2008. NCHS Data Brief. 2012;96:1–8.
12. Campus G, Solinas G, Cagetti MG, Senna A, Minelli L, Majori S, Montagna MT, Reali D, Castiglia P, Strohmenger L. National pathfinder survey of 12-year-old Children's oral health in Italy. Caries Res. 2007;41(6):512–7. Epub 2007 Nov 8.
13. American Academy of Pediatric Dentistry. Guideline on caries-risk assessment and management for infants, children, and adolescents. Reference manual. 2014;36(6), 14/15;127–34.
14. Ministero della Salute. Linee guida nazionali per la promozione della salute orale e la prevenzione delle patologie orali in età evolutiva. Aggiornamento. Novembre 2013.
15. Nunn ME, Dietrich T, Singh HK, Henshaw MM, Kressin NR. Prevalence of early childhood caries among very young urban boston children compared with US children. J Public Health Dent. 2009;69(3):156–62.
16. Olivi G, Genovese MD. Laser and microscope: a perfect match. J Lasers Dent. 2009;17(1):6–12.
17. Goldman M, Kronman JH. A preliminary report on a chemomechanical means of removing caries. J Am Dent Assoc. 1976;93:1149–53.
18. Pai VS, Nadig RR, Jagadeesh T, Usha G, Karthik J, Sridhara K. Chemical analysis of dentin surfaces after Carisolv treatment. J Conserv Dent. 2009;12(3): 118–22.
19. Zawaideh F, Palamara JE, Messer LB. Bonding of resin composite to caries-affected dentin after Carisolv(®) treatment. Pediatr Dent. 2011;33(3): 213–20.
20. Antunes LAA, Vieira ASB, Alves MPS, Maia LC. Influência de quatro tipos de pontas na topografia de preparos cavitários cinéticos em incisivos bovinos. In: 22a Reunião Anual da SBPqO; 2005. Águas de Lindóia. Anais. São Paulo: Sociedade Brasileira de Pesquisa Odontológica; 2005. p. 220.
21. Peruchi C, Santos-Pinto L, Santos-Pinto A, Barbosa e Silva E. Evaluation of cutting patterns produced in primary teeth by an air-abrasion system. Quintessence Int. 2002;33(4):279–83.
22. Santos-Pinto L, Peruchi C, Cordeiro R, Marker VA. Evaluation of cutting patterns produced with air-abrasion systems using different tip designs. Oper Dent. 2001;26(3):308–12.
23. Laurell KA, Hess JA. Scanning electron micrographic effects of air-abrasion cavity preparation on human enamel and dentin. Quintessence Int. 1995;26(2): 139–44.
24. Hamilton JC, Dennison JB, Stoffers KW, Welch KB. A clinical evaluation of air-abrasion treatment of questionable carious lesions. A 12-month report. J Am Dent Assoc. 2001;132(6):762–9.
25. Hicks MJ, Parkins FM, Flaitz CM. Kinetic cavity preparation effects on secondary caries formation around resin restorations: a polarized light microscopic in vitro evaluation. ASDC J Dent Child. 2001; 68(2):115–21.
26. Antunes LA, Pedro RL, Vieira AS, Maia LC. Effectiveness of high speed instrument and air abrasion on different dental substrates. Braz Oral Res. 2008;22(3):235–41.
27. Nordbo H, Leirskar J, Von Der Fehr FR. Saucer-shaped cavity preparations for posterior approximal resin composite restoration: observations up to 10 years. Quintessence Int. 1998;29(1):5–11.
28. Olivi G, Margolis F, Genovese MD. Pediatric laser dentistry: a user's guide. Chicago: Quintessence Pub; 2011. p. 81–3.
29. Genovese MD, Olivi G. Laser in paediatric dentistry: patient acceptance of hard and soft tissue therapy. Eur J Paediatr Dent. 2008;9(1):13–7.
30. Ministero Della Salute Italiano. Decreto 10 ottobre 2001.
31. Gladwin M, Bagby M. Clinical aspects of dental materials. 4th ed. Philadelphia: Wolters Kluwer/ Lippincott Williams & Wilkins; 2013.

第二篇　激光牙体修复学的基础

科学

科学解决一个问题却创造十多个问题。

——George Bernard Shaw

变化

变化是生命的法则。只看过去或现在的那些人肯定会错过未来。

——John Fitzgerald Kennedy

3 激光物理学

Matteo Olivi, Giovanni Olivi

摘要

Bohr 的原子模型与爱因斯坦的原子受激发射辐射理论是发明与制造第一台红宝石激光的序幕。

与普通光不同,激光可以在有限的空间以光辐射的形式获得大量的能量,而且激光是平行的、相干的及单色的光。在口腔医学里用到的大部分激光波长都处在可见光及红外光谱的电磁波内。中红外激光、Er,Cr:YSGG 和 Er:YAG 激光代表了所有组织的激光,应用于黏膜及牙龈、牙齿和骨头。可见光、近和远红外激光主要用于软组织。其中一些则应用于龋病检测和生物刺激。构成口腔激光装置的基本组件包括:活性介质的光学谐振腔、为刺激提供所需能量的泵源、用来控制激光发射的控制器和冷却激光系统的冷却器、传送能量到手机并最终传送到组织的传输系统。

3.1 激光的历史

"激光"一词是 light amplification by stimulated emission of radiation 首字的缩写。

就原子模型理论(1913)、受激发射现象(1916)的描述以及受激发理论的制定(1917)而论,激光技术已经历了一个世纪的科学史。

原子结构模型实际上是由 Niels Bohr 在 1913 年提出的,他修改了先前由 Rutherford 提出的对应不同能量状态时不同轨道电子位置的原模型。

1922 年 Niels Bohr 因辐射量子的研究和理论获得了诺贝尔物理学奖,为量子论奠定了基础。

1916 年,Albert Einstein 阐述了受激发射现象,并在 1917 年提出了受激辐射理论("Quantentheorie der Strahlung"),这是他关于发射和吸收量子理论研究的一部分(1921 年诺贝尔奖)。

1958 年,Charles Townes 和 Arthur Schawlow 发明了"maser"一词,是 microwave amplification by stimulated emission of radiation 的首字母缩写,也是 1960 年第一台激光器诞生的前提条件。

1957 年,哥伦比亚大学 Gordon Gould 的一名学生 Charles Townes 创造并首先使用了 laser 一词,但他未申请专利。1960 年,Theodore Maiman 沿用了 laser,并制造了第一台红宝石激光器。

1961 年伊 Elias Snitzer 研制了第一台 Nd:YAG 激光器。

1964 年,由于在引领激光技术发展中的研究及贡献, Charles Townes、Nikolay Basov 和 Aleksandr Prokhorov 被授予了诺贝尔奖。

1965—1966 年 Stern 和 Sognanes 使用激光技术对牙体组织的形态学进行了新的研究。

1965 年物理学家 Leon Goldman 第一次将激光应用于人类的牙组织,而患者正是他的兄弟 Bernard,一位口腔医师。由于激光连续波辐射产生的过多热损伤,他们并未获得成功。

1980 年下半年,激光才在口腔临床中得以应用。这得益于脉冲技术的发展,规避了 CO_2 及红宝石激光连续的能量辐射造成的前期失败。

1980 年底,Terry Myers 介绍了用作 Nd:YAG 技术的传输系统的石英光纤,这种光纤使得激光易于伸入口腔和完成牙齿治疗。之后,激光的研究针对的是以替代涡轮手机工具为目标的新技术。1989 年 Hibst 和 Keller 完成了第一台可以切削和消融人体硬组织的 Er:YAG 激光器。

3.2 光的电磁波谱

在自然界中,光的电磁波谱表现为可见的和不可见的光辐射。宇宙中产生的放射能引起宇宙辐射,地下的地球辐射也可以形成放射能力。

太阳系发射出宽的光谱辐射,其中的一部分(大约 40%)在可见光的光谱范围之内。两个有限的波段则扩展到人类视线不可见的紫外线和红外光谱。人眼的光学感知完全无法感受光谱紫区(小于 400nm)和红区(大于 700nm)之外的电磁辐射。各种科学资料定义可见光窄至 420~680nm 或宽至 380~750nm,且这些界限也不是完全依据个体的感知、年龄及其他因素来定义的。

在紫外光谱中,包括 0.01~0.4μm 的波长。在这个区域之外,随着波长的降低,X 线延伸到大约 0.006μm 和更远的伽马射线。

在相反一端,有辐射的红外光谱波长范围为 0.7~400μm。此外,更长的波长包括微波和无线电波,分别为短波(1~100m)、中波(200~600m)和长波(>600m)(图 3-1)。

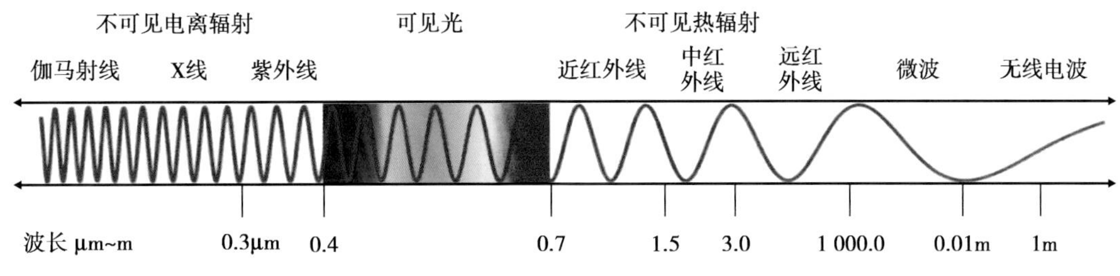

图 3-1 从伽马射线到无线电波、紫外线或红外线的电磁光谱图

3.3 普通光的特性和激光的属性

光是一种电磁辐射,除了波长特性,其还具有传送一定量的能量(量子)的光子微粒特性。

普通可见光包括自然光(太阳光)和人造光。其有许多的特性需要定义,以便我们理解激光的属性。

普通光是无序发射的,因为光子的时间和空间缺失相干性。因此,光在四面八方均匀地散射和漫反射。普通光是多色的,由所有可见光谱范围内的所有颜色组成,也被称为白光或无色光。

可见光的基本颜色是紫色、蓝色、青色、绿色、黄色、橙色、红色(表3-1)。

表 3-1 可见光的基本颜色及波长

基本颜色	波长
紫色	380~450nm
蓝色	450~475nm
青色	476~495nm
绿色	495~570nm
黄色	570~590nm
橙色	590~620nm
红色	620~750nm

在天气现象如暴风雨或自然现象如瀑布之后,当阳光透过停留在悬浮液中的水滴发生漫反射时,光自身可以在水滴中散射和折射,产生可见光谱的彩虹现象,这是可见光谱的色彩写照。

红、蓝、黄三原色(或绝对色)是基本色。通过混合原色,可以获得其他所有颜色。使用加法或减法混合原色,常常用来获得二次色。这个概念有助于理解在光动力疗法的互补色和光催化牙齿漂白的应用。蓝色(420 ~ 470nm)是黄色的互补色。青色(480nm)是红色(630~760nm)的互补色,而洋红(由蓝色和红色混合而成的二次色)是绿色(490~570nm)的互补色。

激光与普通光不同,它可以在有限的空间中以光辐射的形式释放大量的能量。

不同于普通光,激光有许多特性:

1. 激光是直线照射的,也就是说,光波得益于发射光子的空间相干性,只有一个非常集中的方向。

2. 激光是相干的,即每一个波/光子在时间和空间与其他发射波/光子具有相同的相位。

3. 激光是单色的,换言之,每个光子只有一个波长和一个颜色(如果可见)(表3-2)。

表 3-2 激光和普通光的特性

比较项目	方向	时间相	颜色
激光	平行投照,高度聚焦	相干,每个光波/光子在时间上与其他发射波/光子同相	单色波,一个波长仅有一种颜色(如果可见)
普通光	非平行投照,多方向散射	不相干,紊乱无序	多色波,波长 400~700nm

3.4 激光器的基本部件

构成口腔激光器的基本部件:①光学谐振腔(共振腔),包含激光介质;②活性介质,界定不同波长特定激光的活性介质;③泵浦源(能量源),提供激活激光介质所必需的能量;④控制器和冷却器,控制器是激光发射模式及参数的控制软件系统,冷却器是激光系统必要的冷却循环系统;⑤传输系统,将激光能量传送到手机和工作尖,并最终作用于组织。

3.4.1 光学谐振腔

光学谐振腔是一个空腔,包含活性介质的空腔和位于其末端的两个反射镜,一个是全反射镜,另一个则是部分反射镜和透射镜。

通过外源能量激发活性介质,生成受激的辐射光子,在腔镜上反射,然后多次通过活性介质,其能量在从部分透射镜中出来之前,经放大而增加。

表 3-3 最常用于口腔领域激光的活性介质、主机介质、掺杂原子及波长

激光	缩写	活性介质	主机介质	掺杂原子	波长/nm
氩	Ar	气体	—	—	488 和 541
二氧化碳	CO_2	气体	—	—	9 300、9 600、10 600
二极管	—	半导体	—	—	445、635 ~ 810、940 ~ 970、1 064
磷酸钛钾	KTP	固体	YAG 晶体	钕双频	532
钇铝石榴石掺钕	Nd:YAG	固体	YAG 晶体	钕	1 064
钇铝钙钛矿掺钕	Nd:YAP	固体	YAP 晶体	钕	1 340
钇钪镓石榴石掺铒	Er,Cr:YSGG	固体	YSGG 晶体	铒和铬	2 780
钇铝石榴石掺铒	Er:YAG	固体	YAG 晶体	铒	2 940

3.4.2 活性介质

活性介质是激光的核心，可以分为固体、液体、气体或二极管激光中的半导体。活性介质决定了不同的激光波长，而其名称标识了不同的激光。表 3-3 汇总了主要用于口腔领域的活性介质。这种工作介质为激光光子的产生提供了电子。

3.4.3 泵浦源(能量源)

泵浦源激发活性介质的原子从而产生电子密度的逆转。通常这种能量来源由电线圈、二极管激光或闪光灯组成。泵浦源的特性对激光脉冲的产生有着重要的作用，特别是对短脉冲(高峰值功率)。

3.4.4 控制器和冷却器

控制器是一个微处理器，用于验证激光能量产生的特点、激光发射模式(连续波、机械中断或脉冲)、重复的脉冲频率(每秒脉冲、脉冲重复率)，以及单脉冲的发射长度。冷却系统是必要的，用以消散泵送过程中产生的热量。

3.4.5 传输系统

激光一旦产生即被传送至靶点。各种输送系统，如光纤、中空纤维或者铰接臂，取决于所携带的波长(图 3-2)。

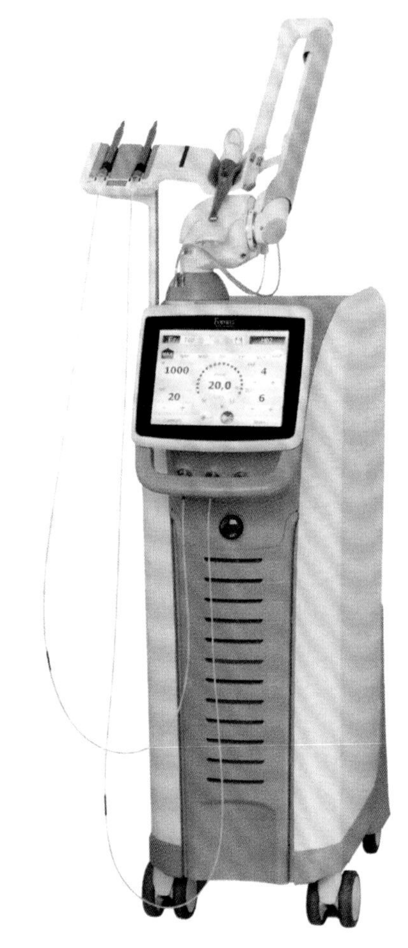

图 3-2 复合型激光器

含有两种不同波长的激光和各自的传送系统：有两个 Nd:YAG 激光的光纤和一个 Er:YAG 激光的铰接臂。

3.4.5.1 光纤

在可见光(445 和 532nm)和近红外(810~1 064nm)光谱内的激光通常采用石英制成的光纤,通过直线或带角度工作尖将激光能量直接或通过终端手机传送到组织(图 3-3)。

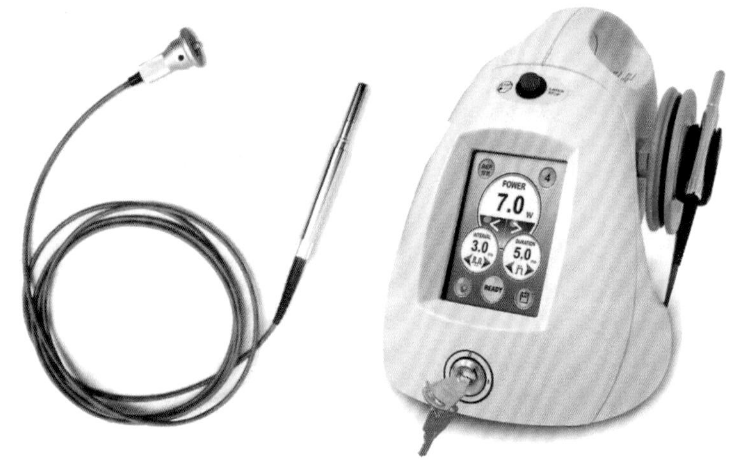

图 3-3 由一个光纤和一个携带一次性工作尖的终端手机组成的近红外二极管激光

也有些中红外激光(2 780~2 940nm)使用更复杂的由蓝宝石或氟化物制成的大直径光纤作为传输系统,终端手机携带工作尖(图 3-4,图 3-5)。得益于这种传输系统的灵活性,使其在口腔操作中成为了最方便的系统。然而,它的缺点是随着时间推移发生磨损,以及由于传输过程中激光束的能量损失而使疗效降低。

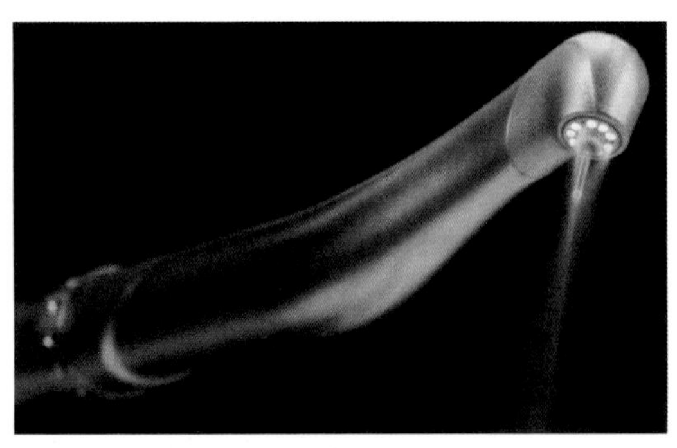

图 3-4 带有与激光束同轴的水/气喷雾的 Er,Cr:YSGG 激光手机

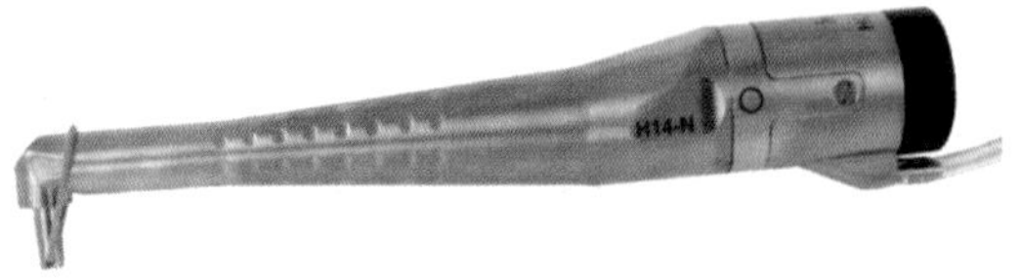

图 3-5 Er:YAG 激光手机

3.4.5.2 中空纤维

一些类型的激光(Er:YAG 及 CO_2 激光)使用具有内反射壁的中空管,沿其内轴传输激光能量。这些纤维非常灵活和轻便,但是由于其结构最大的缺点在于随时间推移导致能量丧失,以及激光光束传送到手机时,由内反射所造成的另一个重要的、不可控的能量传输的变化。

3.4.5.3 关节臂

该传输系统采用了一系列的关节反射镜(通常为 7 个)相互连接,能量从而以最小的色散传输,使其成为最有效的系统。它需要一个精确的机制以校准反射镜系统。在激光从一个工作室到另一个工作室的传送过程中,发生的冲击和震动是危险的,由此可能造成激发内部反射镜系统失去校准功能,这是一个不利因素(图 3-6,图 3-7)。

有些制造商在一些 Er:YAG 及 CO_2 激光的设计中采用了该传输系统。

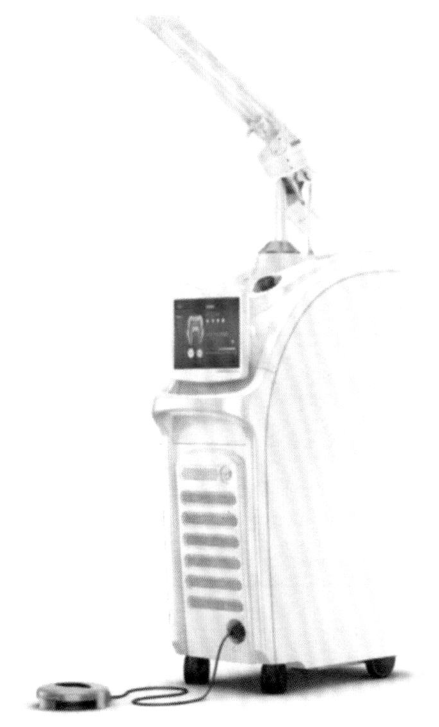

图 3-6 装有铰接臂的 CO_2 激光单元

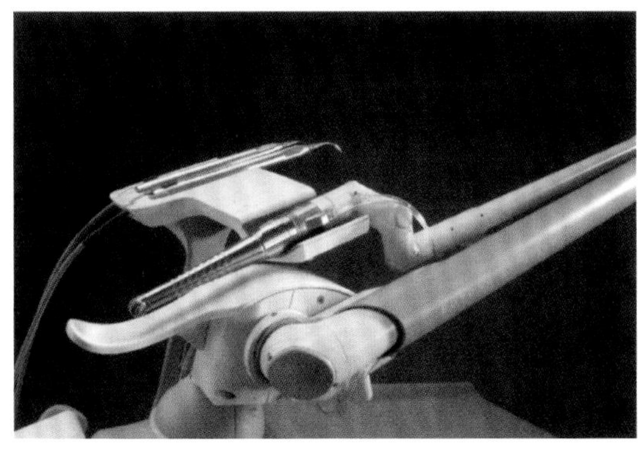

图 3-7 Er:YAG 和 Nd:YAG 激光组合配备了舒适的、易于平衡的关节臂和灵活的光纤

3.4.6 手机和工作尖

所有的传输系统都采用了有角度的或直的手机。理想的手机要小、轻和方便。有些手机无终端工作尖,但有反光镜可以对组织进行远距离照射(无工作尖、非接触型或远接触型手机)。其他一些手机具有终端工作尖,工作时几乎与组织接触(近距接触型手机)。还有的则是允许纤维通达中空手机的末端。

3.4.6.1 非接触型手机

这种手机也称为无工作尖手机,采用安装在手机后部的蓝宝石镜片,在与目标特定的距离使光束聚焦(通常是 5~10mm,距离取决于手机的类型)。它非常高效,但会有磨损,在使用时要特别注意。这是因为操作者或患者的每个抖动均会造成光斑偏离靶点,以及在角度和方向上造成距离放大误差,从而对精确度造成不利影响(图 3-8~图 3-10)。

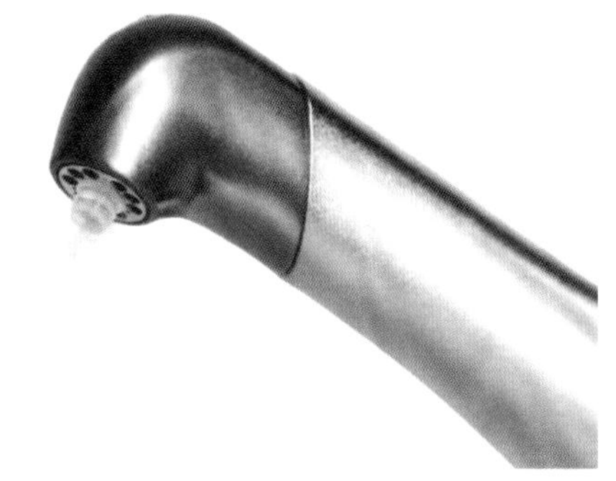

图 3-8 Er,Cr:YSGG 激光部件的非接触型手机(涡轮增压手机)

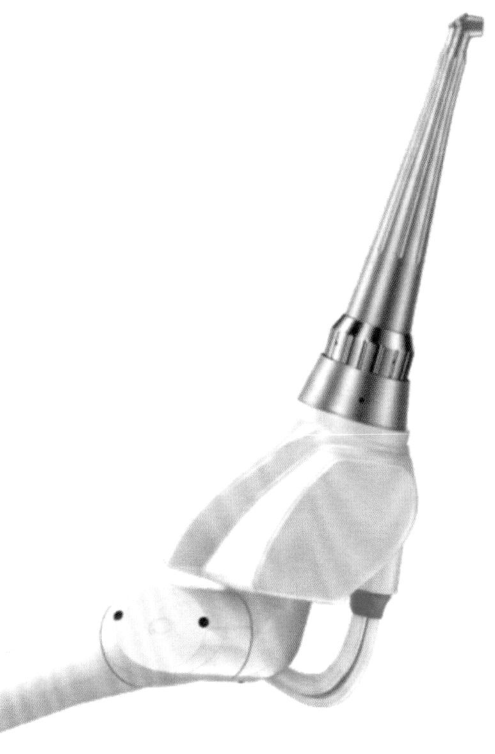

图 3-9 9 300nm CO_2 激光的非接触型手机

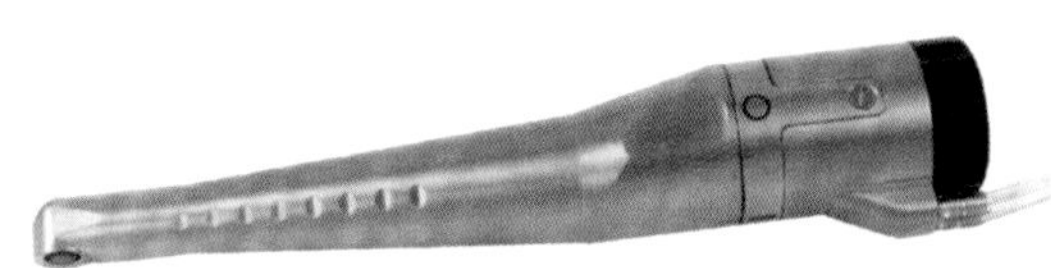

图 3-10 Er:YAG 激光非接触型手机

3.4.6.2 近距离接触型手机

这种手机针对与不同组织的特点进行设计(图 3-11),采用了不同大小、形状、长度和角度的工作尖。激光光束接近或直接与目标组织接触,提高了工作精度。

一些二极管激光的手机带有非常实用的一次性工作尖(图 3-12,图 3-13)。如 Er,Cr:YSGG、Er:YAG、CO_2 的激光是结构更为复杂的手机,具有内角镜和终端工作尖,用于将能量传递到靶向组织。此外,铒激光手机集成了水/气喷雾,如果与激光束同轴将会产生更好的效果(图 3-4,图 3-5)。该系统的缺点是易碎、工作尖易磨损以及向组织传输能量的过程中有损耗。

3.4.6.3 中空手机

一些激光的光学纤维,如 KTP、某些二极管、Nd:YAG,通过中空手机传输和终端带角度的工作尖发射激光(图 3-14)。

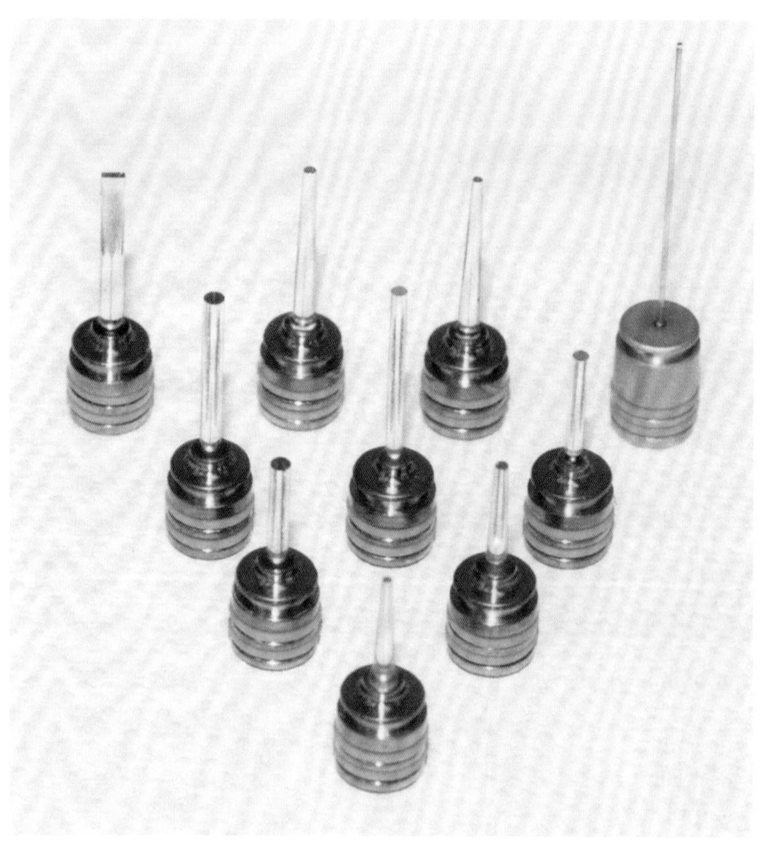

图 3-11 Er:YAG 激光用的工作手机,配备了不同大小、形状、长度和角度的消毒工作尖

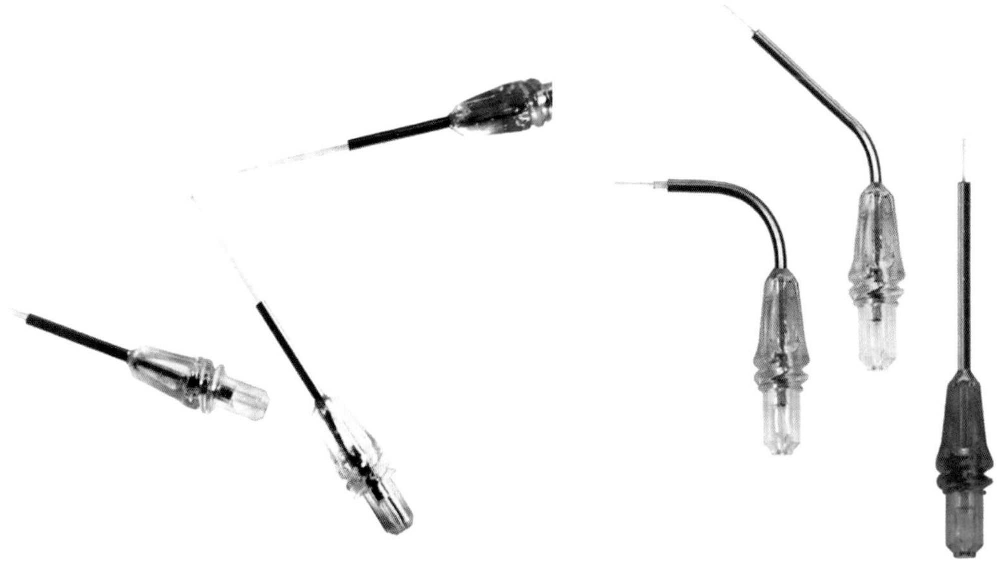

图 3-12 二极管激光的一次性工作尖(直径 300μm 和 400μm,长度 10mm)

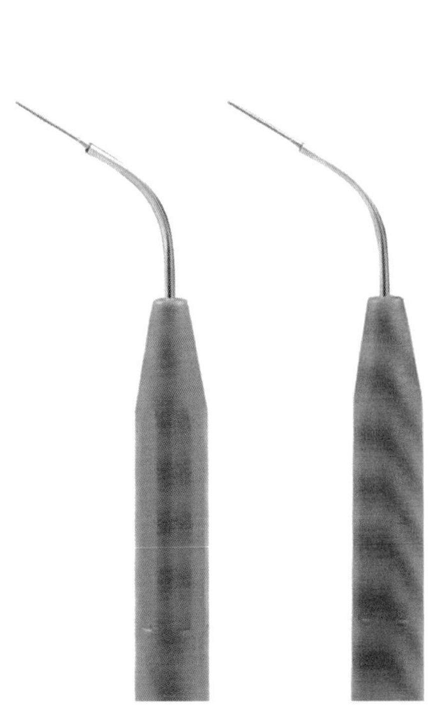

图 3-13 二极管激光一次性工作尖(直径 300μm 和 400μm,长度 10mm)

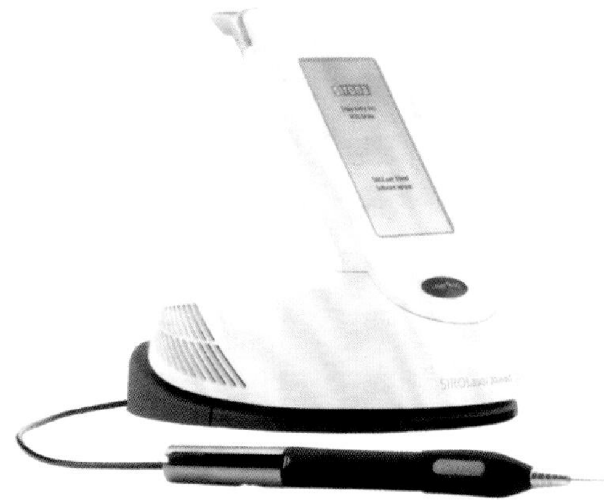

图 3-14 该型手机内部有一根 15cm 的光纤,每次使用后可切除切端

3.5 电磁波谱上口腔激光波长的分类

根据其在口腔临床的应用,激光可划分为软组织激光和硬组织激光,还有一种称为全组织激光(表 3-4)。激光的另一种分类是以电磁光谱中其波长的位置为考量进行分类:①紫外光谱激光;②可见光谱激光;③近红外光谱激光;④中红外光谱激光;⑤远红外光谱激光。

表 3-4 根据口腔临床应用的激光分类

软组织激光		软硬组织激光		低能量激光		龋病探查激光	
名称	波长/nm	名称	波长/nm	名称	波长/nm	名称	波长/nm
Diode	445	Er,Cr:YSGG	2 780	KTP	532	Diode	405
KTP	532	Er:YAG	2 940	Diode	635~675	Diode	655
Diode	810、940、970、1 064	CO_2	9 300	Diode	810、940、970、1 064		
Nd:YAG	1 064						
Nd:YAP	1 340						
CO_2	10 600						

在可见光和红外光谱中,研究发现了用于口腔医学中的大多数波长的激光。

3.5.1 紫外光谱激光

在介于 0.3~0.4μm 之间的紫外线光谱中,有准分子激光家族。准分子激光(380nm)被广泛应用于眼科以及过去的牙髓病学实验中。目前不太适合用于口腔医学领域。

3.5.2 可见光谱激光

在可见光光谱中,波长分别为 470、488~514nm 的蓝色和绿色波段的氩气激光,目前已不再用于口腔医学领域。

在波长为 532nm 的绿色光谱中,KTP 激光因其与血红蛋白亲和力强,且具有良好的凝固作用,在 20 世纪 90 年代被引入口腔医学领域。

KTP 激光的活性介质是一种 Nd:YAG 激光的固态晶体,含有 KTiOPO 晶体,用于复制光子的振动频率,Nd:YAG(1 064nm)的分离波长位于 532nm 处。

在 445nm 的蓝色光谱中,最近推出了一款用于口腔医学的新的与绿光激光具有类似物理特性的二极管激光。

在红色的可见光谱中,有些二极管激光采用 635~675nm 的波长,在红外光谱中用于低能量激光治疗(LLLT)和光动力疗法(PDT)。其结构类似于前面所描述的近红外二极管激光。

这些激光的能量是通过不同直径的光纤到达末端手机的。

可见光谱的波长在组织中引起了吸收和弥散的光学相互作用,由此解释了安全性和组织深度较浅的相互关系。一些称为"光敏剂"的物质选择性吸收光谱(630~675nm)窗口中的特定波长,而成为一种强力杀菌剂。在此情况下,激光疗法通常被称为抗菌光动力疗法(antimicrobial photodynamic therapy,aPDT)或光活化消毒(photoactivated disinfection,PAD)。在为这些激光设计的一些特殊的漂白凝胶中,含有其他特殊的发色团,如紫红色的若丹明,它是一种与 532nm 的 KTP 激光产生的绿光互补的颜色。

3.5.3 近红外激光

在近红外光谱(800~1 500nm)中,有些激光最常用于牙髓、牙周去污和口腔外科:二极管激光(810~1 064nm)、Nd:YAG 激光(1 064nm),和 Nd:YAP 激光(1 340nm)。在 20 世纪 80 年代末,二极管激光被引入。其活性介质是半导体,目前二极管激光的体积是最小的,由多层(形同华夫饼)介质组成。掺铝原子的砷化镓(GaA1As)和掺铟原子的砷化镓(IGaAsP),是广泛使用的活性介质。

小型和简单的结构只允许连续发射能量(CW)。机械系统可中断的脉冲发射(切断或门控通道),分割可变时间间隔的脉冲发射(T_{on}/T_{off})。脉冲发射(T_{on})具有从始至终不变的线性释放,其持续时间是可变的,从几 μs 到数 ms,最高变化频率达 20 000Hz。

Nd:YAG 的活性介质是钇铝石榴石的固体晶体,掺杂了一种稀土族金属钕原子。

晶体激发恰巧得益于一种强烈的闪光灯(自由运行脉冲模式)。因此,能量的发射实际上就是脉冲,每个脉冲都具有一个快速启动振幅,一个最大脉冲振幅和一个结束振幅。在每一个脉冲之间,有一个延迟时间。采用控制器(软件)控制参数和脉冲的重复率(脉冲频率)。

Nd:YAP 激光是以掺钕作为活性介质的钇、铝和钙钛矿晶体组成。

近红外激光的输送系统使用的是柔性光纤,光纤的直径各异,且其终端可匹配不同类型的手机(图 3-2,图 3-7,图 3-15)。

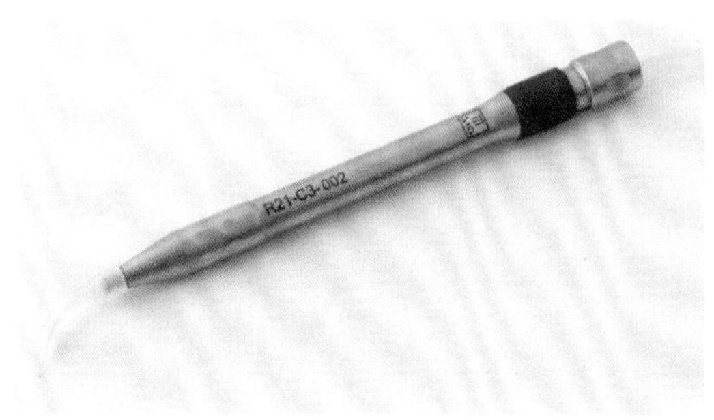

图 3-15 Nd:YAG 激光部件的中空手机,光纤通过手机通达末端工作尖

3.5.4 中红外激光

在红外光谱中,有用于泌尿科和骨科的 2 100nm 波长的钬:YAG 激光。2 780 和 2 940nm 波长的铒激光家族,则广泛用于医学,诸如皮肤病、骨科、口腔医学。20 世纪 80 年代末和 90 年代初,铒激光被引入口腔医学,想法是用铒激光取代车针去龋。铒激光活性介质是钇、铝和石榴石的晶体,掺杂了稀土元素组的金属铒原子。Er:YAG 和 Er,Cr:YSGG 晶体激光分别发射波长为 2 940 和 2 780nm 的光子。

YAG 和 YSGG 晶体的刺激是由强大的闪光灯提供的(自由运行的脉冲模式),使激光真正成为“脉冲”激光。这种特性,特别是脉宽和形状,由软件控制,使激光与组织发生不同的相互作用,或多或少产生了热效应。这一部分将在第 4 章中广泛讨论。

Er:YAG 激光的能量通过不同的系统传输到终端手机,在传输中仍然使用了光纤和关节臂(图 3-2,图 3-7)。

Er,Cr:YSGG 激光能量通过光纤传送到工作尖(图 3-4,图 3-8,图 3-16)。

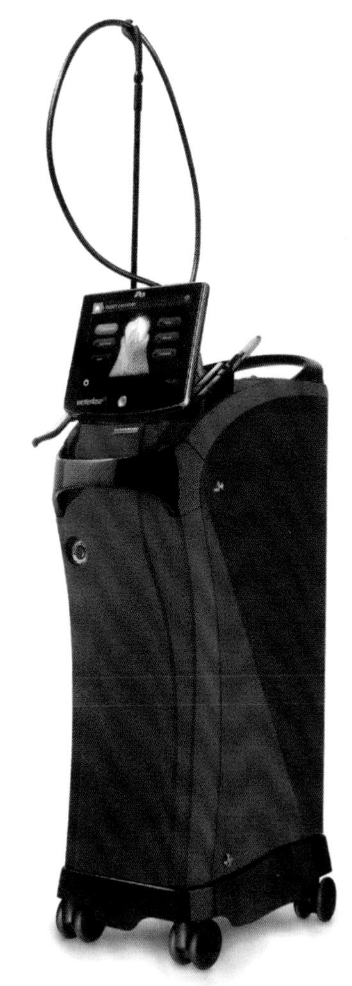

图 3-16 配有光纤的 Er,Cr:YSGG 激光部件

由于铒激光与组织中的水的亲和力，其在口腔软、硬组织中均得以广泛应用，因而被称为“全组织”激光。

3.5.5 远红外激光

在远红外光谱，CO_2 激光族（9 300 ~ 9 600nm 和 10 600nm）是具有卓越性能的手术激光，可用于口腔手术和龋病预防。

最近，一种新的 9 300nm 的 CO_2 激光被建议用于硬组织和软组织（图 3-6，图 3-9）。

（郭泽清 译）

参考文献

1. Maiman TH. Stimulated optical radiation in ruby masers. Nature. 1960;187:493.
2. Stern RH, Sognnaes RF. Laser effect on dental hard tissues. J South Calif Dent Assoc. 1965;33:17.
3. Stern RH, Sognnaes RF, Goodman F. Laser effect on in vitro enamel permeability and solubility. J Am Dent Assoc. 1966;73(4):838–43.
4. Goldman L, Gray JA, Goldman J, Goldman B, Meyer R. Effects of laser beam impacts on teeth. J Am Dent Assoc. 1965;70:601–6.
5. Myers TD, Myers WD, Stone RM. First soft tissue study utilizing a pulsed Nd:YAG dental laser. Northwest Dent. 1989;68(2):14–7.
6. Keller U, Hibst R. Ablative effect of an Er:YAG laser on enamel and dentin. Dtsch Zahnarztl Z. 1989;44(8):600–2. German.
7. Hibst R, Keller U. Experimental studies of the application of the Er:YAG laser on dental hard substances: I. Measurement of the ablation rate. Lasers Surg Med. 1989;9(4):338–44.
8. Keller U, Hibst R. Experimental studies of the application of the Er:YAG laser on dental hard substances: II. Light microscopic and SEM investigations. Lasers Surg Med. 1989;9(4):345–51.
9. Laufer G. Introduction to Optics and Lasers in Engineering. Cambridge/New York: Cambridge University Press; 1996. p. 11. Retrieved 20 October 2013. ISBN 978-0-521-45233-5.

4 激光与硬组织的相互作用

Giovanni Olivi, Matteo Olivi

摘要

牙体硬组织(牙釉质、牙本质和龋齿组织)由不同比例的羟基磷灰石、水和胶原蛋白基质构成。从光学的观点来看,这些成分为发色基团,与中-红外激光有特殊的亲和力,尤其是铒、铬:钇钪镓石榴石激光(Er,Cr:YSGG,2 780nm)和铒:钇铝石榴石激光(Er:YAG,2 940nm)。在牙体修复学的临床操作中,只有这些波长才能被牙体组织中的水分大量吸收。本章强调的是不同硬组织(牙釉质、牙本质和龋齿组织)中水含量的差异,以及乳牙和恒牙成分的区别,解释不同吸收系数和消融阈值以及设定消融牙齿的不同激光能量。水对铒激光的亲和力也能解释激光对龋齿的选择性相互作用。铒激光-牙体硬组织的相互作用有复杂的机制,首先是光热效应,其次是快速发生的光机械和光声效应。水参与铒族激光的消融过程,它不仅作为目标发色基团,还具有清洗和冷却的作用。再水化将会影响牙体硬组织消融的质量。显微镜下,激光照射后的牙釉质显示出不规则的蚀刻样图案。牙本质呈典型的烟囱形状,这是富含水分的管间水平广泛消融的结果,表现为管周牙本质小管突,矿物化程度较高,管口开放,大部分玷污层消失。激光照射过的表面也被彻底消毒了,深达 300~500μm。

牙体修复学中激光用于去龋和预备窝洞,其所用的激光波长应适合与牙体组织、牙釉质和牙本质发生相互作用。

激光与靶向组织的相互作用遵循光学规则:激光束能被反射、吸收、漫反射(或散射)和透射(图 4-1)。当波长和靶向组织之间的亲和力高时,被吸收的光能量就越多,选择性作用就越大。亲和力越低,反射和或散射的光能量就越大。

反射是一种光学现象,原因是光和排斥光的靶向组织缺乏亲和性。

激光反射的比例通常很低(占辐射的 5%),表明激光治疗涉及安全措施(具有过滤每种特定波长的护目镜)。事实上,激光辐射对眼部结构(视网膜、角膜、晶状体和房水)有潜在性危害(参见附录)。

与反射相反,吸收表示光与靶向组织之间具有高亲和力,使光相互作用聚在一点

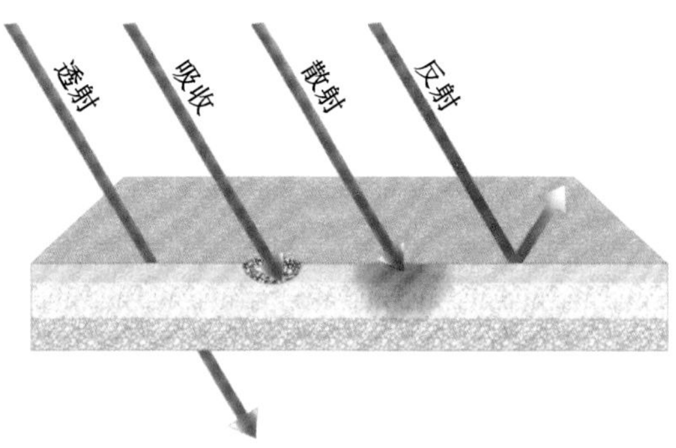

图 4-1 激光与组织间的相互作用，激光被反射、散射、吸收或透射

上。组织吸收激光能量的部分与疾病疗效有关。激光局部转换成光化学能、光热能或光机械-光声能，取决于所采用的激光类型、参数和发射模式。

散射是一种典型的有限光谱激光光源（在可见光和尤其近红外光谱），能够在靶向组织传播更深，且传播方式杂乱无章。在组织中，光能够漫反射的量是产生这些激光波长光催化和/或光热效应的原因。例如，在离作用点的一定距离，漫反射使深层组织受到生物刺激和去污作用。

透射是光穿过非亲和组织或与光未发生相互作用的现象，因此不会产生物理或生物效应。

4.1 波长

最先研究应用于牙体硬组织的激光是红宝石激光（694.3nm 的可见红光）。其因缺乏冷却效应以及与牙体硬组织的低亲和力，导致牙体组织的消融效果（碳化、溶解和裂化）较差。在牙体修复学中，该波长的激光很快被淘汰。

之后，人们研究了二氧化碳（CO_2）激光（10 600nm 远红外光谱）、准分子（XeCl）激光（308nm 紫外光谱）和钕:钇铝石榴石（Nd:YAG）激光（1 064nm 近红外光谱）在牙体修复学中的应用。由于牙釉质和牙本质吸收较少以及热损伤很大，因此这些激光的临床效果差强人意。

由于 Nd:YAG 激光的吸收发生在着色区，因此过去建议 Nd:YAG 激光用于涂过色素或黑墨的后牙牙釉质点隙处，以便封闭和Ⅰ类洞预备。

照射面的有害热损伤（裂纹、溶解、气泡和矿化牙体组织的再结晶）使人们在牙体修复学中继续研究 Nd:YAG 激光应用的信心受到打击。

近红外光谱激光（810～1 340nm）与血红蛋白和黑色素具有高亲和力，但与牙体硬组织的亲和力极低或无。当在安全临床参数内照射牙齿时，近红外光谱激光与牙釉质和牙本质间不会产生消融性的相互作用，只会释放热能，其扩散深达富含吸收光的发色团，即血红蛋白（图 4-2）。

这些波长的深部热效应对深窝洞产生了去污的作用，并熔化表面的牙本质，从而可以精确地用于治疗牙本质过敏（图 4-3）。与血红蛋白的相互作用也使得激光可能用于活髓保存治疗（参见第 8 章）。

在口腔医学中应用的其他波长激光，其效用在牙体修复学中也是有限的。

在可见光光谱中（532～675nm），我们发现了与血红蛋白和黑色素具有高亲和力的激光。KTP 激光的绿光（532nm）因其优良的切割和凝固血液的作用，主要用于手术中。在口腔美学中，KTP 激光能用于牙齿漂白（图 4-2）。

可见光的红色光谱激光（630～675nm）被用于疼痛治疗、生物刺激和抗炎治疗，即低水平激光治疗（low level laser therapy，LLLT）。因其与具有杀菌活性特定光敏剂的亲和性，红色光谱激光也用于牙髓系统和牙周袋的深部去污，即光动力治疗（photodynamic therapy，PDT）或光催化消毒（photoactivated disinfection，PAD），并且红色光谱激光治疗还被推荐为深部牙本质去污中可能的

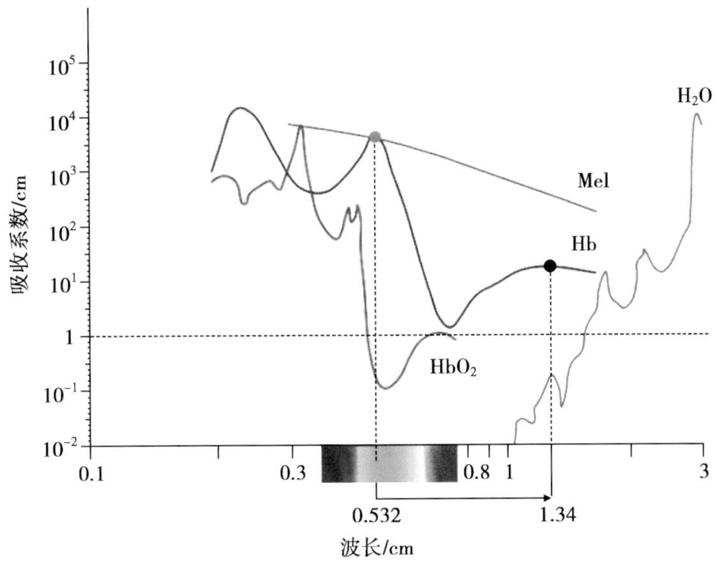

图 4-2 光电磁谱中的可见光和近红外光谱及其在软组织发色团中的相对吸收系数

Mel. 黑色素;Hb. 血红蛋白;HbO_2. 氧合血红蛋白;H_2O. 水。

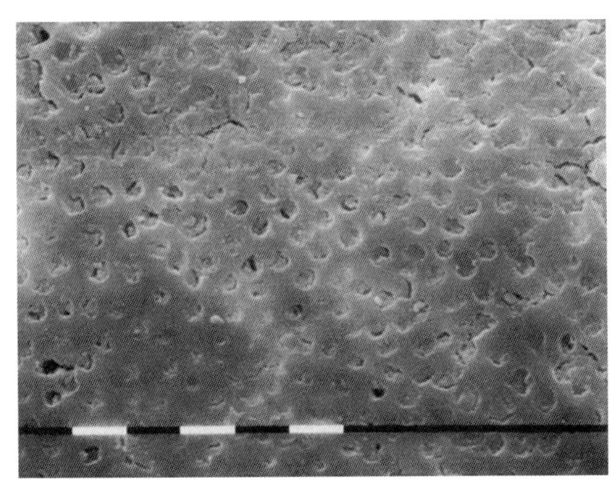

图 4-3 用 810nm,0.5W 连续波(CW)、400μm 光纤的二极管激光进行牙本质封闭治疗,散焦模式下的 SEM 图像(1 020×)(经 Olivi 等人允许,可转载)

保守治疗。

在第一次对波长为 9 300nm CO_2 激光进行实验研究之后,最近几年的新研究再次勾起了人们对该激光消融牙釉质和牙本质的回想。

4.1.1 中-红外激光

由于水与中-红外激光具有特殊的亲和力,现已明确将铒,铬:钇钪镓石榴石激光(Er,Cr:YSGG,2 780nm)和铒:钇铝石榴石激光(Er:YAG,2 940nm)称为铒家族激光。当采用安全和可接受的临床参数时,目前铒家族中仅有两种波长能够被牙体组织广泛吸收(图 4-4)。

Er:YAG 激光在 2 940nm 处形成了水吸收峰,而 Er,Cr:YSGG 激光在 2 780nm 处的水吸收峰稍微减弱(少于 300%)(图 4-5)。

吸收系数上的差异致使两种波长的铒激光穿透牙体组织的深度显著不同。Er:YAG 激光穿透牙釉质的深度近 7μm,穿透牙本质近 5μm(图 4-6)。由于非常表浅的吸收以及这些波长特殊的光学性质,扩散现象可以忽略不计。

虽然 2 780nm 波长下降到牙体硬组织中羟基磷灰石的羟基吸收曲线的第二峰,但是它在消融硬组织过程中的作用仍处在第二位(图 4-4)。因在 2 940nm(Er:YAG)和 2 780nm(Er,Cr:YSGG)处强烈的水吸收作用,导致其在牙体的激光消融中起到了主导作用。临床上,这两种波长对水的吸收差异

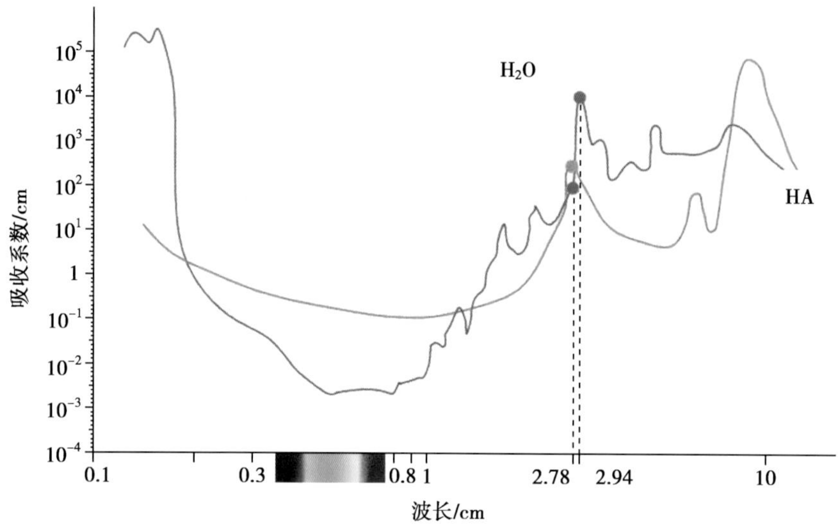

图 4-4 铒激光在硬组织发色团中的相对吸收系数:羟基磷灰石(橙线)和水(蓝线)

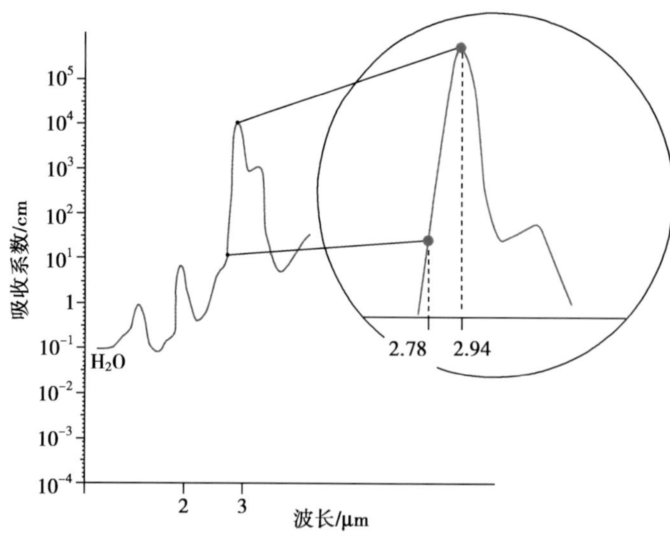

图 4-5 不同铒激光的水吸收情况

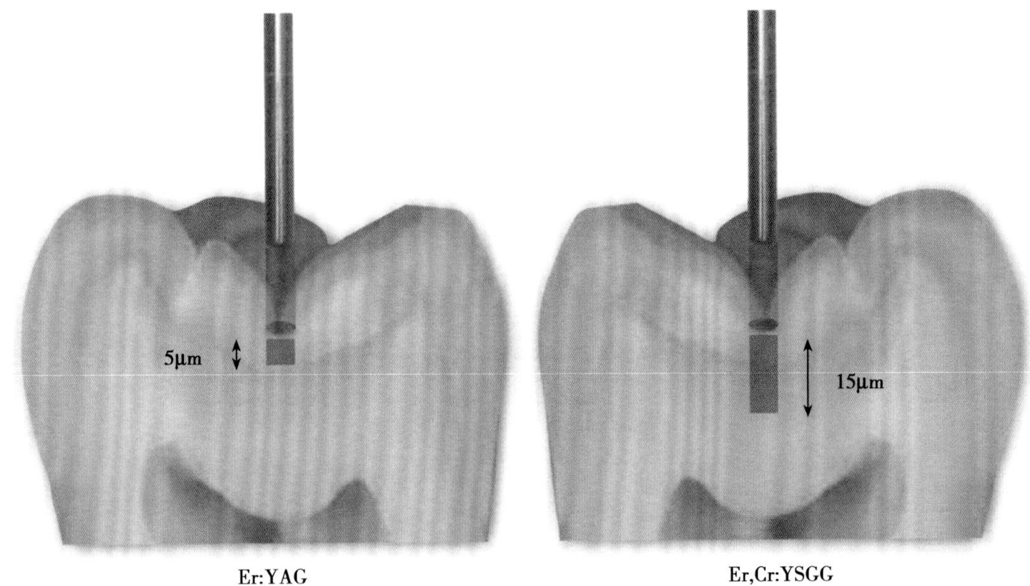

图 4-6 铒和铒铬激光在牙本质中的不同穿透深度

从数量上看与硬组织消融速度几乎无关。

4.2 靶向组织

物质存在于人体的大部分组织中，例如水、羟基磷灰石、胶原蛋白、黑色素和血红蛋白，广泛存在于口腔硬组织和软组织中。

在牙体修复学中，主要的靶向组织是牙体硬组织（牙釉质、牙本质和龋齿）。它们由不同比例的羟基磷灰石、水和胶原蛋白基质构成。从光学物理角度来看，这些成分被定义为“发色团”，并且与中红外光谱 2 780nm 和 2 940nm 波长具有选择性亲和力。

当调整设定消融牙齿的激光能量时，了解不同牙体硬组织含水量的差异（牙釉质、牙本质和龋齿）及乳牙和恒牙成分的差异，对理解不同组织的吸收系数和消融阈值是十分重要的。

由于牙齿与牙周的关系，且涉及邻面龈下龋损、牙颈龋损、非龋坏（Ⅴ类洞）和牙齿创伤，本章节还将讨论牙周软组织（牙龈），它也是由不同比例的水、基质、黑色素和血红蛋白所组成。

4.2.1 牙体组织中的水和羟基磷灰石成分

覆盖在牙齿表面的牙釉质坚硬，呈白色。其特点为棱柱结构，呈放射状，朝向牙面（直角）。牙尖处牙釉质厚度为 2～3mm，颊侧和舌侧的厚度为 1～1.3mm。乳牙牙釉质的厚度为 1mm 或更薄。

健康的牙釉质是一种高度矿化组织。从重量上说，其由 93%～96%的羟基磷灰石、3%～5%的水和 1%的有机组织构成；从体积上说，其由 85%的羟基磷灰石、12%的水和 3%的有机组织构成（图 4-7）。有些学者研

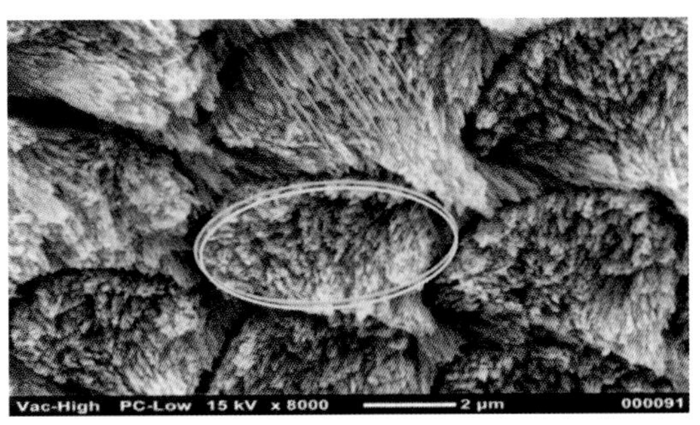

图 4-7 牙釉质超微形态及铒激光靶点，羟基磷灰石晶体是釉柱的核心（橙色线），水（蓝色线）和有机组织（黄色线）位于柱状体周围

究了羟基磷灰石含量上的差异，其重量占96%~98%，体积占89~91%。

牙本质是矿化胶原纤维的混合物，决定从髓腔到牙釉质的牙本质小管的结构（参见第1章）。

健康的牙本质矿化程度小于牙釉质。从重量上说，其由仅为65%~70%的矿物质、较高含量的有机组织（18%~20%）和水（10%）构成。从体积上说，矿物质的比例为45%~47%，有机组织为30%~33%，水为20%~24%（图4-8）。

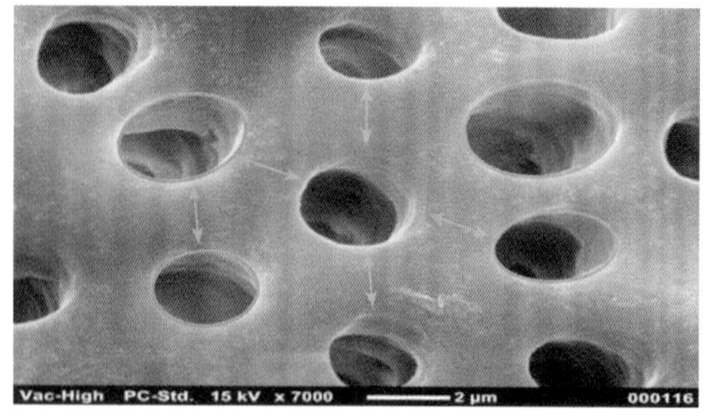

图4-8 牙本质超微形态以及铒激光靶点，管周牙本质矿化程度较高（羟基磷灰石，橙色线），管间牙本质矿化程度较低，富含水（蓝色箭头）

龋坏组织的含水量高于健康组织（27%~54%），取决于龋坏病变的分期，并能高度吸收中-红外激光，引发快速消融（图4-9）。

羟基磷灰石、水和有机组织的构成比因人而异，取决于齿龄。在咬合异常（磨牙症）情况以及活髓牙与死髓牙相比也存在差异。此外，内在因素，例如牙釉质中羟基磷灰石晶体的氟含量，会对硬组织的硬度和消融速度产生影响。

乳牙和恒牙的超微结构有差异。乳牙的牙釉质结构紊乱，棱柱大且不规则，表层覆盖无棱柱组织，这是乳牙呈白色且较不透明的原因。此外，乳牙的含水量较高，牙釉质厚度较薄，且髓腔宽大。乳牙的牙本质小管直径较小，与恒牙相比，由于其单位面积的牙本质小管数目较少，乳牙牙本质小管间的间隙更宽大。

因为水是主要吸收2 780和2 940nm波长激光的发色团，所以调整激光消融牙体组织的设置时，应考量不同牙体组织中水含量的差异。牙髓组织的含水量高于牙体硬组织，因此消融近髓腔的深龋时必须小心翼翼地进行。

除了水能吸收铒激光的能量外，研究发现在牙齿硬组织中羟基磷灰石的羟基也能吸收小部分能量。临床实验发现，这部分被吸收的能量与较高的水吸收能量相比被认

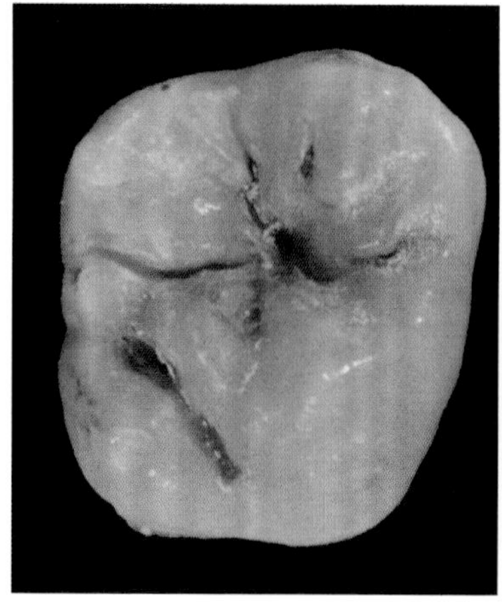
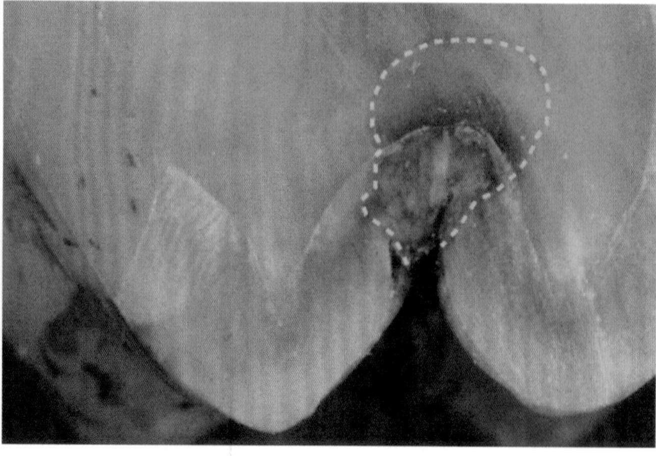

图4-9 龋坏组织和铒激光靶点，咬合面和辅助切片显示牙釉质和牙本质点隙龋损的分布和侵入，龋齿组织脱钙且富含水分（蓝色线）

为是微不足道的。

4.2.2 口腔软组织中水和血红蛋白成分

口腔软组织主要由水、血红蛋白、黑色素和有机组织(胶原和弹力纤维)组成。牙龈有多种类型,例如角化和非角化牙龈,以及厚龈型和薄龈型。其他主要差异由组织位置(游离或附着牙龈)、组织健康程度(健康或炎症)、血管化和水化,以及色素沉着所决定(图 4-10~图 4-12)。

当适当的波长与靶向组织的主要发色团(水、血红蛋白或黑色素)匹配时,会产生最佳效应。

炎症组织含血更多,有利于血红蛋白与可见光和近-红外激光之间发生作用(图 4-2)。因此,必须考虑的是应用带有血管收缩剂的局麻药将对组织血管化产生影响,引起组织缺血性反应。黑色素分布因人而异,取决于皮肤类型(按照 Fitzpatrick 的观点)和种族(图 4-13,图 4-14)。

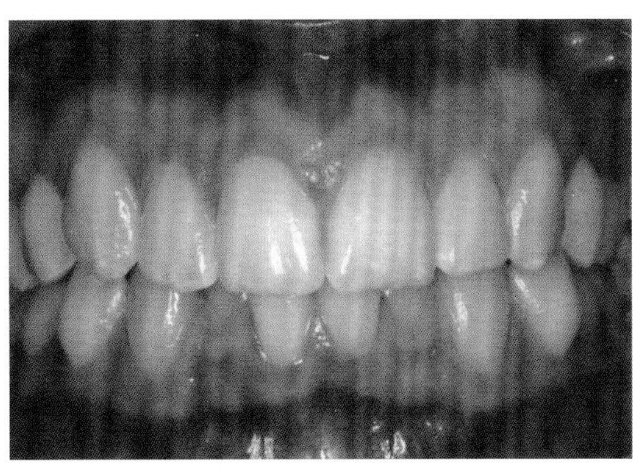

图 4-10 健康的薄生物型牙龈

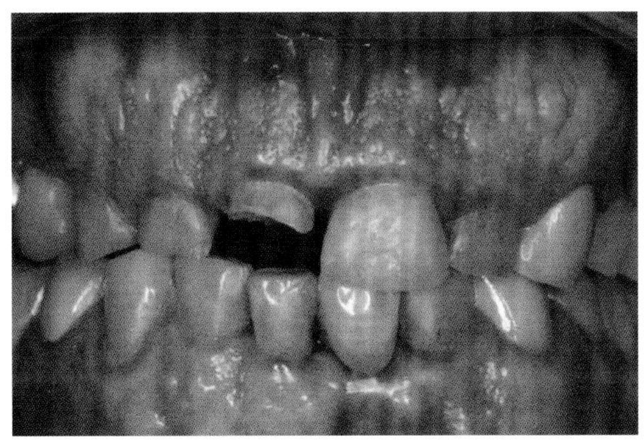

图 4-11 发炎的、高度角化的厚生物型牙龈

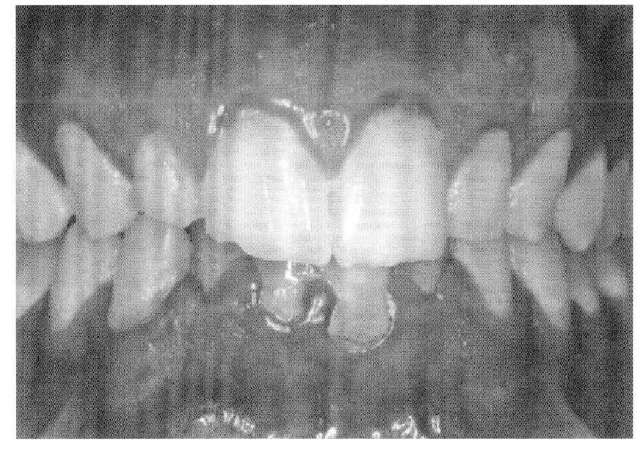

图 4-12 发炎的角化牙龈

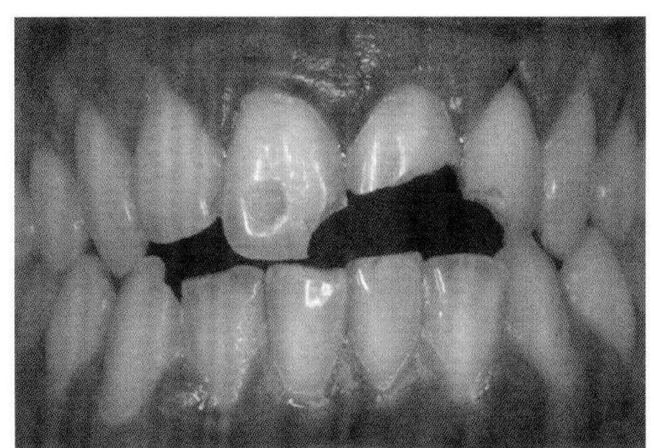

图 4-13 Fitzpatrick 4 类皮肤光型(中度褐色皮肤)显示牙龈和黏膜黑色素沉着

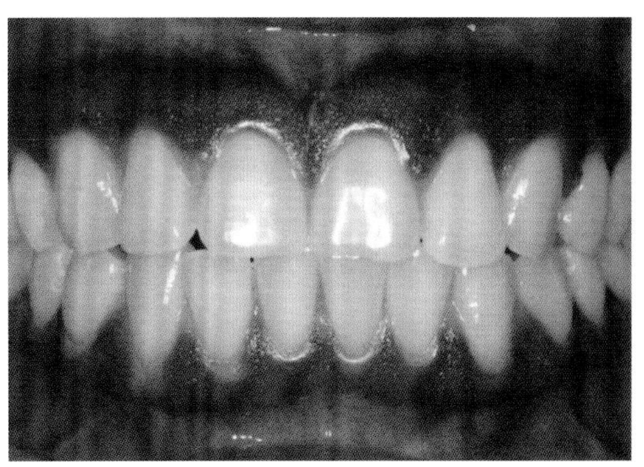

图 4-14 Fitzpatrick 6 类皮肤光型(褐色到黑色皮肤)显示黑色素沉着、角化的牙龈和粉红色黏膜

水是健康或微血管化组织中的主要成分,能被中红外和远红外波长的激光有效气化(图 4-4)。

4.3 铒激光作用于牙体硬组织的机制

铒激光与牙体硬组织的作用是由十分复杂的机制引起的,主要包括光热作用,其次是反应迅速的光机械和光声效应。

4.3.1 热效应

铒家族激光消融作用的第一效应是在牙本质和牙釉质中对水分子的直接热效应。

受限制于牙间质结构,快速升温达到水沸点(100℃)时会引起压力升高,当超过周围组织的结构张力时,组织内部微爆。组织的含水量越大,与激光能量的作用就越迅速。

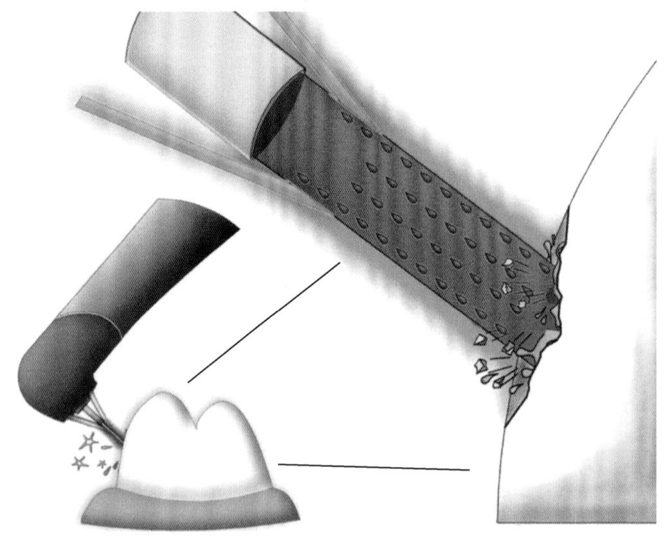

图 4-15 铒激光束与靶向组织相互作用产生碎片云

4.3.2 光机械和光声效应

紧接牙体组织内部初级热效应和水分子爆炸现象的是第二光机械效应。具有引起崩溃组织体积膨胀的快速冲击波,导致周围矿物基质的爆炸性破坏,并在照射后的表面被清除,从而切割牙齿结构(图 4-15)。与激光束同轴喷出的水分子的微爆炸产生的压力如此之大,以至于借助热机械激光效应可以机械性清除照射过和爆炸后的硬组织,从而参与具有冷却和清洁作用的消融机制。牙体硬组织消融和气化的产物形成了悬浮微粒(云),反过来又干扰消融本身(图 4-16)。

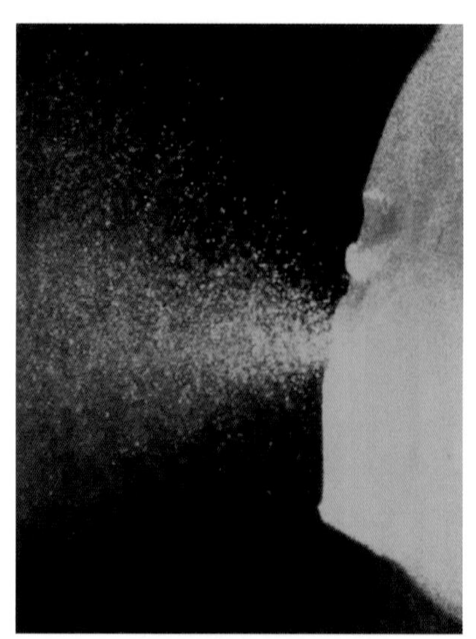

图 4-16 牙组织消融后形成的激光束与碎片云相互作用产生散射(斯洛文尼亚 M. Lukac 供图)

4.4 水在牙体硬组织消融中的作用

参与铒家族激光消融过程的水，不仅作为发色团，而且其再水化的清洗和冷却效应可影响牙体硬组织消融的质量。喷水作用对于组织是重要的，因为它可以去除微爆的产物（清洗效应），与组织相互作用（减少光热效应）和冷却组织（冷却效应）之前，调节激光能量直接吸收，能够避免牙釉质产生不良结构热改变。

科学家们提出了消融“流体动力学”模型，但还没有被广泛接受。

4.4.1 牙体组织内的水作为吸收发色团

水在硬组织和软组织消融中的主要作用是作为发色团。组织含水量越大，吸收 2 780 和 2 940nm 波长越多。

若干研究报道了只有牙本质含水量显著影响 Er：YAG 激光消融体积（$p<0.0001$）。另一方面，Er：YAG 激光对于牙釉质的消融效率不受牙釉质低（最低）含水量的影响。Er，Cr：YSGG 激光的消融体积也不受牙釉质含水量的影响。

该结果可通过牙釉质的低含水量和 Er，Cr：YSGG 激光（2 780nm）的消融机制，可能与羟基磷灰石而非水（图 4-4）的相互作用，甚至更可能是和/或激光激发的水喷雾流体动力效应加以解释。

激光与富含水的组织（牙釉质、牙本质和龋坏组织）或材料相互作用的选择性的概念是通过调节所用的能量，形成微侵入操作和速度两方面的管理。就这一点而言，为了区别去除复合树脂以保护牙釉质和牙本质受到不必要消融的能量，Lizarelli 等人（2003）也比较了 Er：YAG 激光照射复合树脂和牙体硬组织（牙釉质和牙本质）的消融率。

理想的极端保守的口腔医学理论似乎完全适用于牙釉质，但不适用于牙本质，因为牙本质的成分和含水量使 Er：YAG 激光对其的消融速度等于或高于复合树脂（纳米或微填充、混合、压缩的复合树脂）。

4.4.2 作为清洗剂和冷却剂的水喷雾

水喷雾不仅是重要的吸收剂，因其可能的消融作用，如上所述，也可以用来去除微爆产物（清洗效应），冷却组织（冷却效应）和调节作用于组织的激光能量（减少光热效应）。这些作用能够避免牙本质和牙釉质受到不必要的热损伤。

许多研究证实水喷雾能够避免牙釉质、牙本质以及牙髓组织微观和宏观结构发生变化（裂纹、熔化、热损伤伴随熔化和再结晶所产生的气泡）。

4.4.3 水喷雾对牙髓温度的影响

在激光消融期间，应该加以考虑的是铒激光与含水的牙体组织的相互作用会导致牙齿内部温度瞬间上升（达到 100℃）。

大家一致认为，当消融牙体组织时，为保证牙髓安全，必须强制进行水冷却。

Dostálová 等人（1997）的首次研究评估了 Er：YAG 激光消融牙体组织的安全性。他们在体内评估了正畸治疗期间计划拔除的前磨牙及牙髓对 Er：YAG 激光窝洞预备的反应。牙齿拔除后，在光学显微镜下观察，发现牙髓没有炎症反应，血管正常分布，成牙本质细胞表现出常见的星形细胞形态。

Eversole 等人（1997）用 Er，Cr：YSGG 激光进行窝洞预备即刻或 30 天后没有观察到牙髓炎症反应。Rizoiu 等人（1998）运用 Er，Cr：YSGG 激光行牙体预备时，也发现牙髓温度非但没有上升，反而下降了 2℃。与激光相比，传统车针的牙体预备会使牙髓温度上升 3～4℃。

Glockner 等人(1998)证实 Er:YAG 激光预备几秒钟后,由于水喷雾冷却效应,牙髓温度下降。与激光对比,传统预备使牙髓温度上升。

Armengol(2000)、Louw(2002)和 Cavalcanti 等人(2003)发现当运用水喷雾预备V类洞时,Er:YAG 激光和高速手机组无统计学差异。

其他研究分析了体外 Er:YAG 激光消融过程中的牙髓腔温度。Oelgiesser 等人(2003)报告温度上升小于 5.5℃,这是保持牙髓活力的临界值;而 Attrill 等人(2004)报告的上升温度小于 4.0℃。

其他研究比较了高速涡轮机和 Er:YAG 激光造成的髓腔温度升高,并得出结论:Er:YAG 激光导致的温度升高较小,但与低速和高速涡轮机两组相比都无统计学差异。

Krmek 等人(2009)调查了 Er:YAG 激光(2 940nm)行窝洞预备,采用的是非常短的脉宽(100μs),1mm 直径的工作尖,在不同深度(牙釉质和牙本质)和不同设置情况下髓腔温度的改变。用 400mJ 和 15Hz 对牙釉质进行照射后,髓腔温度上升最大(2℃),用 320mJ 和 10Hz 照射后,髓腔温度上升最小(0.7℃)。

就牙本质而言,用 340mJ 和 10Hz 照射后,髓腔温度上升最大(1.37℃),而用 200mJ 和 5Hz 后,髓腔温度上升最小(0.43℃)。显然,能量水平和脉冲频率对温度上升有影响。然而,利用双因素分析显示能量水平对温度上升的影响大于脉冲频率。

4.4.4 水喷雾对牙齿消融的影响

水喷雾对铒激光消融牙体硬组织效果的影响目前仍在研究中。

Rizoiu、DeShazer(1994)和 Kimmel 等人(1996)建议流体动力学效应是牙体硬组织的基本消融机制。

Freiberg 和 Cozean(2002)比较了具有水表面膜的水喷雾在调节铒激光消融的作用,结论是如果流体动力学效应存在,则不会造成消融组织的体积增加。

Kim 等人(2003)运用 Er:YAG 激光进行有效消融牙体硬组织时,需要适当的水流速度与辐射条件相对应。

他们发现在 250mJ,水流速为 1.69mL/min 时,牙釉质和牙本质的消融效果最佳。每脉冲 400mJ 时,消融牙釉质需要不同的水流速(6.75mL/min)。若更好地消融牙本质,则不需要较多的水。

Meister 等人(2006)报告,外部供水通常会对消融过程的效果产生显著影响,但只有牙本质的含水量会影响 Er:YAG 激光的消融效率。他发现牙本质及牙釉质的含水量与 Er,Cr:YSGG 的消融效率之间没有显著的相关性。

Kang 等人(2007,2008)发现由于照射期时水喷雾的吸收,高达 60%的消融阈值是带有喷雾的照射所引起的。由于快速的水蒸发,随着反冲压力的物质喷射,间质水爆以及可能的液体射流形成的原因,增强的声波峰值压力高达 6 倍,且有水喷雾消融的体积是干性消融的 2 倍。他们的 2 项研究得出结论,由于过量的热量累积,干性消融表现为严重碳化,而水喷雾虽然使消融效率稍微下降,但也提供了显著的有益效果,例如,激光消融时,增加了材料去除的清洁切割和冷却效应。

Olivi 等人(2010)的一项研究描述了作为激光能量调节器的水喷雾可以避免对牙体组织的不希望看到的结构性热损伤。他们发现在高百分比的空气/水(Er,Cr:YSGG 92%和 80%:56mL/min)条件下,照射牙釉质更安全、更有效。为了获得质量上乘的消融效果,水流速具有两个重要作用:降低与激光相互作用的热效应,增加组织冷却及清洁作用。空气和水之间具有较大的调节范围,空气/水喷雾的不同百分比,表现为通过增加激光光束的光热效应可少量提高消融效果，但对超微结构形貌有损伤(图 4-17~图 4-19)。

最近 Kuščer 和 Diaci(2013)研究了不同水冷却条件下，铒激光消融牙体硬组织的效果。与干性照射模式相比，连续水喷雾会降低激光照射效率。消融停滞现象的原因可能主要是由于激光消融时，光束被聚集在牙齿表面结合的和再浓缩的干燥矿物质所遮挡。另外，水吸收变化对假定 Er，Cr：YSGG 激光消融效率增加造成的影响无据可查。铒激光照射时，水喷雾的另一个积极作用是再水化牙齿内部矿物质，从而维持表面的扩展消融过程。

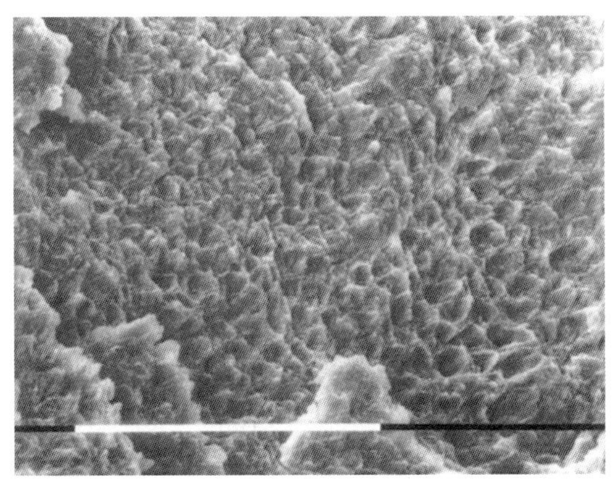

图 4-17 5. 5W、20Hz、225mJ、140μm 脉宽、600μm 工作尖、92%/80% 的气/水喷雾的 Er，Cr：YSGG 激光消融牙釉质，呈现出规则的柱状结构(Silverstone Ⅰ型或Ⅱ型)(经 Olivi 等人允许可转载)

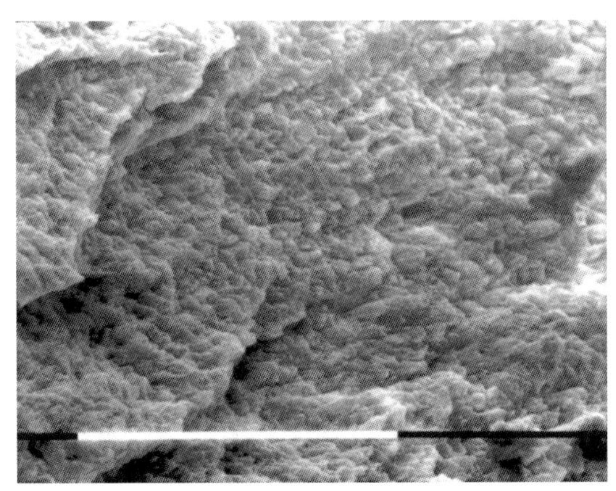

图 4-18 5. 5W、20Hz、225mJ、140μm 脉宽、600μm 工作尖、95/70% 的气/水喷雾的 Er，Cr：YSGG 激光消融牙釉质，表现出紊乱的柱状结构(Silverstone Ⅲ型)(经 Olivi 等人允许可转载)

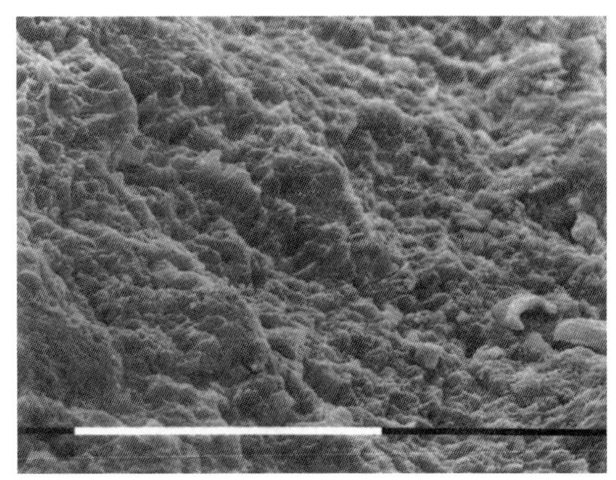

图 4-19 5. 5W、20Hz、225mJ、140μm 脉宽、600μm 工作尖、82%/70% 的气/水喷雾的 Er，Cr：YSGG 激光消融牙釉质，显示消融后的牙釉质表面(Silverstone Ⅱ型或Ⅲ型)(经 Olivi 等人允许可转载)

4.5 不同激光与软组织的相互作用机制

牙龈组织中黑色素、血红蛋白、水和蛋白质(无操作者依赖因素)的不同成分使它们与选定波长之间产生各种相互作用。

选择波长是最重要的手术因素(操作者依赖因素)：可见光、近红外、中红外或远红外激光均会与软组织相互作用，但是反应受到不同模式(散射和吸收)、不同发色团(血红蛋白和黑色素或水)以及不同穿透深度(深部或表浅)的影响(图 4-2)。

可见光和近红外光谱主要被黑色素和血红蛋白吸收。可见光谱激光(532nm KTP)的吸收与漫反射达到 50%，在软组织中穿透深度较浅。近红外光谱激光随着波长增加，穿透深度也增加。

中红外激光(Er，Cr：YSGG 和 Er：YAG

激光）和远红外激光（CO_2 激光）主要被组织中的水吸收，CO_2 激光还可被组织表面吸收。

Er:YAG 激光的作用非常表浅，对牙龈、黏膜和牙髓的水分子具有最大的吸收能力。根据笔者的经验，在软组织切割和/或气化过程中，运用 Er，Cr：YSGG 激光的能量（50～75mJ）比 Er:YAG 激光（100～150mJ）低（图 4-20，图 4-21）。此外，还要考虑限制 Er:YAG 气化软组织效率的水喷雾所吸收的能量比例。

目标发色团吸收激光能量会产生光热效应，引起软组织气化。当可见光或近红外激光与血红蛋白作用时，才能产生稳定凝固（图 4-22，图 4-23）。

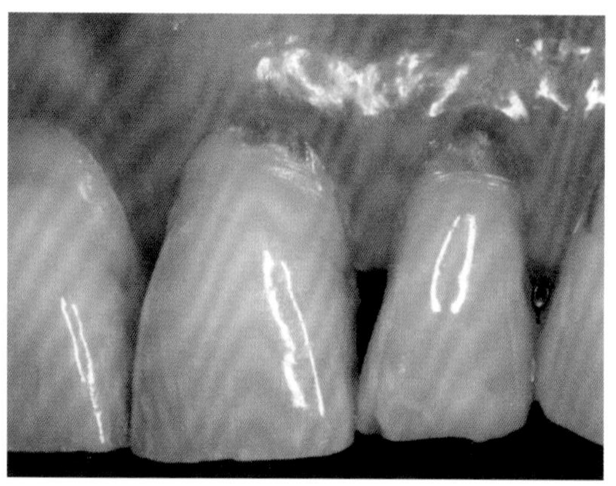

图 4-20 激光牙龈切除术，以暴露牙龈下第Ⅴ类龋

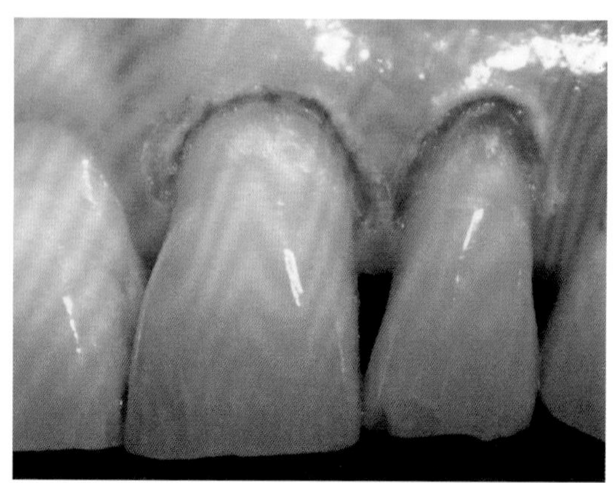

图 4-21 运用 130mJ、20Hz、300μs 脉宽、600μm 锥形工作尖、气/水喷雾的 Er：YAG 激光所做的切口

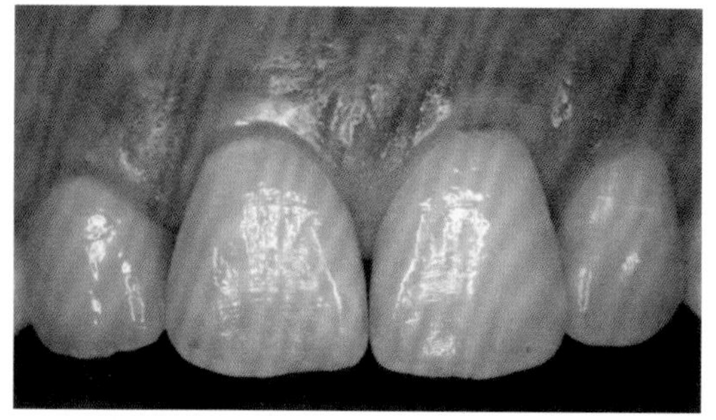

图 4-22 激光牙龈切除术，以暴露牙龈下第Ⅴ类龋

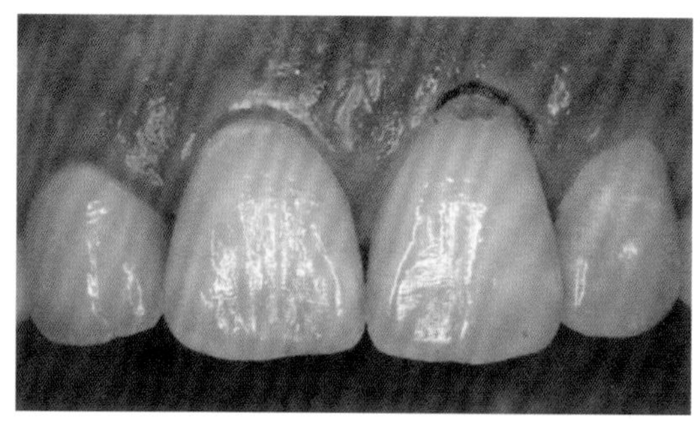

图 4-23 810nm 二极管激光器发射的 1W 的 CW，400μm 工作尖激光所做的切口，连续波近红外激光的切口具有较好的血凝块和较少的碳化

4.6 激光参数

激光与组织的相互作用取决于波长和靶向组织。激光对组织的作用会受到其所设定参数的影响。

本章节中，我们只考虑铒激光在牙体修复学中的运用。

铒激光被称作"自由脉冲"激光，因为其发出的脉冲具有特定的起点、峰值和终点。脉冲发射将能量和时间集中在一个限定的空间（时间和空间轮廓）。

影响激光对组织作用效果的参数如下：

（1）发射能量及其密度（通量）。

（2）时间单元内的脉冲频率。

（3）平均发射功率及其密度（功率密度）。

（4）脉宽和峰值功率。

还有一些重要的参数是单个脉冲的时空特征(时间和空间轮廓)、形态以及临床医师的操作技术(距离、角度、速度和照射时间),因其也会对参数造成影响,这些因素将在之后的章节中讨论(参见 4.7)。

4.6.1 能量和消融阈值

能量是系统执行任务的能力,来源于希腊词汇“energheia”(ἐνέργεια),被亚里士多德用来表示有效作用,它由代表“密集粒子”的“en”(ἐν)和意为“行动能力”的“ergon”(ἔργον)所组成。因此该词用来表达激光发射能量粒子(量子)所能完成的既定工作(任务)的能力。本文指的是消融牙体组织。

能量密度(通量)是指在单位时间内由单位照射面发射的能量(以 J/cm^2 表示)。它是一个值,受单位时间覆盖的照射面的影响。也与激光应用时的手移动速度密切相关。该数值在临床上很难评估,适合实验评价以及以治疗为目的的各种应用(LLLT)。临床上更实用的方法是将能量密度与光纤工作尖的直径联系起来。在相同的能量发射量下,较小的光纤头直径的能量密度较高。能量密度相同时,光纤头直径越大,其能量就越大。聚焦或散焦激光束会影响能量密度,分别表现为前者使能量密度升高,后者则下降。随着激光工作尖与靶向组织之间距离的增加,能量密度骤降。当工作尖与组织距离为 2mm 时,计算所得的工作尖等高的表面能量下降 68%;当距离为 3mm 时,下降 78%(图 4-24)。

产生消融或气化临床效果的最低能量称为消融阈值。

未达消融阈值的能量称为亚消融。

就铒激光和水而言,激光的目标发色基团包含在牙体组织中,Apel 等人(2002)计算得到的牙釉质消融阈值分别是:Er:YAG 激光 9~11J/cm^2,而 Er,Cr:YSGG 比 Er:YAG 激光稍高一些,为 10~14J/cm^2。

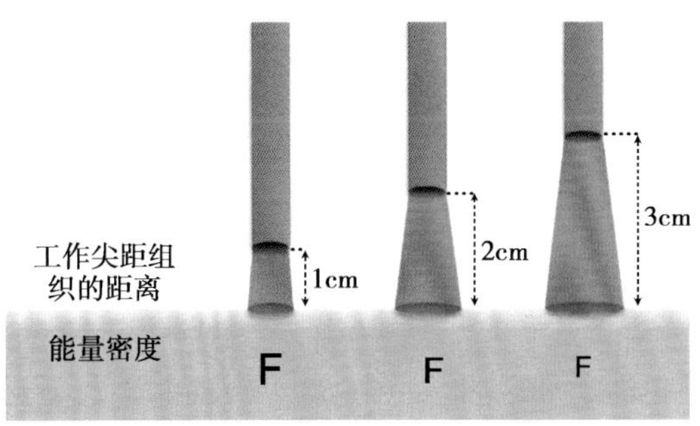

图 4-24 能量密度和工作距离的关系
当运用同样的光纤直径和能量时,能量密度随着工作距离的增加而下降。

Lin 等人(2010)计算得出消融牙本质的阈值大约是:Er:YAG 激光 2.97~3.56J/cm^2,Er,Cr:YSGG 激光 2.69~3.66J/cm^2。

Majaron 和 Lukac(1996 年)计算得到的 Er:YAG 激光对消融牙本质的阈值是 4J/cm^2。

消融阈值还取决于脉宽,脉宽变窄,消融阈值则下降。Apel(2002)等人的实验表明,当使用较窄的脉宽,消融开始的上限降低约 3J/cm^2。这将 Er:YAG 激光辐射的消融阈值范围扩展到了 6~10J/cm^2。这是因为较窄的脉宽,能量几乎没有时间从消融体积中逸出,所以很少有热量会扩散到周围组织。但是,尽管消融牙釉质的阈值会随着 Er:YAG 激光脉宽的变化而变化,但是不会产生临床效果,这是因为脉宽的变化微不足道。

因此,对于牙釉质、牙本质和龋坏组织的选择性消融,牙齿矿物质成分的个体差异要牢记在心,熟知所使用的能量值是必要的。使用的能量越大,对组织产生的效应就越大。只有能量达到所需的阈值,才能发生消融。低消融能量(刚超过消融阈值)能够通过宏观地粗糙化清洁牙釉质、牙本质,使牙体硬组织表面光滑(通常被错误地称为激光蚀刻,参见 4.8)。

在这里,重要的是重温激光治疗的基本概念之一:应用最低的有效能量,即能量能够产生理想的临床效果,限制高能量产生的不良消融效应。

4.6.2 脉冲重复率

脉冲重复率也称为脉频，或不合理脉频，以 Hz 和/或脉冲/秒(pps)(更准确)表示，其代表单位时间内发射的脉冲数。单位时间脉冲数量提高，反应的速度和功率会增加。单位时间内脉冲数越多，两个脉冲之间的间隔时间越短，组织冷却时间就越短。

4.6.3 功率

功率指的是一定量的功产生的速度。平均激光功率由单位时间(秒)内发出的能量决定。用单个激光脉冲的能量值(J)乘以 1 秒内的脉冲数目(脉冲重复率或脉冲频率，以 Hz 或 pps 表示)。

功率(W)=能量(J)×脉冲重复率(Hz 或 pps)

功率越大，激光对组织的作用就越快。

功率密度由光纤工作尖或工作尖单位面积发射的功率确定(以 Watts/cm^2 表示)。

此外，其他参数也会影响激光照射的结果。

4.6.4 脉宽和峰值功率

单个脉冲的峰值功率通过计算单个脉冲能量除以持续时间(脉宽)得到。它决定了脉冲输出的效率。脉宽越窄，单位时间内聚集的能量越大，消融效率越高，产生的热效应越小。短脉冲产生高峰值功率，并导致更好的硬组织消融效率(图 4-25)。脉宽会影响热效应和消融效率。通常，脉宽是指每个脉冲的持续时间，它决定脉冲的热效应和消融效率。通常，脉冲长度是不变的，并由脉冲形成网络(PFN)的硬件决定。长脉冲对组织具有较高的热能排放，并且对软组织气化更有效(图 4-25)。短脉冲消融硬组织具有更好的效率。

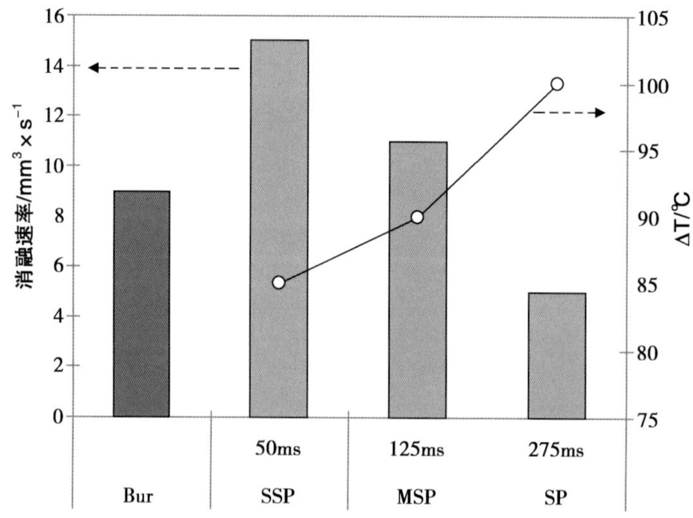

图 4-25 不同的 Fotona Fidelis Er:YAG 激光脉宽模式和车针对牙本质龋消融率(mm^3/s)的比较，较窄的脉宽导致较低的热沉积和较高的消融率(经 Lukac 等人允许可转载)

因此，就铒激光而言，为了激光口腔治疗的成功，改变和控制铒激光脉宽的潜在价值对于激光口腔治疗的成功是至关重要的。

通过学习如何设置铒激光的主要操作参数和操作模式，可以设置和改变对组织的照射数量和质量，从而预测产生的生物学效应。

铒激光的主要操作参数

能量(E):J
流量密度或能量密度(Fl):J/cm^2
脉冲重复率或频率(F):Hz 或 pps
平均功率(P):Watt=E(J)×F(Hz 或 pps)
功率密度(Pd):W/cm^2
峰值功率(PP):W=E(J)/脉宽(s)

4.7 激光对硬组织的作用

铒激光(2 780 和 2 940nm)与牙体硬组织的相互作用会导致典型的光热和光机械作用。

从宏观上看,可以观察到叠加的(重叠的)弹坑散布在预备区表面,赋予照射过的牙体硬组织特征性的粗糙的白色不透明形态。发白的颜色是由牙釉质柱状结构和牙本质的有机矿物基质被破坏所造成的。其结果导致了光的低反射和折射,所以牙齿呈不透明状(图 4-26,图 4-27)。

从微观上看,牙釉质呈或多或少不规则的蚀刻样图案(图 4-28~图 4-30)。牙本质

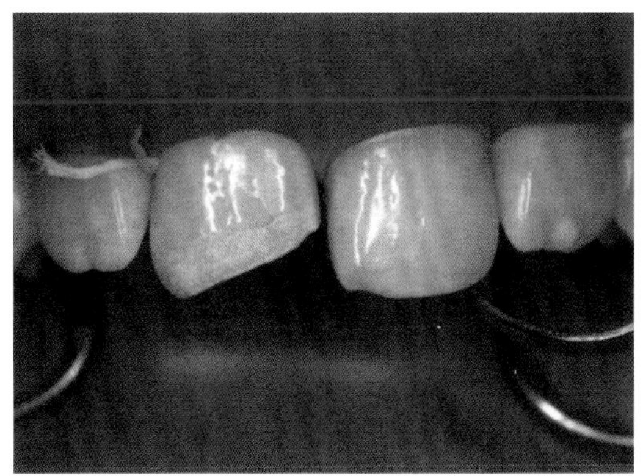

图 4-27 无并发症的 11 牙釉质-牙本质折裂,铒激光照射后呈现白和不透明表面

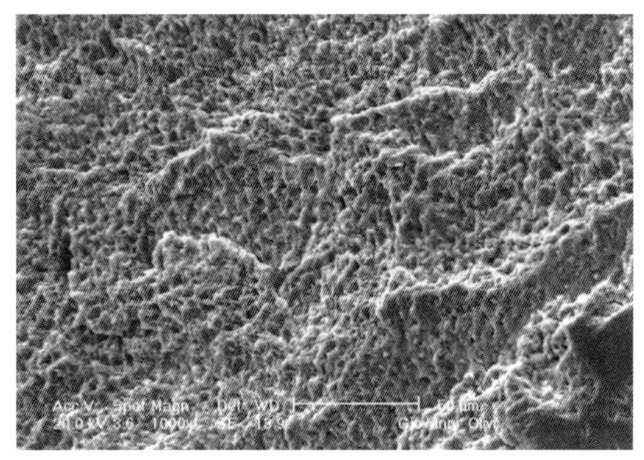

图 4-28 300mJ、10Hz、1 100μm 工作尖、90%/80%的气/水喷雾的 Er,Cr:YSGG 激光照射后的牙釉质表面 SEM 图像(1 000×),显示取自消融的爆炸产物的清洁表面和部分受热影响的表面,釉柱结构呈圆形

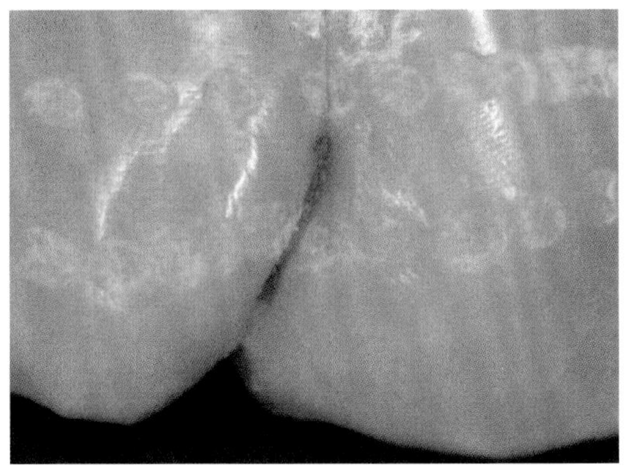

图 4-26 上颌磨牙腭侧面显示 Er:YAG 照射后的两条线。因为釉柱发生瓦解,牙釉质表面白色的和不透明的激光光斑在闪光灯的照射下显示没有反射

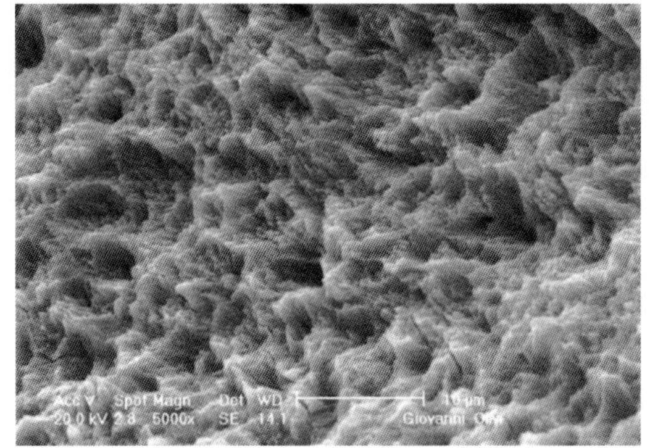

图 4-29 Er:YAG 激光在 QSP 模式,450mJ、10Hz、无工作尖手机 1mm 光斑、6/5 的气/水喷雾比下照射后的牙釉质表面 SEM 图像(5 000×),高倍镜图像显示 Silverstone Ⅰ型图案,带有尖锐的柱状外形

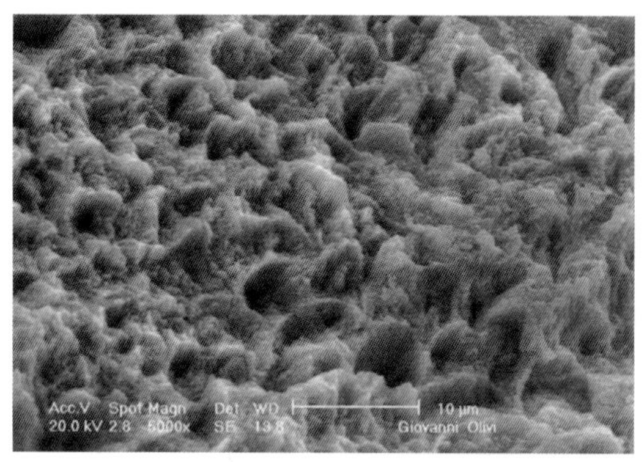

图 4-30　Er：YAG 激光照射后的牙釉质表面 SEM 图像(5 000×)，除 SSP 模式(50μs)外，其余参数同前，高倍镜图像显示 Silverstone Ⅰ型图案，带有尖锐的柱状外形

表现为典型的烟囱样外观，在管间水平普遍存在消融作用，有水分处甚至更严重，表现为管周牙本质突出及更高的矿化程度，并伴随牙本质小管口开放，而且主要是玷污层的消失(图 4-31～图 4-34)。依据不同设定参数、照射角度和表面位置，在显微镜下能够表现出巨大的差异。对于复合树脂系统的粘接而言，所有这些都是关键因素(参见第 5 章)(图 4-35，图 4-36)。

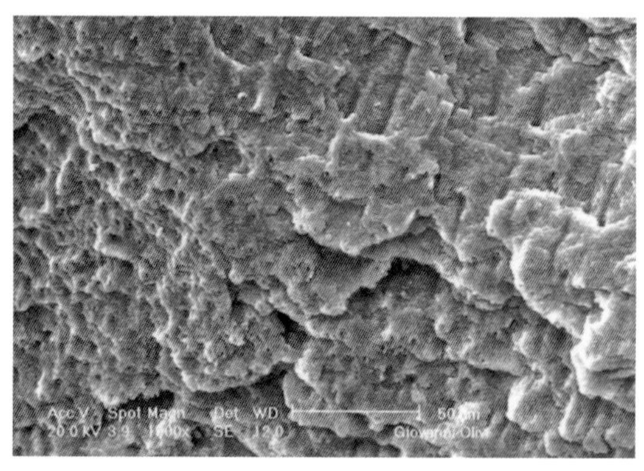

图 4-31　牙本质表面的 SEM 图像(1 000×)Er，Cr：YSGG 激光垂直照射牙冠轴壁，参数为 125mJ、10Hz、140μs、1 100μm 工作尖、90%/80%的气/水喷雾。由于含水更多的管间牙本质的消融，开放的牙本质小管孔及大部分的玷污层消失，呈现典型的鳞状表面外观。

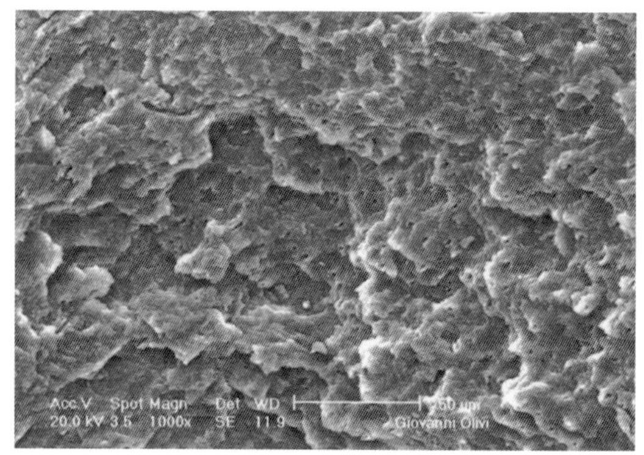

图 4-32　采用图 4-30 的参数，Er，Cr：YSGG 激光照射后不同样本牙本质表面的 SEM 图像(1 000×)，显示同样典型的激光照射图像

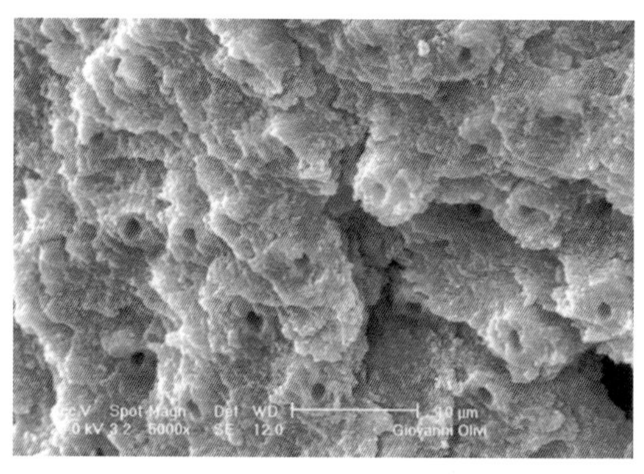

图 4-33　图 4-30 高倍镜放大的 SEM 图像(5 000×)，呈现典型的烟囱样外观，消融作用主要发生在水分较少的管间牙本质水平，伴有管周牙本质突。牙本质小管口开放，伴玷污层消失，表面有热损伤

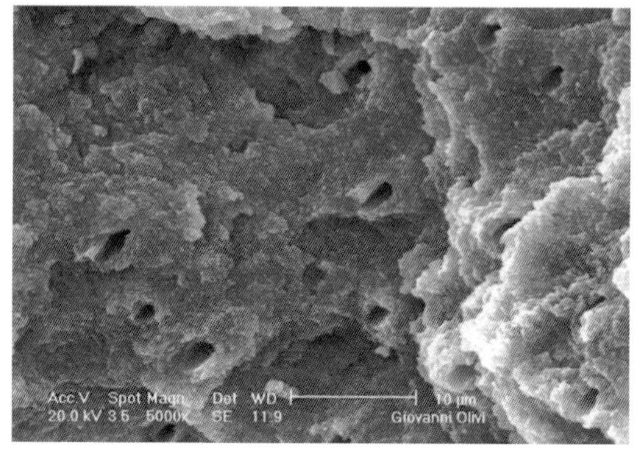

图 4-34　图 4-31 高倍镜放大的 SEM 图像(5 000×)，显示激光照射牙本质后的典型烟囱样外观，伴有牙本质小管口开放及玷污层消失，表面有热损伤

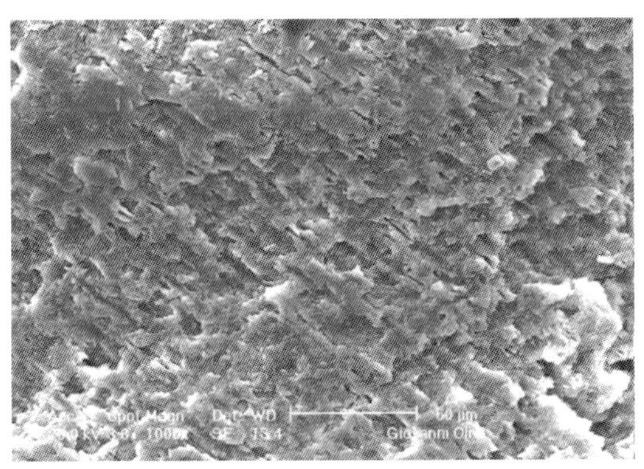

图 4-35 牙本质表面的 SEM 图像(1 000×) 采用 Er:YAG 激光垂直照射牙冠轴壁,参数为 160mJ,10Hz、600μm 锥形工作尖和高气/水喷雾比率,无玷污层表面显示出牙本质小管通道。

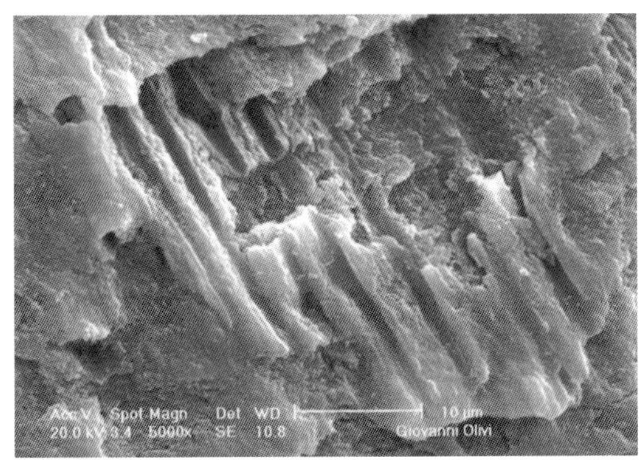

图 4-36 用于图 4-34 相同的参数照射牙本质表面的 SEM 图像(5 000×),显示牙本质小管截面和热辐射迹象

4.7.1 激光参数对牙体硬组织辐射的影响

许多参数会影响激光消融牙体硬组织的作用。

能量:显而易见,能量产生越高,消融效应形成的弹坑越深。光热效应和光声效应与发射能量成正比。通过牙体组织消融过程中能量的改变可以很容易观察到光声效应的增强效果。

Olivi 和 Genovese(2007)的一项研究报告显示,用 350mJ 能量的 Er:YAG 激光照射人牙釉质,产生了与之相关的更深的和不均匀的弹坑,且光斑-弹坑的边缘模糊。该研究表明,当采用高能量达到 350mJ/脉冲(图 4-37,图 4-38)时,由于较高的热效应产生了定

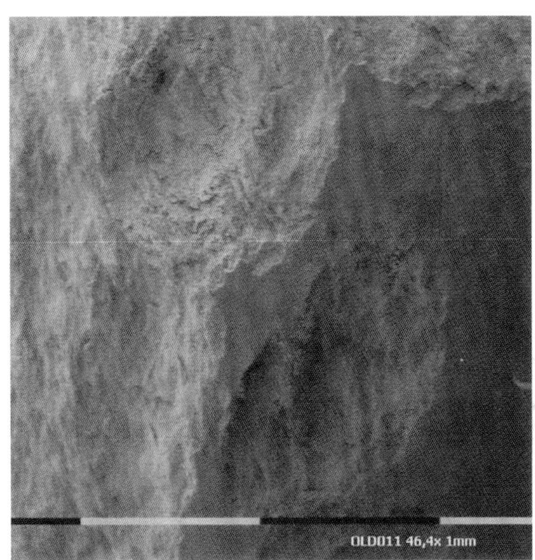

图 4-37 采用 Er:YAG 激光,设置参数为 250μs 脉宽、350mJ、3pps,照射牙釉质的 SEM 图像(46.4×),显示重叠激光光斑边缘不均匀(经 Olivi 和 Genovese 允许可转载)

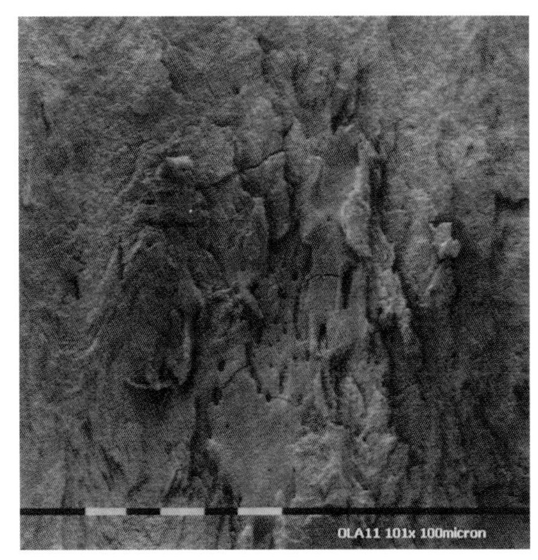

图 4-38 250μs 脉宽、350mJ 和 3pps 的 Er:YAG 激光照射牙釉质的 SEM 图像(101×),弹坑呈现不规则的、粗糙的、鳞片样表面和熔化区,这些部分松散地附着于牙釉质表面,而且可能导致微渗漏(经 Olivi 和 Genovese 允许可转载)

性和定量的形态学差异。用 250mJ 和 80mJ 的低能量对牙釉质分别进行消融和处理，发现粘接修复材料形成了更好的表面（图 4-39，图 4-40）。能量发射同样受工作尖直径的制约。工作尖直径越小，单位面积辐射面的能量（能量密度）越大，消融效率越高（图 4-41，图 4-42）。

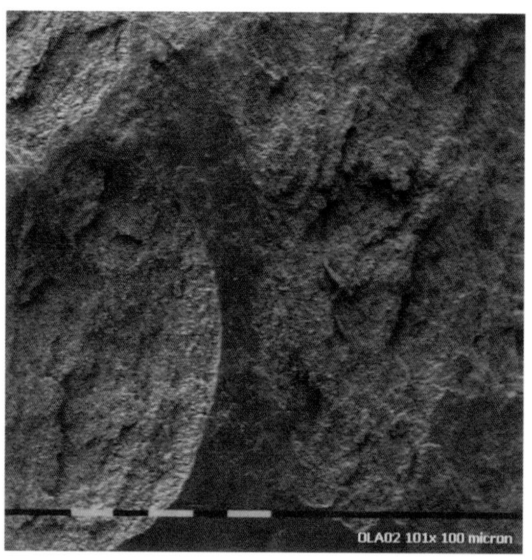

图 4-39　250μs 脉宽、80mJ/脉冲、10pps、600μm 工作尖的 Er：YAG 激光照射牙釉质的 SEM 图像（101×），显示边缘清晰的弹坑（经 Olivi 和 Genovese 允许可转载）

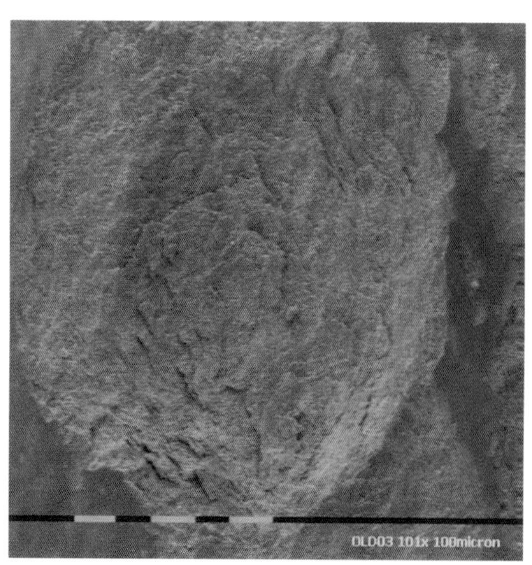

图 4-40　250μs 脉宽、80mJ/脉冲、10pps、600μm 工作尖的 Er：YAG 激光照射牙釉质的 SEM 图像（101×），弹坑呈现粗糙的鳞片样表面和碎片，以及熔化区域（经 Olivi 和 Genovese 允许可转载）

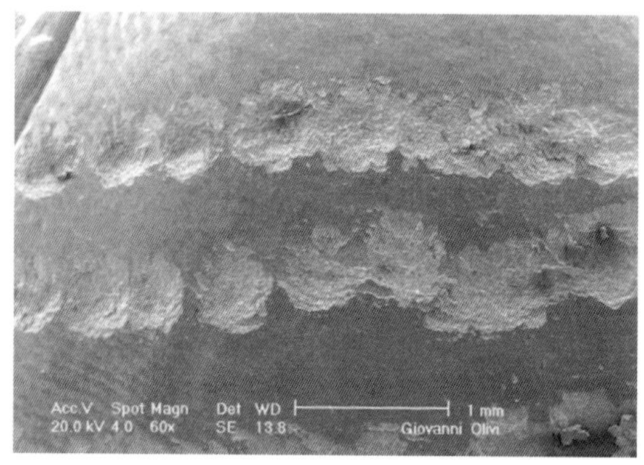

图 4-41　在 300mJ、10Hz、140μs 脉宽、MZ10 型 1 100μm 工作尖、90%/80%气/水喷雾的条件下，Er，Cr：YSGG 照射牙釉质表面生成的一串激光斑的 SEM 图像（60×），较低的能量密度表现更好的弹坑，具有鳞状表面和非常不规则的边缘

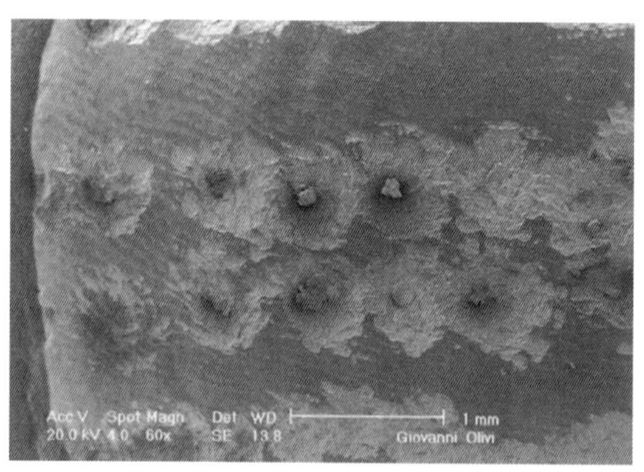

图 4-42　在 300mJ、10Hz，140μs 脉宽、MG6 型 600μm 工作尖、90%/80%气/水喷雾的条件下，Er，Cr：YSGG 照射牙釉质表面生成的一串激光斑的 SEM 图像（60×），较高的能量密度会导致与弹坑表面中心的一些松散附着的薄片之间剧烈的相互作用

脉冲重复率：脉冲频率会影响照射控制和精确性、消融的持续性以及患者疼痛的敏感度。

较高的脉冲重复率产生更密集或重叠的斑点，连续性消融完全覆盖整个照射区域。在保存牙科治疗过程中，龋洞预备必须以低能量的 30~50pps 高脉冲重复频率进行，产生连续的平滑效果（图 4-43）。相反，低脉冲重复率实际上可能会留下一些未照射到的组织区。

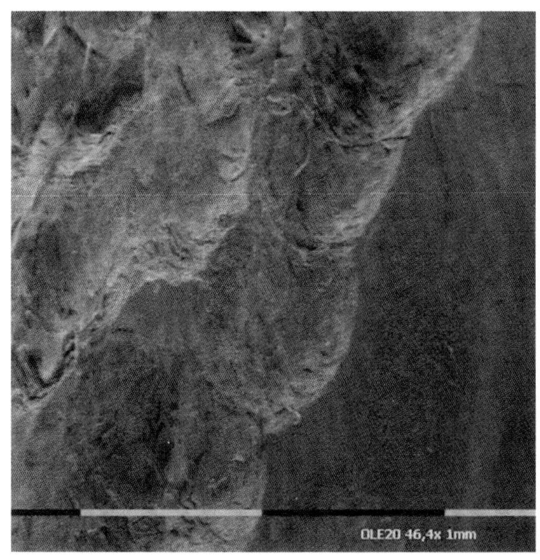

图 4-43 Er：YAG 激光照射牙釉质表面的一串激光光斑的 SEM 图像（46.4×），显示 125mJ 的能量和 25Hz 的高脉冲重复率有利于牙釉质表面的连续性制备

低重复频率脉冲（低于 15pps）会使一个脉冲与另一个脉冲（紧接着的脉冲）之间的热松弛时间变长，这是组织在 50%的初始温度下消散储存热能所需的时间。因此，消融牙本质时，最好选择低重复频率脉冲，以减少牙本质的热效应，形成一个更适合粘接操作的表面。

改变重复频率也可以提高视觉效果，且更方便手动控制。当脉冲重复率降低时（5~20pps），与一组彼此接近的脉冲（30~500pps）相比，操作的可控性和精度更高。

在一定时间范围内，当输出能量相同时，与较低的脉冲重复率相比，较高的脉冲重复率对患者来说是难以忍受的，这是由于神经纤维受到了更大的刺激，使患者更敏感所致。

脉宽：脉宽也是表示激光照射的光热和/或光机械效应的参数。当能量输出相同时，窄脉宽会产生高峰值功率，具有更好的消融效果和更少的热副作用（图 4-25）。表 4-1 显示在相同能量水平情况下，具有不同脉宽的设备产生的峰值功率不同。

表 4-1 相同能量下不同脉宽设备产生的峰值功率

能量/mJ	脉宽/μs	峰值功率/W
200	50	4 000
200	100	2 000
200	140	1 428
200	250	800
200	300	666

Baraba 等人（2013）在一项研究中报告，当使用一步法自酸蚀粘接剂，粘接操作前处理牙本质表面时，在 80mJ 和 10pps（Er：YAG 激光）的能量情况下，300μs 和 100μs 脉宽比 50μs 的超短脉宽能产生更舒适的效果。

时间和空间激光束波形：除了单脉冲的持续时间以外，脉冲的时间和空间波形对激光消融的效果和效率非常重要。

时间激光束波形描述了激光脉冲是如何随时间发展的，即单脉冲的起始时间和结束时间。传统的铒激光通常使用常规方法产生高能量激光脉冲（脉冲形成网络）。PFN 具有典型的脉宽形状，上升快速，下降则拖着长尾巴，在脉冲最终部分消融效能下降。近年来，Er：YAG 激光可变成方波脉冲（variable square pulse，VSP），泵技术的发展已经能生成用于方波脉冲的广谱脉宽。通过方波脉冲发射的能量在时间和空间上具有更均匀的分布和更佳的效果。在很大的脉宽范围内改变脉冲持续时间的能力，使具有不同参数的临床操作具有很大可能性，并且消融速度和精度得以优化，且能控制激光与组织相互作用时所产生的热量（图 4-44）。

空间激光束波形描述了激光束照射在组织表面上的能量分布（TEM00、TEM31、top-hat 等），这将影响照射期间的消融量和散热量。常规激光束常常以基本横向发射模式（TEM00）发射，呈现典型的、对称的、曲线貌似钟形的高斯分布（图 4-45）。

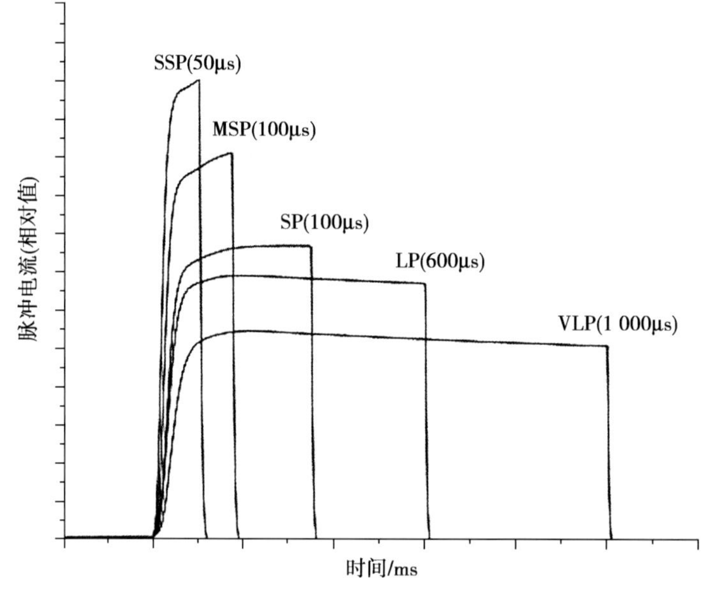

图 4-44 Fotona 激光不同脉宽的 VSP 脉冲形状

所有脉宽的上升和下降时间大致相同，脉宽大小与上升和下降时间无关（经 Diaci 和 Gaspirc 允许，可转载）。SSP. 超短脉冲；MSP. 中等短脉冲；SP. 短脉冲；LP. 长脉冲；VLP. 超长脉冲。

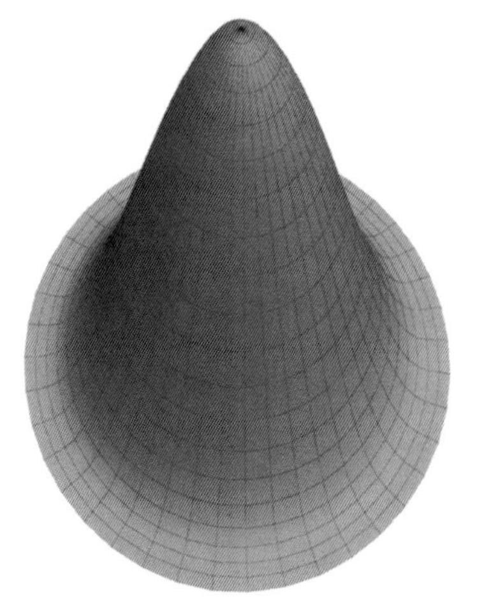

图 4-45 对称的钟形曲线是激光束以 TEM00 模式发射的典型图像（高斯分布）

然而，临床中常需要用到不同的发射方式，即“高帽形模式”或“多模式横向模式”，这就保证了光束轮廓的热辐射更均匀地照射组织。传统的运用 TEM00 发射模式治疗时，激光照射强度集中在激光束的中心。

具有极窄脉宽（<100μs）的“高帽形状”激光脉冲将会产生高峰值功率，使光束轮廓的热辐射更均匀地照射组织，形成的光学机械效应更强，热扩散更小，消融效率更高。在低倍放大镜下观察，在不同的发射模式（TM00 或高帽）、激光束发射空间分布情况下，单脉冲激光照射所产生的激光弹坑（放大倍数 33～200×）显而易见（图 4-46～图 4-48）。相互作用形成的弹坑较清晰，弹坑边缘呈尖锐或不均匀状。

量子方波脉冲（QSP）模式代表了激光发射方式的变革。这项技术是为特定的 Er：YAG 激光开发的。它由一个包含 5 个非常短的脉冲（VSP）的长脉冲（600μs）组成，被定义为优化频率产生的“脉冲量子”。每一

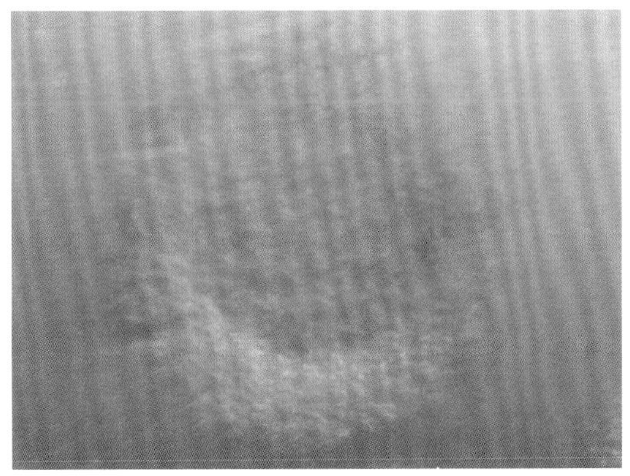

图 4-46 标准 VSP 脉冲的 Er:YAG 激光消融的牙本质窝洞
注意:消融深度和窝洞边缘不均匀(斯洛文尼亚 M. Lukac 供图)。

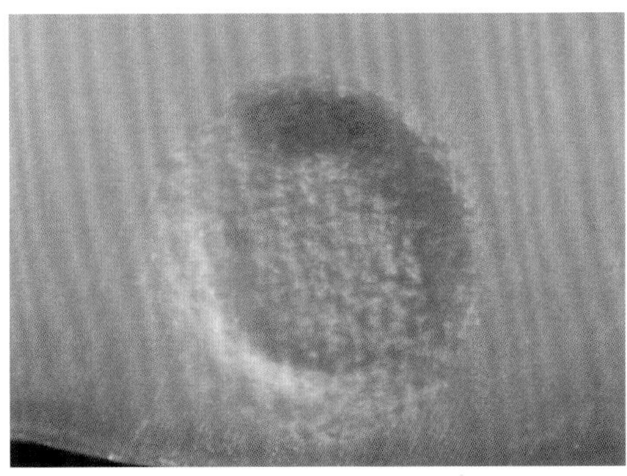

图 4-47 与图 4-46 比较,相同能量下 QSP 脉冲的激光消融牙本质窝洞的质量
注意:消融深度和窝洞边缘锐度的差异(斯洛文尼亚 M. Lukac 供图)。

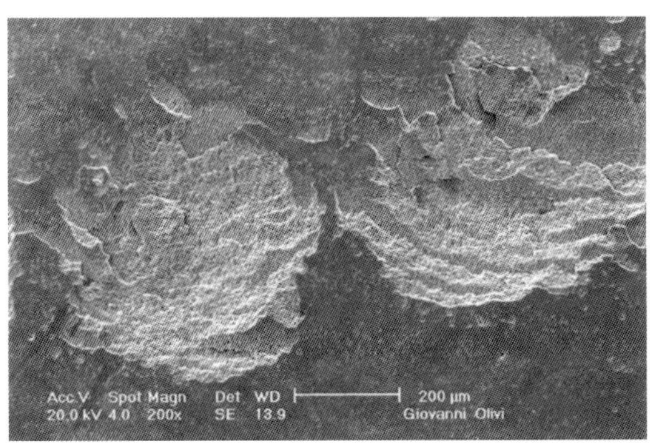

图 4-48 在 150mJ、10Hz、550μm 工作尖和 90%/80%气/水喷雾下,一对 Er,Cr:YSGG 激光光斑的 SEM 图像(33×),由于典型的脉冲具有快速上升和长尾部下降的时间形状,PFN 脉冲产生的重叠光斑不均匀且边缘欠精确

个脉冲量子均是方形波,并且非常短(VSP 脉宽为 50μs),能够穿过光束轮廓,产生有效和均匀的组织热辐射(图 4-49～图 4-51)。窄脉宽克服了激光束与消融期间产生的碎片云相互作用的问题,且每个脉冲量子的持续时间确实低于硬组织消融时形成碎片云的时间。此外,两个脉冲的间隔也比碎片云的衰减时间长,因此能够避免脉冲和碎片云的相互作用,使低能量发射产生的效率更高,峰值功率更高以及消融速度更快(图 4-52)。

水喷雾:铒激光也能与水喷雾联合运用,具有多种功能,如组织再水化、清洁和冷却。Olivi 等人(2010)描述了水喷雾对激光能量的调节作用,其可避免牙体组织发生不良的结构性热变化。高喷水率形成了切割效率略低的清洁切割,产生了十分明显的有

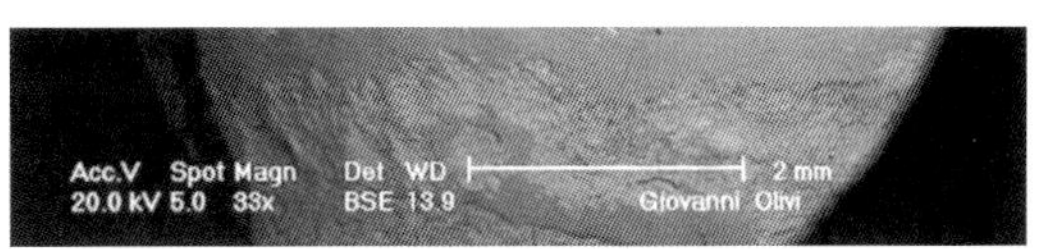

图 4-49 300mJ、10Hz、1 100μm 工作尖和 90%/80%的气/水喷雾的 Er,Cr:YSGG 激光光斑的 SEM 图像(200×)
注意:由于激光光束 TM00 空间分布使得弹坑的边缘不均匀且不太精确。

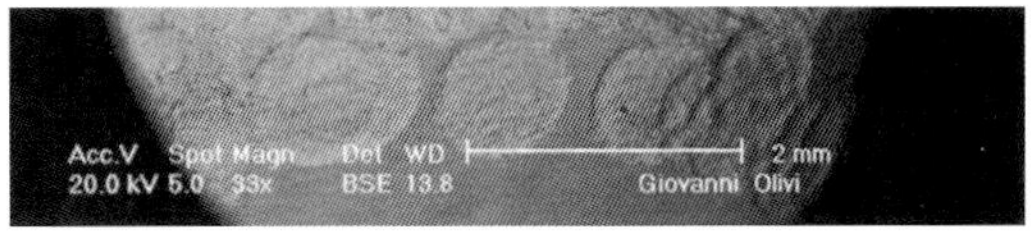

图 4-50 450mJ、10Hz、SSP 模式、无工作尖手机光斑直径 1mm 和高气/水喷雾比率(6/5)的一串 Er:YAG 激光光斑的 SEM 图像(33×),50μs 的 SSP 模式能保证有效发射,使弹坑更明显

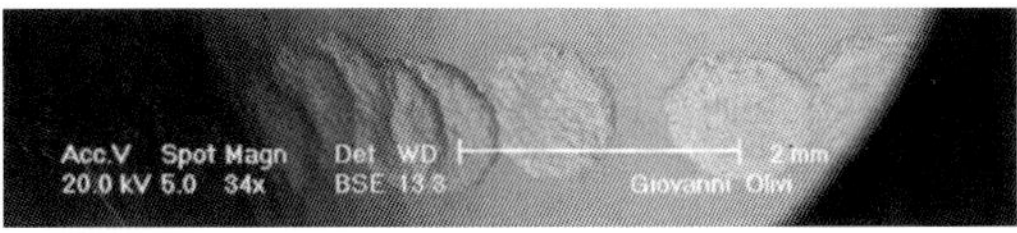

图 4-51 450mJ、10Hz、QSP 模式、无工作尖手机光斑直径 1mm 和高气/水喷雾比率(6/5)的一串 Er:YAG 激光光斑的 SEM 图像(34×),QSP 模式使激光发射效率更高,弹坑边缘锐利且均匀

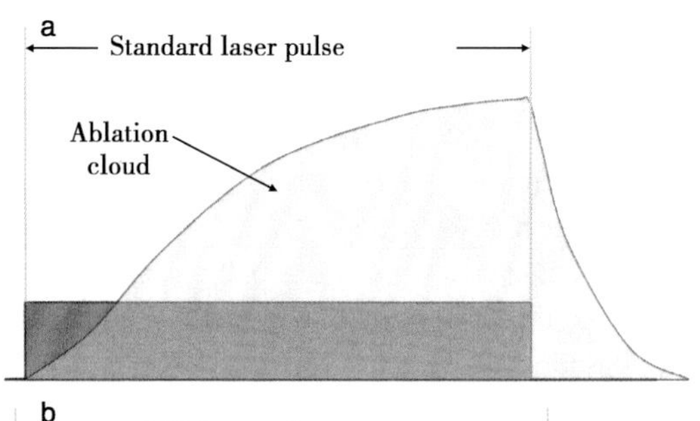

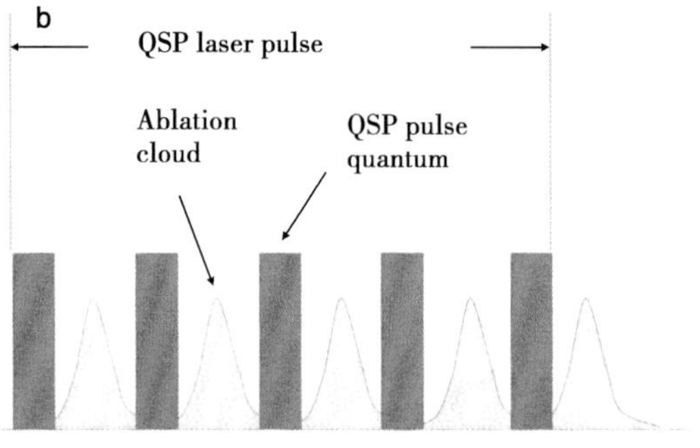

图 4-52　标准激光脉冲和 QSP 激光脉冲
a. 由于标准激光脉宽和云循环形成时间，激光束与碎片云相互作用，导致消融效率降低；b. QSP 模式的主要优势是降低组织消融期间的激光束在碎片云中的散射和吸收的不良影响。每个脉冲持续时间（50μs）短于碎片云生成时间。而脉冲之间的间隔时间长于碎片云衰减时间（斯洛文尼亚 M. Lukac 供图）。

益效果，例如，照射期间快速去除材料和冷却/清洁效果。范围更宽的不同比率的气/水喷雾，通过增加激光束的光热效应，似乎提高了消融作用，但有损于形态特性（图 4-17～图 4-19）。

4.7.2　激光技术对硬组织照射的影响

速度：工作速度十分重要，因为它能够更好地控制组织过量的能量释放。此外，手的缓慢移动使得单位表面积超时释放的能量更大；反之，快速移动会导致无效消融。

工作距离和焦距：激光与靶向组织之间的距离会影响能量密度和功率。此外，根据手机的结构，不同的手机具有与组织不同的焦距。聚焦或散焦会使能量密度和功率上升或下降。随着光纤/工作尖和靶向组织之间的距离增加，发射的能量密度会降低。Selting（2009）报道，工作尖和靶向组织之间的距离为 2mm 时，工作尖表面水平的能量密度下降 68%；距离为 3mm 时，能量密度下降 78%（图 4-24）。

角度：铒激光作用于牙釉质的理想角度是与釉柱角度垂直，因此应使用不同的角度照射牙面。当保持与牙面呈 45°角的照射时，消融百分比几乎是恒定的。照射角度变化到 90°，角度此时可能就不再是临床消融硬组织的关键因素。就粘接性而言，在牙釉质表面柱状结构上的定性变化随着倾斜角度而发生明显改变。因此，消融期间目视监控是必需的。手术放大镜或显微镜能够放大激光与组织相互作用的画面，确保正确地进行组织照射。根据预期和获得的结果，照射时调整手移动速度、角度，或聚焦或散焦能够增加或减少组织辐射。

4.8　牙釉质的处理和消融

当合适的激光波长（2 780 和 2 940nm）与牙齿表面作用时，水和羟基磷灰石的吸收作用导致其对牙釉质和牙本质产生多种效应，其结果与使用的参数有关。

激光消融和处理的区别主要与激光使用的能量/能量密度密切相关。此外，气/水的喷雾量和比率、脉宽和不同的空间和时间光束轮廓可能导致靶向组织上明显的激光热效应。

有时，用不适当的词“激光刻蚀”来描述牙釉质表面减弱的消融效应，其目的在于产生与正磷酸酸蚀效果相似的牙釉质表面。

根据其他人的研究，激光“处理”是更准确的术语，在本书中用于描述粘接前平滑牙釉质龋洞边缘的激光操作。

在粘接操作中，用 37% 正磷酸作用 20～

30s，可以产生理想的牙釉质表面图案。Silverstone（1981）描述了这一种表面，并将其分类为Ⅰ型，至今仍是粘接的金标准。宏观上，正磷酸酸蚀的牙釉质失去了原有的光泽，变得略微不透明。显微镜下，可见到 Silverstone Ⅰ型牙釉质表面是均匀一致的釉柱结构，其周边区域被完好保存。该区域釉柱隆起以杯状凹陷中心区域为界，凹陷主要是由中心区域（高度钙化的区域）的化学性脱钙形成的（图 4-53）。中红外激光产生了与酸蚀刻相似的表面，但是更不规则。宏观上激光光斑及弹坑较明显，这是激光与牙釉质作用后的结果。由于釉柱结构受到破坏，失去了反射光线的能力，所以牙釉质表面变得非常不透明。显微镜下，Er：YAG 和 Cr：YSGG 激光照射几乎不能产生 Silverstone Ⅰ型牙釉质表面，由于外周釉柱间结构的含水量远远超过了釉柱中央区域，激光与外周釉柱间结构的相互作用更加剧烈。因此，激光照射后 Silverstone Ⅱ型表面更为常见，其特征为较平坦的表面有一些外周釉柱突起（图 4-54～图 4-56）。激光照射的角度也会影响牙釉质的表面形态。实际上，正磷酸往往以完全接触的方式酸蚀牙釉质表面，而激光则按照牙齿表面的方向和激光在口内的位置改变角度（图 4-57～图 4-60）。

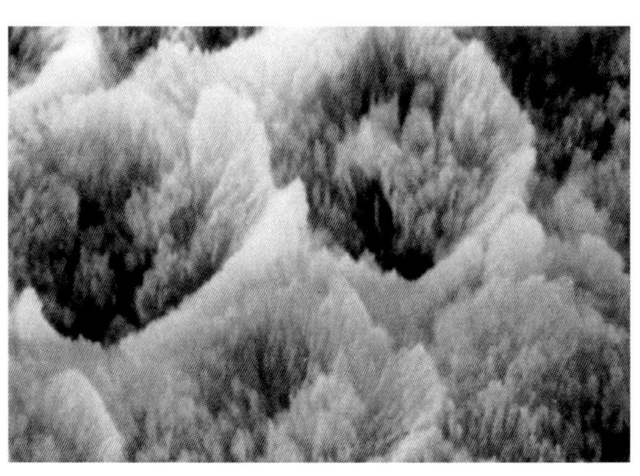

图 4-53 37%正磷酸酸蚀牙釉质的典型 SEM 图像（6 500×），属于 Silverstone Ⅰ型牙釉质（意大利 VasiliosKaitsas 教授提供）

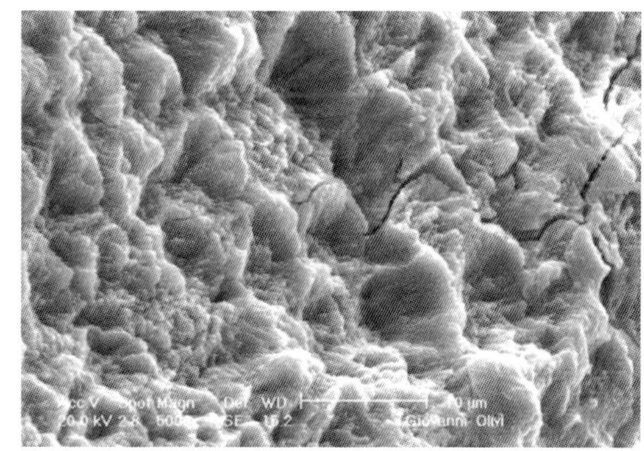

图 4-54 250mJ、10Hz、140µs 的 Er，Cr：YSGG 激光照射牙釉质表面的 SEM 图像（5 000×），属于 Silverstone Ⅰ型和Ⅱ型牙釉质

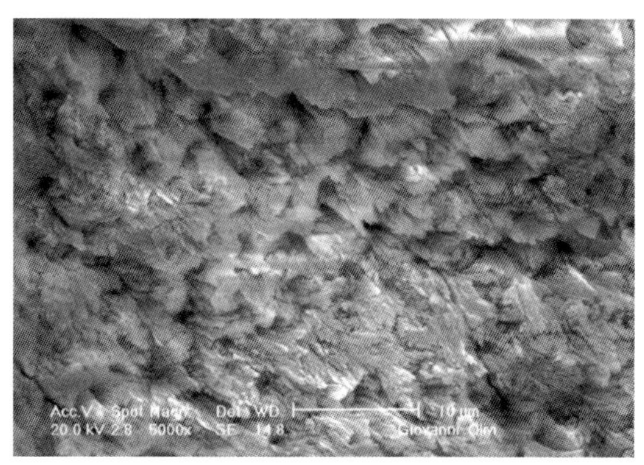

图 4-55 450mJ、10Hz、50µs 的 Er：YAG 激光照射，外加 80mJ 处理牙釉质表面的 SEM 图像（5 000×），显示了更多保留的外周釉柱凸起的牙釉质

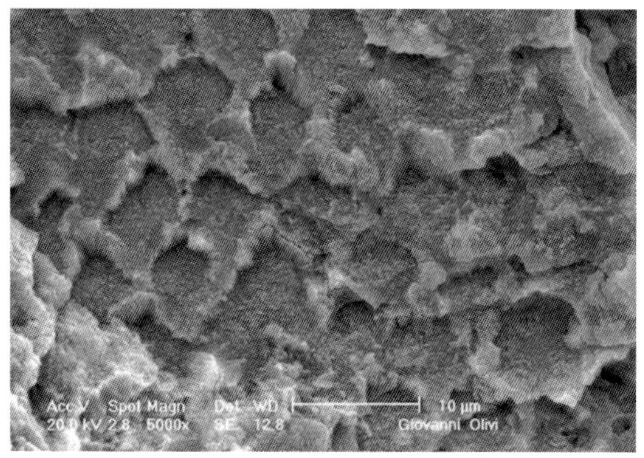

图 4-56 450mJ、10Hz、50µs 的 Er：YAG 激光照射后的牙釉质表面 SEM 图像（5 000×），属于典型的 Silverstone Ⅱ型牙釉质，表面较平整而且外周釉柱凸起更少

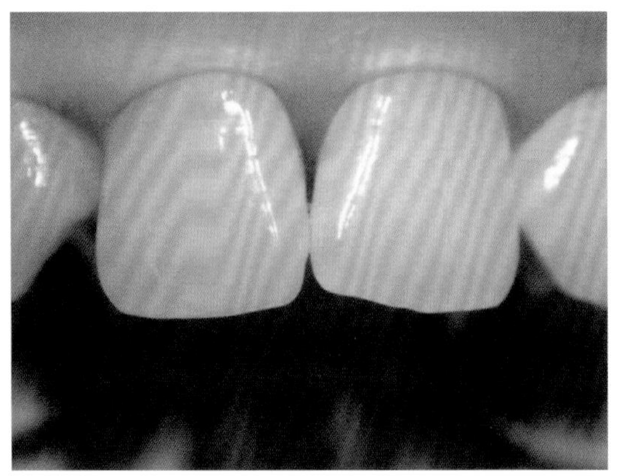

图 4-57 术前口内照显示两颗上颌中切牙边缘不齐且不美观

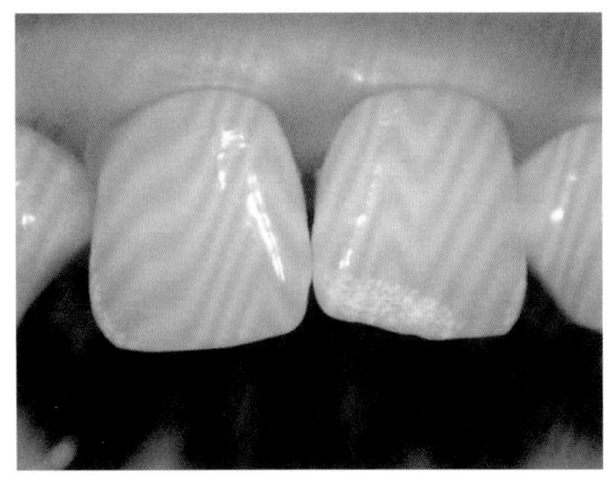

图 4-58 Er:YAG 激光处理中切牙远中边缘,21 切端用复合材料补齐

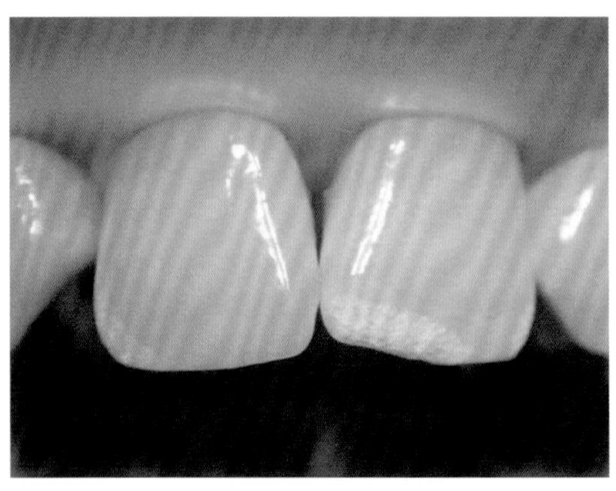

图 4-59 正磷酸酸蚀后的牙齿显示更均匀的粗糙面,为粘接处理做好准备

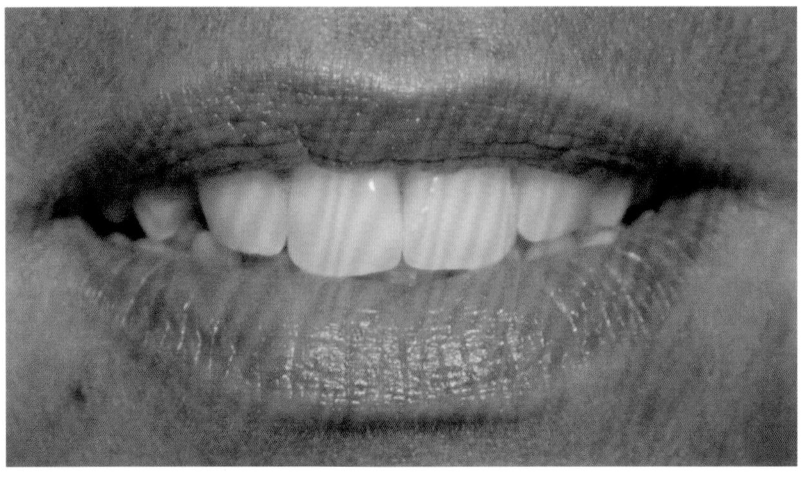

图 4-60 非侵入性直接复合材料修复后的美学效果

激光照射时使用高流量水喷雾，可以见到激光治疗后的典型牙釉质形态。部分釉柱结构被保存下来。其表面特征为沟状、壳状和薄片状结构，更像是微爆炸而不是熔化造成的（图 4-17～图 4-19，图 4-29，图 4-30）。

用低流量水喷雾热效应更高，会形成光滑的表面，出现裂缝和熔化。釉柱中心部位和外围的牙釉质结构被完全瓦解，形成 Silverstone Ⅲ型牙釉质。

进行高能量的激光消融（>150mJ）且没有足够的水冷却时，会出现深坑，伴有薄片和散在的颗粒，并在照射面上留下了无支撑的釉柱（图 4-61，图 4-62）。因此，在消融结束时使用低能量和高频率的激光（<100mJ）进行处理，形成更浅的坑，以重新修整牙釉质表面。此时热效应较不明显，使得照射后的牙釉质表面和边缘平整，具有平滑的处理效果。

Apel 等人（2002）给出了粗略计算的牙釉质消融阈值。使用 600μm 的工作尖时，Er：YAG 激光的阈值为 9～11J/cm^2，Er，Cr：YSGG 激光的阈值则较高，为 10～14J/cm^2。为了使牙釉质边缘变得光滑，Er：YAG 激光

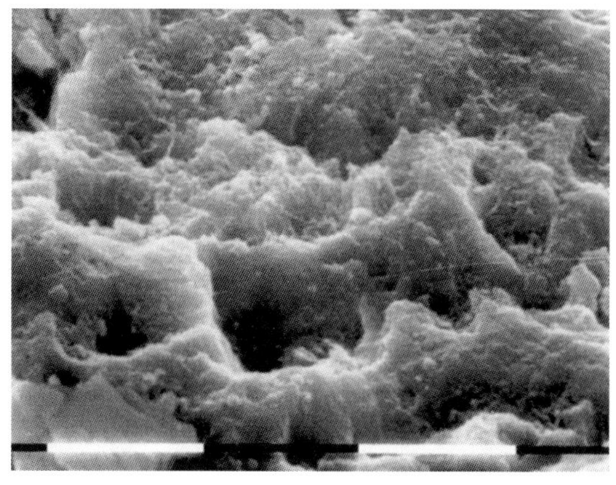

图 4-61 250mJ、20Hz、600μm 工作尖及低气/水喷雾比的 Er，Cr：YSGG 激光照射牙釉质的 SEM 图像（6 000×），显示未充分冷却的消融表面发生了熔化

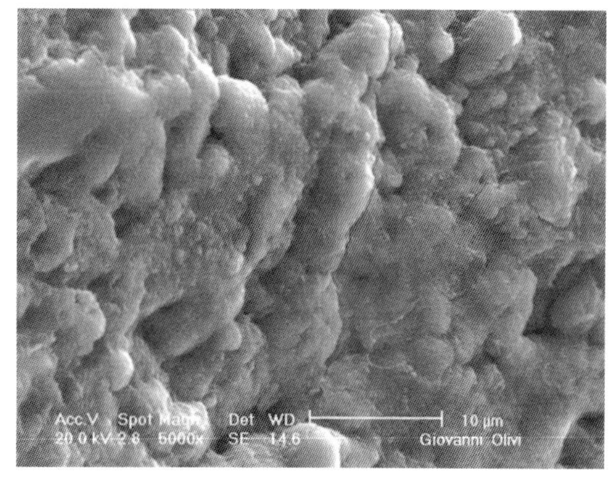

图 4-62 450mJ、10Hz、50μs 的 Er，Cr：YSGG 激光照射牙釉质的 SEM 图像（5 000×），显示高能量和不充分的气/水冷却，产生了牙釉质表面熔化

所需的最小能量为 25～30mJ，Er，Cr：YSGG 激光则为 28～40mJ。在临床实践中，笔者提议 Er：YAG 激光的能量范围是 35～70mJ，Er，Cr：YSGG 则为 50～80mJ。

80mJ 能量以及气/水的百分比更高（Er，Cr：YSGG 92% 和 80%：56mL/min）的情况下，激光处理牙釉质更安全、高效，效果更好（图 4-63，图 4-64）。

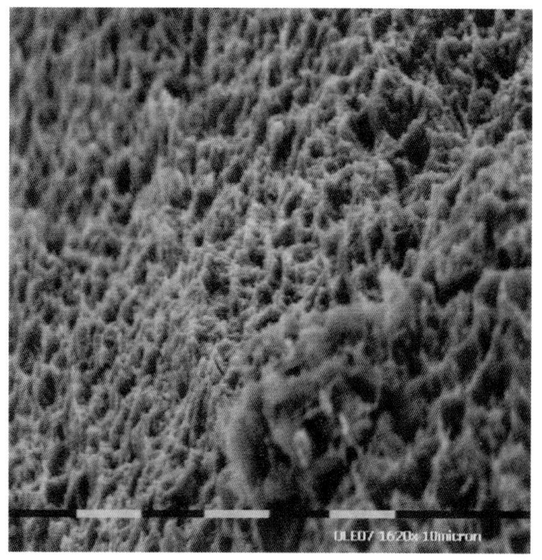

图 4-63 80mJ、10Hz 的 Er，Cr：YSGG 激光照射牙釉质的 SEM 图像（1 620×），牙釉质表面呈现蚀刻样的釉柱结构（经 Olivi 和 Genovese 允许可转载）

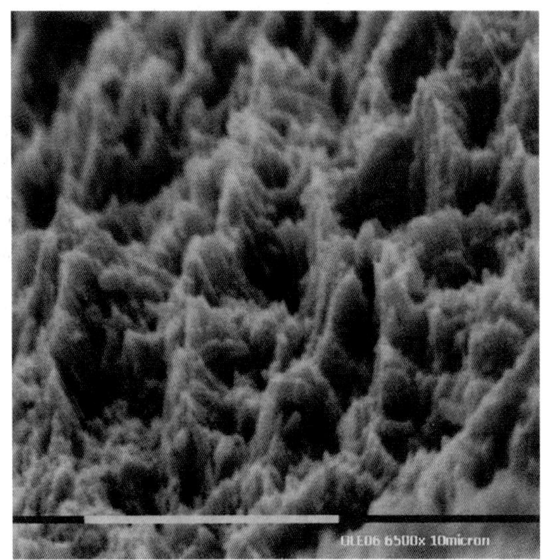

图 4-64 80mJ、10Hz 的 Er，Cr：YSGG 激光照射牙釉质的 SEM 图像（6 500×），牙釉质表面呈现蚀刻样的釉柱结构，无熔化或裂缝（经 Olivi 和 Genovese 允许可转载）

依据表面修饰以及复合树脂的边缘适合性原则，可获得标准的甚至更好的效果，且可减少边缘泄漏（和渗漏），提高复合材料的粘接强度，故推荐对牙釉质表面和边缘进行机械打磨（抛光）。正磷酸蚀刻有助于获得有利于粘接的、均匀的牙釉质表面。

4.9 牙本质消融和处理

中红外激光（2 780 和 2 940nm）照射到牙本质表面，被牙本质中的水吸收，即发生激光与牙本质的相互作用。光热和光机械效应产生了牙本质消融，去除了碎屑和玷污层，形成典型的袖口状外观。激光-牙本质图案是普遍消融管间牙本质的结果。管间牙本质富含水分，具有开放的牙本质小管口的突起。热效应还可导致牙本质层胶原纤维变性和气化（图 4-33，图 4-34）。这种典型的牙本质表面容易受到多种因素的影响，例如能量大小、脉宽和脉冲重复率。

当消融的能量超过 150～200mJ，且水冷却不足时，由于水的蒸发，宏观结构热变化更为明显。脱水效应导致了裂缝、薄片和熔化（图 4-65，图 4-66）。热变化区发生在牙本质的表面，范围为 38～76μm。热损伤还会破坏牙本质有机网络。与未经照射的牙本质相比，激光照射过的牙本质胶原发生解体和蒸发，这是粘接力和粘接强度下降的主要原因。因此，建议去除受到热效应影响的这层牙本质，以提高牙本质的粘接质量。

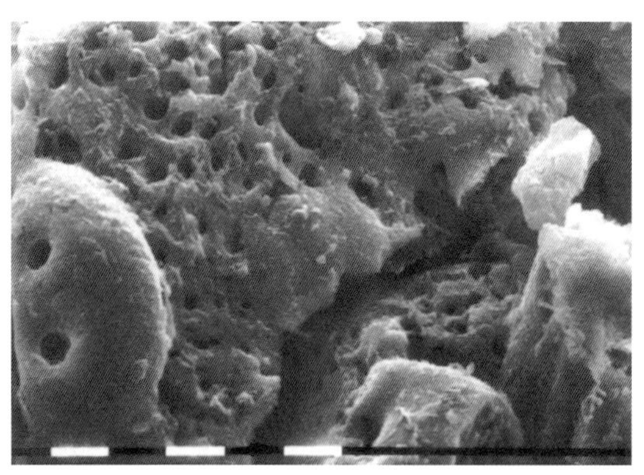

图 4-65 在 200mJ、20Hz、低气/水比例（20%～30%）条件下，Er，Cr：YSGG 激光照射牙釉质的 SEM 图像（5 000×），显示出现裂缝、熔化以及改性的无定形羟基磷灰石

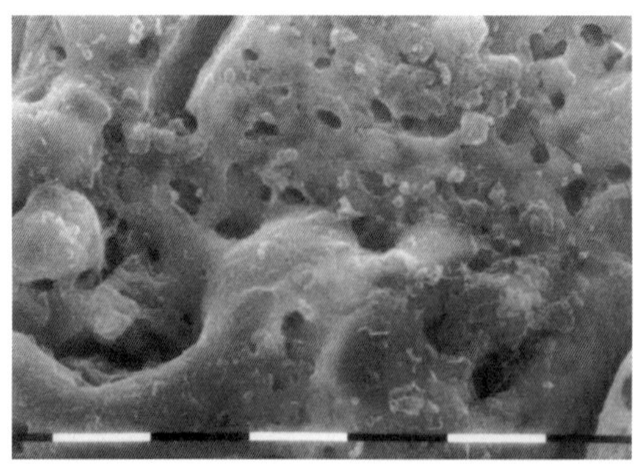

图 4-66 在 200mJ、20Hz、低气/水比例（20%～30%）条件下，Er，Cr：YSGG 激光照射牙釉质的 SEM 图像（4000×），显示出现裂缝、熔化以及改性的无定形羟基磷灰石

Olivi 等人（2011）建议牙本质消融后，使用 600μm 工作尖、能量低至 40～50mJ 的 Er：

YAG 或 Er,Cr:YSGG 激光处理牙本质表面，略高于相应的消融阈值（8～14J/cm²），在窝洞制备的最后步骤使用大量的水喷雾，以改善碎片和玷污层的清洁效果，减少胶原纤维的热效应和气化，从而将深层牙本质损伤降至最低。

一项染料浸润研究报告称，在 Er:YAG 照射的窝洞中使用 5%NaOCl 溶液可以明显改善复合材料的边缘适合度，却并不能改善粘接强度。而正磷酸处理能产生比铒激光更高的粘接强度。

除了适当的能量密度和有效的气/水喷雾外，最近的研究表明，脉宽也是有效消融牙本质的一个非常重要的参数。Staninec 等人（2006）通过更短的激光脉宽（50μs）将外周热损伤降至最低，可以得到更高的粘接强度。

Braraba 等人（2013）的一项研究得到了相反的结果。使用一步法自酸蚀粘接剂，在粘接程序前，用 80mJ 能量，10pps 脉冲重复率，300μs 和 100μs 脉宽的 Er:YAG 激光处理牙本质表面，获得了比 50μs 窄脉宽更佳的效果。

脉冲重复率能够影响热效应和表面质量。Raucci-Neto（2012）使用扫描电子显微镜分析了 4、6 和 10pps 脉冲重复率下 200mJ 的 Er:YAG 激光照射健康和龋坏的牙本质之后其表面的形态学改变。所有的脉冲重复率都能改善健康牙本质的不规则表面和龋坏牙本质平坦的表面。4pps 和 6pps 条件下温度没有差异，而 10pps 时温度升至最高。该研究表明，使用该研究参数可安全去除龋坏，不会导致牙本质表面显著的形态学改变。

应使用适当参数的激光，因各种激光产生的热效应均可以使牙本质浅表熔化，故可用于牙本质深层龋坏和牙本质敏感的治疗（图 4-3，图 4-67）。

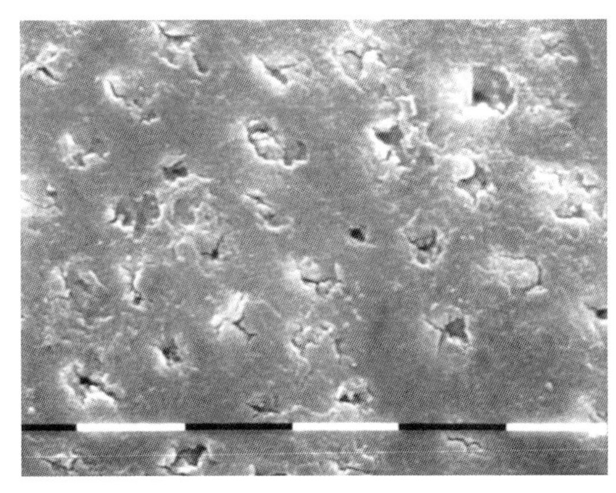

图 4-67 在 0.5W、25mJ、20Hz、600μm 工作尖及低气/水喷雾比例的条件下，Er,Cr:YSGG 激光照射牙釉质的 SEM 图像（6 000×），在散焦模式下可见表面牙本质小管熔化，部分闭合（经 Olivi 等人允许可转载）

最后，对激光处理后的牙本质表面进行轻柔的擦洗，接着用次磷酸钠浸润的小棉球进行擦拭，然后使用 37%正磷酸处理 20s，以便去除牙本质碎片及杂乱的胶原蛋白基质，暴露完整的胶原蛋白纤维。当使用高倍显微镜观察时，该操作能看到更多明显的管周牙本质（图 4-68，图 4-69）。牙釉质和牙本质机械和化学处理的关键步骤将在操作部分详述（参见第 7 章）。

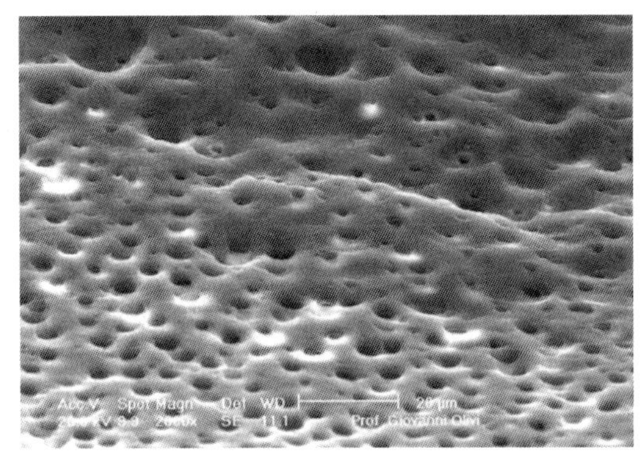

图 4-68 50μs、160mJ、10Hz 的 Er,Cr:YSGG 激光照射牙本质的 SEM 图像（2 000×），显示用 5%次氯酸钠浸泡过的小棉球涂擦，以及用 37%正磷酸酸蚀 20s，能清除牙本质薄片和瓦解的胶原基质，暴露完整的胶原纤维

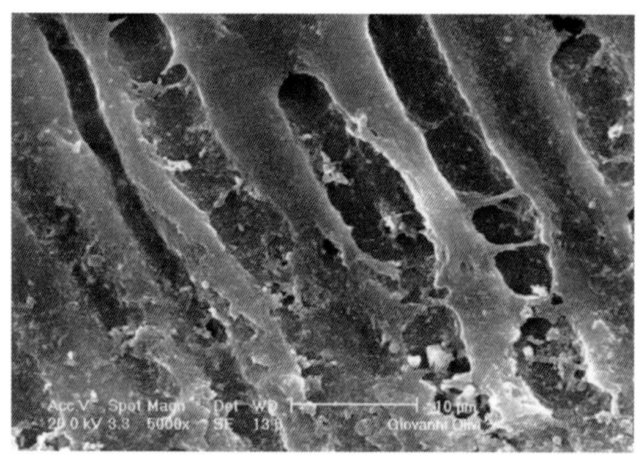

图 4-69 Er:YAG 激光照射牙本质的 SEM 图像(5 000×),参数同图 4-68,牙本质小管的横截面可见胶原蛋白基质,以及完整的胶原蛋白纤维,碎片是由切割和裂解根部造成的

4.10 激光对细菌的作用

在牙体修复学中使用铒激光的主要优点是能减少细菌。激光窝洞制备时能产生几乎无菌的基质。与传统机械制备方法相比,细菌数量的减少具有统计学意义。

Hibst 等人的一项研究(1996)表明,Er:YAG 激光窝洞制备表面下方 300~400μm 深度的细菌都被杀灭了。

Franzen 等人的研究(2009)表明 Er,Cr:YSGG 以 5°的入射角,3.13mJ 的低能量照射牙本质切片表面,能明显地减少深达 500μm 牙本质厚度内的细菌。

中红外激光的热效应和冲击波可以通过改变细菌结构产生重要的杀菌作用。75mJ 的激光能量能破坏细菌胞壁,导致渗透压梯度改变,最终导致细胞水肿和死亡。

4.11 激光对软组织的作用

不同波长的激光作用于组织后产生的热效应不同,而且与操作者选择的模式和使用的参数有关。

漫反射和吸收的程度取决于所选择的波长。可见激光和近红外激光照射都是在电磁光谱治疗窗(635~1 000nm)内进行的,因为光线穿透进入组织最多。相反,中红外激光在含水组织中被广泛吸收,仅仅发生表面的相互作用,组织中吸收和/或散射的光子能量产生光热和光化学效应。低能量的激光通过光催化组织中的生物化学反应诱导光化学效应。尽管方式不同,所有的激光照射都产生光化学效应。特别是波长为 635~675nm 和 810~1 064nm 的激光产生的光化学效应,能够对 LLLT 照射的组织产生镇痛、生物刺激、抗炎以及肌肉松弛作用。这些效应都是在低功率、长时间照射的持续散焦模式下产生的。

激光能量是在细胞水平转换的。其主要机制是光能量转换为生物化学能量(光化学效应),次要机制是在亚细胞水平下诱导发生的生物化学改变。激光照射增强内啡肽、乙酰胆碱、5-羟色胺和皮质醇的代谢,从而使痛感下降(镇痛作用)。激光照射促进生长因子和细胞因子的释放,使线粒体中的 ATP(增加 30%)和蛋白质合成增加。这解释了更好的组织愈合(生物激活效应)。

激光照射改变了血液流动性和淋巴引流,通过激活内皮生长因子诱导血管新生,所以能减少炎症反应(抗炎作用)。

例如,在激光牙龈切除术中,组织愈合受到生物激活和抗炎效应的影响,也与激光照射有关。

光热效应代表了激光照射最广为人知的效应(效应与波长有关),激光以连续模式、阀门控制模式或自由激发脉冲模式照射,其时间变化范围广(从毫秒到微秒),功率变化大(从 0.5~0.6W 到 15~20W)。

在可见光(氩激光和 KTP 激光)和近红外(二极管和 Nd:YAG)光谱中,激光能量被牙龈、黏膜和牙髓中的血红蛋白/氧化血红蛋白吸收,在不同深度的组织中扩散,用于手术切割、气化、软组织修整及组织凝固。

激光操作的模式(持续模式、阀门控制

模式或超脉冲模式)决定了与生物组织热的相互作用,伴随凝固和热效应。

使用铒激光时,通过控制发射能量、脉冲重复率(低频率使得驰豫时间更长)、脉宽(宽或窄)控制温度升高。通过降低气/水喷雾减少对组织的热损伤,避免周围组织坏死。除了冷却和清洁作用外,水喷雾还能在一定程度上阻碍组织凝固和铒激光的止血作用。

热效应对于治疗区有重要的抗感染作用。治疗区的范围和深度因不同激光照射产生的吸收和穿透程度的不同而不同。

随着温度在组织内达到一定程度,靶向组织中热效应会产生各种各样的变化:当照射组织的温度达到100℃左右时,将产生气化和切除作用;当温度超过100℃时,照射组织将发生碳化作用(变黑);而温度超过200℃时,照射组织会产生烟雾。

使组织凝固的温度大约为60℃。当温度接近45~50℃时(烫白或加温)(表4-2),气化区外周组织变白,表示横向热量扩散。

表4-2 激光能量作用于软组织的热效应

组织温度/℃	观察疗效
38~44	热疗
45~50	发生水肿,发白
51~60	非芽孢菌体失活
61~100	凝固及蛋白质变性
101~200	气化或切割
>200	碳化

激光照射所产生的不同工作温度,形成了与激光参数和用法密切相关的不同治疗结果。

(张 怡 译)

参考文献

1. Goldman L, Hornby P, Mayer R, Goldman B. Impact of the laser on dental caries. Nature. 1964;203:417.
2. Nammour S, Renneboog-Squilbin C, Nyssen-Behets C. Increased resistance to artificial caries-like lesions in dentin treated with CO2 laser. Caries Res. 1992;26(3):170–5.
3. Neev J, Stabholtz A, Liaw LH, Torabinejad M, Fujishige JT, Ho PD, Berns MW. Scanning electron microscopy and thermal characteristics of dentin ablated by a short-pulse XeCl excimer laser. Lasers Surg Med. 1993;13(3):353–62.
4. Bassi G, Chawla S, Patel M. The Nd:YAG laser in caries removal. Br Dent J. 1994;177:248–50.
5. Yamada MK, Watari F. Imaging and non-contact profile analysis of Nd:YAG laser radiation on enamel and dentine. Biomaterials. 1994;15:1145–51.
6. Goodis HE, White JM, Marshall Jr GW, et al. Effects of Nd:YAG and Ho:yttrium-aluminium-garnet lasers on human dentine flow and dental pulp-chamber temperature in vitro. Arch Oral Biol. 1997;42:845–54.
7. Lan WH, Chen KW, Jeng JH, Lin CP, Lin SK. A comparison of the morphological changes after Nd:YAG and CO2 laser irradiation of dentin surface. J Endod. 2000;26:450–3.
8. Yamada MK, Uo M, Ohkawa S, Alasaka T, Watari F. Three-dimensional topographic scanning electron microscope and Raman spectroscopic analyses of the irradiation effect on teeth by Nd:YAG, Er:YAG, and CO2 lasers. J Biomed Mater Res B Appl Biomater. 2004;71:7–15.
9. Harris DM, White JM, Goodis H, et al. Selective ablation of surface enamel caries with a pulsed Nd:YAG dental laser. Lasers Surg Med. 2002;30:342–50.
10. Parker SPA, Darbar AA, Featherstone JDB, et al. The use of laser energy for therapeutic ablation of intraoral hard tissues. J Laser Dent. 2007;15:78–86.
11. Endodontics. In: Olivi G, Margolis F, Genovese MD, editors. Pediatric laser dentistry: a user's guide. Chicago: Quintessence Pub. 2011. p. 93–106.
12. Olivi G, Margolis F, Genovese MD. Pediatric laser dentistry: a user's guide. Chicago: Quintessence Pub; 2011. p. 121–7.
13. Vanderstricht K, Nammour S, De Moor R. "Power bleaching" with the KTP laser. Rev Belge Med Dent (1984). 2009;64(3):129–39. French.
14. Goharkhay K, Schoop U, Wernisch J, Hartl S, De Moor R, Moritz A. Frequency doubled neodymium:yttrium-aluminum-garnet and diode laser-activated power bleaching—pH, environmental scanning electron microscopy, and colorimetric in vitro evaluations. Lasers Med Sci. 2009;24(3):339–46. Epub 2008 May 27.
15. Nammour S, Zeinoun T, Bogaerts I, Lamy M, Geerts SO, Bou Saba S, Lamard L, Peremans A, Limme M. Evaluation of dental pulp temperature rise during photo-activated decontamination (PAD) of caries: an in vitro study. Lasers Med Sci. 2010;25(5):651–4. Epub 2009 Jun 2.
16. Takahashi K, Kimura Y, Matsumoto K. Morphological and atomic analytical changes after CO2 laser irradiation emitted at 9.3 microns on human dental hard tissues. J Clin Laser Med Surg. 1998;16(3):167–73.
17. Fried D, Featherstone JD, Le CQ, Fan K. Dissolution studies of bovine dental enamel surfaces modified by high-speed scanning ablation with a lambda = 9.3-microm TEA CO(2) laser. Lasers Surg Med. 2006;38(9):837–45.

18. Fan K, Bell P, Fried D. Rapid and conservative ablation and modification of enamel, dentin, and alveolar bone using a high repetition rate transverse excited atmospheric pressure CO2 laser operating at lambda = 9.3 micro. J Biomed Opt. 2006;11(6):064008.
19. Nguyen D, Chang K, Hedayatollahnajafi S, Staninec M, Chan K, Lee R, Fried D. High-speed scanning ablation of dental hard tissues with a λ = 9.3 μm CO2 laser: adhesion, mechanical strength, heat accumulation, and peripheral thermal damage. J Biomed Opt. 2011;16(7):071410. doi:10.1117/1.3603996.
20. Robertson CW, Williams D. Lambert absorption coefficients of water in the infrared. J Opt Soc Am. 1971;61:1316–20.
21. Keller U, Hibst R. Experimental studies of the application of the Er:YAG laser on dental hard substances: II. Light microscopic and SEM investigations. Lasers Surg Med. 1989;9(4):345–51.
22. Keller U, Hibst R. Ablative effect of an Er:YAG laser on enamel and dentin. Dtsch Zahnarztl Z. 1989;44(8):600–2. German.
23. Olivi G, Margolis F, Genovese MD. Pediatric laser dentistry: a user's guide. Chicago: Quintessence Pub; 2011. p. 47–63.
24. Stock K, Hibst R, Keller U. Comparison of Er:YAG and Er:YSGG laser ablation of dental hard tissues. SPIE. 2000;3192: 0277-786X/97.
25. Diaci J, Gaspirc B. Comparison of Er:YAG and Er,Cr:YSGG lasers used in dentistry. Review. JLAHA. 2012(1):1–13.
26. Perhavec T, Diaci J. Comparison of Er:YAG and Er,Cr:YSGG dental lasers. J Oral Laser Appl. 2008;8:87–94.
27. Zuerlein MJ, Fried D, Featherstone JDB, Seka W. Optical properties of dental enamel in the mid-IR determined by pulsed photothermal radiometry. IEEE J Sel Top Quantum Electron. 1999;5 :1083–9.
28. Nelson DGA, Featherstone JDB. The preparation, analysis, and characterization of carbonated apathies. Calcif Tissue Int. 1982;34 Suppl 2:S69–81.
29. Featherstone JDB, Nelson DGA. Laser effects on dental hard tissues. Adv Dent Res. 1987;1:21–6.
30. Featherstone JDB, Fried D. Fundamental interactions of lasers with dental hard tissues. Med Laser Appl. 2001;16:181–94.
31. Selting W. Fundamental erbium laser concepts: part I. J Laser Dent. 2009;17:87–93.
32. Fonzi L, Garberoglio R, Zerosi C. Anatomia microscopica del dente e del parodonto con correlazioni clinico-funzionali: testo-atlante. Padova: Piccin; 1991. p. 38, 45, 64, 68.
33. Berkovitz BKB, Boyde A, Frank RM, Hohling HJ, Moxham BJ, Nalbandian J, Tonge CH. Handbook of microscopic anatomy, Vol. V/6: teeth. Berlin: Springer; 1989. p. 175.
34. Sturdevant CM. The art and science of operative dentistry. 3rd ed. London: Mosby Wolfe; 1995. p. 12–5, 19–22.
35. Dibdin GH. The water in human dental enamel and its diffusional exchange measured by clearance of tritiated water from enamel slabs of varying thickness. Caries Res. 1993;27:81–6.
36. Le Geros RZ. Calcium phosphates in oral biology and medicine. Monogr Oral Sci. 1991;15:1–201.
37. Bonte E, Deschamps N, Goldberg M, Vernois V. Quantification of free water in human dental enamel. J Dent Res. 1988;67:880–2.
38. Ito S, Saito T, Tay FR, Carvalho RM, Yoshiyama M, Pashley DH. Water content and apparent stiffness of non-caries versus caries affected human dentin. J Biomed Mater Res B Appl Biomater. 2005;72:109–16.
39. Pang P, et al. Laser energy in oral soft tissue applications. J Laser Dent. 2010;18(3):123–31.
40. Coluzzi D. Fundamentals of dental lasers: science and instruments. Dent Clin North Am. 2004;48:751–70.
41. Moshonov J, Stabholz A, Leopold Y, Rosenberg I, Stabholz A. Lasers in dentistry. Part B interaction with biological tissues and the effect on the soft tissues of the oral cavity, the hard tissues of the tooth and the dental pulp. Refuat Hapeh Vehashinayim. 2001;18(3–4):21–8. 3–4.
42. Hirota F, Furumoto K. Temperature rise caused by laser (CO2, Nd:YAG, Er:YAG) irradiation of teeth. Int Congr Ser. 2003;1248:301–4.
43. Chen Z, Bogaerts A, Vertes A. Phase explosion in atmospheric pressure infrared laser ablation from water-rich targets. App Phys Lett. 2006;89(041503):1–3.
44. Colucci V, do Amaral FL, Pécora JD, Palma-Dibb RG, Corona SA. Water flow on erbium:yttrium-aluminum-garnet laser irradiation: effects on dental tissues. Lasers Med Sci. 2009;24(5):811–8.
45. Kuščer L, Diaci J. Measurements of erbium laser-ablation efficiency in hard dental tissues under different water cooling conditions. J Biomed Opt. 2013;18(10):108002.
46. Olivi G, Angiero F, Benedicenti S, Iaria G, Signore A, Kaitsas V. Use of the erbium, chromium:yttrium, scandium, gallium, garnet laser on human enamel tissues. Influence of the air/water spray on the laser tissue interaction: scanning electron microscope evaluations. Lasers Med Sci. 2010;25(6):793–7.
47. Kang HW, Oh J, Welch AJ. Investigations on laser hard tissue ablation under various environments. Phys Med Biol. 2008;53(12):3381–90.
48. Rizoiu IM, DeShazer GL. New laser-matter interaction concept to enhance hard tissue cutting efficiency. In: Laser tissue interaction V, SPIE proceedings. 1994;2134A:309–317.
49. Kimmel A, Rizoiu IM, Eversole LR. Phase doppler particle analysis of laser energized exploding water droplets. Athens: Int. Laser Congress; 1996. Abstr #67.
50. Hadley J, Young DA, Eversole LR, Gornbein JA. A laser-powered hydrokinetic system for caries removal and cavity preparation. J Am Dent Assoc. 2000;131:777–85.
51. Kang HW, Rizoiu I, Welch AJ. Hard tissue ablation with a spray-assisted mid-IR laser. Phys Med Biol. 2007;52(24):7243–59. Epub 2007 Nov 23.
52. Lizarelli Rde F, Moriyama LT, Bagnato VS. Ablation of composite resins using Er:YAG laser–comparison with enamel and dentin. Lasers Surg Med. 2003;33(2):132–9.
53. Meister J, Franzen R, Forner K, Grebe H, Stanzel

S, Lampert F, Apel C. Influence of the water content in dental enamel and dentin on ablation with erbium YAG and erbium YSGG lasers. J Biomed Opt. 2006;11(3):34030.

54. Dostálová T, Jelínková H, Krejsa O, Hamal K, Kubelka J, Procházka S, Himmlová L. Dentin and pulp response to erbium:YAG laser ablation: a preliminary evaluation of human teeth. J Clin Laser Med Surg. 1997;15:117–21.
55. Tokonabe H, Kouji R, Watanabe H, Nakamura Y, Matsumoto K. Morphological changes of human teeth with Er:YAG laser irradiation. J Clin Laser Med Surg. 1999;17:7–12.
56. Hossain M, Nakamura Y, Yamada Y, Kimura Y, Nakamura G, Matsumoto K. Ablation depths and morphological changes in human enamel and dentin after Er:YAG laser irradiation with or without water mist. J Clin Laser Med Surg. 1999;17:105–9.
57. Armengol V, Jean A, Rohanizadeh R, Hamel H. Scanning electron microscopic analysis of diseased and healthy dental hard tissues after Er:YAG laser irradiation: in vitro study. J Endod. 1999;25:543–6.
58. Shigetani Y, Okamoto A, Abu-Bakr N, Tanabe K, Kondo S, Iwaku M. A study of cavity preparation by Er:YAG laser observation of hard tooth structures by laser scanning microscope and examination of the time necessary to remove caries. Dent Mater J. 2002;21:20–3.
59. Delmé KI, De Moor RJ. Scanning electron microscopic evaluation of enamel and dentin surfaces after Er:YAG laser preparation and laser conditioning. Photomed Laser Surg. 2007;25:393–401.
60. Freitas PM, Navarro RS, Barros JA, de Paula Eduardo C. The use of Er:YAG laser for cavity preparation: an SEM evaluation. Microsc Res Tech. 2007;70:803–8.
61. Keller U, Hibst R. Tooth pulp reaction following Er:YAG laser application. Proc SPIE. 1991;1424:127–33.
62. Eversole LR, Rizoiu I, Kimmel AI. Pulpal response to cavity preparation by an erbium, chromium:YSGG laser-powered hydrokinetic system. J Am Dent Assoc. 1997;128:1099–106.
63. Rizoiu I, Kohanghadosh F, Kimmel AI, Eversole LR. Pulpal thermal responses to an erbium, chromium: YSGG pulsed laser hydrokinetic system. Oral Surg Oral Med Oral Pathol Oral Radiol Endod. 1998;86:220–3.
64. Glockner K, Rumpler J, Ebeleseder K, Städtler P. Intra-pulpal temperature during preparation with the Er:YAG laser compared to the conventional burr: an in vitro study. J Clin Laser Med Surg. 1998;16:153–7.
65. Armengol V, Jean A, Marion D. Temperature rise during Er:YAG and Nd:YAP laser ablation of dentin. J Endod. 2000;26(3):138–41.
66. Louw NP, Pameijer CH, Ackermann WD, Ertl T, Cappius HJ, Norval G. Pulp histology after Er:YAG laser cavity preparation in subhuman primates—a pilot study. SADJ. 2002;57(8):313–7.
67. Cavalcanti BN, Lage-Marques JL, Rode SM. Pulpal temperature increases with Er:YAG laser and high-speed handpieces. J Prosthet Dent. 2003;90(5):447–51.
68. Oelgiesser D, Blasbalg J, Ben-Amar A. Cavity preparation by Er-YAG laser on pulpal temperature rise. Am J Dent. 2003;16(2):96–8.
69. Attrill DC, Davies RM, King TA, Dickinson MR, Blinkhorn AS. Thermal effects of the Er:YAG laser on a simulated dental pulp: a quantitative evaluation of the effects of a water spray. J Dent. 2004;32(1):35–40.
70. Firoozmand L, Faria R, Araujo MA, di Nicoló R, Huthala MF. Temperature rise in cavities prepared by high and low torque handpieces and Er:YAG laser. Br Dent J. 2008;205(1), E1; discussion 28–9.
71. Mollica FB, Camargo FP, Zamboni SC, Pereira SM, Teixeira SC, Nogueira Jr L. Pulpal temperature increase with high-speed handpiece, Er:YAG laser and ultrasound tips. J Appl Oral Sci. 2008;16(3):209–13.
72. Krmek SJ, Miletic I, Simeon P, Mehicić GP, Anić I, Radisić B. The temperature changes in the pulp chamber during cavity preparation with the Er:YAG laser using a very short pulse. Photomed Laser Surg. 2009;27(2):351–5.
73. Freiberg RJ, Cozean CD. Pulsed erbium laser ablation of hard dental tissue: the effects of water spray versus water surface film. Proc SPIE. 2002;4610:74–80.
74. Kim ME, Jeoung DJ, Kim KS. Effects of water flow on dental hard tissue ablation using Er:YAG laser. J Clin Laser Med Surg. 2003;21:139–44.
75. Apel C, Meister J, Ioana RS, Franzen R, Hering P, Gutknecht N. The ablation threshold of Er:YAG and Er:YSGG laser radiation in dental enamel. Lasers Med Sci. 2002;17:246–52.
76. Lin S, Liu Q, Peng Q, Lin M, Zhan Z, Zhang X. The ablation threshold of Er:YAG laser and Er, Cr:YSGG laser in dental dentin. Sci Res Essays. 2010;5(16):2128–35.
77. Majaron B, Lukac M. Threshold and efficiency analysis in Er:YAG laser ablation of hard tissue. Proc SPIE. 1996;2922:233–42.
78. Apel C, Franzen R, Meister J, Sarrafzadegan H, Thelen S, Gutknecht N. Influence of the pulse duration of an Er:YAG laser system on the ablation threshold of dental enamel. Lasers Med Sci. 2002;17:253–7.
79. Majaron B, Sustersic B, Lukac M, Skaleric U, Funduk N. Heat diffusion and debris screening in Er:YAG laser ablation of hard biological tissues. Appl Phys B. 1998;66:1–9.
80. Lukac M, Marincek M, Grad L. Super VSP Er:YAG pulses for fast and precise cavity preparation. J Oral Laser Appl. 2004;4:171–3.
81. Lukac M, Malej Primc N, Pirnat S. Quantum square pulse Er:YAG lasers for fast and precise hard dental tissue preparation. J LAHA J Laser Health Acad. 2012(1):14–21. www.laserandhealth.com.
82. Perhavec T, Lukac M, Diaci J, Marincek M. Heat deposition of erbium lasers in hard dental tissues. J Oral Laser Appl. 2009;9(4):205–12.
83. Olivi G, Genovese MD. Effect of Er:YAG laser parameters on enamel: SEM observations. J Oral Laser Appl. 2007;7(1):27–35.
84. Baraba A, Dukić W, Chieffi N, Ferrari M, Anić I, Miletić I. Influence of different pulse durations of Er:YAG laser based on variable square pulse technology on microtensile bond strength of a self-etch adhesive to dentin.

Photomed Laser Surg. 2013;31(3):116–24.
85. Nemes K, Lukac L, Mozina J. Variable square pulse vs conventional PFN pumping of Er:YAG laser. Opt Laser Technol. 2012;44:664–8.
86. Gutknecht N, Lukac M, Marincek M, Perhavec T, Kazic M. A novel quantum square pulse (QSP) mode erbium dental laser. LAHA J Laser Health Acad. 2011;2011(1):15–21.
87. Malej Primc N, Lukac M. Quantum square pulse mode ablation measurements with digitally controlled Er:YAG dental laser handpiece. LAHA J Laser Health Acad. 2013;2013(1). www.laserandhealth.com.
88. Olivi G, Genovese MD. Laser and microscope: a perfect match. J Acad Laser Dent. 2009;17(1):6–12.
89. Moritz A, Gutknecht N, Schoop U, Goharkhay K, Wernisch J, Sperr W. Alternatives in enamel conditioning: a comparison of conventional and innovative methods. J Clin Laser Med Surg. 1996;14(3):133–6.
90. Moritz A, Schoop U, Goharkhay K, et al. Procedures for enamel and dentin conditioning: a comparison of conventional and innovative methods. J Esthet Dent. 1998;10:84–93.
91. Silverstone L. Odontoiatria Preventiva. Milan: Scienza e Tecnica Dentistica: Edizioni Internazionali; Milano 1981;121-130.
92. Dela Rosa A, Sarma AV, Le CQ, Jones RS, Fried D. Peripheral thermal and mechanical damage to dentin with microseconds and submicrosecond 9.6 mm, 2.79 mm, and 0.355 mm laser pulses. Laser Surg Med. 2004;35:214–28.
93. Brulat N, Rocca JP, Leforestier E, Fiorucci G, Nammour S, Bertrand MF. Shear bond strength of self-etching adhesive systems to Er:YAG-laser-prepared dentin. Laser Med Sci. 2009;24:53–7.
94. Lahmouzi J, Farache M, Umana M, Compere P, Nyssen-Behets C, Samir N. Influence of sodium hypochlorite on Er:YAG laser-irradiated dentin and its effect on the quality of adaptation of the composite restoration margins. Photomed Laser Surg. 2012;30(11):655–62.
95. Saraceni CH, Liberti E, Navarro RS, Cassoni A, Kodama R, Oda M. Er:YAG-laser and sodium hypochlorite influence on bond to dentin. Microsc Res Tech. 2013;76(1):72–8.
96. Staninec M, Gardner AK, Le CQ, Sarma AV, Fried D. Adhesion of composite to enamel and dentin surface irradiated by IR laser pulses of 0.5–35 micros duration. J Biomed Mater Res B Appl Biomater. 2006;79:193–201.
97. Raucci-Neto W, Pécora JD, Palma-Dibb RG. Thermal effects and morphological aspects of human dentin surface irradiated with different frequencies of Er:YAG laser. Microsc Res Tech. 2012;75(10):1370–5.
98. Olivi G, Genovese MD. Laser restorative dentistry in children and adolescents. Eur Arch Paediatr Dent. 2011;12(2):68–78.
99. Türkün M, Türkün LS, Çelik EU, Ateş M. Bactericidal effect of Er, Cr:YSGG laser on Streptococcus mutans. Dent Mater J. 2006;25:81–6.
100. Hibst R, Stock K, Gall R, Keller U. Controlled tooth surface heating and sterilization by Er:YAG laser radiation. Proc SPIE. 1996;2922:119–61.
101. Franzen R, Esteves-Oliveira M, Meister J, Wallerang A, Vanweersch L, Lampert F, Gutknecht N. Decontamination of deep dentin by means of erbium, chromium: yttrium-scandium-gallium-garnet laser irradiation. Lasers Med Sci. 2009;24(1):75–80.
102. Russell AD. Lethal effects of heat on bacterial physiology and structure. Sci Prog. 2003;86:115–37.
103. Moritz A. Oral laser application. Berlin: Quintessence; 2006. p. 258–77.
104. Majaron B, Plestenjak P, Lukac M. Thermo-mechanical laser ablation of soft tissue: modeling the micro-explosions. Appl Phys B. 1999;69:71–80.
105. Bashkatov AN, Genina EA, Kochubey VI, Tuchin VV. Optical properties of human skin, subcutaneous and mucous tissues in the wavelength range from 400 to 2000 nm. J Phys D Appl Phys. 2005;38:2543–55.
106. Anvari B, Motamedi M, Torres JH, Rastegar S, Orihuela E. Effects of surface irrigation on the thermal response of tissue during laser irradiation. Lasers Surg Med. 1994;14:386–95.

5 粘接剂与铒激光处理牙釉质和牙本质

Roeland De Moor, Katleen Delmé, Filip Keulemans

摘要

牙釉质和牙本质的粘接质量对粘接充填材料的长期寿命是最重要的。如今,粘接系统得到了一定的发展,人们对粘接基质和粘接系统的相互作用有了更深入的了解。铒激光预备后,釉-牙本质界与传统车针预备的表面特性不同。对于一些激光而言,其处理后的表面不规则性和固位性使得粘接时不需要酸蚀。同时,有研究证实,用非自酸蚀的粘接系统进行粘接前,最好先酸蚀激光处理过的表面(牙釉质和牙本质)。经典的“金标准”,如三步法酸蚀-冲洗系统提供了临床可接受的粘接强度。含有 10-MDP 的二步法“温和型”自酸蚀粘接剂酸蚀牙釉质与不酸蚀牙本质的粘接效果至少相当。必须强调的是,由于粘接效果受基底影响,建议粘接前用低能量的激光处理牙本质,而不要依赖激光处理牙釉质(过去称为激光刻蚀)。目前尚无足够的证据表明激光可取代玻璃离子。

5.1 树脂在牙体修复学中的概况

如今, Black 在 1900 年提出的经典窝洞预备理论已发生了翻天覆地的变化。过去都是依赖增加固位型或固位沟等几何形态固定修复材料。目前,一种更为保守的方法被大家采纳,这种方法利用直接粘接充填材料替代损坏的牙体组织,从而保存了完整的牙体结构。

20 世纪 50 年代中期, Michael Buonocore 介绍了酸蚀技术(改善树脂-牙釉质之间的粘接)。20 世纪 60 年代早期,开发了复合树脂的有机基质 Bis-GMA 或 Bowen 树脂(具有重要优势,可减少聚合收缩,并且在聚合中形成交联反应),粘接革命由此拉开序幕,保存牙体组织的概念应运而生,这一概念也被称为微创口腔医学或干预口腔医学。

自从 Stern 和 Sognnaes 在 20 世纪 60 年代中期用红宝石激光对硬组织进行消融,激光在牙体修复学中的应用成为激光口腔医学中最值得探索的领域。遗憾的是,最初探索的波长不得不放弃,如 Nd:YAG(1.064μm)、CO_2(9.6μm)和 Ho:YAG(2.12μm),因为它们会产生大量的热副作用,导致髓腔温度上升,以及碳化和微裂。

因此,必须找到一种穿透深度小并且有

更佳温控效果（对牙髓无热损伤）的消融机制。准分子激光（在紫外线范围）和铒激光（在红外线范围）都有很小的热副作用。由于消融和技术的原因，铒激光（2.94μm 的 Er:YAG 和 2.78μm 的 Er,Cr:YSGG）成为去除牙体硬组织最适合的工具。第 7 章将重点介绍铒激光对牙体硬组织表面的改性和窝洞预备方法。

铒激光预备牙釉质和牙本质后会形成非常特殊的表面形态（参见第四章）。激光与水的光学亲和性是牙釉质和牙本质消融过程中的关键因素，决定消融的有效性、选择性和微创性。同时，水在口腔粘接系统中也扮演了非常重要的角色。

5.2 粘接

美国试验与材料协会（The American Society for Testing and Materials, ASTM）（D907 规范）对粘接的定义为：由原子力或联锁力单独或共同保持两个界面在一起的状态称为粘接。

粘接也指不同微粒和/或表面与另一种表面的黏附和结合倾向，表明两种基底形成粘接结合。在口腔领域，这些基底通常是粘接剂和牙齿（牙釉质、牙本质、牙骨质）。因此，口腔粘接剂是一种连接和固定两种基底的材料（例如牙体组织和修复材料或两种修复材料）。这种粘接剂还应将负荷从一个表面转移到另一个表面，如玻璃离子与牙齿的直接粘接。

5.2.1 粘接基础

粘接的三种基本类型：

（1）特异性粘接：接触面之间的分子吸引力。

（2）机械粘接：由粘接剂和基底之间的机械锁合产生的粘接。

（3）有效粘接：由特异性的结合作用和机械粘接产生的粘接剂与底物表面的理想粘接。

影响粘接的因素：

（1）粘接基底的表面润湿性。

（2）粘接剂的黏稠度。

（3）基底粗糙度。

润湿性是指液体覆盖以及与固体表面形成界面的能力。液体和固体表面形成的接触角是评价润湿性的指标。

接触角越小，表面张力越低，润湿性越大，液体在固体表面的扩散程度越大。可形成大接触区的材料润湿度与不形成大接触区的材料的润湿度相反。因此，润湿性受粘接剂和基底材料的相对表面能的影响，这意味着粘接剂的表面张力应比基底表面能低。具有低表面能的结构，例如牙釉质，润湿性差，不经过表面处理难以获得较好的粘接效果。

因此，对牙齿的粘接可得出如下结论：粘接（口腔科粘接剂或粘接材料，如玻璃离子水门汀）必须润湿牙齿表面或修复材料表面（创造接触区域）。

必须注意以下影响基底与粘接剂理想粘接效果的因素：①基底表面的清洁程度；②润湿度；③表面粗糙度；④表面处理情况；⑤粘接剂本身（黏稠度等）。

5.2.2 口腔粘接的粘接机制

两种材料间的粘接力大小取决于两种材料之间接触区域的相互作用。

粘接机制可分为四种：①机械粘接；②物理粘接；③化学粘接；④扩散粘接。

5.2.2.1 机械粘接

机械粘接发生在粘接材料填充孔隙、气孔或使粗糙的表面平滑，并与基底锁结在一起。另一个机械粘接的例子就是链和纤维的锁结。

最典型的例子是酸蚀创造的牙釉质表面微小的不规则面。树脂粘接剂渗入处理后的表面，形成不规则的树脂突。牙釉质的粘接效果取决于粘接剂对底物的润湿能力，需要低黏度的粘接剂流入不规则的表面(粘接剂的流变性或流动性)。其次是黏度，粘接剂和基底微观形貌之间的静电吸引力可能被启动。液体的触变性是另一个影响因素(由于机械活化而转变为较低黏度，并表现为比流体在静态下更好的流动性)。

5.2.2.2 物理粘接

当粘接剂和基底之间通过二次键(范德华力和氢键)相互结合时，就会产生物理粘接。为了建立二次键，粘接剂和基底面需要紧密结合。换句话说，就是粘接剂应该容易润湿或吸附在基底上。

两种物理粘接需要加以区分：

(1) 静电粘接：一些导电材料可以通过电子在接头处形成电荷差，在材料之间产生具有静电吸引力。

(2) 色散粘接：色散粘接也称物理吸附。当两种界面足够紧密时，分子间的相互作用力(范德华力和氢键)和原子间的相互作用力将两种材料结合在一起。所涉及的分子呈极性面，与平均电荷密度有关，并且有净正电荷和净负电荷的区域。

自然界中，虽然物理粘接是可逆的，但是它被认为是化学粘接的前序。硅烷偶联剂处理玻璃表面正是通过该原理实现的。起初，硅烷偶联剂和玻璃表面形成氢键导致了可逆的物理粘接。干燥后发生缩合反应，在硅烷与玻璃表面之间形成共价键而产生稳定的化学键。

5.2.2.3 化学粘接

化学粘接是指粘接剂与被粘物在其结合面或界面上形成化合物的化学键的过程。如果分子通过离子或共价键与其他物质的原子或分子结合而改变其特性，就会发生这种情况。

为了获得高强度的短化学键，粘接表面需要紧密结合，并且这些表面必须通过粘接保持稳定。键长递减顺序如下：范德华力(0.45nm)、金属键(0.4nm)、离子键(0.25nm)、氢键(0.2nm)、共价键(0.15nm)。所涉及力的平均键能按下列顺序依次递增：范德华力、氢键、金属键、共价键、离子键。

化学粘接主要发生在牙体组织的无机物(羟基磷灰石)或有机物(Ⅰ型胶原蛋白)与功能性单体(如10-MDP)之间，这些功能性单体来自口腔科粘接剂或含羟基磷灰石钙离子的玻璃离子聚链烯酸中的羧基。

5.2.2.4 扩散粘接

一些材料可在粘接界面发生材料之间的扩散、融合或混合。在这种情况下，可以认为粘接是三维的体积过程，而不是二维的表面过程。如果两种材料的分子都是可移动的并且可相互溶解，就可能发生扩散粘接。当牙本质脱矿胶原基质被粘接剂的树脂单体渗透时，最典型的扩散粘接例子是形成混合层。

另一个扩散粘接的例子是烧结。其间金属和陶瓷粉末在压缩和加热后，原子从一个粒子扩散到另一个粒子，从而形成固体。

5.3 粘接的关键思考：粘接的持久性

在过去的60年里，从1955年开始，随着Buonocore的实验和牙釉质粘接的引入，口腔科粘接系统随着化学、机械、应用、技术、功效和效率的变化而发展。

简化的“一体化”粘接剂将酸蚀剂、偶联剂和粘接剂结合在一个单一的解决方案中。这种一步法自酸蚀粘接剂(1-SEAs)对更多的使用者显然是便利的，而且技术敏感性低，但仍然有很多缺点。其粘接强度比起酸蚀-冲洗和多步法的粘接剂要低。由于其高亲水性，富含甲基丙烯酸羟乙酯(HEMA)的一步法自酸蚀粘接剂能够像渗透膜一样，增加水吸附，并产生粘接层的水运动。另一方面，无HEMA/少HEMA的1-SEAs经过相分离，故在粘接层形成了水泡。这种现象说明了富含 HEMA 和无 HEMA/少 HEMA 的 1-SEAs 都易于降解，可影响长期的粘接性能。当今，一步法粘接剂包括两种组分的 1-SEAs（使用前混合），单组分 1-SEAs（唯一真正的"一体化"粘接剂）和多组分通用型粘接剂。此外，自粘接复合物现已投入市场。

各代粘接剂概述

第一代:20 世纪 60 年代
表面活性共聚单体 NPG-GMA 的发展 不推荐用于牙本质酸蚀 通过螯合作用与玷污层粘接 粘接强度弱（牙本质无润湿性，且没有完全穿透玷污层），2~3MPa
第二代:20 世纪 70 年代末、80 年代初
磷酸酯牙本质粘接系统的引入 不推荐用于牙本质酸蚀 通过螯合作用与玷污层粘接 粘接强度弱（牙本质无润湿性，没有完全穿透玷污层），5~6MPa
第三代:20 世纪 80 年代
酸蚀牙本质 保留管间牙本质下方轻微脱矿化的改性的玷污层 单独偶联剂 增强的粘接强度，3~8MPa 临床结果多样
第四代:20 世纪 90 年代初
三步法全酸蚀系统 磷酸、在乙醇、丙酮或水中含有反应性亲水性单体的偶联剂、未填充或填充的树脂粘接剂 混合层（树脂-牙本质相互扩散的区域）及粘接剂渗入开放的牙本质小管，形成树脂突 增强的粘接强度，13~30MPa 技术敏感
第五代:20 世纪 90 年代初
粘接步骤简化："1 瓶"系统（偶联剂和粘接剂装在一个瓶子中） 粘接强度维持在 3~25MPa
第六代:20 世纪 90 年代末至 21 世纪前十年初期
自酸蚀偶联系统 减少术后敏感的发生率 粘接强度比第四代和第五代弱，除了 Clearfil SE Bond
第七代:2002 年末
"一体化"粘接系统 包括酸蚀、偶联剂和粘接剂 温和的自酸蚀方法会有较好的粘接强度 仍建议采用磷酸酸蚀牙釉质
第八代:21 世纪前十年末期
仍处在争议中

5.3.1 现代粘接剂的科学分类

粘接剂的分类最简单直接的方法就是根据牙釉质和牙本质的粘接步骤来进行分类。

（1）酸蚀-冲洗（E&Ra）粘接剂（a）：三步法 E&Ra/3E&Ra（第四代）和二步法 E&Ra/2E&Ra（第五代）。

（2）自酸蚀（SEA）粘接剂（A）：二步法 SEA/2SEA（第五代）和一步法 SEA/1SEA（第七代等），（其中两步法和一步法均可分为 pH≥1.5 的"温和型"和"中等强烈型"（1/2SEA-m）和 pH<1.5 的"强烈型"（1/2SEA-s）。

（3）玻璃离子（GI）（本章节将会用到表 5-2 的分类）。

这些粘接剂之间的底物交换程度不同。酸蚀-冲洗粘接剂产生的交换程度超过了自酸蚀粘接剂的程度。然而，如今两种系统均可与牙釉质和牙本质产生交互作用。

2014 年，Peumans 等在系统综述中得出了以下结论。当代粘接剂在非龋坏的颈部缺损的充填修复的临床效果（年失败率 AFR）评分[均数，（标准差）]如下：GI[2.0(1.4)]为最低 AFR 得分，紧接着的是 2SEA-m[2.5(1.5)]、3E&Ra[3.1(2)]和 1SEA-m[3.6(4.3)]（$P>0.05$）。1SEA-s[5.4(4.8)]、2E&Ra[5.8(4.9)]、2SEA-s[8.4(7.9)]（$P>0.05$）得分明显较高。另外，除 GI（$P=0.7$）和 2SEA-m（$P=0.1$）外，同级的粘接剂的 AFR 得分具有显著差异（kruskal-Wallis sum 检验，$P<0.05$）。

5.3.2 "玷污层-去除"和"玷污层-改性"的粘接剂

5.3.2.1 从开始到第三代粘接剂

很多科学家都在尝试粘接未酸蚀的牙本质基底，不幸的是，大部分结果令人失望。1979 年，Fusayama 首次用磷酸酸蚀牙本质。直到 20 世纪 80 年代末，该牙本质处理技术并未在欧洲和美国得到推广，原因是容易激惹牙髓。因此，大多数第三代粘接剂仍未设计去除玷污层，而是对其进行改性，允许如 phenyl-P 等酸性单体渗入。

（1）表面活性共聚单体 NPG-GMA（N-phenylglycine glycidyl methacrylate）与第一代粘接剂：表面活性共聚单体 NPG-GMA（N-phenylglycine glycidyl methacrylate）是 Cervident 的基础，是商业上第一个可用的牙本质处理剂。这种共聚单体能与牙表面的钙离子螯合，从而产生与牙本质疏水的化学结合。第一代口腔科粘接剂的体外粘接强度为 2~3MPa。

（2）Phenyl-P（2-Methacryloxy Ethyl Phenyl Hydrogen Phosphate）与第二代粘接剂：20 世纪 80 年代初引入了很多磷酸酯牙本质粘接系统。这些产品都是甲基丙烯酰氧基的衍生物。其反应机制是增加牙表面润湿性，以及树脂中带负电荷的磷酸基团与带正电荷的玷污层中的钙离子反应。Clearfil Bond system F 就是第二代牙本质粘接剂（乙醇中 phenyl-P and HEMA）的首款产品。由于其表面润湿性差，粘接强度在 1~6MPa 之间。此外，玷污层的整个深度未渗到牙本质，未建立离子键结合或将树脂延伸到牙本质小管中。此外，口腔环境中水解稳定性不足也被提及。

（3）10-MDP（10-Metharyloyloxy Decyl Dihydrogen Phosphate）与第三代牙本质粘接剂：1984 年，Clearfil New Bond 被引入，并首次提出在使用磷酸酯型粘接剂时用磷酸酸蚀牙本质的概念。这种以磷酸盐为基础的材料包含了 HEMA 和称为 10-MDP 的 10-碳分子，其中包括长疏水组分和短亲水组分。

然而，绝大多数的第三代粘接剂是不完全去除玷污层的设计。

（4）4-META（4-Methacryloxyethyl Trimellitic Anhydride)与第三代牙本质粘接剂:1982年,Nakabayashi指出混合层是粘接剂和牙本质层的交联区,其基础是一直沿用至今的粘接系统的微机械粘接机制。日本的大量研究也证实了含有亲水和疏水化学基团的单体如4-META,能够穿过牙本质小管并在原位聚合,从而获得强力和持久的粘接效果。渗入牙本质小管的树脂形成的所谓过渡混合层,既不是牙,也不是树脂,而是两者的混合物。树脂加强的牙本质薄层在分子水平将两种不同的物质锁结,封闭其表面以抵抗渗漏,并具有高度耐酸性。牙本质通常用10%柠檬酸和3%氯化铁的水溶液酸蚀,冲洗吹干后,涂布35%HEMA水溶液,形成含有4-META、MMA(甲基丙烯酸甲酯)和TBB(三丁基硼烷)的自固化粘接树脂。

5.3.2.2 现代粘接剂:酸蚀-冲洗和自酸蚀粘接剂

如今,市面上的粘接剂被分为四种:三瓶装或三步法酸蚀-冲洗粘接剂(3E&Ra)、两瓶装酸蚀-冲洗系统(2E&Ra)、两瓶装自酸蚀系统(2SEA)、一瓶装或“一体化”(1SEA)。

(1) 三步法全酸蚀粘接剂:全酸蚀的应用起源于日本,磷酸酯类粘接使用了磷酸酸蚀的蚀刻步骤。早期的3E&Ra研究并没有证实它改善了粘接强度,极大的可能性是由于它造成了磷酸脂的疏水性。然而,目前证明牙釉质粘接的体外拉伸粘接强度为20~50MPa,牙本质为13~80MPa。酸蚀改变了牙本质的矿物质含量和表面能。经过酸蚀的牙本质末端具有很低的表面能底物(合成的胶原纤维耗尽了羟基磷灰石高表面能)。在3E&Ra中偶联剂的作用是增加牙本质的表面张力。同时,偶联剂和粘接树脂渗入管间牙本质,从而形成树脂-牙本质交联区的混合层。两种树脂还渗入牙本质小管,并形成聚合树脂突。

(2) 二步法酸蚀-冲洗粘接剂:2E&Ras(第五代牙本质粘接剂)是一种简单的粘接系统。这类系统中的绝大多数距离其目标还差一段距离。但是与3E&Ra相比(第四代粘接剂),至少在粘接强度上已经达到要求。

(3) 二步法自酸蚀粘接剂:对简化步骤的进一步需求促进了不需要单独处理的粘接系统的发展。第六代粘接系统包括自酸蚀偶联剂和单独的粘接树脂或包含了处理剂、偶联剂和粘接树脂的混合物。由于玷污层在牙釉质和牙本质上作为粘接底物,该组粘接剂被看成第二代粘接剂。偶联剂的酸性是这两代粘接剂的主要区别。这代粘接剂含有酸性单体,如4-MET和10-MDP,与之前疏水的粘接系统相比亲水性更好。

自酸蚀偶联剂(SEPs)分为三组:轻度、中度、重度。轻度偶联剂为牙本质提供了较好的粘接强度,但弱化了牙釉质的粘接强度。重度偶联剂则相反。

(4) 一步法自酸蚀粘接剂:是将处理剂、偶联剂和粘接树脂混合,粘接剂的成分具有疏水性和亲水性。此外,这些一体化的粘接剂含有未固化的直接与树脂修复材料结合的离子单体。

一体化粘接系统必须酸蚀到足以使牙釉质和牙本质的玷污层脱矿。因此,其树脂单体具有高亲水性,并且可能导致一些对水降解的不敏感性。由于混合溶剂的复杂性,这些粘接剂容易分相,并在粘接层形成水滴状。粘接层扮演半渗透膜的角色,允许双向水流通。比起3E&Ra和2E&Ra,一体化系统的粘接强度较低。较多近年来的研究证实了2SEA(Clearfi l SE Bond)的粘接强度优于1SEA。一步法自酸蚀系统作用于牙本质的表现似乎取决于材料。

5.3.3 推荐方法

而今(2015年),可选择酸蚀-冲洗和自酸蚀两种方法。研究证实:由酸蚀-冲洗方法产生的微机械锁合对于牙釉质粘接是至关重要的。尽管自酸蚀粘接剂中功能性单体的目的在于与羟基磷灰石产生化学反应，但牙釉质羟基磷灰石晶体的结构、大小和排列方向似乎不足以提供实现与牙釉质持久结合的化学结合位点。

沿用轻度自酸蚀方法的功能性单体与羟基磷灰石的化学反应产生了改善牙本质粘接持久性的结果。例如，这些功能性单体有 10-MDP 和 4-MET。

2015 年推荐的方法如下：

（1）窝洞边缘制备的斜面是为了考虑釉柱的方向。以斜面的方式暴露釉柱的末端比仅釉柱侧面暴露在酸蚀剂中的酸蚀效果更好。

（2）持续使用磷酸（35%～37%）15s，紧接着冲洗，选择性酸蚀牙釉质。虽然有些接触无害，但还是应该避免酸蚀牙本质。

（3）用含有 10-MDP 的温和自酸蚀偶联剂频繁地涂布于已酸蚀的牙釉质和未酸蚀的牙本质表面 15s。用无油气吹薄表层偶联剂，直到偶联剂不再移动（10-MDP 与羟基磷灰石形成离子键结合，并且组装形成纳米层）。

（4）使用无溶剂的粘接树脂（粘接层），用气吹薄，并且光固化。

5.4 铒激光照射牙釉质和牙本质及由此导致的表面改变

激光照射后的牙釉质和牙本质呈现出特殊的表面形态。铒激光照射牙釉质和牙本质产生了一个复杂的表面（断裂和不均匀）和没有玷污层的开放小管，显而易见，这两种情况对粘接非常有利。一般来说，激光照射后的牙釉质表面呈现不规则的、典型的蜂窝状的棱柱和圆柱。激光照射后的牙本质呈现袖口状外观（被去除的管间牙本质比管周牙本质更多）。

牙本质和牙釉质的特征形貌是特定的“铒激光-组织”相互作用的结果。Er：YAG（2.94μm）和 Er，Cr：YSGG（2.78μm）发出的能量能很好地被内源性的水吸收，并且与羟基磷灰石具有高的亲和力（参见第四章）。去除牙釉质和牙本质的机制被称为光热碎裂或消融。

许多研究已经证明，内源性水的存在不足以去除牙釉质和牙本质，并且 Er：YAG 和 Er，Cr：YSGG 在这方面的作用不同。Er：YAG 激光较浅的穿透深度会产生高的空间能量密度，可使组织对辐射的作用更加敏感。Er，Cr：YSGG 激光的穿透深度较大，相应的空间能量密度较低。需要重点强调的是，用 Er：YAG 和 Er，Cr：YSGG 激光照射牙釉质以及 Er，Cr：YSGG 激光照射牙本质，如果没有外部喷水，可能观察不到消融。光热相互作用不仅导致羟基磷灰石矿物质熔融、破裂和碳化，最终还会导致表面温度过高。

相对于 Er：YAG 激光照射，Er，Cr：YSGG 激光照射能够更好地被牙釉质中的矿物质吸收。相比之下，牙釉质中羟基磷灰石的体积含量远高于水。因此，由于牙釉质大量吸收 Er，Cr：YSGG 激光辐射的原因，导致了更低的空间能量密度的形成。

喷水可以减少对周围组织的热效应，防止组织损伤。同时，也证明了喷水在维持消融过程中的作用。学者们提出了各种假设，例如通道形成和崩塌导致空穴气泡，进而产生冲击波或反冲波引起组织损伤。外部提供的水喷雾，更确切地说是由其产生的水膜，实际上充当了消融过程的介质和单独的吸收器。

第 4 章中强调了许多材料的特性和物理因素会对铒激光消融的效率和效果产生影响（表 5-1）。另外需要强调的是，水的作用是非常关键的。除了内源性水，外部供水对消融效率、激光处理牙齿表面和粘接剂修复材料之间的最终粘接效果起着至关重要的作用。例如，水膜厚度、水量、流速和喷水方式等因素与能量和脉冲重复率有关。

表 5-1 影响铒激光消融效率和质量的材料特性和物理因素

生物硬组织材料的相关特性	激光的特性
吸收系数	波长
表面反射系数	脉冲能量
组织中吸收成分的特定热容	脉宽
组织的导热能力(热扩散系数 κ)	时间脉冲光束波形(脉冲形状)
组织中水的分布	空间光束波形(TEM/横向电磁模式)

综上所述,消融效率受到许多参数的影响[以下参数主要由科学出版物所提供:能量、能量密度、功率、频率(Hz)、光束直径(mm)、脉宽、水流速、水流量]。不幸的是,并不是所有的研究都提供这些信息,很多研究往往忽略了重要参数(如能量密度、功率、激光束直径和水输送模式),比较彼此之间的研究难免会产生争议。

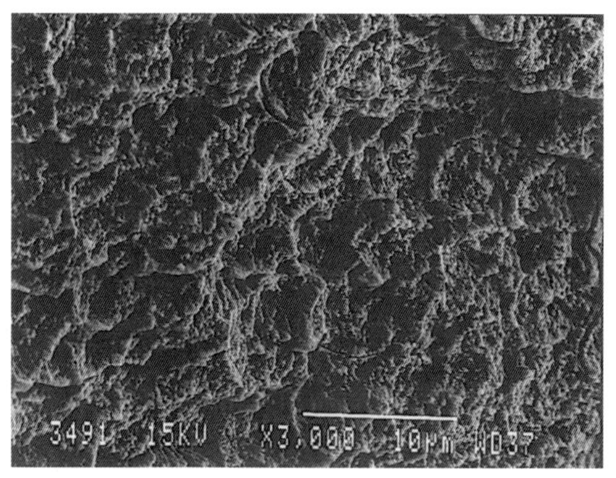

图 5-1 Er:YAG 激光照射的牙釉质图像(350mJ、10Hz、100μs、距离 7mm、0.9mm 光斑尺寸)(由 Katleen Delmé 医师和 Roeland De Moor 教授提供)

5.5 铒激光照射牙釉质和牙本质的粘接

5.5.1 酸蚀-冲洗粘接的研究

5.5.1.1 牙釉质

De Moor 和 Delmé 在 2009 年的综述中总结道:考虑到粘接强度和边缘封闭的效果,用磷酸酸蚀激光照射牙釉质是有必要的。

激光预备后,牙釉质的激光蚀刻没有增值效益。必须提及的是,激光蚀刻是一个不完整的术语,激光处理更为准确。该术语用于描述恰好高于消融阈值(Er:YAG 为 15J/cm^2 和 Er,Cr:YSGG 为 20J/cm^2)的能量所获得的减少的消融效应(图 5-1~图 5-4)。一般来说,激光蚀刻的这些研究都是使用酸蚀-冲洗系统。那个时候,有关自酸蚀系统对激光蚀刻牙釉质的信息还十分匮乏。

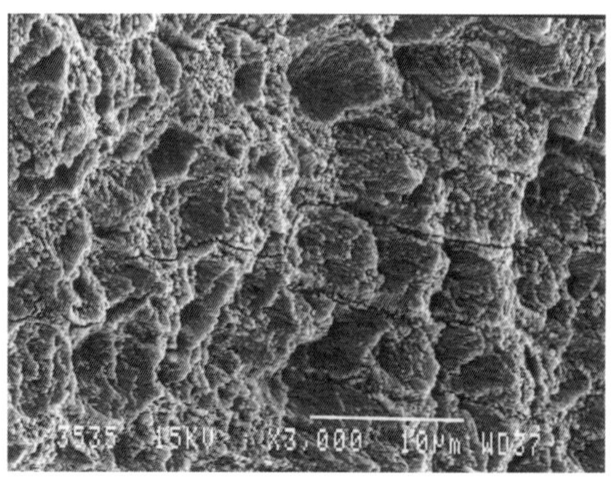

图 5-2 Er:YAG 激光处理的牙釉质图像(150mJ、10Hz、100μs、距离 7mm、0.9mm 光斑尺寸)(由 Katleen Delmé 医师和 Roeland De Moor 教授提供)

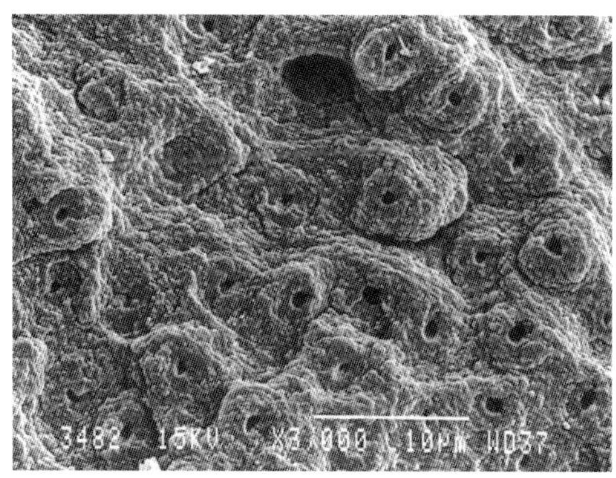

图 5-3 Er:YAG 激光照射的牙本质图像(200mJ、10Hz、100μs、距离 7mm、0.9mm 光斑尺寸)(由 Katleen Delmé 医师和 Roeland De Moor 教授提供)

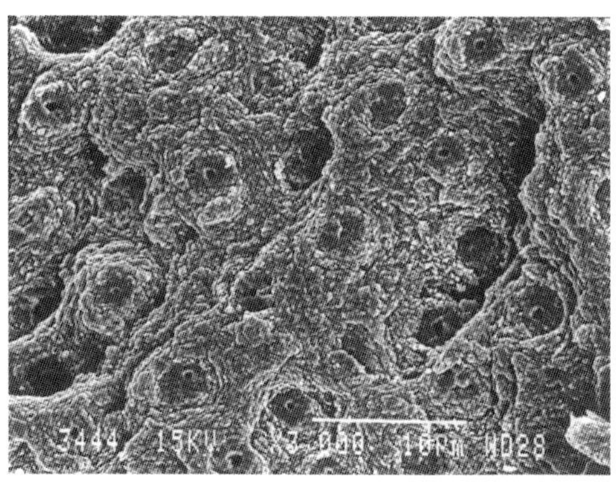

图 5-4 Er:YAG 激光处理的牙本质图像(80mJ、10Hz、100μs、距离 7mm、0.9mm 光斑尺寸)(由 Katleen Delmé 医师和 Roeland De Moor 教授提供)

5.5.1.2 牙本质

铒激光照射牙本质后,使用酸蚀-冲洗粘接剂产生的混合层比车针预备牙本质后酸蚀的混合层更薄(图 5-5~图 5-8)。

对于一些不太明显的混合层,有着不同的解释:

(1) 一些有机成分被选择性地去除,从而增加了更多的钙和磷。

(2) 碳磷比率的减少产生了更稳定和不易酸溶的化合物。

(3) 形成一个更耐酸的牙釉质和管周牙本质。

(4) 在最高能量密度下,流失了更多的

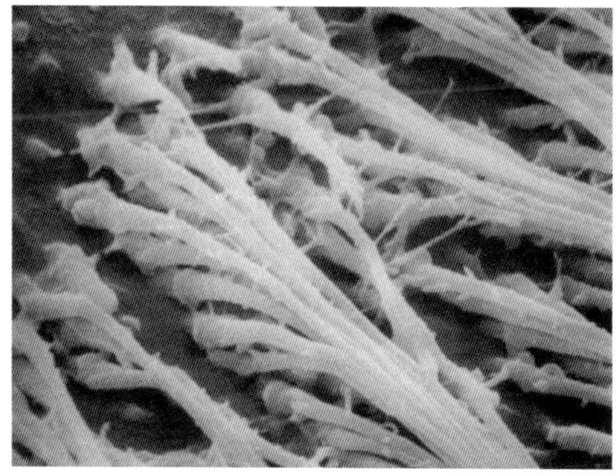

图 5-5 酸蚀-冲洗系统粘接年轻的第三磨牙牙冠后所形成的牙本质树脂突的扫描电子显微镜图(1 300×)(由意大利 Luciano Fonzi 和 Vassilios Kaitsas Siena 教授提供)

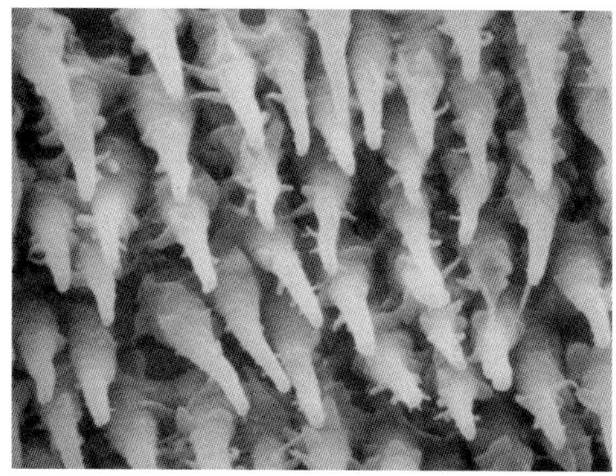

图 5-6 酸蚀-冲洗系统处理年轻第三磨牙后所形成的牙本质(靠近釉-牙本质界)树脂突的扫描电子显微镜图(1 600×)(由意大利 Luciano Fonzi 和 Vassilios Kaitsas Siena 教授提供)

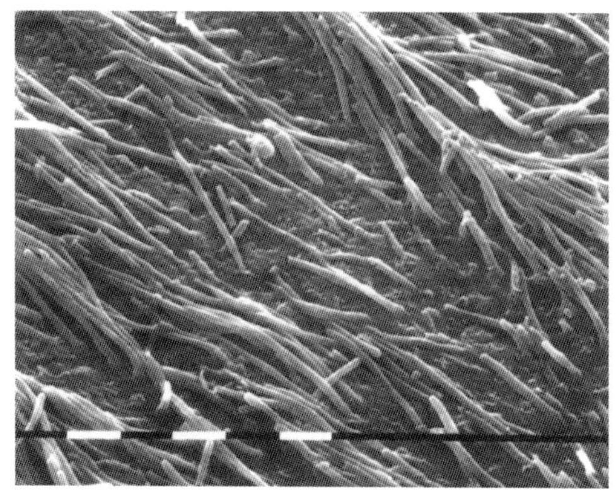

图 5-7 2.0W,20Hz,100mJ,600μm 尖端直径,高气/水比(92%/80%)的 Er,Cr:YSGG 预备后,用自酸蚀粘接系统(Xeno V)处理所形成的牙本质树脂突的扫描电子显微镜图(由意大利 Luciano Fonzi 和 Vassilios Kaitsas Siena 教授提供)

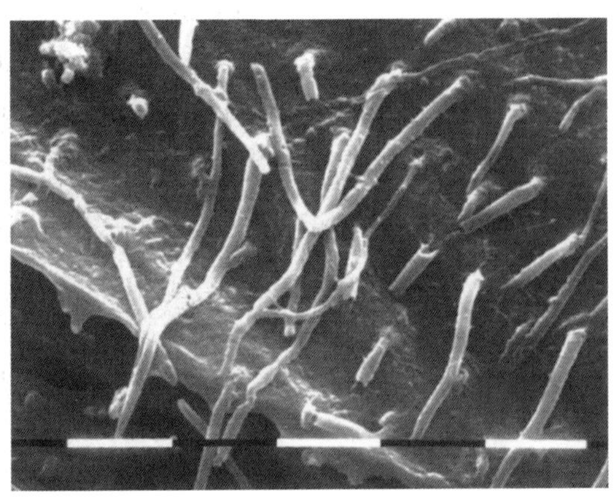

图 5-8 2.0W,20Hz,100mJ,600μm 尖端直径,低气/水占比(35%/25%)的 Er,Cr:YSGG 预备后用自酸蚀系统处理所形成的牙本质树脂突的扫描电子显微镜图(由意大利 Luciano Fonzi 和 Vassilios Kaitsas Siena 教授提供)

碳酸盐,在 1 000℃的情况下会导致碳酸盐完全流失。

(5) 化学成分在脉宽、输出能量和水冷却剂等因素的影响下发生改变。

(6) 激光照射期间的热量可能导致胶原网络变性和牙本质渗透性降低。

(7) 形成改性的超表面层,其中胶原纤维很少黏附到下面的牙本质基质。

(8) 热效应也延伸到牙齿表面下方,形成相互扩散区。

(9) 熔化和再结晶使牙齿表面超矿化,并且降低了渗透性,影响耐酸性。

总而言之,即便是使用磷酸,铒激光照射后混合层的厚度也有所降低。牙齿表面下层的损伤被认为是造成粘接强度降低和牙本质亚粘接层粘着失败的原因。

同样,对于自酸蚀粘接剂,牙齿表面下层的损伤和更薄或不存在的混合层导致拉伸粘接强度的降低。2009 年有人在研究中建议不使用非冲洗或自酸蚀粘接剂。在牙釉质和牙本质边缘也观察到了较高的微渗漏。

然而,近年来,由于对激光参数的关注越来越多(参见 5.5.2),阐述了目前对于第六代或两步自酸蚀粘接剂的改变方法。

5.5.2 铒激光处理牙釉质和牙本质后的粘接:自酸蚀粘接剂的研究

2010 年以后的大部分研究集中在牙本质粘接。更多的注意力放在激光照射模式,例如强调低能量、较短的脉宽(100μs,但不是 50μs)(如 5.5.1.2 所述)和重复率。事实上,激光治疗可以增强或减弱牙釉质和牙本质的微拉伸结合强度(μTBS),这取决于所使用的脉宽和额外的酸蚀应用。

5.5.2.1 牙釉质

铒激光的脉宽与激光消融能力和表面形态有关,这对牙釉质和牙本质的粘接强度是非常重要的影响因素。此外,一项研究表明如果结合了两步法酸蚀-冲洗粘接剂(2E&Ra)(第五代),Er:YAG 比 Er,Cr:YSGG 激光有更高的微拉伸结合强度。

通常来说,牙釉质边缘经过酸蚀后会比单独使用两步自酸蚀粘接剂(2SEA)(第六代)产生更好的拉伸粘接强度。只有激光预处理的牙釉质表面似乎不能达到临床可接受的值,是由于形成了更耐酸的表面。这些发现也与目前仍在使用的磷酸酸蚀激光处理牙釉质边缘所得到的结论一致。

5.5.2.2 牙本质

两步法自酸蚀粘接剂(2SEA)的研究表明,与常规预备的牙本质表面相比,通常用 2SEA 粘接剂处理激光照射的牙本质仍然会产生较低的 μTBS 值。然而,Clearfi SE Bond 自酸蚀粘接剂(SEA)的粘接强度低于 2E&Ra 粘接剂。后者的粘接剂技术使用了 Er:YAG 和 Er,Cr:YSGG 激光。这些研究的共同点是 10-MDP 的粘接剂体系具有优异的黏附性,并具有与羟基磷灰石潜在的化学作用。

增加酸蚀时间也不能增强 2E&Ra 对激光照射后的牙本质结合强度。与 2E&Ra 酸蚀 90s 相比，酸蚀 30s 和 15s 产生了更强的粘接强度。在这方面，以前的研究已经报道了激光照射后牙釉质和牙本质的耐酸性会增加。酸蚀之后再用次氯酸钠进行清洁的方案可改善粘接剂单体在被照射的牙本质中的渗透率，因为在之前的研究中几乎没有发现混合层的形成。

21 世纪初的研究再次提到了激光预处理。在激光窝洞预备后，以低能量激光处理牙本质，并且不用 2SEAs 再处理，会获得较高的粘接强度。根据构想，激光处理的牙本质与车针预备的牙本质相比，许多 1SEAs（第七代）证实了二者相同的粘接强度。一般来说，这些粘接剂属于一类温和型自酸蚀粘接剂。然而，还需要更多的研究来解释这些意想不到的结果。

5.5.3 建议

目前，提倡与车针切削牙本质相似的方法。最初的“黄金标准”，带有水/含偶联剂的乙醇的三步法酸蚀-冲洗（3E&Ra）（第四代粘接系统）表现出临床可接受的粘接强度。但并不建议激光处理牙釉质表面（因为牙釉质的结构和组成比牙本质含水量低），而是建议牙釉质表面必须用磷酸酸蚀。同时，也建议低能量激光处理牙本质。

由于两步法自酸蚀粘接剂（2SEA）（第六代粘接系统）与两步法酸蚀-冲洗（2E&Ra）（第五代粘接系统）相比，表现出更佳的粘接效果，并且与三步法酸蚀-冲洗（3E&Ra）（第四代粘接系统）粘接牙本质的效果相当或更佳。牙釉质边缘依然用磷酸酸蚀而不用激光处理。用低能量激光修整牙本质无需酸蚀，选择含两步法温和型自酸蚀粘接剂的 10-MDP 处理，可获得长期的牙本质粘接效果。

今天，抢占一步法自酸蚀或一体化粘接剂（第七代粘接系统）位置的时机尚早。然而，采用低能量激光处理牙本质，取得临床可接受粘接强度的结论已被证实。

5.6 玻璃离子水门汀

5.6.1 分类

1972 年 Wilson 和 Kent 首次介绍了玻璃离子水门汀。其于 1975 年在欧洲市场出现，1977 年在美国市场上出现。第一代玻璃离子是由铝硅酸盐玻璃和丙烯酸共聚物的水溶液组成。固化反应通过酸性聚电解质和铝硅酸盐之间的酸碱反应发生。由于两种成分具备材料的多样性，因此玻璃离子的应用范围非常广。材料凝固完全依赖于酸碱反应，被称为传统玻璃离子水门汀（GIC）材料（表 5-2）。

表 5-2 Saito 等人关于玻璃离子水门汀复合材料与复合树脂的分类

材料	基本组成	固化反应	固化材料的结构
玻璃离子水门汀	粉：氟铝硅酸盐玻璃 液：聚丙酸、多价羧酸、水	酸碱反应	填料：氟铝硅酸盐玻璃 基质：多酸盐
树脂改性玻璃离子水门汀	粉：氟铝硅酸盐玻璃 液：聚丙烯酸、水溶性甲基丙烯酸单体（HEMA 等）、催化剂	聚合反应	填料：氟铝硅酸盐玻璃 基质：多聚酸盐、聚甲基丙烯酸聚合物
复合材料	糊剂：填料（含氟等）、甲基丙烯酸单体、酸性单体、催化剂	聚合反应	填料：含氟 基质：聚甲基丙烯酸聚合物、酸性聚合物

不同类型的 GIC：

（1）用于直接充填的 GIC：是典型的酸碱反应材料，由铝硅酸钙玻璃粉末和聚烯酸液体组成。

（2）加强型 GIC：粉末中含有氟硅酸铝和经过改性的玻璃化合物。

1）分散相玻璃：通过玻璃相分离进行改性。

2）纤维加强型 GIC：由氧化铝纤维和其他纤维，如玻璃粉末中的二氧化硅纤维、玻璃纤维、碳纤维等成分组成。

3）金属加强型 GIC：加入金属粉末（银汞）或纤维。

4）金属陶瓷离子水门汀：玻璃由金银烧结而成。市场上只有含银的 GIC。

（3）高黏性 GIC：由于添加了聚丙烯酸粉末，而且具有更细粒度的分布，因此这种材料比经典 GIC 更黏稠。在后牙充填修复中取代了银汞充填。

（4）低黏性的 GIC：被开发成衬垫材料、高度敏感的牙颈部的沟隙封闭剂、以及牙髓材料。

玻璃离子树脂改性的研究是在 20 世纪 80 年代后期和 90 年代初期进行的，以便更好地控制操作，并且解决第一代玻璃离子［常规固化玻璃离子水门汀（GCIC）］对潮湿敏感的问题。

这些材料固化是通过酸碱反应和化学或光引发的第二固化过程完成的。如果仅有一种聚合机制参与固化，可以认为树脂改性的玻璃离子（RMGIC）是一种双重固化粘接剂。如果两种机制参与固化，则可以称该材料为三重固化粘接剂。三重固化粘接剂的组成包括：功能性多元酸和氟铝硅酸盐玻璃之间的酸碱反应、光聚合或自由基光固化（光和 HEMA）和化学激活或自固化反应。例如，氧化还原催化剂 HEMA。所有的 RMGIC 保留了重要的酸碱反应。根据树脂结合和聚合，可以将 RMGIC 分为两类：①RMGIC Ⅰ类，水门汀中添加少量树脂组分，例如 HEMA 或液体中常规玻璃离子 Bis-GMA。有些常规玻璃离子水门汀成分被水/HEMA 混合物所取代。其中发生了两个单独的固化反应，即改性树脂玻璃离子水门汀的初始固化反应导致聚合物基质的形成，而酸碱反应形成了硬而强的基质。该基质由两个相互渗透网组成。②RMGIC Ⅱ类，侧链改性的多烯酸可以通过光固化机制聚合，由聚合反应和酸碱反应形成了单网基质。

两种类型的 GIC 不能与多酸改性树脂复合材料（PAMRC）或复合材料（表 5-2）混淆。这里，酸性单体聚合存在于氟铝硅酸盐玻璃之中。PAMRC 或复合材料主要是具有氟释放潜力的复合树脂材料。释放氟化物的量不能与 GIC 相比，因此这里不过多强调。PAMRCs 对牙齿无潜在的自粘接力。

5.6.2 玻璃离子

尽管用弱聚链烯酸处理剂预处理明显改善了其对牙齿的粘接性，玻璃离子仍具有自粘接潜力，需要用调节剂处理玷污层的表面，建议涂布调节剂至少 10～20s，然后将凝胶冲洗干净，接着轻吹表面，无需干燥表面。

处理剂被看作是去除玷污层和碎屑的清洁剂，清除位于牙本质小管口的玷污结构。该步骤也导致了牙齿的部分矿化，进一步增加了接触面和微孔数量。此外，处理剂的使用导致胶原纤维中羟基磷灰石的损耗，产生的羟基磷灰石覆盖了胶原纤维，其间夹杂气孔的总体深度未超过 1μm。必须强调的是，处理剂常常未被完全冲洗掉，可导致 0.5μm 厚的附着层。

GIC 的粘接基于：①聚烯酸渗透和被覆羟基磷灰石的胶原纤维（RMGIC）微孔网的浅层杂交，牙本质（小管和微孔隙）的微机械锁合；②聚烯酸与羟基磷灰石的化学反应。这种化学自粘接是真正的初级化学粘接的结果，由聚烯酸的羧基与羟基磷灰石钙底物之间的离子键形成。

假设在GIC-羟基磷灰石界面形成了钙、磷酸铝和聚丙烯酸酯的中间吸收层。根据产物,发现多达0.5μm厚的聚烯烃残余物附着在牙齿上。由此导致界面上持久的“凝胶相”。研究人员发现由于聚烯酸调节剂,或者是玻璃离子材料本身导致了聚丙烯酸盐的形成。

5.6.3 玻璃离子粘接剂与激光牙体修复学

绝大多数评价GIC剪切强度或微拉伸强度的研究是采用RMGIC进行的。CGIC是脆性材料,并无代表性,因为材料实验常常失败。与激光预备有关的GIC拉伸和剪切强度的研究有限。

与铒激光大功率窝洞预备(Er:YAG,350mJ/2Hz)相比,RMGIC与经过牙钻切削的牙本质表面具有更高的粘接强度。采用低功率的激光处理牙本质后(Er,Cr:YSGG,50mJ/20Hz),尽管不使用处理剂,CGIC Fuji II而不是RMGIC,对牙钻切削和激光处理牙本质的粘接强度相当。在这个研究中,使用处理剂反而降低了粘接强度。

Delmé和Cardoso等人的研究发现,大功率的激光处理牙本质会导致混合层和凝胶相消失,并且影响RMGIC与牙本质的相互作用,从而对其粘接效果产生负面影响。

Ekwarapoj等人的研究发现,在使用Fuji IX和Ketac Molar(CGIC)(Er,Cr:YSGG,300mJ/20Hz)粘接剂时,牙本质经过激光预备后,不使用处理剂时,车针预备牙本质和激光预备牙本质的粘接强度没有差异。这在Jafari等人的研究中也得到了证实:不使用处理剂,用Fuji IX粘接激光预备的牙釉质,其粘接强度优于车针预备(Er:YAG 350mJ,10Hz)。

大量的铒激光牙本质的粘接研究强调使用低能量的激光处理,以获得最佳粘接效果。预备牙釉质也最好采用激光处理。

长期的浸水和热循环不会影响GIC对Er:YAG激光预备后的牙本质剪切粘接强度。

5.6.4 激光窝洞预备与玻璃离子水门汀边缘封闭

现已证明,CGIC和RMGIC需要调节剂的预处理,以获得良好的牙本质和牙釉质粘接效果。调节剂的作用是去除车针预备后所产生的玷污层和碎屑。铒激光预备的牙釉质和牙本质洞壁表面没有玷污层,因此激光处理后的调节剂的预处理是否能够改善边缘适合性,是一个值得思考的问题。

有关激光预备后用GIC充填恒牙的微渗漏研究仍然罕见。De Moor和Delmé的结论是,CGIC和RMGIC不能防止铒激光预备窝洞后微渗漏的发生。由于研究设计的差异性,难以对研究进行比较,下结论更难。一般来说,龈缘(牙本质/根部牙骨质)处的渗漏高于咬合面牙釉质边缘处的渗漏。铒激光预备和车针预备窝洞都会发生渗漏,因此结论是预备窝洞的方法与渗漏的发生无关。然而,有学者推荐在使用GIC充填之前使用调节剂(图5-9~图5-14),会使釉柱和激光处理过的高度矿化的管间牙本质边缘变得光滑。

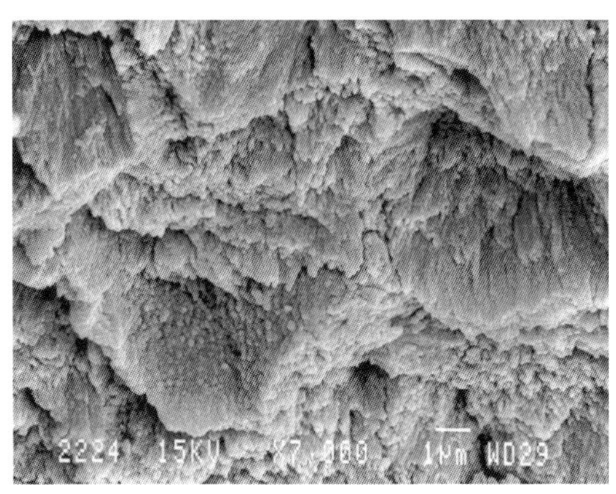

图5-9 激光预备后牙釉质表面的扫描电子显微镜图,显示带有釉柱截面的不规则表面(3 000×)(标尺=10μm)(比利时Katleen Delmé医师和Roeland De Moor教授提供)

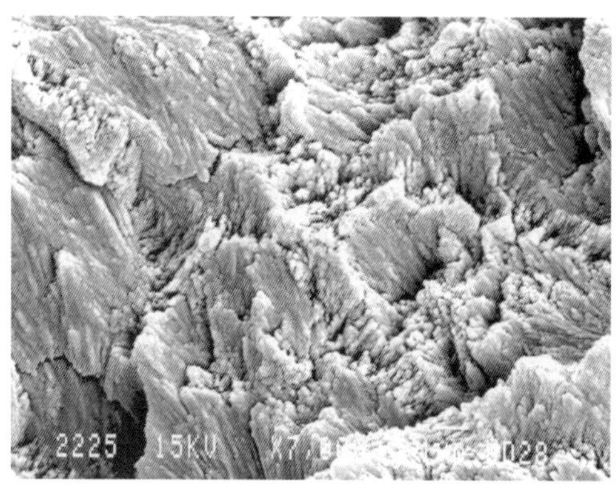

图 5-10 Er:YAG 激光预备和 Ketac 调节剂处理后的扫描电子显微镜图,显示牙釉质表面非常粗糙(3 000×)(标尺 = 10μm)(比利时 Katleen Delmé 医师和 Roeland De Moor 教授提供)

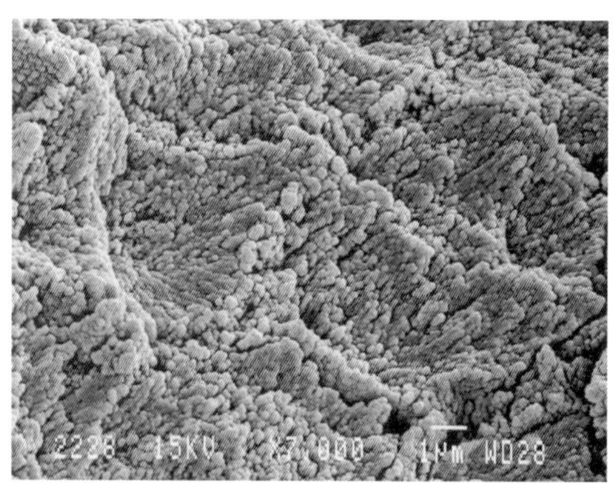

图 5-11 Er:YAG 激光预备和 GC 调节剂处理后的扫描电子显微镜图,显示釉柱变得圆钝(3 000×)(标尺 = 10μm)(比利时 Katleen Delmé 医师和 Roeland De Moor 教授提供)

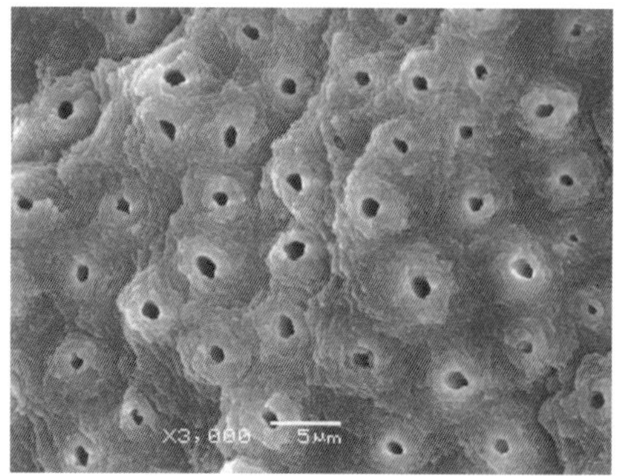

图 5-12 Er:YAG 激光预备后的扫描电子显微镜图,显示牙本质表面没有玷污层,且有开放的小管(3 000×)(标尺 = 5μm)(比利时 Katleen Delmé 医师和 Roeland De Moor 教授提供)

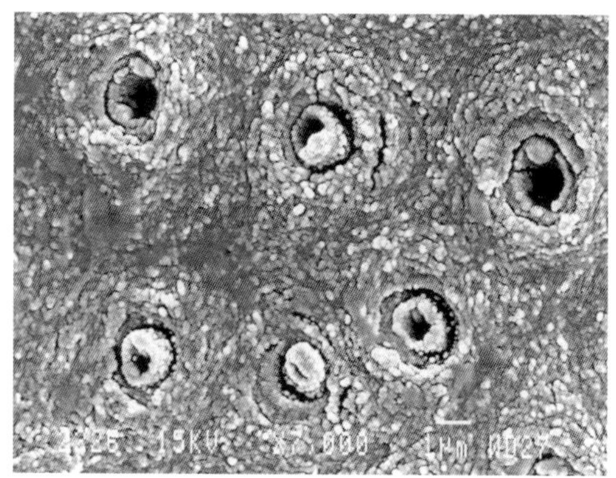

图 5-13 Er:YAG 激光预备和 Ketac 调节剂处理后扫描电子显微镜图,显示牙本质小管开口部分关闭(8 000×)(标尺 = 1μm)(由比利时 Katleen Delmé 医师和 Roeland De Moor 教授提供)

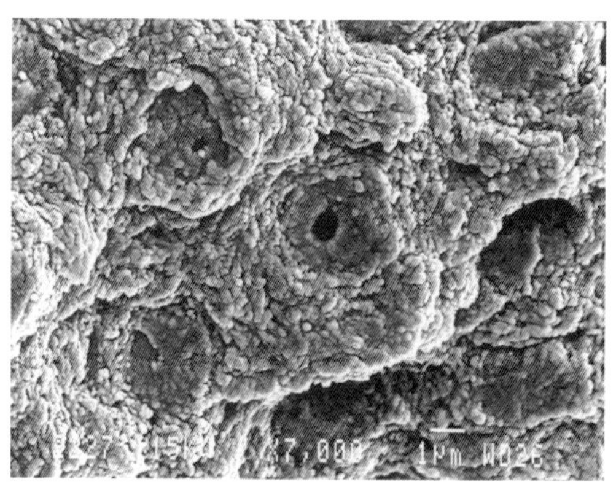

图 5-14 Er:YAG 激光预备和 GC 调节剂处理后的扫描电子显微镜图,显示大部分牙本质小管关闭(8 000×)(标尺 = 1μm)(比利时 Katleen Delmé 医师和 Roeland De Moor 教授提供)

近年来,一些研究也集中在乳牙,然而研究数量十分有限。与 RMGIC 相比,CGIC 的渗漏较高。激光预备的牙龈 V 类洞的渗漏比咬合面的渗漏高,而且比车针预备窝洞的渗漏更广泛。其他研究表明,激光预备和车针预备的窝沟,经 RMGIC 充填后的微渗漏,二者之间无明显差异。通过研究比较化学机械去龋(Apacaries gel)、ART(无创性修复治疗)和 Er:YAG 激光预备 I 类洞,表明用 Er:YAG 激光预备的窝洞会有更高的渗漏。然而,由于方法和材料的差异性,再次比较这些研究是不可能的。

5.6.5 建议

目前有关铒激光备洞的玻璃离子粘接的研究罕见，绝大多数研究局限在 RMGIC。采用与复合树脂成分相同的方法，可获得 RMGIC 粘接。我们建议用调节剂进行预处理，以获得良好的边缘密封。激光处理似乎对粘接具有积极的影响。一般来说，与牙龈处的牙本质微渗漏相比，牙釉质发生微渗漏较少。但是有关拉伸粘接强度的研究较少。

目前，有关 CGIC 的粘接文献比 RMGIC 少。没有可靠的信息证明铒激光处理会增加 CGIC 的粘接强度。考虑到 CGIC 的封闭能力，无玷污层的表面可能不需要用处理剂进行预处理。只要没有令人信服的文献，激光处理和牙面处理剂处理后，可使用 CGIC。

目前，没有令人信服的证据表明，激光处理牙本质和牙釉质后，用 GIC 的粘接效果至少会与三步法酸蚀-冲洗系统（3E&Ra）和两步法温和的含 10-MDP（SEA-m）自酸蚀系统的粘接效果相当。

（陶 娴 译）

参考文献

1. Black GV. A work op operative dentistry in two volumes. Chicago: Medico-Dental Publishing Company; 1908.
2. Van Meerbeek B, De Munck J, Yoshida Y, Inoue S, Vargas M, Vijay P, Van Landuyt K, Lambrechts P, Vanherle G. Buonocore memorial lecture. Adhesion to enamel and dentin: current status and future challenges. Oper Dent. 2003;28:215–35.
3. Buonocore MG. A simple method of increasing the adhesion of acrylic filling materials to enamel surfaces. J Dent Res. 1955;34:849–53.
4. Bowen RL. Properties of a silica-reinforced polymer for dental restorations. J Am Dent Assoc. 1963;66:57–64.
5. Peters MC, McLean ME. Minimally invasive operative care. II. Contemporary techniques and materials: an overview. J Adhes Dent. 2001;3:17–31.
6. Peters MC, McLean ME. Minimally invasive operative care. I. Minimal intervention and concepts for minimally invasive cavity preparations. J Adhes Dent. 2001;3:7–16.
7. Stern RH, Sognnaes RF. Laser beam effect on dental hard tissues. J Dent Res. 1964;43:873.
8. De Moor RJG, Delmé KIM. Laser-assisted cavity preparation and adhesion to Erbium-lased tooth structure: Part 2. Present-day adhesion to Erbium-lased tooth structure in permanent teeth. J Adhes Dent. 2010;12:91–102.
9. Frentzen M, Koort HJ, Kermani O, Dardenne MU. Preparation of hard tooth structure with Excimer lasers. In vitro study. Dtsch Zahnarztl Z. 1989;44:431–5.
10. Liesenhoff T, Bende T, Lenz H, Seiler T. Removal of hard tooth substance with Excimer lasers. Dtsch Zahnarztl Z. 1989;44(6):426–30.
11. Keller U, Hibst R. Experimental studies of the application of the Er:YAG laser on dental hard substances: II. Light microscopic and SEM investigations. Lasers Surg Med. 1989;9:345–51.
12. Hibst R, Keller U. Experimental studies of the application of the Er:YAG laser on dental hard substances: I. Measurement of the ablation rate. Lasers Surg Med. 1989;9:338–44.
13. Packham DE. Handbook of adhesion. Essex: Longham Scientific & Technical; 1992. p. 18–20.
14. von Fraunhofer JA. Adhesion and cohesion. Int J Dent. 2012;2012:951324.
15. Förch R. 1.3. Tutorial review: surface modification and adhesion. In: Förch R, Schönherr H, Tobias A, Jenkins ATA, editors. Surface design: applications in bioscience and nanotechnology. Chichester: Wiley; 2009. p. 55–80.
16. Van Meerbeek B, Van Landuyt K, De Munck J, Inoue S, Yoshida Y, Pedigao J, Lambrechts P, Peumans M. Chapter 8 Bonding to enamel and dentin. In: Summitt JB, Robbins JW, Hilton TJ, Schwartz RS, editors. Fundamentals of operative dentistry. A contemporary approach. Berlin: Quintessence books; 2006. p. 183–260.
17. Van Meerbeek B, Yoshihara K, Yoshida Y, Mine A, De Munck J, Van Landuyt KL. State of the art of self-etch adhesives. Dent Mater. 2011;27(1):17–28.
18. Van Meerbeek B, Vargas M, Inoue S, Yoshida Y, Peumans M, Lambrechts P, Vanherle G. Adhesives and cements to promote preservation dentistry. Oper Dent. 2001;Suppl 6:119–44.
19. Peumans M, De Munck J, Mine A, Van Meerbeek B. Clinical effectiveness of contemporary adhesives for the restoration of non-carious cervical lesions. A systematic review. Dent Mater. 2014;30:1089–103.
20. Fusayama T, Nakamura M, Kurosaki N, Iwaku M. Non-pressure adhesion of a new adhesive restorative resin. J Dent Res. 1979;58:1364–70.
21. Alexieva CC. Character of the hard tooth tissue-polymer bond. II. Study of the interaction of the human tooth enamel and dentin with N-phenylglycine-glycidyl methacrylate adduct. J Dent Res. 1979;58:1884–6.
22. Bowen RL, Marjenhoff WA. Development of an adhesive bonding system. Oper Dent. 1992;suppl 5:75–80.
23. Causton BE. Improved bonding of composite restorative to dentine. Br Dent J. 1984;156:93–5.
24. Retief DH, Denys FR. Adhesion to enamel and dentin. Am J Dent. 1989;2:133–44.
25. Asmussen E, Munksgaard EC. Bonding of restorative materials to dentine: status of dentine adhesives and

impact on cavity design and filling techniques. Int Dent J. 1988;38:97–104.
26. Eick JD, Cobb CM, Chappell RP, Spencer P, Robinson SJ. The dentinal surface: its influence on dentinal adhesion. Part I. Quintessence Int. 1991;22:967–77.
27. Asmussen E, Hanssen EK. Dentine bonding agents. In: Vanherle G, degrange M, Willems G, editors. State of the art on direct posterior filling materials and dentine bonding. Proceedings of the international symposium Euro Disney. 2nd ed. Leuven: Vanderpoorten; 1994. p. 33.
28. Baier RE. Principles of adhesion. Oper Dent. 1992;5(suppl):50–61.
29. Eliades GC, Vougiouklakis GJ. 31P-NMR study of P-based dental adhesives and electron probe microanalysis of simulated interfaces with dentin. Dent Mater. 1989;5:101–8.
30. Huang GT, Söderholm K-JM. In vitro investigation of shear bond strength of a phosphate based dentinal bonding agent. Scand J Dent Res. 1989;97:84–92.
31. Albers HF. Dentin-resin bonding. ADEPT Rep. 1990;1:33–42.
32. Nakabayashi N, Kojima K, Masuhara E. The promotion of adhesion by the infiltration of monomers into tooth substrates. J Biomed Mater Res. 1982;16:265–73.
33. Van Dijken JWV, Horstedt P. In vivo adaptation of restorative materials to dentin. J Prosthet Dent. 1986;56:677–81.
34. Perdiago J, Swift Jr EJ. Chapter 5 Fundamental concepts of enamel and dentin adhesion. In: Roberson TM, Heymann HO, Swift Jr EJ, editors. Sturdevant's art and science of operative dentistry. St. Louis: Mosby Elsevier; 2006. p. 243–79.
35. Eliades G. Clinical relevance of the formulation and testing of dentine bonding systems. J Dent. 1994;22:73–81.
36. Erickson RL. Surface interactions of dentin adhesive materials. Oper Dent. 1992;5(suppl):81–94.
37. Inoue S, Van Meerbeek B, Vargas M, Yoshida Y, Lambrechts P, vanherle G. Adhesion mechanism of self-etching adhesives. In: Tagami J, Toledano M, Prati C, editors. Third international Kuraray symposium of Advanced Dentistry; 1999 Dec 3–4; Granada. Como: Graphice Erredue; 2000. p. 131–48.
38. Toledano M, Osorio R, de Leonardi G, Rosales-Leal JL, Ceballos L, Cabrerizo-Vilchez MA. Influence of self-etching primer on the resin adhesion to enamel and dentine. Am J Dent. 2001;14:205–10.
39. Tay FR, Pashley DH. Have dentin adhesives become too hydrophilic? J Can Dent Assoc. 2003;69:726–31.
40. Tay FR, Pashley DH. Water-treeing – a potential mechanism for degradation of dentinal adhesives. Am J Dent. 2003;16:6–12.
41. Van Landuyt K, De Munck J, Snauwaert J, Coutinho E, Poitevin A, Yoshida Y, Inoue S, Peumans M, Suzuki K, Lambrechts P, Van Meerbeek B. Monomer-solvent phase separation in one-step self-etch adhesives. J Dent Res. 2005;84:183–8.
42. Perdigao J. dentin bonding – questions for the new millennium. J Adhes Dent. 1999;1:191–209.
43. Tay FR, Pashley DH, Peters MC. Adhesive permeability affects composite coupling to dentin treated with a self-etch adhesive. Oper Dent. 2003;28:610–21.
44. Tay FR, Pashley DH. Aggressiveness of contemporary self-etching adhesives. Part I. depth of penetration beyond dentin smear layers. Dent Mater. 2001;17:296–308.
45. Tay FR, Pashley DH, Suh BI, Carvalho RM, Itthagarun A. Single – step adhesives are permeable membranes. J Dent. 2002;30:371–82.
46. Chan KM, Tay FR, King NM, Imazato S, Pashley DH. Bonding of mild self-etching primers/adhesives to dentin with thick smear layers. Am J Dent. 2003;16:340–6.
47. Perdigão J, Gomes G, Gondo R, Fundingsland JW. In vitro bonding performance of all-in-one adhesives. Part I–microtensile bond strengths. J Adhes Dent. 2006;8:367–73.
48. Reis A, Loguercio AD, Manso AP, Grande RH, Schiltz-Taing M, Suh B, Chen L, Carvalho RM. Microtensile bond strengths for six 2-step and two 1-step self-etch adhesive systems to enamel and dentin. Am J Dent. 2013;26:44–50.
49. Van Meerbeek B, Yoshibar K. Clinical recipe for durable dental bonding: why and how? J Adhes Dent. 2014;16:94.
50. Yoshida Y, Magakane K, Fukuda R, Nakayama Y, Okazaki M, Shintani H, Inoue S, Tagawa Y, Suzuki K, De Munck J, Van Meerbeek B. Comparative study on adhesive performance of functional monomers. J Dent Res. 2004;83:454–8.
51. Yoshihara K, Yoshida Y, Hayakawa S, Nagaoka N, Kamenoue S, Okihara T, Ogawa T, Nakamura M, Osaka A, Van Meerbeek B. Novel fluoro-carbon functional monomer for dental bonding. J Dent Res. 2014;93:189–94.
52. Delmé KIM, De Moor RJG. A scanning electron microscopic comparison of different caries removal techniques for root caries treatment. J Oral Laser Appl. 2003;3:235–42.
53. Delmé KIM, Deman PJ, De Bruyne MAA, De Moor RJG. Influence of different Er:YAG laser energies and frequencies on the surface morphology of dentin and enamel. J Oral Laser Appl. 2006;6:43–52.
54. Meister J, Franzen R, Forner K, Grebe H, Stanzel S, Lampert F, Apel C. Influence of the water content in dental enamel and dentin on ablation with erbium YAG and erbium YSGG lasers. J Biomed Opt. 2006;11:1–7.
55. Miserendino LJ, Abt E, Widgor H, Miserendino CA. Evaluation of thermal cooling mechanisms for laser application to teeth. Lasers Surg Med. 1993;13:83–8.
56. Atrill DC, Farrar SR, Blinkhorn AS, Davies RM, Dickinson MR, King TA. The effects of a surface water film on the interaction of Er:YAG radiation with dental hard tissues in vitro. SPIE Proc 11/1996;2922:220–27.
57. Vogel A, Venugopalan V. Mechanisms of pulsed laser ablation of biological tissues. Chem Rev. 2003;103:577–644.
58. Colucci V, Amaral FLB, Lucisano MP, Palma-Dibb RG, Pécora JD, Corona SAM. Influence of

water flow rate on shear bond strength of composite resin to Er:YAG cavity preparation. Am J Dent. 2008;21:124–8.
59. Colucci V, Amaral FLB, Palma-Dibb RG, Pécora JD, Corona SAM. Effects of water flow on ablation rate and morphological changes in human enamel and dentine after Er:YAG laser irradiation. Am J Dent. 2012;25:332–6.
60. Kim ME, Jeoung DJ, Kim KS. Effects of water flow on dental hard tissue ablation using Er:YAG laser. J Clin Laser Med Surg. 2003;21:139–44.
61. Hossain M, Nakamura Y, Yamada Y, Kimura Y, Nakamura G, Matsumoto K. Ablation depths and morphological changes in human enamel and dentine after Er:YAG laser irradiation with or without water mist. J Clin Laser Med Surg. 1996;17:105–9.
62. Lukac M, Marincek M, Poberaj G. Interaction thresholds in Er:YAG laser ablation of organic tissue. Proc SPIE. 1996;2623:129–38.
63. Colucci V, do Amaral FL, Pécora JD, Palma-Dibb RG, Corona SA. Water flow on erbium:yttrium-aluminum-garnet laser irradiation: effects on dental tissues. Lasers Med Sci. 2009;24:811–8.
64. Kinney JH, Haupt DL, Balooch M, White JM, Bell WL, Marshall SJ, Marshall Jr GW. The threshold effects of Nd and Ho:YAG laser-induced surface modification on demineralisation of dentin surfaces. J Dent Res. 1996;75:1388–95.
65. Hadley J, Young DA, Eversole LR, Gornbein JA. A laser-powered hydrokinetic system for caries removal and cavity preparation. J Am Dent Assoc. 2000;131:777–85.
66. Featherstone JDB, Fried D, McCormack SM, Seka W. Effect of pulse duration and repetition rate on CO_2 laser inhibition of caries progression. In: Wigdor HA, Featherstone JDB, White JM, Neev J, editors. Lasers in dentistry II. San Jose: SPIE; 1996. p. 79–87.
67. Kimura Y, Wilder-Smith P, Arrastia-Jitosho AM, Liaw LH, Matsumoto K, Berns MW. Effects of nanosecond pulsed Nd:YAG laser irradiation on dentin resistance to artificial caries-like lesions. Lasers Surg Med. 1997;20:15–21.
68. Hibst R. Lasers for caries removal and cavity preparation: state of the art and future directions. J Oral Laser Appl. 2002;2:203–12.
69. Gow AM, McDonald AV, Pearson GJ, Setchell DJ. An *in vitro* investigation of the temperature rises produced in dentine by Nd:YAG laser light with and without water cooling. Eur J Prosthodont Restor Dent. 1999;7:71–7.
70. Apel C, Birker L, Meister J, Weiss C, Gutknecht N. The caries-preventive potential of subablative Er:YAG and Er:YSGG laser radiation in an intraoral model: a pilot study. Photomed Laser Surg. 2004;22:312–7.
71. Arcoria CJ, Lippas MG, Vitasek BA. Enamel surface roughness analysis after laser ablation and acid-etching. J Oral Rehabil. 1993;20:213–24.
72. Arcoria CJ, Steele RE, Wagner MJ, Judy MM, Matthews JL, Hults DF. Enamel surface roughness and dental pulp response to coaxial carbon dioxide neodymium:YAG laser irradiation. J Dent Res. 1991;19:85–91.
73. Belikov AV, Erofeev AV, Shumilin VV, Tkachuk AM. Comparative study of the 3 micron laser action on different hard tissue samples using free running pulsed Er-doped YAG, YSGG, YAP and YLF lasers. SPIE. 1993;2080:60–7.
74. Jayawardena JA, Kato J, Moriya K, Takagi Y. Pulpal response to exposure with Er:YAG laser. Oral Surg Oral Med Oral Pathol Oral Radiol Endod. 2001;91:222–9.
75. Brooks SG, Ashley S, Fisher J, Davies GA, Griffiths J, Kester RC, Rees MR. Exogenous chromophores for the argon and Nd:YAG lasers: a potential application to laser tissue interactions. Lasers Surg Med. 1992;12:294–302.
76. Maung NL, Wohland T, Hsu CY. Enamel diffusion modulated by Er:YAG laser (Part 1) FRAP. J Dent. 2007;35:787–93.
77. Burkes EJ, Hoke J, Gomes E, Wolbarsht M. Wet versus dry enamel ablation by Er:YAG laser. J Prosthet Dent. 1992;67:847–51.
78. Cox CJ, Pearson GJ, Palmer G. Preliminary *in vitro* investigation of the effects of pulsed Nd:YAG laser radiation on enamel and dentine. Biomaterials. 1994;15:45–51.
79. Glockner K, Rumpler J, Ebeleseder K, Stadtler P. Intrapulpal temperature during preparation with the Er:YAG laser compared to the conventional bur: an *in vitro* study. J Clin Laser Med Surg. 1998;16:53–157.
80. Ramos RP, Chimelloe DT, Chinelatti MA, Nonaka T, Pecora JD, Palma Dibb RG. Effect of Er:YAG laser on bond strength to dentin of a self-etching primer and two single-bottle adhesive systems. Lasers Surg Med. 2002;31:164–70.
81. Corona SA, Souza-Gabriel AE, Chinelatti MA, Pecora JD, Borsatto MC, Palma-Dibb RG. Effect of energy and pulse repetition rate of Er:YAG laser on dentin ablation ability and morphological analysis of the laser-irradiated substrate. Photomed Laser Surg. 2007;25:26–33.
82. Cardoso MV, de Almeida Neves A, Mine A, Coutinho E, Van Landuyt K, De Munck J. Current concepts on bonding effectiveness and stability in adhesive dentistry. Aust Dent J. 2011;56(1 Suppl):31–44.
83. Cardoso MV, De Munck J, Coutinho E, Ermis RB, Van Landuyt K, de Carvalho RC, Van Meerbeek B. Influence of Er, Cr:YSGG laser treatment on microtensile bond strength of adhesives to enamel. Oper Dent. 2008;33:448–55.
84. Delmé KI, Cardoso MV, Mine A, De Moor RJ, Van Meerbeek B. Transmission electron microscopic examination of the interface between a resin-modified glass-ionomer and Er:YAG laser-irradiated dentin. Photomed Laser Surg. 2009;27:317–23.
85. Gurgan S, Kiremitci A, Cakir FY, Yazici AE, Gorucu J, Gutknecht N. Shear bond strength of composite bonded erbium:yttrium-aluminum-garnet laser-prepared dentin. Lasers Med Sci. 2009;24:117–22.
86. Ramos AC, Esteves-Oliveira M, Arana-Chavez VE, de Paula EC. Adhesives bonded to erbium:yttrium-

aluminum-garnet laser-irradiated dentin: transmission electron microscopy, scanning electron microscopy and tensile bond strength analyses. Lasers Med Sci. 2010;25:181–9.

87. Firat E, Gurgan S, Gutknecht N. Microtensile bond strength of an etch-and-rinse adhesive to enamel and dentin after Er:YAG laser pretreatment with different pulse durations. Lasers Med Sci. 2012;27:15–21.
88. Barbara A, Dukic W, Chieffi N, Ferrari M, Anic I, Miletic I. Influence of different pulse durations of Er:YAG laser based on variable square pulse technology on microtensile bond strength of a self-etch adhesive to dentin. Photomed Laser Surg. 2013;31:116–24.
89. de Oliveira MT, Reis AF, Arrais CA, Cavalcanti AN, Aranha AC, de Paula EC, Giannini M. Analysis of the interfacial micromorphology and bond strength of adhesive systems to Er:YAG laser-irradiated dentin. Lasers Med Sci. 2013;28(4):1069–76.
90. Bahrami B, Sakari N, Thielemans M, Heysselaer D, Lamard L, Peremans A, Nyssen-Behets C, Nammour S. Effect of low fluency dentin conditioning on tensile bond strength of composite bonded to Er:YAG laser-prepared dentin: a preliminary study. Lasers Med Sci. 2011;26:187–91.
91. Shahabi S, Chiniforush N, Bahramian H, Monzavi A, Baghalian A, Kharazifard MJ. The effect of erbium family laser on tensile bond strength of composite to dentin in comparison with conventional method. Lasers Med Sci. 2013;28:139–42.
92. Ferreira LS, Apel C, Francci C, Simoes A, Eduardo CP, Gutknecht N. Influence of etching time on bond strength in dentin irradiated with erbium lasers. Lasers Med Sci. 2010;25:849–54.
93. Carvalho AO, Reis AF, de Oliveira MT, de Freitas PC, Aranha AC, Eduardo Cde P, Giannini M. Bond strength of adhesive systems to Er, Cr:YSGG laser-irradiated dentin. Photomed Laser Surg. 2011;11:747–52.
94. Shirani F, Birang R, Malekipur MR, Zeilabi A, Shahmoradi M, Kazemi S, Khazaei S. Adhesion to Er:YAG laser and bur prepared root and crown dentine. Aust Dent J. 2012;57:138–43.
95. Chousterman M, Heysselaer D, Dridi SM, Bayet F, Misset B, Lamard L, Peremans A, Nyssen-Behets C, Nammour S. Effect of acid etching duration on tensile bond strength of composite resin bonded to erbium:yttrium-aluminium-garnet laser-prepared dentine. Preliminary study. Lasers Med Sci. 2010; 25:855–9.
96. Aranha AC, De Paula Eduardo C, Gutknecht N, Marques MM, Ramalho KM, Apel C. Analysis of the interfacial micromorphology of adhesive systems in cavities prepared with Er, Cr:YSGG, Er:YAG laser and bur. Microsc Res Tech. 2007;70:745–51.
97. de Oliveira MT, Arrais CA, Aranha AC, de Paula EC, Miyake K, Rueggeberg FA, Giannini M. Micromorphology of resin-dentin interfaces using one-bottle etch&rinse and self-etching adhesive systems on laser-treated dentin surfaces: a confocal laser scanning microscope analysis. Lasers Surg Med. 2010;42:662–70.
98. Fried D, Featherstone JDB, Visuri SR, Seka WD, Walsj JT. The caries inhibition potential of Er:YAG and Er, Cr:YSGG laser irradiation. SPIE Proc. 1996;2672:73–8.
99. Apel C, Meister J, Schmitt N, Gräber HG, Gutknecht N. Calcium solubility of dental enamel following sub-ablative Er:YAG and Er, Cr:YSGG laser irradiation in vitro. Lasers Surg Med. 2002;30:337–41.
100. Liu JF, Liu Y, Stephen HC. Optimal Er:YAG laser energy for preventing enamel demineralization. J Dent Res. 2004;83:216–21.
101. Chen ML, Ding JF, He YJ, Chen Y, Jiang QZ. Effect of pretreatment on Er:YAG laser-irradiated dentin. Lasers Med Sci. 2015;30:753–9.
102. Jiang Q, Chen M, Ding J. Comparison of tensile bond strengths of four one-bottle self-etching adhesive systems with Er:YAG laser-irradiated dentin. Mol Biol Rep. 2013;40:7053–9.
103. Wilson AD, Kent BE. A new translucent cement for dentistry. The glass ionomer cement. Br Dent J. 1972;132:133–5.
104. Saito S, Tosaki S, Hirota K. Characteristics of glass-ionomer cements. In: Davidson CL, Mjör IA, editors. Advances in glass-ionomer cements. Chicago: Quintessence; 1999. p. 15–50.
105. Inoue S, Van Meerbeek B, Abe Y, Yoshida Y, Lambrechts P, Vanherle G, Sano H. Effect of remaining dentin thickness and the use of conditioner on micro-tensile bond strength of a glass-ionomer adhesive. Dent Mater. 2001;17:445–55.
106. Van Meerbeek B, Yoshida Y, Inouze S, Fukasa R, Okazaki M, Lambrechts P, Van Herle G. Interfacial characterization of resin-modified glass-ionomers to dentin. J Dent Res. 2001;80:739.
107. Van Meerbeek B, De Munck J, Mattar D, Van Landuyt K, Lambrechts P. Microtensile bond strengths of an etch&rinse and self-etch adhesive to enamel and dentin as a function of surface treatment. Oper Dent. 2003;28:647–60.
108. Papacchini F, Goracci C, Sadek FT, Monticelli F, Garcia-Godoy F, Ferrari M. Microtensile bond strength to ground enamel by glass-ionomers, resin-modified glass-ionomers, and resin composites used as pit and fissure sealants. J Dent. 2005;33:459–67.
109. Souza-Gabriel SA, Amaral FLB, Pécora JD, Palma-Dibb RG, Corona SAM. Shear bond strength of resin-modified glass ionomer cements to Er:YAG laser-treated tooth structure. Oper Dent. 2006;31(2):212–8.
110. Jordehi AY, Ghasemi A, Zadeh MM, Fekrazad R. Evaluation of microtensile bond strength of glass ionomer cements to dentin after conditioning with the Er, Cr:YSGG laser. Photomed Laser Surg. 2007;25:402–6.
111. Cardoso MV, Delmé K, Mine A, Neves Ade A, Coutinho E, de Moor RJ, Van Meerbeek B. Towards a better understanding of resin-modified glass-ionomers by bonding to differently prepared dentin. J Dent. 2010;37:921–9.

112. Ekworapoj P, Sidhu SK, McCabe JF. Effect of surface conditioning on adhesion of glass ionomer cement to Er, Cr:YSGG laser-irradiated human dentin. Photomed Laser Surg. 2007;25:118–23.
113. Jafari A, Shahabi S, Chiniforush N, Shariat A. Comparison of the shear bond strength of resin modified glass ionomer to enamel in bur-prepared or lased teeth (Er:YAG). J Dent (Tehran). 2013;10:119–23.
114. Garbui BU, de Azevedo CS, Zezell DM, Aranha AC, Matos AB. Er, Cr:YSGG laser dentine conditioning improves adhesion of a glass ionomer cement. Photomed Laser Surg. 2013;31:453–60.
115. Altunsoy M, Botsali MS, Korkut E, Kucukyilmaz E, Sener Y. Effect of different surface treatments on the shear and microtensile bond strength of resin-modified glass ionomer cement to dentin. Acta Odontol Scand. 2014;72:874–9.
116. Markovic D, Petrovic B, Peric T, Miletic I, Andjelkovic S. The impact of fissure depth and enamel conditioning protocols on glass-ionomer and resin-based fissure sealant penetration. J Adhes Dent. 2011;13:171–8.
117. Colucci V, de Araújo Loiola AB, da Motta DS, do Amaral FL, Pécora JD, Corona SA. Influence of long-term water storage and thermocycling on shear bond strength of glass-ionomer cement to Er:YAG laser-prepared dentin. J Adhes Dent. 2014;16:35–9.
118. Quo BC, Drummond JL, Koerber A, Fadavi S, Punwani I. Glass ionomer microleakage from preparations by an Er:YAG laser or a high-speed handpiece. J Dent. 2002;30:141–6.
119. Delmé KIM, Deman PJ, Nammour S, De Moor RJG. Microleakage of class V glass ionomer restorations after conventional and Er:YAG laser preparation. Photomed Laser Surg. 2006;24:715–22.
120. Mello AM, Maeyer MP, Mello FA, Matos AB, Marques MM. Effects of Er:YAG laser on the sealing of glass ionomer restorations of bacterial artificial root caries. Photomed Laser Surg. 2006;24:467–73.
121. Delmé KIM, Deman PJ, De Bruyne MAA, De Moor RJG. Microleakage of four different restorative glass ionomer formulations in class V cavities: Er:YAG laser versus conventional preparation. Photomed Laser Surg. 2008;26:541–9.
122. Delmé KIM, Deman PJ, De Bruyne MAA, Nammour S, De Moor RJG. Microleakage of glass ionomer formulations after Er:YAG laser preparation. Lasers Med Sci. 2010;25:171–80.
123. Geraldo-Martins VR, Lepri CP, Palma-Dibb RG. Effect of different root caries treatments on the sealing ability of conventional glass ionomer cements. Lasers Med Sci. 2012;27:39–45.
124. Kataumi M, Nakajima M, Tamada T, Tagami J. Tensile bond strength and SEM evaluation of Er:YAG laser irradiated dentin using dentin adhesive. Dent Mater J. 1998;17:125–38.
125. Corona SAM, Borsatto MC, Pecora JD, De Sa Rocha RAS, Ramos TS, Palma-Dibb RG. Assessing microleakage of different class V restorations after Er:YAG laser and bur preparation. J Oral Rehabil. 2003;30:1008–14.
126. Chinelatti MA, Ramos RP, Chimello DT, Corona SA, Pecora JD, Dibb RG. Influence of Er:YAG laser on cavity preparation and surface treatment in microleakage of composite resin restorations. Photomed Laser Surg. 2006;24:214–8.
127. Rossi RR, Aranha AC, Eduardo Cde P, Ferreira LS, Navarro RS, Zezell DM. Microleakage of glass ionomer restoration in cavities prepared by Er, Cr:YSGG laser irradiation in primary teeth. J Dent Child. 2008;75:151–7.
128. Ghandehari M, Mighani G, Shahabi S, Chiniforush N, Shirmohammadi Z. Comparison of microleakage of glass ionomer restoration in primary teeth prepared by Er: YAG laser and the conventional method. J Dent (Tehran). 2012;9:215–20.
129. Baghalian A, Nakhjavani YB, Hooshmand T, Motahhary P, Bahramian H. Microleakage of Er:YAG laser and dental bur prepared cavities in primary teeth restored with different adhesive restorative materials. Lasers Med Sci. 2013;28:1453–60.
130. Juntavee A, Juntavee N, Peerapattana J, Nualkaew N, Sutthisawat S. Comparison of Marginal Microleakage of Glass Ionomer Restorations in Primary Molars Prepared by Chemo-mechanical Caries Removal (CMCR), Erbium: Yttrium Aluminum-Garnet (Er:YAG) Laser and Atraumatic Restorative Technique (ART). Int J Clin Pediatr Dent. 2013;6:75–9.
131. Bahrololoomi Z, Razavi F, Soleymani AA. Comparison of micro-leakage from resin-modified glass ionomer restorations in cavities prepared by Er:YAG (erbium-doped yttrium aluminum garnet) laser and conventional method in primary teeth. J Lasers Med Sci. 2014;5:183–7.

第三篇 临床应用

失败

失败只是一个重新开始的机会,这次你会更明智。

——Henry Ford

成功

成功并不在于从不犯错误,而在于不重蹈覆辙。

——George Bernard Shaw

6 激光在龋病诊断与预防中的应用

Giovanni Olivi, Maria Daniela Genovese

摘要

以前对于殆面龋的早期诊断和监测十分困难。最有效的诊断手段是结合多种技术进行，其中包括激光荧光技术。窝沟封闭联合氟化物的应用是最常见的预防方法。激光在口腔预防中有着广泛应用。激光荧光(laser fluorescence, LF)的诊断和铒激光预处理或消融可以提高窝沟封闭或预防性树脂修复的效果，使得过程个性化。LF仅能直接用于窝沟的激光预处理或对牙釉质进行最小化消融及去污。通过肉眼观察和LF值诊断龋病，铒激光仅通过改变运用的能量就可以直接备洞，完成预防性树脂充填(preventive resin restoration, PRR)的最终窝沟封闭。其他预防措施，包括通过激光改变牙釉质结构从而增加牙釉质的耐酸性，并改善再矿化过程。体外远红外激光具有明显的效果。除此之外，其他波长特别是810、1 064、2 780和2 940nm结合酸性氟磷酸盐(APF)被证实适合预防性应用。基于铒激光预备产生的微小而适当的修整有利于牙釉质矿化不全(MIH)病变。此外，与传统的仪器相比，激光产生的不适感轻微，因此适用于儿童和焦虑患者。

6.1 诊断及口腔预防

年轻和老年患者在龋病诊断及其风险评估后，接受不同的个性化预防和随访计划，包括在3~6个月或12个月的定期复诊。

早期诊断和/或监测殆面龋是很困难的，仅仅通过沟隙的探诊所获得的诊断价值较小。通过肉眼近距离观察可以直接发现牙齿表面的不同区域，白色斑点与黑色斑点比较更能说明进行性的脱矿阶段(图6-1，图6-2)。

即使是根尖片或口内咬合片也不能显示早期牙釉质龋(Ⅰ级)。相反，当龋病进展至牙本质(Ⅱ级和Ⅲ级)时，X线检查对诊断邻面龋也许是一项重要手段。

此外，每3~6个月需要对患龋风险大的患者进行临床检查，其辐射剂量的总和可能超标，而且孕妇也不能接受X线。因此，探索其他非侵入性的替代方法是很有必要的。

激光在以下的口腔疾病预防中有多种作用：

龋病探测：激光荧光已经用于龋病术前和乳牙及恒牙龋病术中的诊断。

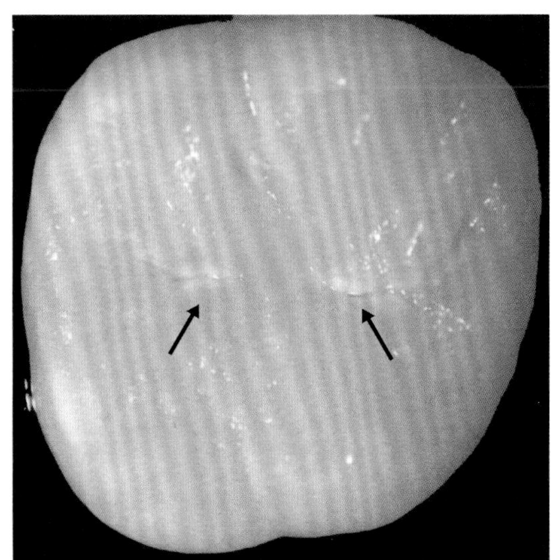

图 6-1 肉眼近距离检查能够直接观察到牙齿表面的不同区域，识别早期脱矿和/或龋齿，磨牙裂隙的白色斑点表明进行性的脱矿阶段(箭头示)(经 Olivi 等人的允许，可转载)

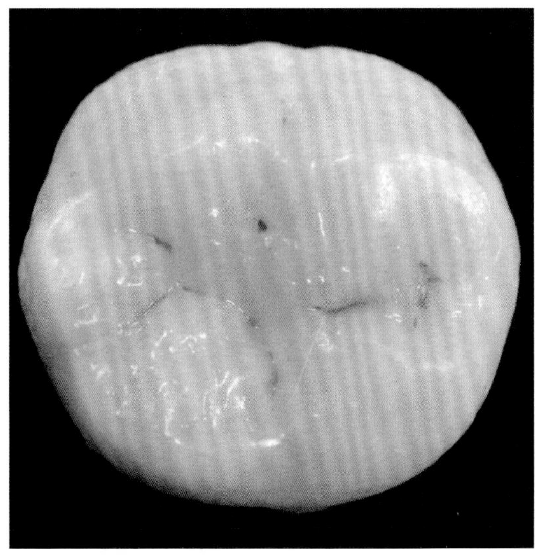

图 6-2 肉眼近距离观察，龋的存在通常与牙釉质脱矿无关，通过探诊、X 线检查和 LF 诊断可更精确地诊断

龋病预防：作为预防龋病的实验方法，多种红外线波长的激光被用于提高牙釉质表面的抗酸蚀性。

封闭：铒激光照射是用来提供牙釉质表面改性的，用于窝沟封闭。

6.2 激光检测龋齿

在儿童口腔医学中，激光诊断龋病是最为广泛的激光研究。在过去的 15 年里，根据不同的诊断目的，许多技术和研究应运而生，包括术前、术中和术后的诊断。655nm 激光荧光(LF)设备投入研究较多。最近，405nm 激光荧光设备可在去龋术中检查剩余的龋坏组织。定量荧光(QLF)使用的是蓝光。而在术前诊断中，相干光断层成像(OCT)使用 1 310nm 的近红外光。此外，据报道透射影像诊断方法使用 780nm 激光，其生成的邻面龋图像可以与咬合片相媲美。

6.2.1 激光荧光

激光荧光(LF)是最广泛的激光诊断技术，它是一种发出 655nm 可见红光的非消融激光设备。

当光直接照射在后牙𬌗面裂隙时，容易穿透牙釉质并被特定目标吸收。实际上，龋坏组织内的细菌副产物和卟啉化合物能有效吸收光，同时反射出红色荧光。这些红色荧光作为声波信号被检测到，并在机器上显示出额定数字(图 6-3~图 6-5)。Iwami 等人

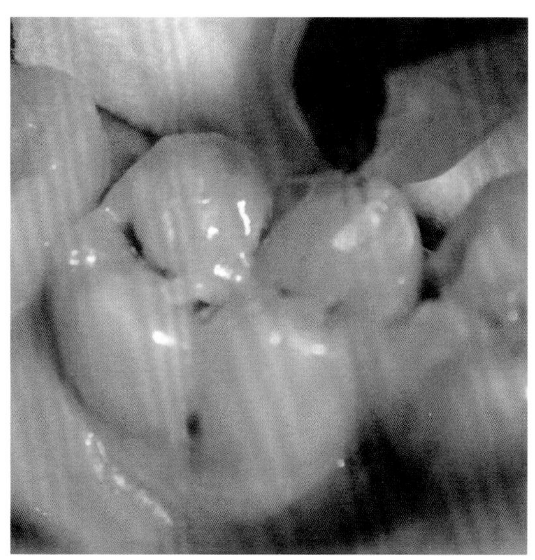

图 6-3 LF 检测𬌗面窝沟龋具有较高的灵敏度和良好的特异性，首先用激光标识健康牙釉质的荧光值(例如牙尖的牙釉质)

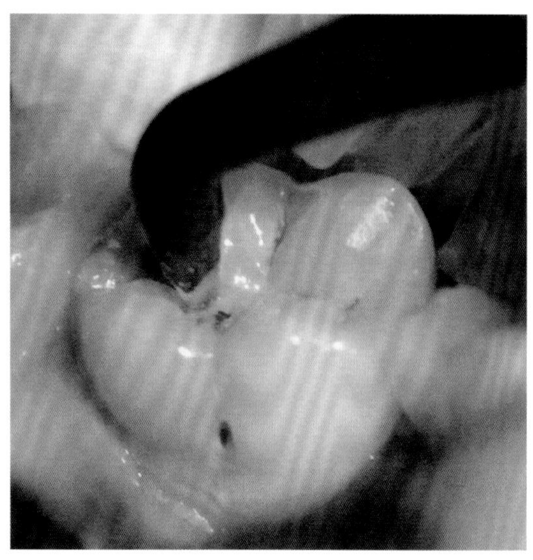

图 6-4 然后用 DIAGNOdent 检测殆面窝沟的荧光

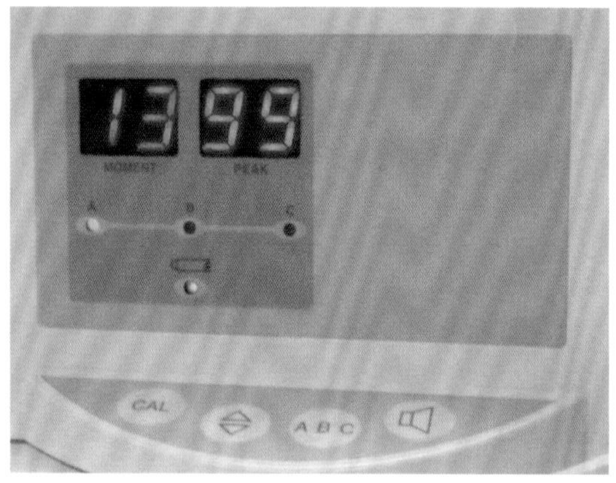

图 6-5 DIAGNOdent 记录检测的数值，左侧记录的数字为健康牙釉质的初始值，右侧记录的数字为检测出的实际值（例如 99 表示牙本质深龋）

报告了细菌感染的牙本质龋和 LF 检测（聚合酶链反应）之间存在关联。LF 值随着细菌检测率的增加而提高。龋坏的荧光值与细菌副产品和卟啉化合物的存在密切相关。后来，Neuhaus 等人发现，牙齿荧光定量检测到的物质更多的是细菌的副产物，而不是龋损发展后流失的矿物质。

一些研究比较了龋检测的不同方法：单独肉眼观察、放大镜下肉眼观察、咬合片以及激光荧光，得到了不同的结果。

Lussi 和 Francescut 证实 LF 对殆面龋检测具有非常高的可靠性和诊断有效性（灵敏度和特异性的总和），并且，在诊断乳牙邻面龋中，LF 比咬合片具有更高的灵敏度和特异性。他们认为 LF 可以作为乳牙殆面龋检测的附加工具，其良好的可重复性使激光装置可以随时监测龋病的进展。另外，有研究报道激光荧光法检测的可靠性、可预测性以及可重复性的结果不依赖操作者。

Olmez 等人（2006）评估了 DIAGNOdent、肉眼观察及咬合片之间的灵敏度和特异性。灵敏度测量恰当地确定了龋齿的实际阳性比例（例如，将正确识别龋齿的百分比作为条件）。特异性测量正确识别龋齿的阴性比例（例如，不把正确识别健康牙齿的百分比作为条件）。DIAGNOdent、肉眼观察及咬合片的灵敏度和特异性分别为 0.86/0.80、0.69/1.00 以及 0.36/1.00。LF 比肉眼观察及咬合片的特异性低，而在龋病病变的检测比其他常规方法更敏感。因此，临床检查后如果有可疑的诊断，具有高灵敏度的 LF 有助于辅助肉眼观察，对殆面龋进行恰当的诊断。

Chu 等人比较了三种检测青年人第二磨牙窝沟龋的方法（肉眼观察、咬合片以及 DIAGNOden），并得出结论：LF 和肉眼观察相结合具有更好的结果。

Diniz 等进行了体内研究，以确定 DIAGNOdent、DIAGNOdentpen 及 DIAGNOcam（荧光相机）的临床临界值，评估这些方法和传统方法在检测恒牙殆面龋临床表现的差异。国际龋病检测与评估系统（ICDAS）、LF 设备和 LF 笔在检测咬合面龋时表现出色。而 X 线片和荧光相机在探查龋病方面表现最差。该研究得出结论：殆面龋检测应主要基于肉眼观察。在临床实践中，以荧光为基础的方法可以提供第二种选择（图 6-6 ~ 图 6-11）。最近一项体内研究显示，激光荧光设备比临床上通过肉眼检查龋损更准确。

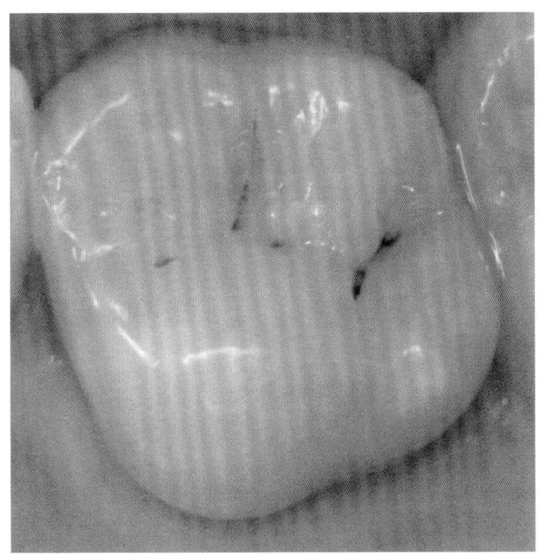

图 6-6 上颌恒磨牙𬌗面窝沟显示黑点（由意大利 Vasilios Kaitsas 教授无偿提供）

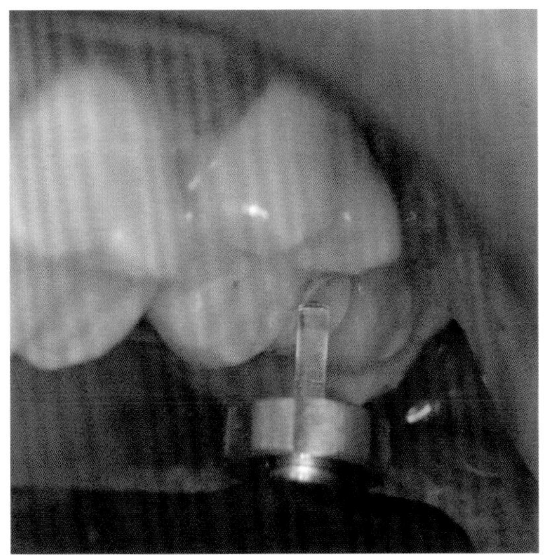

图 6-7 首先用 DIAGNOdent 笔检测健康牙釉质的荧光（例如牙尖的牙釉质）（由意大利 Vasilios Kaitsas 教授无偿提供）

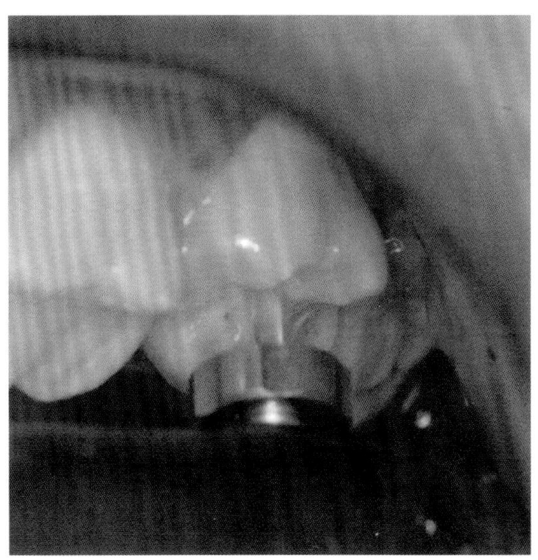

图 6-8 接着用 DIAGNOdent 笔检测窝沟牙釉质的荧光（由意大利 Vasilios Kaitsas 教授无偿提供）

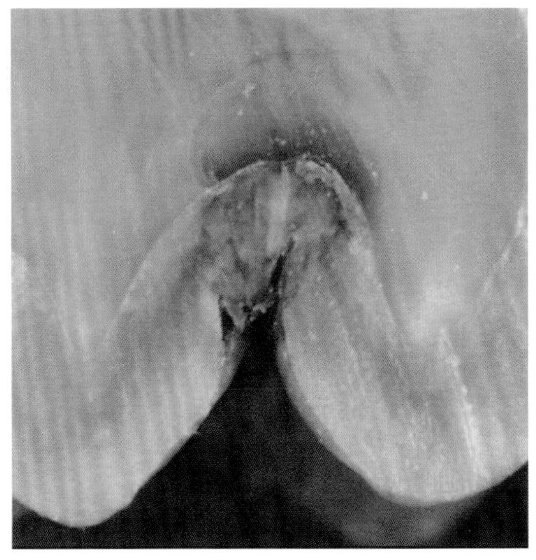

图 6-9 离体磨牙的组织学切片呈现窄的裂缝，伴有完整的𬌗面开口，难以辨认牙釉质龋是否延伸至牙本质（由意大利 Vasilios Kaitsas 教授无偿提供）

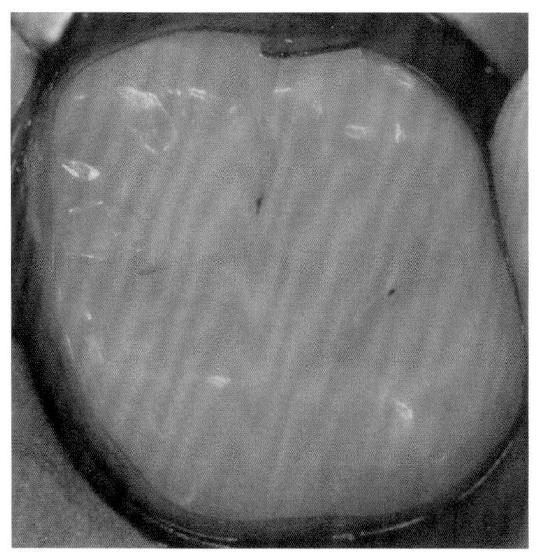

图 6-10 结合肉眼检查和 LF，明确诊断后，使沟隙的预备最少化（由意大利 Vasilios Kaitsas 教授无偿提供）

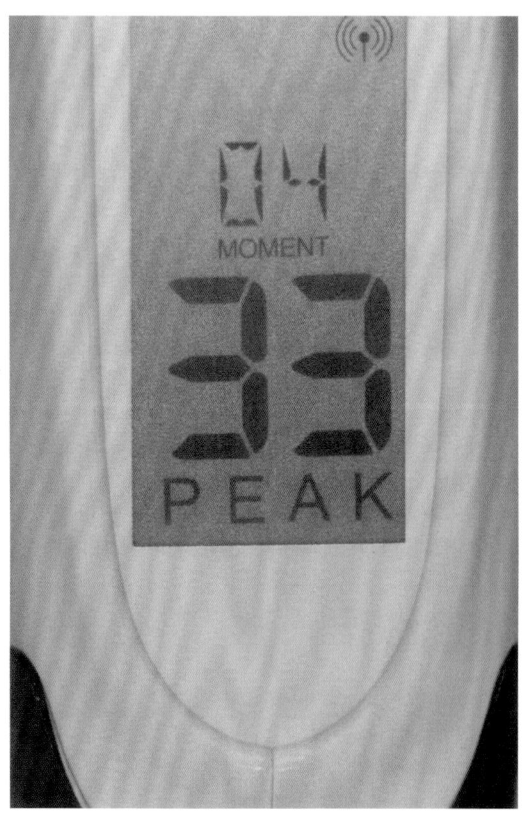

图 6-11 用 DIAGNOdent 笔检测，结果显示与图 6-8 相关的高峰值（由意大利 Vasilios Kaitsas 教授无偿提供）

激光荧光已被推荐用于监测和适当管理乳磨牙和恒磨牙的龋病。

Mendes 等人的体外研究中显示，LF 既不能够检测乳牙龋病早期病变的再矿化，也不能监测乳牙龋进展过程中矿物质损失的量。在同一组的后续研究中，Braga 等人的研究显示，LF 设备在显示牙本质阈值方面比牙釉质阈值表现更好。因此该研究的结论是 LF 在预测龋损（牙本质龋）的深度比初期矿物质损失（早期牙釉质龋）表现得更好。

在体内的一项研究中，Khalife 等人还评估了龋齿的深度及体积与 DIAGNOdent 读数之间的相关性，得出结论是 DIAGNOdent 仅可作为诊断和治疗计划过程的辅助手段。

Bahrololoomi 等人也在一项最新的体外研究中得出结论，LF 适用于检测光滑牙釉质病变的脱矿，但它检测再矿化时，效果欠佳。

除了用 DIAGNOdent 进行𬌗面龋检测，具有不同尖端形状的 DIAGNOdent 笔能够自由检测邻面龋。

Novaes 等人对各种检测乳磨牙邻面龋的方法进行了比较，对乳磨牙邻面龋洞，LF 笔和影像学检查表现出相似的性能。

最近的一项体外研究中，新开发的 LED 荧光装置与 DIAGNOdent 笔、咬翼片和肉眼检查（ICDAS）相比，检测邻面龋时，LED 荧光设备获得可靠性数据的得分处于中等，咬合 X 光片和激光荧光笔的得分更优。然而，不同方法的组合会有更好的效果，以肉眼检查（ICDAS）和咬合 X 光片相结合的方法诊断牙本质龋的阈值是最好的（图 6-12～图 6-15）。

许多研究表明，当肉眼检查和激光荧光检测联合应用时，一些特定因素可能会对检测造成负面影响，必须牢记在心。

窝沟上存在的棕色或暗点往往超出窝沟特定的变色区域，会造成假阳性。

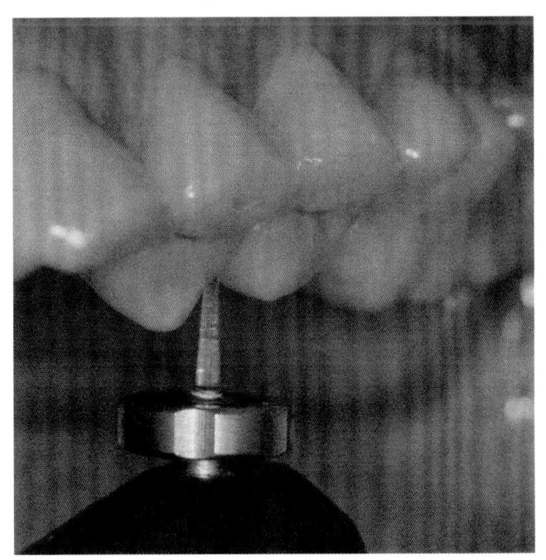

图 6-12 用 DIAGNOdent 笔和新的尖探针（凿状或圆锥形）在上颌前磨牙邻面进行 LF 检测（由意大利 Vasilios Kaitsas 教授无偿提供）

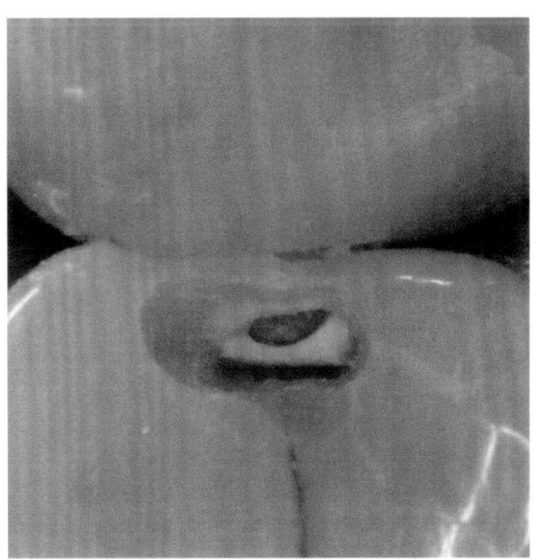

图 6-14 从殆面边缘嵴敞开的洞显示邻面龋（由意大利 Vasilios Kaitsas 教授无偿提供）

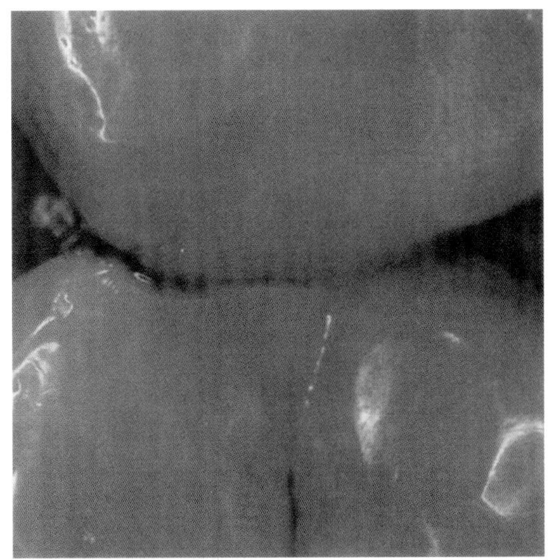

图 6-13 前磨牙之间紧密的邻面接触点隐藏了邻面龋，肉眼检查或探诊无法发现，但 LF 检测可发现（由意大利 Vasilios Kaitsas 教授无偿提供）

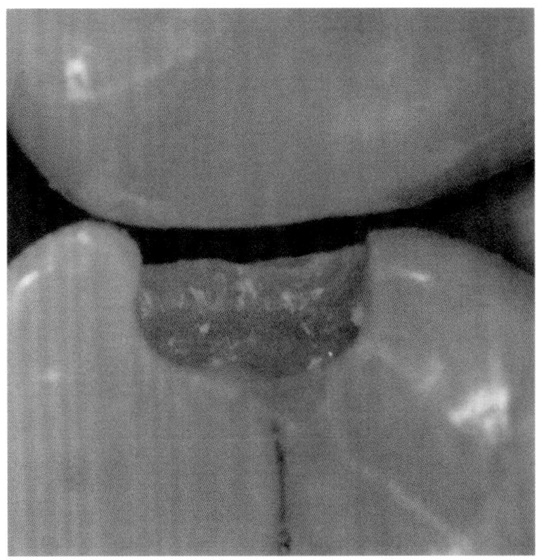

图 6-15 用传统工具完成备洞（由意大利 Vasilios Klitsas 教授无偿提供）

牙齿清洁后的菌斑或牙膏会导致记录错误的读数,因此在激光检测前需要做仔细的准备。

由于封闭材料的固有荧光引起的误测,白色口腔封闭剂下的激光读数不可靠。然而,最近有报告称,当使用透明的封闭剂时,监测封闭剂的过程可能超时。

为了对激光诊断设备指南的简要概述进行总结,Mendes 等人做了一项完整的、客观的研究,与仅通过肉眼检查口内龋齿相比,辅助方法不会显著提高乳磨牙病变的检出率。他们计算了诊断策略灵敏度、特异性、准确性和实用性。联合策略增加了灵敏度,但却降低了特异性,而且没有观察到其准确性和实用性的差异,参数受患龋率的影响更多。该研究的结论是应重新评估目前的临床指南。其观点与其他研究一致,LF 可考虑作为一个有价值的工具与肉眼检查配合检查龋齿,同时也可以长期监测龋齿,以及评估复诊时高危患者的预防性干预措施的效果。LF 拉开了 X 线检查间隔,因此降低了总辐射剂量(表 6-1~表 6-3)。

表 6-1 显示𬌗面沟隙检测的 DIAGNOdent 值

读数	意义
0~10	健康的牙齿结构
11~20	累及牙釉质外 1/2 龋
21~29	累及牙釉质内 1/2 龋
≥30	牙本质龋

表 6-2 显示𬌗面沟隙的 DIAGNOdent 笔的检测值

读数	意义
0~12	健康的牙齿结构
13~24	累及牙釉质外 1/2 龋(初始脱矿)
>25	累及牙釉质内 1/2 龋(严重脱矿)

表 6-3 显示 DIAGNOdent 笔邻面的检测值

读数	意义
0~7	健康的牙齿结构
8~15	初始脱矿
>16	严重脱矿

6.2.2 激光荧光

存在于牙本质龋坏组织中的细菌释放代谢产物(卟啉类),在紫色激光(405nm)照射下发出红色荧光。就这点而言,有别于健康牙体组织经照射后发出的绿色荧光。

去龋的问题之一是要避免过度预备,并尽可能保存健康的牙本质。当接近深龋可能暴露牙髓时,这一点尤为重要(该内容将在 7.7.2、7.7.3 和 8.2.3 中讨论)。利用 SIROInspect 专利技术(FACE,FL 荧光辅助去龋)的紫光(405nm)照射龋洞,术中激光荧光技术的优点是口腔科医师可以分辨龋坏区域。这种去龋方式比用龋齿染色剂检测、肉眼检查或者单纯触觉反馈检测更加准确。

光线通过一个便携式探头传输,该探头上装有与之对齐的连接过滤器(图 6-16),允许滤出波长小于 500nm 的光,当牙齿暴露于紫光时,使光保持可见的较长波长。关于这点很少有文献报道。

对比传统方法(触觉反馈去龋标准或龋齿染色剂检测),Lennon 等人研究了 FL 荧光辅助去龋(FACE)、检测及去除感染的乳牙牙本质的能力。通过定量共聚焦显微镜和组织学研究发现,与常规去龋相比,FACE 样品中剩余的感染牙本质明显较少,相比传统去龋,FACE 能更有效地去除感染牙本质。其结合自身经验,非常肯定地认可该设备作为辅助的有价值的仪器在微创窝洞预备中的实用性。

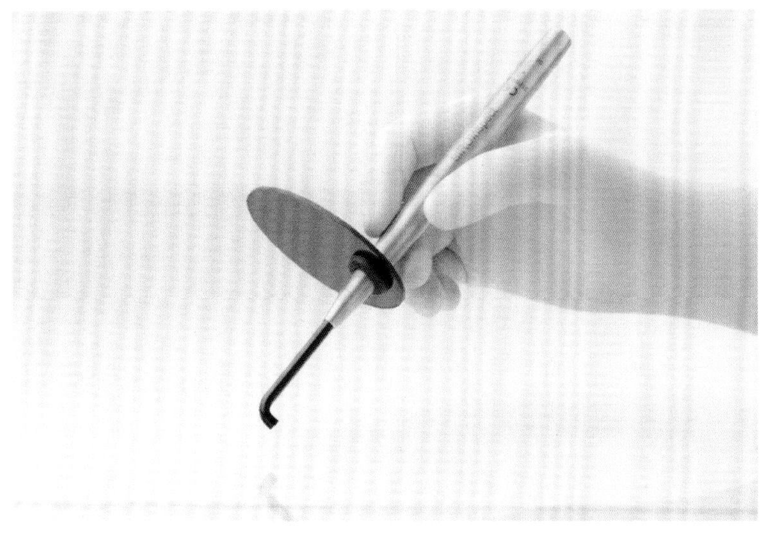

图 6-16 附有橙色滤镜的 SIROInspect 探头

6.3 窝沟封闭治疗

大部分儿童和青少年的龋齿局限在第一磨牙的窝沟面。20 世纪 60 年代引入的封闭剂用于口腔疾病基本的预防方法，特别是后牙窝沟龋的预防。封闭剂通过填充牙齿表面，关闭沟隙，使残余食物和细菌无法进入，从而防止龋病进展，因此推荐作为所有儿童的预防性措施。

2013 年的一项系统回顾分析发现，在长达 48 个月的时间内，相比无封闭组，封闭剂可降低龋病发病率。然而，较长随访期后，关于龋齿数量和质量的数据却很少。因此接下来的研究将以检测年轻患者的牙齿情况为基础，并采取及时的纠正措施（图 6-17，图 6-18）。

此外，氟漆作为一种辅助措施已经被广泛用于预防高龋风险患者的龋病。2013 年文献回顾中，有研究证实氟化物对乳牙龋或者恒牙龋有抑制作用，然而这个证据评估的质量仅为中级。

2010 年，另一个系统性回顾比较了氟漆和窝沟封闭剂对预防殆面龋的有效性。该研究结果表明，窝沟封闭剂在预防殆面龋方面优于氟漆。

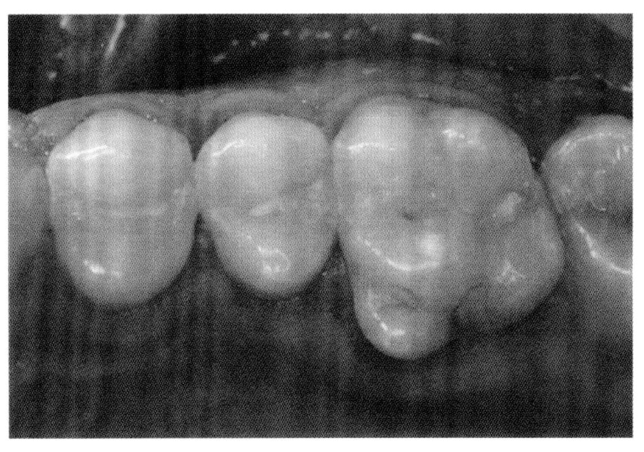

图 6-17 20 年前，患者左上颌第一前磨牙进行窝沟封闭，第二前磨牙行 PRR 术，第一磨牙行树脂修复。复诊时检查牙齿封闭情况，并诊断第二磨牙邻面龋

因此，窝沟封闭剂适用于所有儿童预防龋病。氟漆可以在窝沟封闭治疗后的数周使用，以加强封闭剂不能保护的光滑面及邻面牙釉质区。对于饮食不良、口腔卫生状况不佳以及态度不端正的高危患者每 3～6 个月可定期使用氟漆（参见 2.4.1）。值得注意的是，氟化物会影响粘接剂和复合树脂的聚合，因此不能在窝沟封闭前使用，使用时必须遵循粘接流程。

对于不同沟隙的解剖结构，在使用封闭

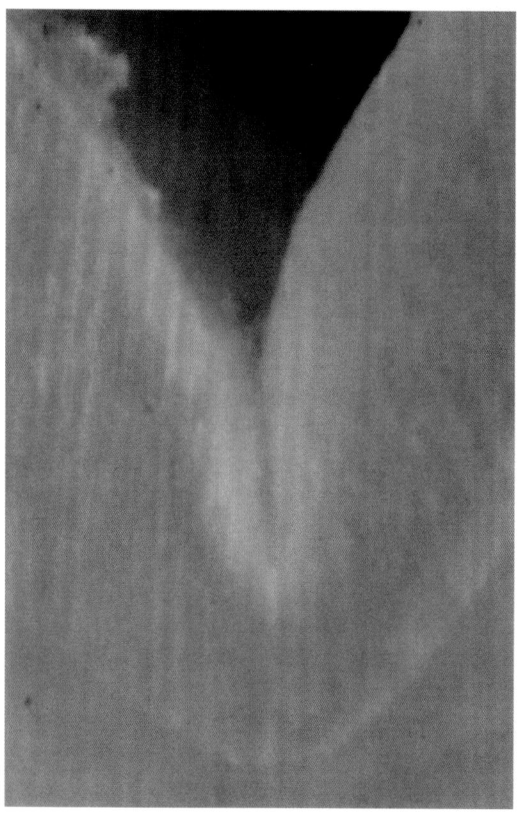

图 6-18 最近拔除的第三磨牙颊舌向半截面切片显示很窄的解剖裂缝

剂之前，牙釉质预处理技术的应用也不尽相同（图 6-17～图 6-22）：

（1）酸蚀殆面沟隙的无创技术。

（2）喷砂预处理后，使用 37%磷酸酸蚀

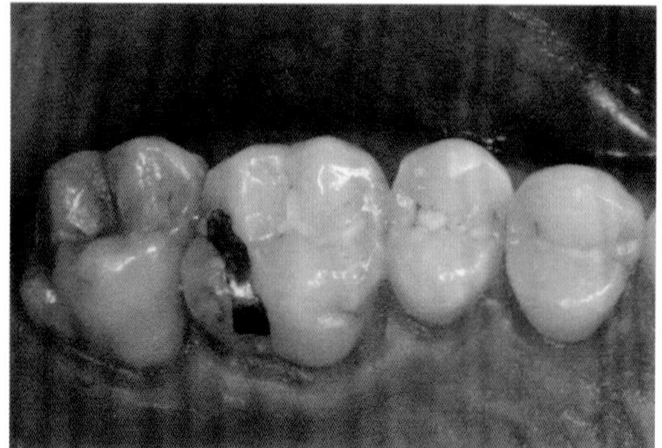

图 6-19 25 年前，患者右上颌前磨牙和磨牙进行了窝沟封闭。复诊时检查牙齿封闭情况，建议去除银汞充填物（舌侧远中有微裂纹）

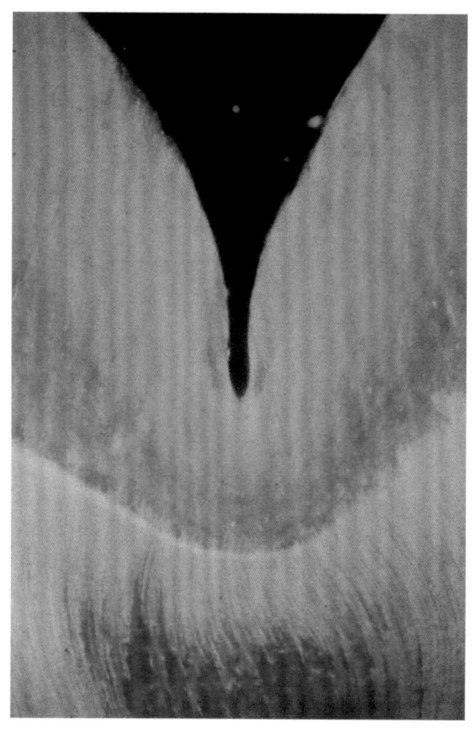

图 6-20 拔除的第三磨牙颊舌向半横断切片显示很窄的健康裂缝

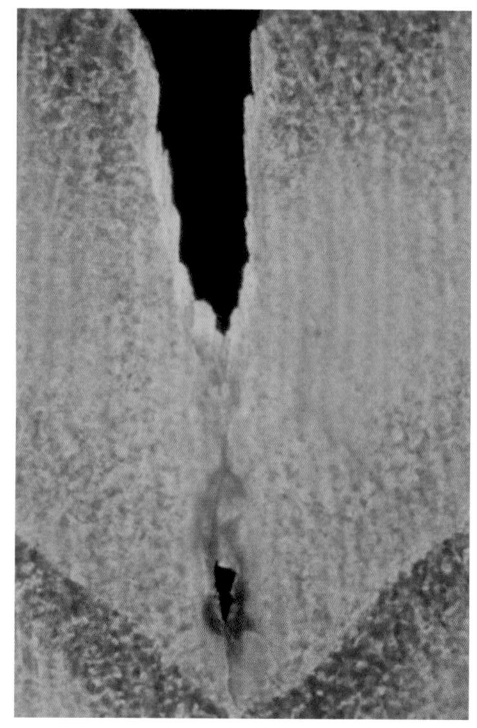

图 6-21 拔除的第三磨牙颊舌向半横断切片显示裂缝深层脱矿，非常接近釉-牙本质界

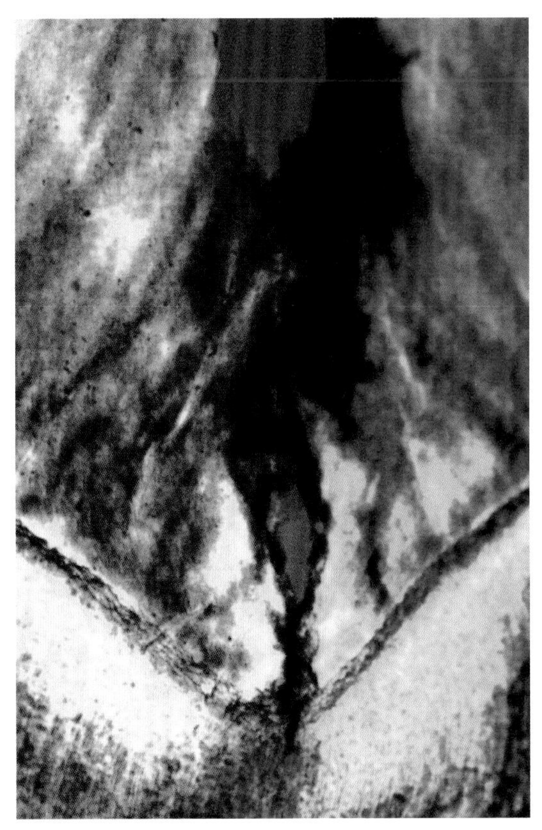

图 6-22 拔除的第三磨牙颊舌向半横断切片显示裂缝深层脱矿，非常接近釉-牙本质界

殆面沟隙的无创技术。

(3) 使用金刚砂车针或高速车针磨开狭窄沟隙，再使用 37% 磷酸酸蚀的有创技术。

当殆面小沟隙和/或小窝洞出现龋坏，治疗方法是选择性不预备相邻的完好裂隙，而是去除任何龋坏的牙釉质和/或牙本质。用复合树脂充填制备的洞，剩下的完整的沟隙使用封闭剂，从而完成对剩余健康牙釉质的预防性微创治疗。Simonson 介绍了该技术，且称之为预防性树脂充填(PRR)技术。

6.3.1 激光辅助窝沟封闭(laser assisted fissure sealant, LAS)

虽然封闭剂的有效性已被证实，但应用它的一个主要障碍是担忧封闭超出活动龋范围。再者，决定是否放置封闭剂很大程度上取决于口腔科医师对殆面窝沟深度的评估(图 6-23～图 6-26)。实际上，儿童口腔医师对恒磨牙窝沟的认知(肉眼检查和触觉感知)与实际窝沟深度呈中度相关。所以，窝沟封闭之前，必须将临床和解剖因素的考虑与激光的诊断值相结合，因为这些临床选择和操作步骤使治疗方案更加可靠(图 6-27～图 6-32)。解剖和临床因素考虑包括以下内容：

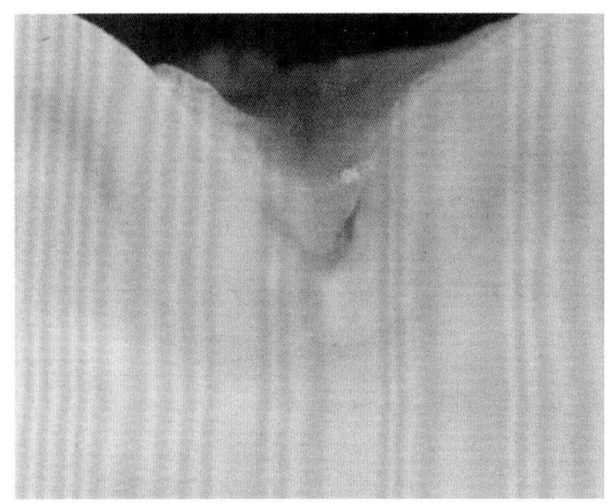

图 6-23 拔除的第三磨牙经 24h 染料染色的颊舌向半横断切片，显示经磷酸处理且未进行树脂充填沟隙的图像

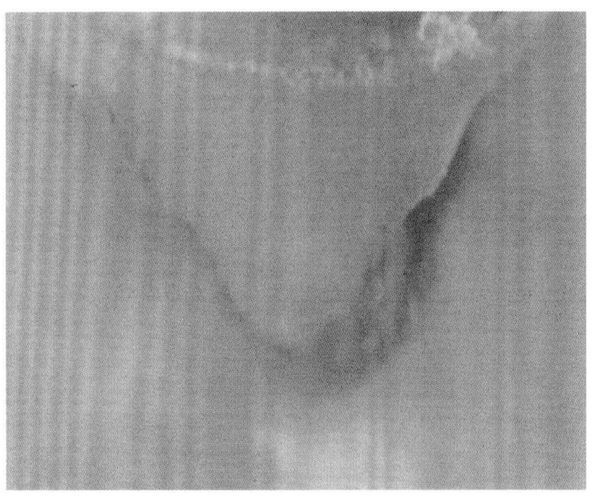

图 6-24 图 6-23 图像放大后，显示封闭剂下的染色为深层沟隙的早期牙釉质脱矿，该过程未涉及牙本质

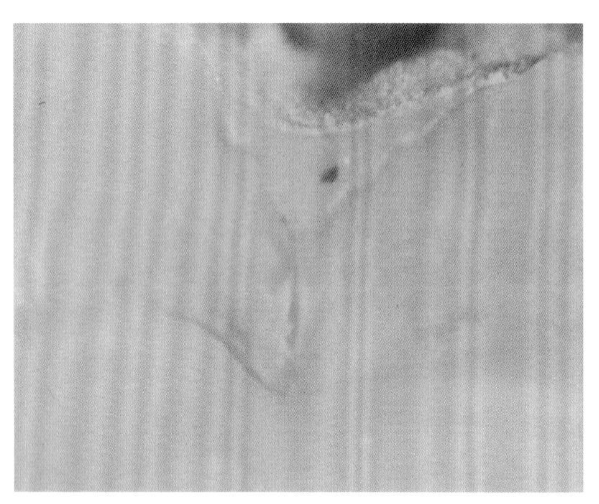

图 6-25 拔除的第三磨牙经 24h 染料染色的颊舌向半横断切片，显示经磷酸处理且未进行树脂充填沟隙的图像

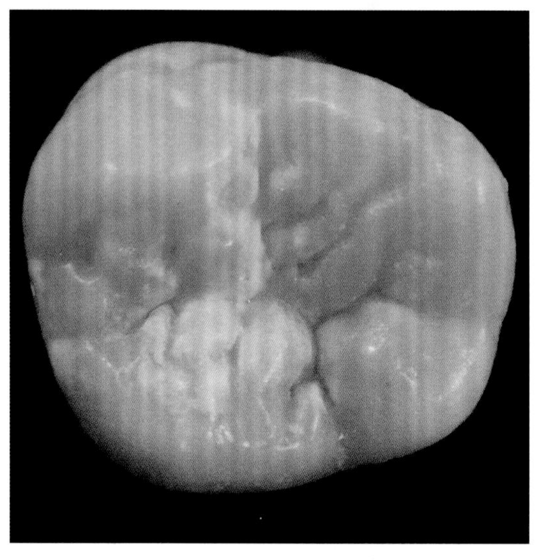

图 6-27 拔除的上颌第三磨牙骀面呈现复杂的沟隙解剖结构，也可见白色脱矿区域

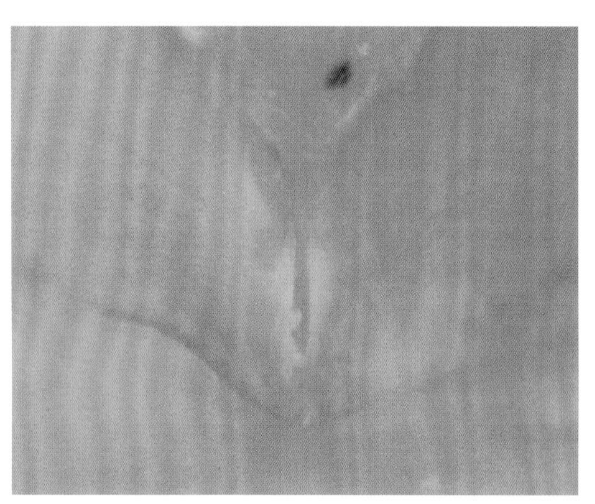

图 6-26 图 6-25 图像放大后，显示封闭剂下染色痕迹位于深层沟隙，也存在牙釉质的早期脱矿（透明区），该过程未涉及牙本质

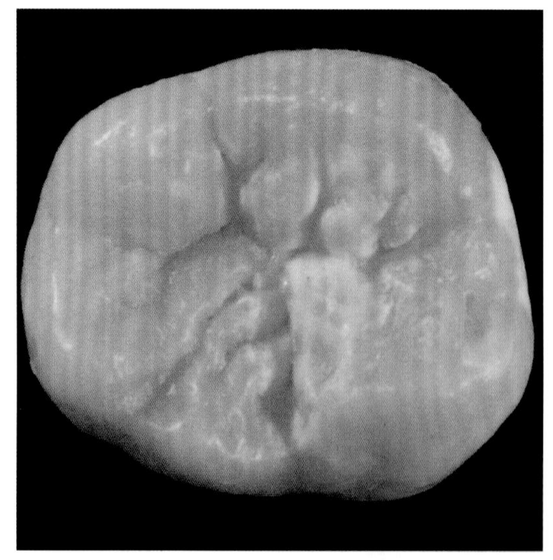

图 6-28 拔除的下颌第三磨牙骀面呈现复杂的沟隙解剖结构，也可见白色脱矿区域

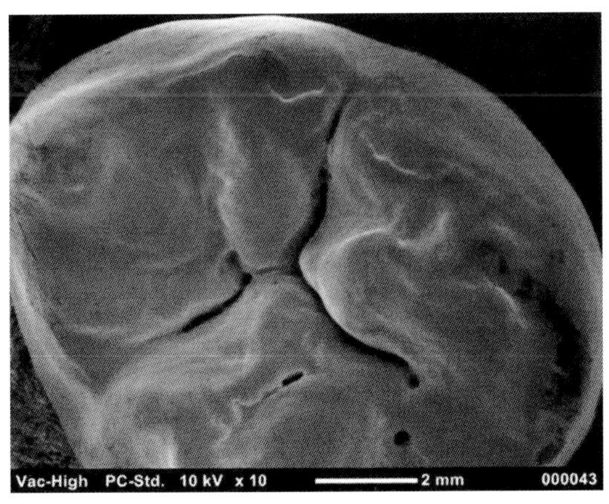

图 6-29 扫描电镜图像(10×)显示上颌第三磨牙殆面复杂的沟隙解剖结构

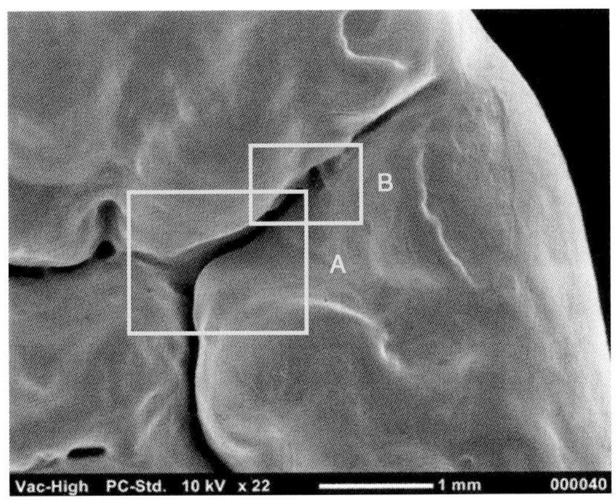

图 6-30 上颌第三磨牙扫描电镜图像(22×)显示放大倍数对肉眼检查的影响,应深入探查三个不同的区域(A 和 B)

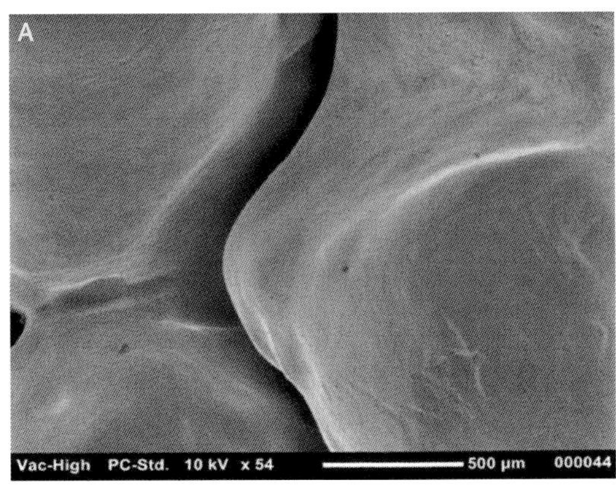

图 6-31 图 6-30 中 A 区的扫描电镜图像(54×),经放大清晰可见牙齿狭窄的解剖结构

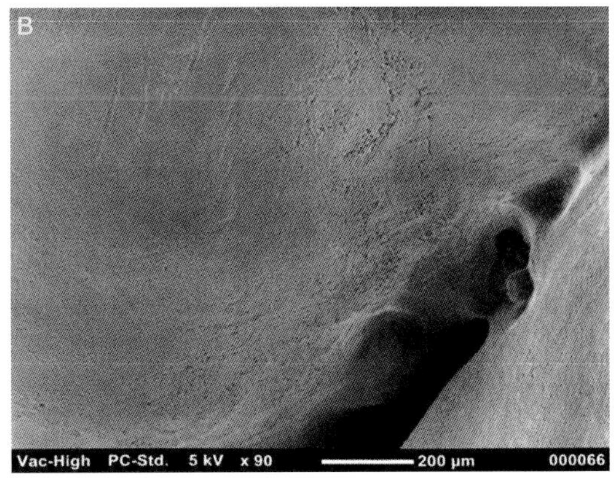

图 6-32 图 6-30 中 B 区的扫描电镜图像(90×),牙齿窄而深的解剖结构解释了封闭剂应用之前清洁沟隙的难度

(1) 牙齿萌出的年龄(刚萌出或萌出数月或数年)。

(2) 肉眼观察下的窝沟解剖形态(深度和固位)。

(3) 裂缝上黑或白色斑点的存在(脱矿)。

(4) 0~20 和 0~24 之间的 LF 值(DIAGNOdent 或 DIAGNOdent 笔)。

LF 可以对窝沟的情况进行诊断,指导后期预防或治疗的步骤(表 6-1,表 6-2)(图 6-33~图 6-38)。

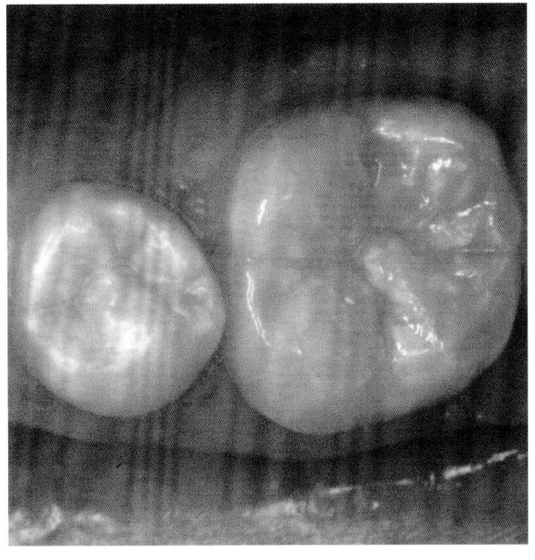

图 6-33 临床术中图像显示应用封闭剂之前,13 岁患儿表面上健康的第二前磨牙和第一磨牙

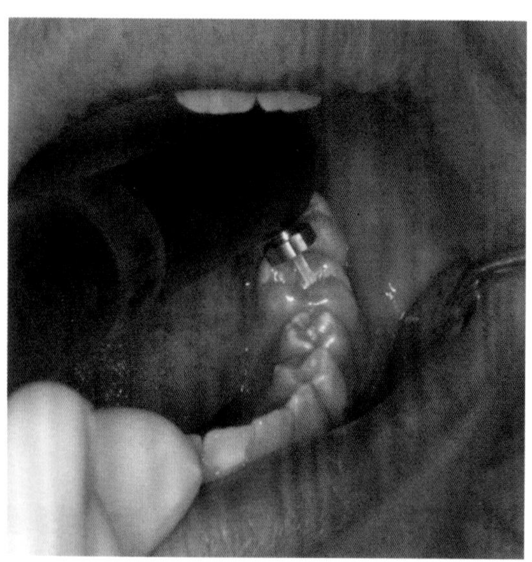

图 6-34 DIAGNOdent 笔荧光检测近中牙尖的牙釉质

使用激光辅助窝沟封闭的推荐参数(LAS)

沟隙的准确诊断:通过放大倍数和荧光检测进行检查并探测(数值参考 DIAGNOdent 笔*)
健康沟隙
荧光检测值:0~10(0~12*)
适当的能量/能量密度,以便清洁和处理:35~50mJ,20Hz
如果需要可以增加高速气/水喷雾、短脉宽、脉冲速率
沟隙的早期脱矿
荧光检测值:11~20(13~24*)
适当的能量/能量密度,以便清洁、处理及去污
去污(首先):70mJ,20Hz
清洁和处理:35~50mJ,20Hz
高速的气/水喷雾,短脉宽
沟隙的准确照射包括正确的聚焦、正确的倾斜角度、精确的照射,以免照射到健康牙釉质嵴,以及使用小直径工作尖。近距离接触手机,可以更好地控制,更精确

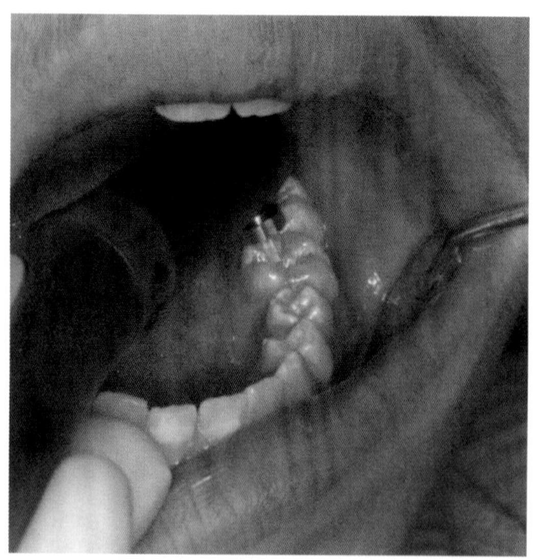

图 6-35 DIAGNOdent 笔荧光检测沟隙,以评估窝沟封闭前沟隙处理的类型

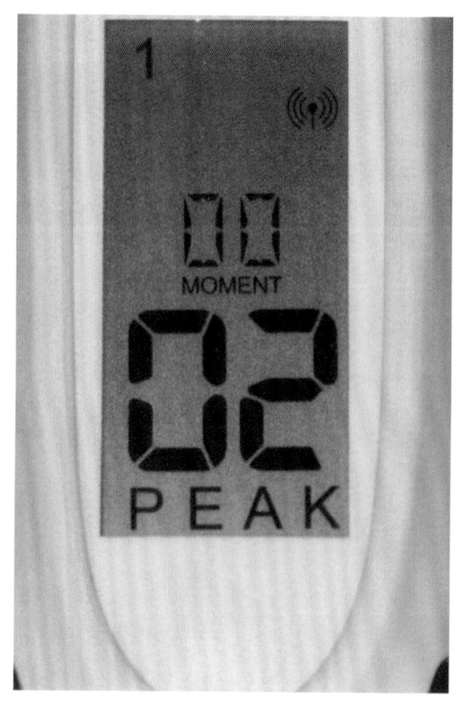

图 6-36 DIAGNOdent 笔检测健康牙釉质的值

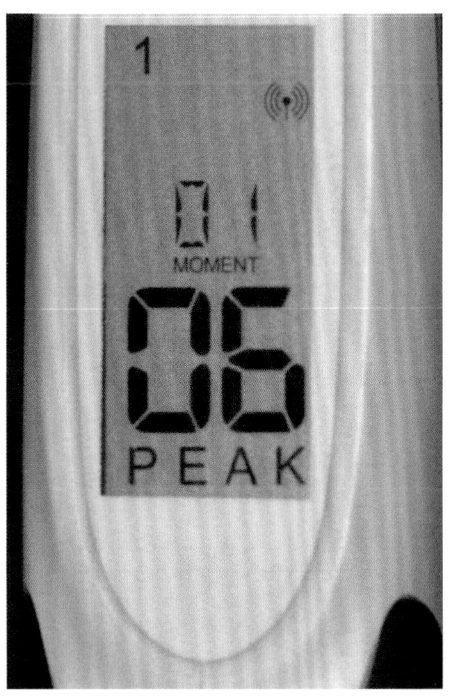

图 6-37 DIAGNOdent 笔检测健康沟隙的值

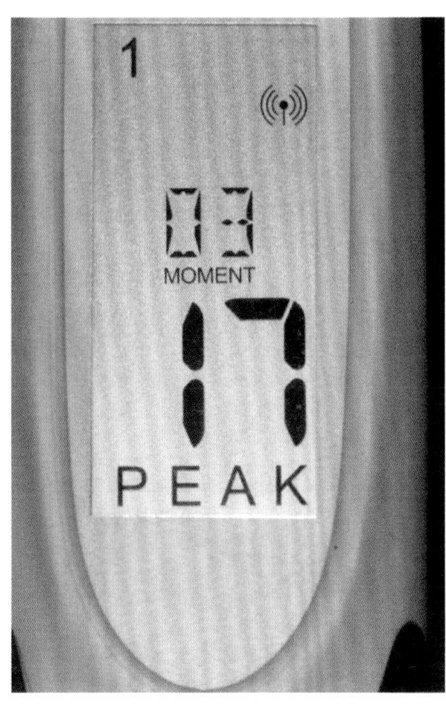

图 6-38 DIAGNOdent 笔检测早期沟隙脱矿的值

当荧光诊断与铒激光（2 780nm 和 2 940nm）相结合，就有可能对沟隙进行个性化治疗。铒激光可以用作：

（1）在酸蚀和使用封闭剂（LAS）之前，健康窝沟预处理的无创技术。

（2）在酸蚀和使用封闭剂（LAS）之前，去污和调节深部裂纹或早期脱矿的微创技术（图 6-39～图 6-45）。

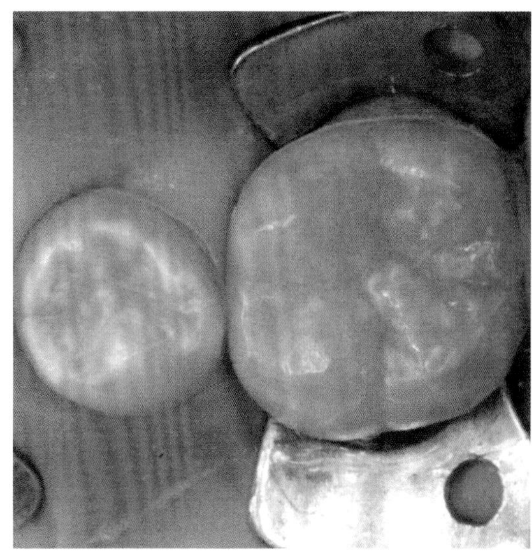

图 6-39 临床操作前应用橡皮障

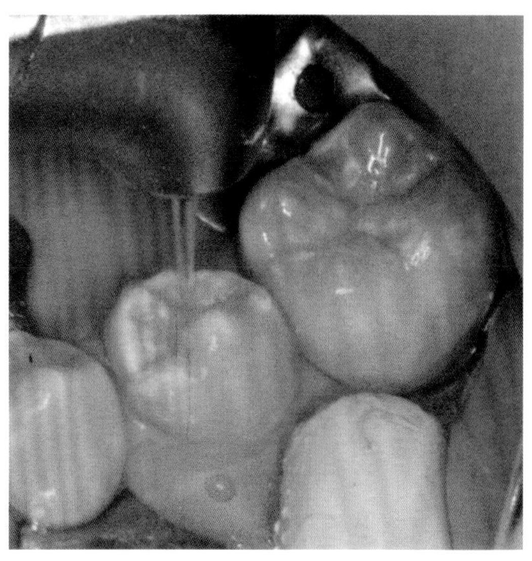

图 6-40 在使用封闭剂前，用 Er，Cr：YSGG 激光照射窝沟，根据检测到的 LF 值，采用不同的参数、不同的条件或以最低限度预备的不同区域

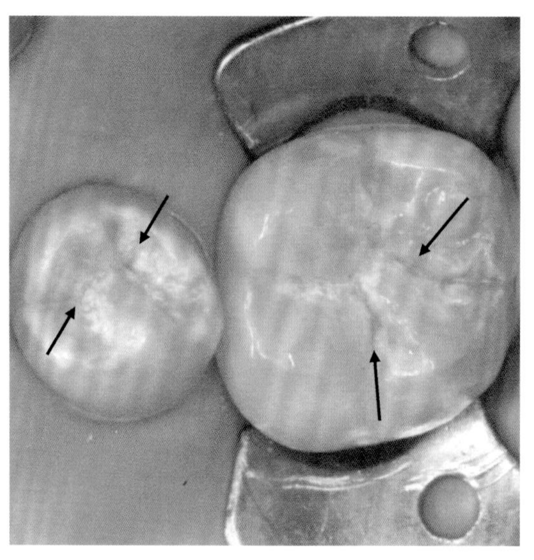

图 6-41 黑色箭头指示较深和较广的沟隙，显示较高的 LF 检测值，需要用较高的能量密度治疗（消融）

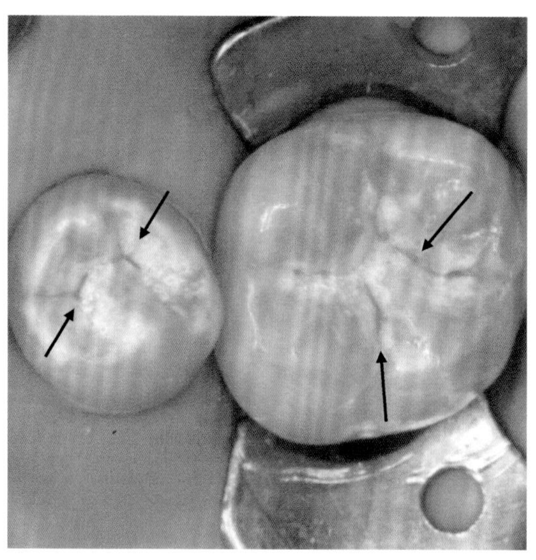

图 6-43 酸蚀后、封闭前激光照射的表面更加干净和均匀，黑色箭头示激光照射后暴露的牙本质以及正磷酸酸蚀后更加明显的痕迹

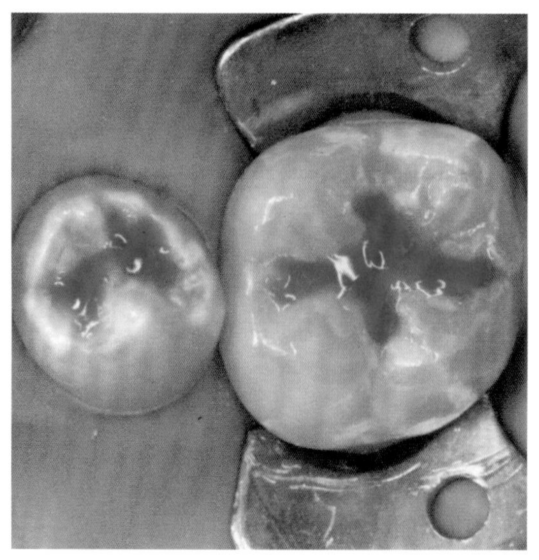

图 6-42 激光制备和消融后，再用磷酸酸蚀，以改善牙釉质的粘接模式

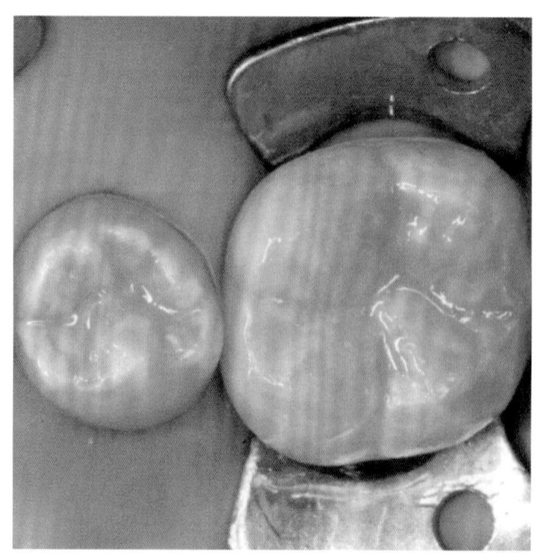

图 6-44 具有较低黏度（填充介质）的流动复合材料可用于填充消融后和处理后的沟隙

激光预防性树脂充填(PRR)的推荐参数

准确诊断沟隙:放大倍数下和荧光检测(DIAGNOdent 或 DIAGNOdent 笔*)下进行检查和探查

健康沟隙

- 荧光检测(DIAGNOdent)值:0~10(0~12*)
- 适当的能量/能量密度,以便清洁和制备:35~50mJ,20Hz
- 如果需要可以增加高速气/水喷雾、短脉宽、脉冲速率

受影响的窝沟

- 荧光检测(DIAGNOdent)值:21~29(>25*)
- 适当的能量/能量密度,以便:
- 去污:75mJ,20Hz
- 消融:>200MJ,20Hz
- 制备:35~50mJ
- 高速的气/水喷雾,短脉宽

牙本质龋

- 荧光检测(DIAGNOdent)值>30(>30*)
- 减少能量达 100~200mJ,15Hz
- 如果需要减少高速气/水喷雾、短脉宽、脉冲速率
- 沟隙的准确照射裂隙包括:正确的聚焦、正确倾斜角度、精确的照射,以避免照射健康牙釉质嵴,以及使用小直径工作尖。近距离接触的手机可以更好地控制,更精确

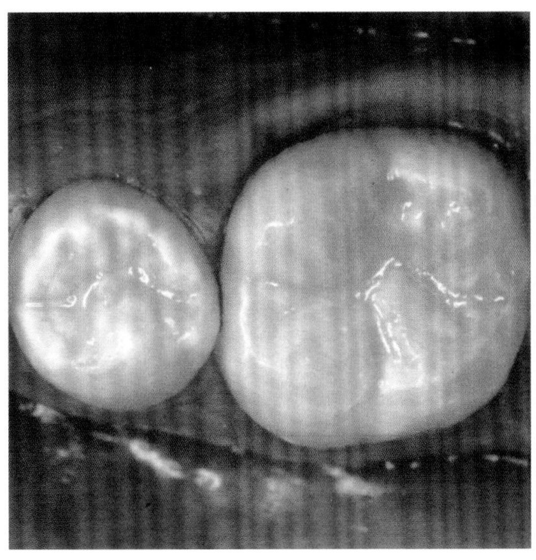

图 6-45 术后图像

(3) 在预防性树脂充填(PRR)酸蚀、粘接、复合材料和封闭之前,清洁健康窝沟,清除白斑或去除龋坏,然后对健康沟隙处理的微创消融技术。

使用铒激光在这些应用中的主要优点是对沟隙清洁和去污,以及进行相关预处理或者窝沟牙釉质消融。大部分碎屑都可以被铒激光治疗去除,但有些沟隙仍然不能被毛刷清除(图 6-46~图 6-48)。激光技术增加了牙釉质表面粗糙度及良好的表面特性,有利于树脂封闭剂与牙釉质结合。对于激光预处理有助于改善边缘的质量以及封闭剂对牙釉质的粘接强度,以避免继发龋,从

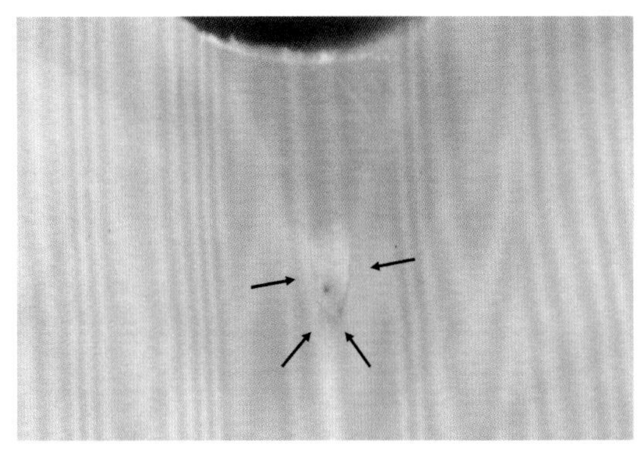

图 6-46 应用传统方法(酸蚀)使用封闭剂后的磨牙半横断切片,黑色箭显示封闭剂下方的碎屑和不洁净的区域

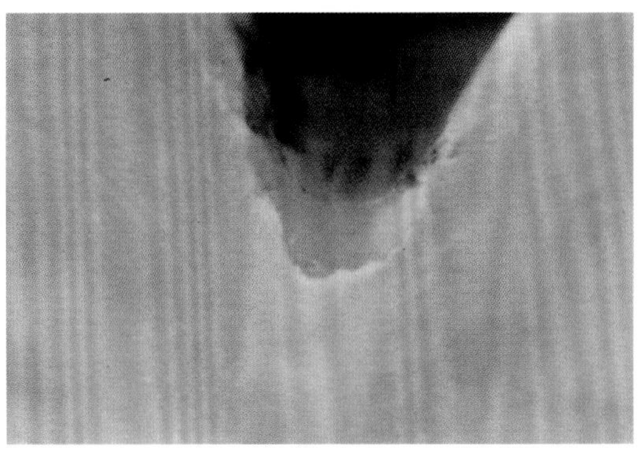

图 6-47 经 24h 染色的近期拔除的第三磨牙颊舌向半横断切片
放置封闭剂之前对牙釉质沟隙进行中红外波长激光照射,未酸蚀,应用第四代树脂粘接和流动性低黏度复合物,不存在微渗漏(经 Olivi 允许可转载)。

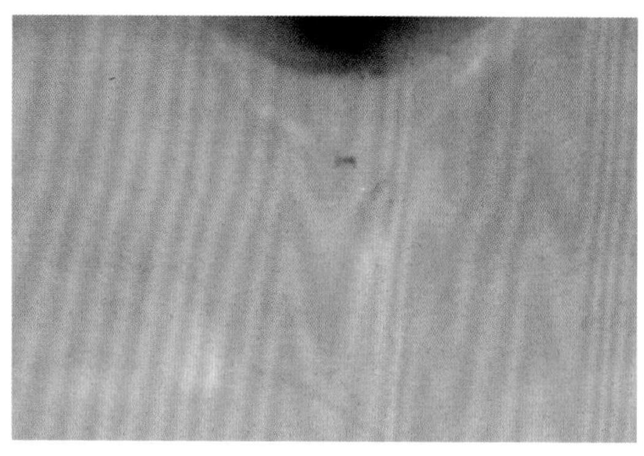

图 6-48 经 24h 染色的近期拔除的第三磨牙颊舌向半横断切片
放置封闭剂之前对牙釉质沟隙进行中红外波长激光照射，未用树脂封闭剂填充（无酸蚀），不存在微渗漏（经 Olivi 允许可转载）。

而保证长期的封闭仍有争议。然而，激光照射后，使用酸蚀提高封闭剂的适合性和 LAS 的粘接效果已达成共识（图 6-49）。

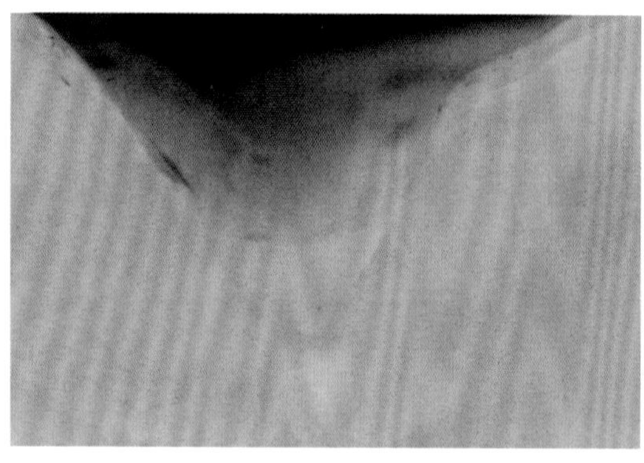

图 6-49 经 24h 染色的近期拔除的第三磨牙颊舌向半横断切片
酸蚀前牙釉质沟隙用中红外波长激光照射，并用第四代树脂粘接和流动型低黏度复合物充填，不存在微渗漏。注意：树脂粘接和可流动复合材料对酸蚀后的牙釉质沟隙显示出更好的适应性（经 Olivi 允许可转载）。

最近的研究证实了体外 Er:YAG 激光（125mJ，20Hz）预处理后使用 37%正磷酸（15s）的联合作用，可减少体外恒磨牙窝沟封闭剂的微渗漏；然而，两组间无统计学差异（表 6-3）。

6.3.2 激光用于预防性树脂充填（LPRR）

预防性树脂充填的适应证包括：

（1）通过探针或激光检测窝/沟底部存在窝和/或沟龋（数值为 21～29，>25）。

（2）沿着窝和沟（白点）的早期龋呈不透明白垩色状。

6.4 激光用于龋齿预防

几种激光波长包括可见光，近、中和远红外线激光，被用于改变牙齿浅表超微结构和增加牙齿耐酸性的研究。

Stern 等人首先证实，使用激光照射后可能会改善牙釉质的耐酸性。二氧化碳（CO_2）激光（10 600nm）照射可以熔化外部的牙釉质结构。

即使激光照射对于预防龋齿有潜在作用已被证实，但其明确的作用机制尚未完全明确，并且在早先实验中所用的条件与临床实际应用相去甚远。已有许多针对不同波长的实验研究，但局限在体内进行。

为了使激光改变牙釉质的结构和/或组成，使其被组织强烈吸收，是激光所有的作用机制的基础（参见第 4 章）。吸收的光转换成热，充分地将碳酸羟磷灰石转变成永久的低溶形式。适合这种机制的波长必须与磷酸钙矿物的吸收特性高度匹配，相比 2 700～2 900nm（铒激光）光谱，9 000～11 000nm（CO_2 激光）光谱更适合该机制。羟基（OH^-）和游离水的吸收曲线呈现的峰值为 2 700 和 2 900nm，而 9 600nm 处的吸收峰值与分子磷酸基团高度重合。研究表明，当用 9 300nm 或 9 600nm 的波长代替常规的 10 600nm 波长时，仅需较低的能量密度就能有效减少牙釉质的溶解度。

另外，Er:YAG 激光（2 940nm）和 Er，Cr：YSGG（2 780nm）激光被牙釉质和牙本质内的水和羟基强烈吸收，不仅能改变牙釉质结构以及抑制酸溶解的潜力，还具有消融牙齿硬组织的能力。因此，在调整产生耐酸的能量密度值和达到消融阈值之间必须找到一个折中的办法。

相反,二极管、Nd:YAG 和氩激光波长基本上都能穿透牙釉质,所以不能认为以上不同激光波长具有唯一的共同作用机制。当激光与其他物质以及典型的氟化物作用时,这些波长的激光表现为增强牙齿耐酸性的效果。

下面总结已发表的多种激光波长的若干研究结果。

6.4.1 近红外激光照射

牙釉质基本上能被 1 064nm 的 Nd:YAG 激光穿透,因此研究的重点放在如何在牙釉质表面使用一些发色团,以利于近红外能量的吸收。于是有了 Sato 通过在体外牙釉质表面涂布能被 Nd:YAG 激光吸收的黑色染料,从而有效地加热牙釉质至其熔点,并转化为耐酸矿物质。黑色染料吸收剂是产生耐酸性的必要步骤,没有它就没有效果,除非能量密度(能量/表面面积)升到不安全的高水平。

最近的研究旨在将近红外激光与含氟凝胶或氟漆联合使用。

Zezell 等人在体内利用 Nd:YAG 激光照射结合局部使用酸性氟磷酸盐(APF),将其作为牙釉质脱矿质的预防措施。经过 1 年的时间观察,与对照组相比,激光组联合治疗的临床效果显著减少了龋齿发生(39%)和白点的形成。研究得出的结论是,结合局部应用氟化物的 Nd:YAG 激光照射,能够有效减少体内龋病的发病率。

在体外, Vitale 等人(2011)评价了 810nm 的二极管激光(2W,2 次,每次 20s)联合氟化物凝胶对氟化物在牙釉质表面摄取的作用,表明半导体激光治疗与单纯应用氟化物凝胶相比,在统计学上显著地增加了牙釉质对氟化物的吸收,从而保护牙釉质表面的抗酸蚀性。

6.4.2 可见氩激光照射

几乎来自同一个组的研究人员的若干研究,调查了氩激光(488~541nm)的防龋效果。

在此波长范围的激光几乎都能穿透牙釉质,然而 Powell 及其同事的研究显示,单独氩激光照射或联合酸性氟磷酸盐(APF)或锌氟化物处理牙釉质,显示了阳性的再矿化和耐酸性效果及牙釉质表面微硬度的增加。然而,至今为止口腔行业几乎放弃了这些波长激光的使用。

6.4.3 中红外激光照射

Delbem 等人发现,Er:YAG 激光与酸性氟磷酸盐(APF)联合应用影响氟化钙在牙釉质中的沉积,表现为表面防龋作用。

Apel 等人的研究发现,使用未达到消融能量的铒激光具有增加牙釉质耐酸性的潜力,且没有牙釉质的严重改变,但其差异不具有统计学意义。

Ying 等人的研究似乎证实了激光具有诱导阻断有机基质在牙釉质微扩散通路的机制,这是 Er:YAG 激光作为在龋齿预防的有机阻断的理论之一。

Ana 等人的研究评估了 Er,Cr:YSGG 激光照射与氟化物(APF)联合应用对于牙釉质去矿化、氟化物的形成和保持的效果,并得出结论:8.5J/cm^2 的激光治疗能够降低牙釉质脱矿,增加牙釉质 CaF_2 的形成和保持。

Colucci 等人在最近的一项研究中评价了 Er:YAG 激光参数对邻面类似龋病损害发展的影响,并得出结论:备洞参数影响照射底物的耐酸性,可以控制复合树脂充填体周围类似龋病损害的发展。

总之,一些研究表明单独铒激光照射或与氟化物联合应用能提高牙釉质抗龋或再矿化的潜力,但疗效有限,并且缺乏适合于临床应用的证据。

6.4.4 远红外的激光波长

继 Stern 和合作者的早期研究,Featherstone 和他的团队在过去的 30 年时间进行了多次的实验,试图寻找一种理想的预防龋齿方案。这些实验研究明确证实了牙釉质耐酸性的激光机制。

当使用能量密度小于 $5J/cm^2$ 的 CO_2 激光照射牙釉质时,牙釉质组成从高度酸性的可溶性碳酸化羟基磷灰石变成耐酸的羟基磷灰石样矿物。

用 9.3μm 和 9.6μm($1\sim3J/cm^2$)的激光与每日氟化物洁齿剂治疗产生的抑制作用对比,前者使 70%的龋病进展得到抑制。如此低能量的密度仅仅轻微地升高了牙釉质的表面温度(在 2mm 深部<1℃)。

另一项研究报告了实验能量密度未对人类牙髓造成热损伤。

其他研究探讨了 CO_2 激光联合高频氟化物治疗的保护作用,其结果是牙釉质表层脱矿有所减少。并且,联合用氟化物处理的 CO_2 激光照射,在抑制龋病方面比单独任一种方式都更有效,并能减小矿物质对酸的反应。

Chen 和 Huang(2009)研究了 Nd:YAG、CO_2 激光和酸性氟磷酸盐(APF)对牙釉质脱矿耐酸性的作用。

CO_2 激光和 Nd:YAG 激光组呈现熔融表面和火山口状的孔。作者认为激光和氟化物合用增加了脱矿牙釉质的耐酸性。激光比单独氟化物处理的效果好。

另一项研究证实,低通量照射($0.3J/cm^2$、5μ、226Hz 持续 9s),相比对照组增加了 81%的抗龋性,比氟化物单独应用(25%,$p<0.0001$)效果显著。扫描电子显微镜检查结果发现,激光照射未造成明显损坏。

最近,de Melo 等人的体外 CO_2 激光抑制复合树脂修复后的牙根表面脱矿的研究得出的结论是,CO_2 激光比常规方法抑制复合树脂修复后牙根表面脱钙有效。

虽然许多有前瞻性的研究显示,CO_2 激光治疗有助于提高耐酸性和增加龋病预防的潜力,但在人牙齿中的研究很少。

原位研究显示,口内的龋齿保护作用与实验室同组的研究相同。

Reichmann 等人报道,首次在体内实验中发现短脉冲的 CO_2 激光(9 600nm)照射成功地抑制了人类牙釉质的脱矿。

Rechmann 等人通过 12 个月的体内研究发现,与单独涂氟漆相比,CO_2 激光照射(9 600nm、20μ 脉宽、$4.5\pm0.5J/cm^2$、20Hz、光斑 800μm)对抑制 14 岁年轻患者的第二磨牙窝沟龋进展具有显著效果。

几项临床试验将用于证明这一技术对于长期预防龋病的临床有效性。

6.5 磨牙-切牙牙釉质矿化不全

磨牙-切牙牙釉质矿化不全(molar-incisor hypomineralization,MIH)被定义为 1~4 个第一磨牙的系统性来源的矿化不全,通常 70%的病例与切牙牙釉质矿化不全有关。

各地发病率有所不同。在中国发病率较低(2.8%~3.6%),而丹麦和巴西的发病率高达 40%。

这种牙釉质-牙本质的改变通常与全身因素相关,例如哮喘、肺炎、上呼吸道感染、中耳炎、扁桃体炎、扁桃体切除术、阿莫西林所致发疹性热病或母乳中的戴奥辛,孩子或母亲可能发生低钙血症、缺氧或长时间发热的症状。

也有报道称氟化物暴露的增加可能也与牙釉质矿化不全有关。然而,尽管在澳大利亚高氟地区生活的儿童乳牙牙釉质缺陷的发病率较高,但澳大利亚儿童 MIH 的发病率与英国低浓度氟化物地区类似。相反,瑞典的一项研究显示,18.4%的恒牙牙釉质发育缺陷来自于低氟区的 7~8 岁儿童(平均每个孩子 3.2 颗牙,其中 2.4 颗是第一磨牙)。这些相反结果支持 MIH 的病因与水中氟化物浓度无关。目前,MIH 的病因仍不清楚。

根据该缺损的部位推断,牙釉质发育异常的发生大致在胎儿出生到 6~7 个月之间。

形态学研究表明，牙釉质矿化不良的主要部位在牙冠殆面1/2，尤其是第一磨牙近中颊尖。大多数情况下，冠的颈1/2矿化良好，但有可能发生在不同部位。这种改变始于釉-牙本质界，并继续朝牙釉质表面发展。MIH是牙釉质矿化质量的改变，即造釉细胞形成正常厚度的牙釉质，但改变了成熟度。MIH缺损可能表现为黄棕色和黄白色的不透明区域。黄棕色的缺损比黄白色不透明区域有更多孔，并可延伸贯穿至整个牙釉质层。另外，黄白色不透明区仅位于牙釉质最深处，表面呈较光滑的形态（图6-50～图6-52）。轻度牙釉质矿化不良仅显示颜色的变化，而中度的MIH则呈现牙釉质缺损。严重MIH的情况下，组织的缺损还会波及牙本质，病变会随着年龄加重。通常，磨牙早期会发生萌出后崩解，但切牙不存在结构上的萌出后塌陷。

欧洲儿童牙科协会定义了MIH的诊断和治疗标准，治疗方案取决于病情的严重程度、患儿的牙龄、患儿或其父母的社会背景以及患儿的期待。成功的MIH治疗包括早期诊断、风险评估、利用再矿化剂预防龋齿、

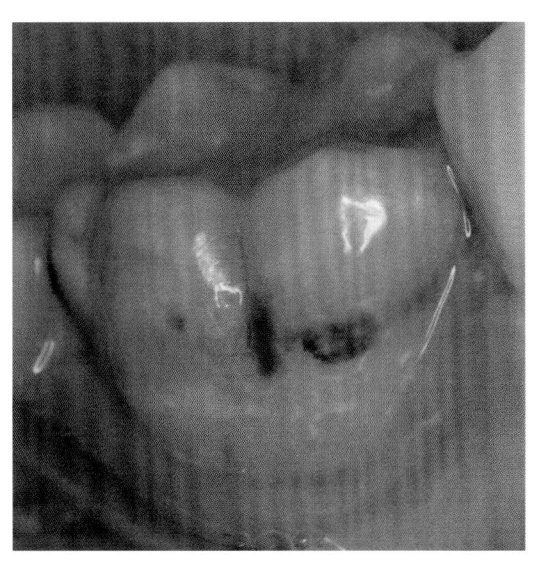

图6-50　下颌第一磨牙颊侧表面呈现黄褐色缺损

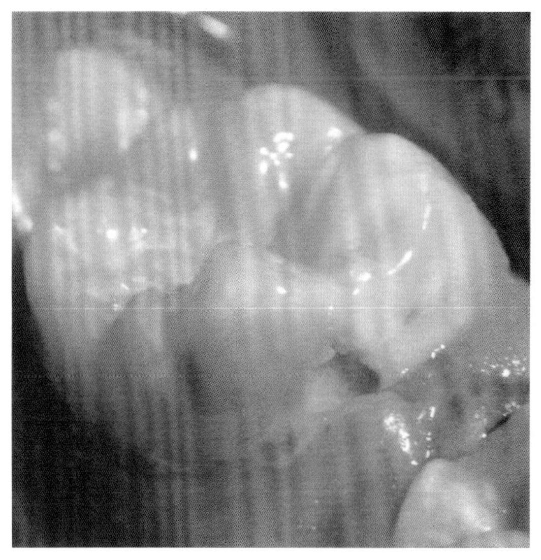

图6-51　下颌第一磨牙近中舌尖表面呈现黄褐色缺损，颈部比殆面受到的影响更大，缺损崩解显而易见

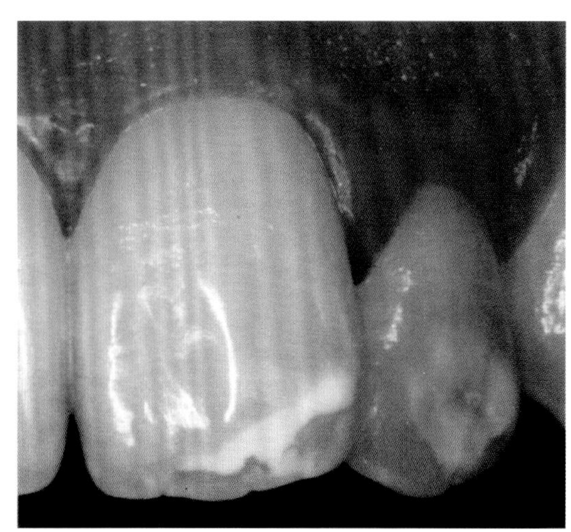

图6-52　前牙MIH与磨牙黄褐色缺损相关，中切牙有一个平滑的黄白色不透明区域，而侧切牙范围更大，呈多孔性的黄褐色缺损

预防萌出后崩解或修复。疾病早期阶段治疗效果可维持3～6个月，晚期阶段治疗效果可维持1年。

6.5.1　激光治疗磨牙-切牙牙釉质矿化不全

目前关于使用激光治疗MIH缺乏循证

学研究。

MIH的轻症病例表现为典型的黄白色不透明状，可以使用脱敏牙膏或再矿化凝胶进行处理。可以探索通过激光加热和熔化牙釉质表面，提高牙釉质结构抗力的可能性，而有趣的是在应用氟化物凝胶提高牙釉质形成过程中，对氟化物摄取的研究已被证实有效。

当前牙呈不透明的黄白色时，改善美观可能需要不同类型的干预。外漂白掩盖缺陷可能是最微创的治疗方法。除非患者或父母提出特殊的美学要求，该治疗手段必须推迟至生长发育期结束后（18岁）进行（图6-53～图6-57）。当矿化不良从轻度发展到中度时，可使用复合树脂材料对受影响的切牙表面进行预备和修复。由于牙釉质表面结构改变，矿化不良的粘接修复常失败。研究发现，对前牙行微打磨后，对粘接有轻微的改善作用。用铒激光制备，可能有助于修改表面形态，同时最小化去除组织厚度（图6-58～图6-62）。激光照射面粗糙，比常规车针制备的表面更适合粘接。该过程所需的激光能量通常远低于消融健康牙釉质，使用最小能量（70～100mJ）可去除及处理牙釉质。为了使复合材料获得良好的适应性和美学效果，表面边缘必须用车针及硅胶轮完成抛光。根据其他作者经验，酸蚀步骤之前用5%次氯酸钠预处理（每次涂刷1min），可

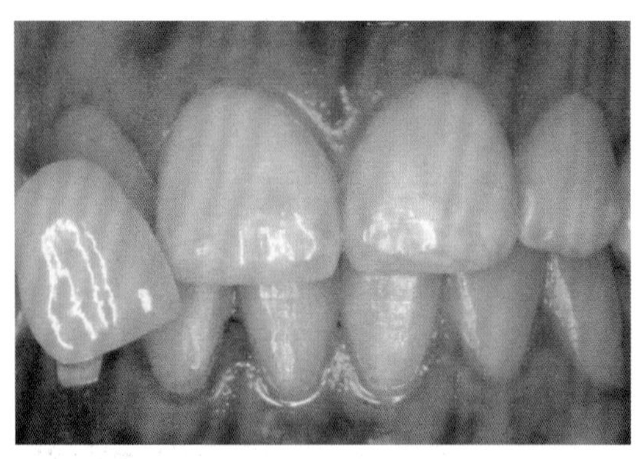

图6-53 局限于前牙的轻度矿化不良

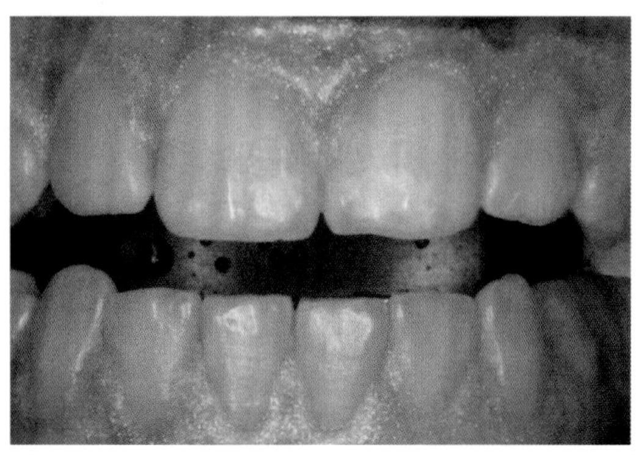

图6-54 18岁的患者经激光漂白处理后的轻度矿化不良

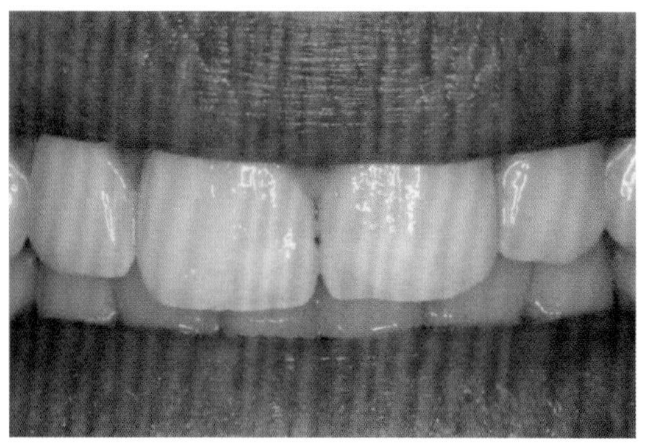

图6-55 术后1周的图像显示激光漂白的遮盖效应

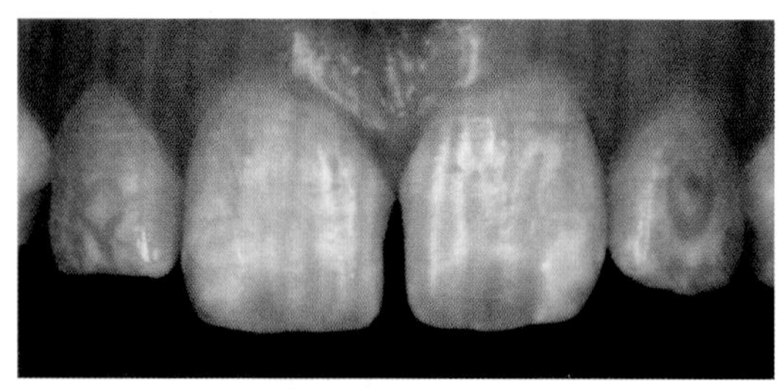

图6-56 从白点到黄褐色缺损的前牙广泛缺损

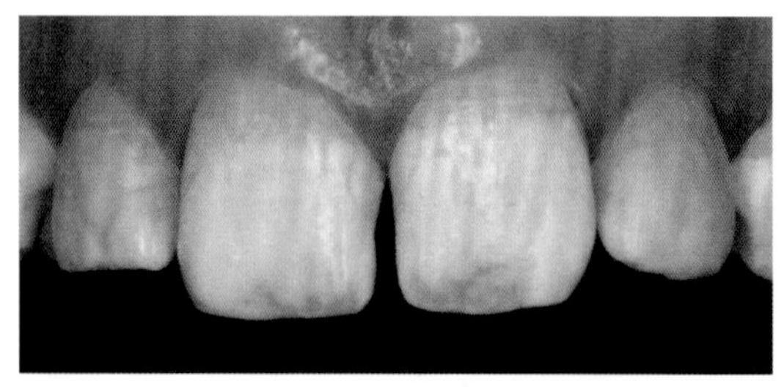

图6-57 牙齿漂白及表面复合物修复的18岁患者的上侧切牙，美观得到改善

去除变性的表面蛋白质，加强铒激光产生的形态特点，再用35%磷酸酸蚀。通常患者非常愿意接受这种无需麻醉的干预（图6-60～图6-65）。切牙几乎不会退化成牙釉质塌陷。成年后如果需要更佳的美学效果，可以使用瓷贴面覆盖牙齿。

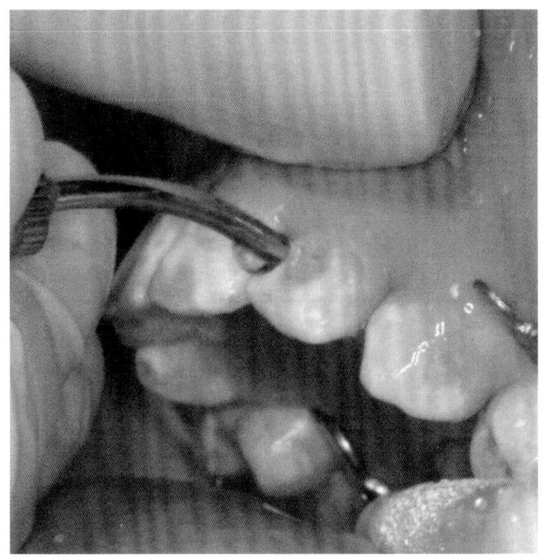

图6-58 Er:YAG激光去除缺损

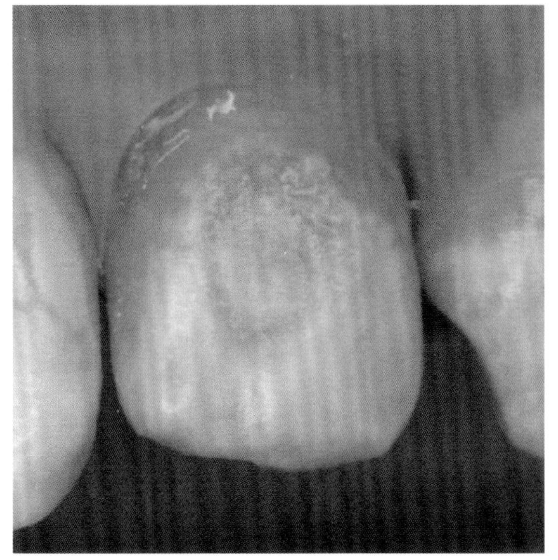

图6-59 Er:YAG激光制备，深达牙釉质内数百微米，恰好达到靠近牙釉质结合区的脱矿基底
注意：粗糙表面在边缘变得平滑，更适合粘接修复。

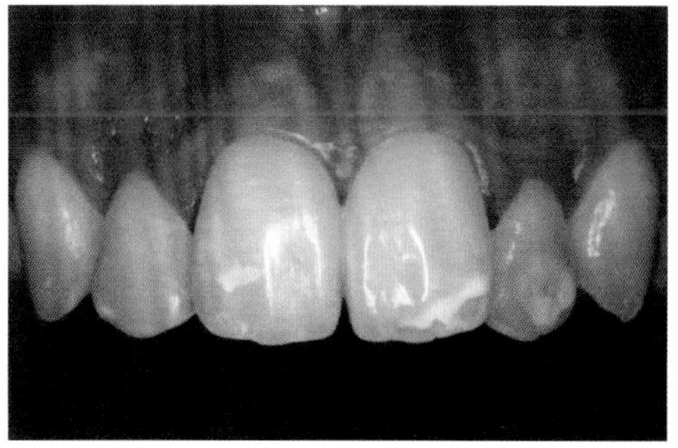

图6-60 MIH影响与第一磨牙相关的前牙，不同程度的缺损发生在不同的牙齿上（图6-52）

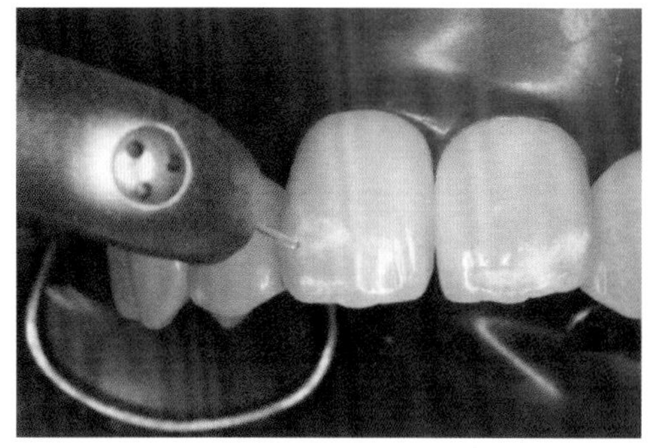

图6-61 Er,Cr:YSGG激光预备缺损区

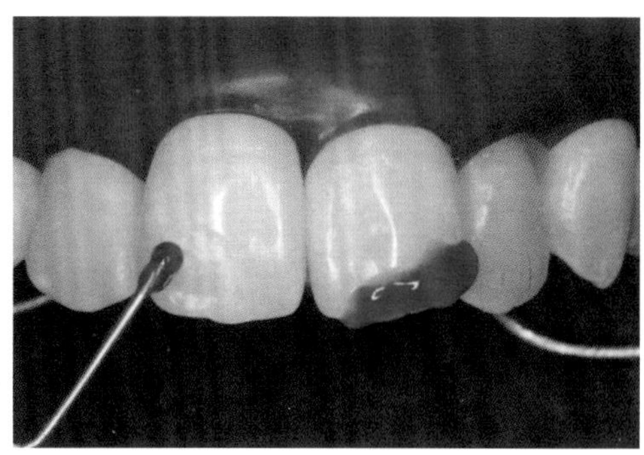

图6-62 酸蚀处理改善粘接模式

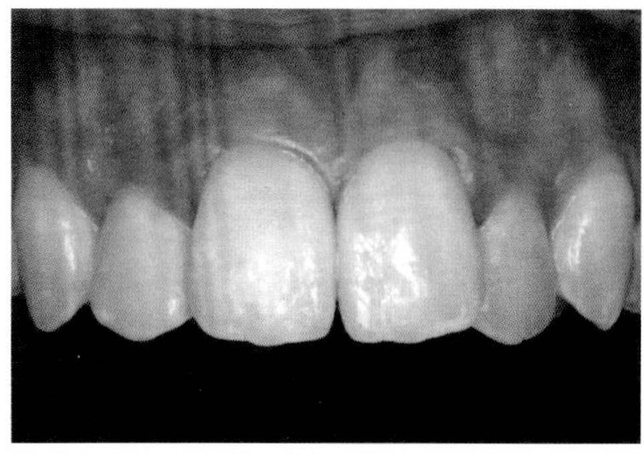

图6-63 修复完成后，美观得到改善

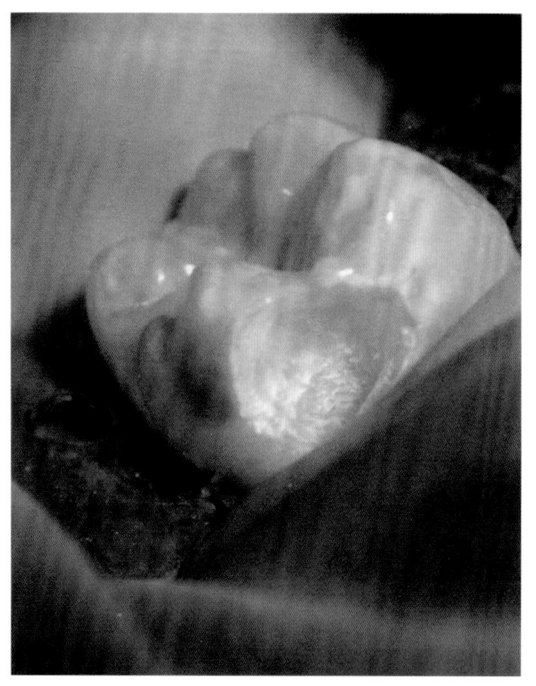

图 6-64 下颌第一磨牙牙尖的广泛缺损的预备(图 6-51 病例)

接下来,第一磨牙更频繁地出现黄褐色的缺损,且伴随年龄的增加而加重,同时有或多或少的矿物质损失。此外,暴露的牙釉质和牙本质下面的孔隙会导致细菌渗入牙本质,造成慢性牙髓炎或牙本质敏感,进而使患儿可能回避正确刷牙,并且对治疗变得更加焦虑,此时需要大量的行为管理。因此,也许不存在理想的治疗方案,随着时间推移,保守治疗可能会推迟出现并发症,如第一磨牙牙釉质的塌陷或崩解。在此情况下,修复治疗随着轻度病例的牙釉质微打磨到中度至重度病例的广泛去除牙釉质以及中度至重度病例的树脂充填或冠修复的变化而变化。铒激光提供了降低不适感的最小化备洞方法。表面改性和微创制备适用于粘接和树脂复合物(图 6-51,图 6-66)。当 MIH 的情况非常严重时,早期拔除第一磨牙可能会促进健康的第二磨牙萌出到位。

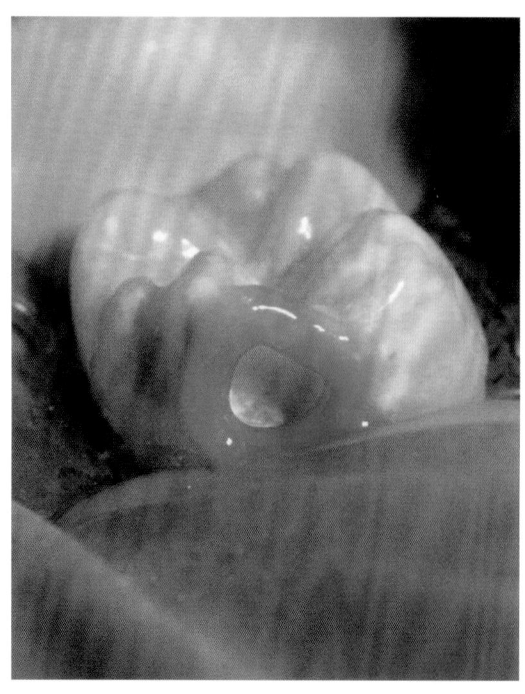

图 6-65 牙釉质酸蚀,用于牙本质的自酸蚀粘接

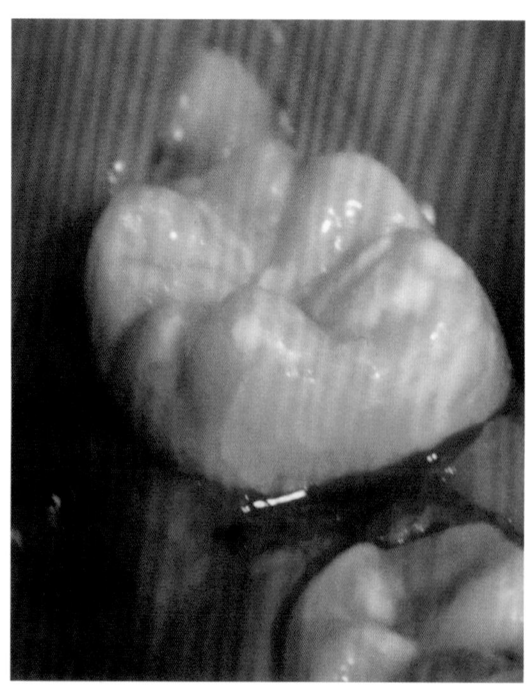

图 6-66 最终修复

(洪菲菲 译)

参考文献

1. Olivi G, Margolis F, Genovese MD. Pediatric laser dentistry: a user's guide. Chicago: Quintessence Pub; 2011. p. 67–79.
2. Lussi A, Imwinkelried S, Pitts N, Longbottom C, Reich E. Performance and reproducibility of a laser fluorescence system for detection of occlusal caries in vitro. Caries Res. 1999;33(4):261–6.
3. Hibst R, Paulus R, Lussi A. Detection of occlusal caries by laser fluorescence: basic and clinical investigations. Med Laser Appl. 2001;16:205–13.
4. Iwami Y, Shimizu A, Narimatsu M, Hayashi M, Takeshige F, Ebisu S. Relationship between bacterial infection and evaluation using a laser fluorescence device DIAGNOdent. Eur J Oral Sci. 2004;112(5): 419–23.
5. Neuhaus KW, Longbottom C, Ellwood R, Lussi A. Novel lesion detection aids. Monogr Oral Sci. 2009;21:52–62.
6. Lussi A, Francescut P. Performance of conventional and new methods for the detection of occlusal caries in deciduous teeth. Caries Res. 2003;37(1):2–7.
7. Bengtson AL, Gomes AC, Mendes FM, Cichello LR, Bengsten NG, Pinheiro SL. Influence of examiner's clinical experience in detecting occlusal caries lesions in primary teeth. Pediatr Dent. 2005;27(3): 238–43.
8. Olmez A, Tuna D, Oznurhan F. Clinical evaluation of diagnodent in detection of occlusal caries in children. J Clin Pediatr Dent. 2006;30(4):287–91.
9. Rodrigues JA, Diniz MB, Josgrilberg EB, Cordeiro RC. In vitro comparison of laser fluorescence performance with visual examination for detection of occlusal caries in permanent and primary molars. Lasers Med Sci. 2009;24(4):501–6. doi:10.1007/s10103-008-0552-4. Epub 2008 Mar 29.
10. Chu CH, Lo EC, You DS. Clinical diagnosis of fissure caries with conventional and laser-induced fluorescence techniques. Lasers Med Sci. 2010;25(3): 355–62. Epub 2009 Mar 4.
11. Diniz MB, Boldieri T, Rodrigues JA, Santos-Pinto L, Lussi A, Cordeiro RC. The performance of conventional and fluorescence-based methods for occlusal caries detection: an in vivo study with histologic validation. J Am Dent Assoc. 2012;143(4):339–50.
12. Bozdemir E, Karaarslan ES, Ozsevik AS, Ata Cebe M, Aktan AM. In vivo performance of two devices for occlusal caries detection. Photomed Laser Surg. 2013;31(7):322–7. Epub 2013 Jun 13.
13. Mendes FM, Nicolau J, Duarte DA. Evaluation of the effectiveness of laser fluorescence in monitoring in vitro remineralization of incipient caries in primary teeth. Caries Res. 2003;37(6):442–4.
14. Braga M, Nicolau J, Rodriguez CR, Imparato JC, Mendez FM. Laser fluorescence devise does not perform well in detection of early caries lesions in primary teeth: an in vitro study. Oral Health Prev Dent. 2008;6(2):165–9.
15. Khalife MA, Boynton JR, Dennison JB, Yaman P, Hamilton JC. In vivo evaluation of DIAGNOdent for the quantification of occlusal dental caries. Oper Dent. 2009;34(2):136–41.
16. Bahrololoomi Z, Musavi SA, Kabudan M. In vitro evaluation of the efficacy of laser fluorescence (DIAGNOdent) to detect demineralization and remineralization of smooth enamel lesions. J Conserv Dent. 2013;16(4):362–6.
17. Novaes TF, Matos R, Braga MM, Imparato JC, Raggio DP, Mendes FM. Performance of a pen-type laser fluorescence device and conventional methods in detecting approximal caries lesions in primary teeth-in vivo study. Caries Res. 2009;43(1):36–42. Epub 2009 Jan 9.
18. Neuhaus KW, Ciucchi P, Rodrigues JA, Hug I, Emerich M, Lussi A. Diagnostic performance of a new red light LED device for approximal caries detection. Lasers Med Sci. 2014. [Epub ahead of print]
19. Francescut P, Lussi A. Correlation between fissure discoloration, Diagnodent measurements, and caries depth: an in vitro study. Pediatr Dent. 2003;25: 559–64.
20. Mendes FM, Hissadomi M, Imparato JC. Effects of drying time and the presence of plaque on the in vitro performance of laser fluorescence in occlusal caries of primary teeth. Caries Res. 2004;38:104–8.
21. Lussi A, Reich E. The influence of toothpastes and prophylaxis pastes on fluorescence measurements for caries detection in vitro. Eur J Oral Sci. 2005;113:141–4.
22. Manton DJ, Messer LB. The effect of pit and fissure sealants on the detection of occlusal caries in vitro. Eur Arch Paediatr Dent. 2007;8:43–8.
23. Gostanian HV, Shey Z, Kasinathan C, Caceda J, Janal MN. An in vitro evaluation of the effect of sealant characteristics on laser fluorescence for caries detection. Pediatr Dent. 2006;28:445–50.
24. Fontana M, Platt JA, Eckert GJ, González-Cabezas C, Yoder K, Zero DT, Ando M, Soto-Rojas AE, Peters MC. Monitoring of sound and carious surfaces under sealants over 44 months. J Dent Res. 2014;93(11):1070–5. Epub 2014 Sep 23.
25. Mendes FM, Novaes TF, Matos R, Bittar DG, Piovesan C, Gimenez T, Imparato JC, Raggio DP, Braga MM. Radiographic and laser fluorescence methods have no benefits for detecting caries in primary teeth. Caries Res. 2012;46(6):536–43. Epub 2012 Aug 16.
26. Lennon AM, Attin T, Buchalla W. Quantity of remaining bacteria and cavity size after excavation with FACE, caries detector dye and conventional excavation in vitro. Oper Dent. 2007;32(3):236–41.
27. Lennon AM, Attin T, Martens S, Buchalla W. Fluorescence-aided caries excavation (FACE), caries detector, and conventional caries excavation in primary teeth. Pediatr Dent. 2009;31(4): 316–9.
28. Roydhouse RH. Prevention of occlusal fissure caries by use of a sealant: a pilot study. ASDC J Dent Child. 1968;35(3):253–62.
29. Crowe Jr RA. An in vitro study of a fissure sealant. J

La Dent Assoc. 1971;29(3):16–9.
30. Handelman SL, Buonocore MG, Heseck DJ. A preliminary report on the effect of fissure sealant on bacteria in dental caries. J Prosthet Dent. 1972;27(4):390–2.
31. Hinding JH, Buonocore MG. The effects of varying the application protocol on the retention of pit and fissure sealant: a two-year clinical study. J Am Dent Assoc. 1974;89(1):127–31.
32. Ahovuo-Saloranta A, Forss H, Walsh T, Hiiri A, Nordblad A, Mäkelä M, Worthington HV. Sealants for preventing dental decay in the permanent teeth. Cochrane Database Syst Rev. 2013;(3):CD001830. doi:10.1002/14651858.CD001830.pub4.
33. Marinho VC, Worthington HV, Walsh T, Clarkson JE. Fluoride varnishes for preventing dental caries in children and adolescents. Cochrane Database Syst Rev. 2013;7, CD002279. doi:10.1002/14651858.CD002279.pub2.
34. Hiiri A, Ahovuo-Saloranta A, Nordblad A, Mäkelä M. Pit and fissure sealants versus fluoride varnishes for preventing dental decay in children and adolescents. Cochrane Database Syst Rev. 2010;3, CD003067. doi:10.1002/14651858.CD003067.pub3. Review.
35. Simonsen RJ. Preventive resin restorations and sealants in light of current evidence. Dent Clin North Am. 2005;49:815–23.
36. Arruda AO, Bezerra AC, Straffon LH. Occlusal fossae depth of permanent first molars assessed by visual examination: an in vitro approach. Pediatr Dent. 2008;30(1):19–24.
37. Hossain M, Yamada Y, Masuda-Murakami Y, Nakamura Y. Removal of organic debris with Er:YAG laser irradiation and microleakage of fissures sealants in vitro. Lasers Med Sci. 2012;27(5):895–902. doi:10.1007/s10103-011-0994-y. Epub 2011 Oct 4.
38. Ciucchi P, Neuhaus KW, Emerich M, Peutzfeldt A, Lussi A. Evaluation of different types of enamel conditioning before application of a fissure sealant. Lasers Med Sci. 2013;30(1):1–9.
39. Moslemi M, Erfanparast L, Fekrazad R, Tadayon N, Dadjo H, Shadkar MM, Khalili Z. The effect of Er, Cr:YSGG laser and air abrasion on shear bond strength of a fissure sealant to enamel. J Am Dent Assoc. 2010;141(2):157–61.
40. Sancakli HS, Erdemir U, Yildiz E. Effects of Er:YAG laser and air abrasion on the microleakage of a resin-based fissure sealant material. Photomed Laser Surg. 2011;29(7):485–92. doi:10.1089/pho.2010.2889. Epub 2011 Feb 9.
41. Borsatto MC, Corona SA, de Araújo FP, de Souza-Gabriel AE, de Pécora JD, Palma-Dibb RG. Effect of Er:YAG laser on tensile bond strength of sealants in primary teeth. J Dent Child (Chic). 2007;74:104–8.
42. Lupi-Pégurier L, Bertrand MF, Genovese O, Rocca JP, Muller-Bolla M. Microleakage of resin-based sealants after Er:YAG laser conditioning. Lasers Med Sci. 2007;22:183–8.
43. Youssef MN, Youssef FA, Souza-Zaroni WC, Turbino ML, Vieira MM. Effect of enamel preparation method on in vitro marginal microleakage of a flowable composite used as pit and fissure sealant. Int J Paediatr Dent. 2006;16:342–7.
44. Sungurtekin E, Ozta N. The effect of erbium, chromium:yttrium- scandium-gallium-garnet laser etching on marginal integrity of a resin-based fissure sealant in primary teeth. Lasers Med Sci. 2009;25(6):841–7.
45. Sasaki LH, Lobo PD, Moriyama Y, Watanabe IS, Villaverde AB, Tanaka CS, Moriyama EH, Brugnera Jr A. Tensile bond strength and SEM analysis of enamel etched with Er:YAG laser and phosphoric acid: a comparative study in vitro. Braz Dent J. 2008;19(1):57–61.
46. Karaman E, Yazici AR, Baseren M, Gorucu J. Comparison of acid versus laser etching on the clinical performance of a fissure sealant: 24-month results. Oper Dent. 2013;38(2):151–8. doi:10.2341/11-435-C. Epub 2012 Oct 23.
47. Topaloglu-Ak A, Onçağ O, Gökçe B, Bent B. The effect of different enamel surface treatments on microleakage of fissure sealants. Acta Med Acad. 2013;42(2):223–8.
48. Stern RH, Sognnaes RF, Goodman F. Laser effect on in vitro enamel permeability and solubility. J Am Dent Assoc. 1966;78:838–43.
49. Stern RH, Vahl J, Sognnaes RF. Lased enamel: ultrastructural observations of pulsed carbon dioxide laser effects. J Dent Res. 1972;51:455–60.
50. Seka W, Fried D, Glena RE, Featherstone JDB. Laser energy deposition in dental hard tissue [abstract 1910]. J Dent Res. 1994;73:340.
51. Featherstone JDB, Nelson DGA. Laser effects on dental hard tissue. Adv Dent Res. 1987;1:21–6.
52. Nelson DG, Shariati M, Glena R, Shields CP, Featherstone JD. Effect of pulsed low energy infrared laser irradiation on artificial caries-like lesion formation. Caries Res. 1986;20:289–99.
53. Nelson DG, Wefel JS, Jongebloed WL, Featherstone JD. Morphology, histology and crystallography of human dental enamel treated with pulsed low-energy infrared laser radiation. Caries Res. 1987;21:411–26.
54. Fried D, Featherstone JDB, Visuri SR, Walsh JT, Seka W. Caries inhibition potential of Er:YAG and Er:YSGG laser radiation. In: Wigdor HA, Featherstone JDB, White JM, Neev J, editors. Lasers in Dentistry II. Proceedings Volume 2672. Bellingham: SPIE; 1996. p. 73–8.
55. Hibst R, Keller U. Experimental studies of the application of the Er:YAG laser on dental hard substances: I. Measurement of the ablation rate. Lasers Surg Med. 1989;9:338–44.
56. Hibst R, Keller U. Heat effect of pulsed Er:YAG laser radiation. In: Joffe SN, Atsumi K, editors. Laser surgery: advanced characterization, therapeutics, and systems II. Proceeding Volume 1200. Bellingham: SPIE; 1990. p. 379–86.
57. Fried D, Featherstone JDB, Glena RE, Seka W. The nature of light scattering in dental enamel and dentin

at visible and near-IR wavelengths. Appl Opt. 1995;34:1278–85.
58. Sato K. Relation between acid dissolution and histological alteration of heated tooth enamel. Caries Res. 1983;17:490–5.
59. Zezell DM, Boari HG, Ana PA, Eduardo Cde P, Powell GL. Nd:YAG laser in caries prevention: a clinical trial. Lasers Surg Med. 2009;41:31–5.
60. Vitale MC, Zaffe D, Botticell AR, Caprioglio C. Diode laser irradiation and fluoride uptake in human teeth. Eur Arch Paediatr Dent. 2011;12(2):90–2.
61. Flaitz CM, Hicks MF, Westerman GH, Berg JH, Blankenau RJ, Powell GL. Argon laser irradiation and acidulated phosphate fluoride treatment in caries-like lesion formation in enamel: an in vitro study. Pediatr Dent. 1995;17:31–5.
62. Haider SM, White GE, Rich A. Combined effects of argon laser irradiation and fluoride treatments in prevention of caries-like lesion formation in enamel: an in vitro study. J Clin Pediatr Dent. 1999;23:247–57.
63. Westerman GH, Ellis RW, Latta MA, Powell GL. An in vitro study of enamel surface microhardness following argon laser irradiation and acidulated phosphate fluoride treatment. Pediatr Dent. 2003;25:497–500.
64. Delbem AC, Cury JA, Nakassima CK, Gouveia VG, Theodoro LH. Effect of Er:YAG laser on CaF2 formation and its anti-cariogenic action on human enamel: an in vitro study. J Clin Laser Med Surg. 2003;21:197–201.
65. Apel C, Meister J, Schmitt N, Gräber HG, Gutknecht N. Calcium solubility of dental enamel following sub-ablative Er:YAG and Er:YSGG laser irradiation in vitro. Lasers Surg Med. 2002;30:337–41.
66. Apel C, Birker L, Meister J, Weiss C, Gutknecht N. The caries-preventive potential of subablative Er:YAG and Er:YSGG laser radiation in an intraoral model: a pilot study. Photomed Laser Surg. 2004;22: 312–7.
67. Apel C, Meister J, Götz H, Duschner H, Gutknecht N. Structural changes in human dental enamel after subablative erbium laser irradiation and its potential use for caries prevention. Caries Res. 2005;39:65–70.
68. Ying D, Chuah GK, Hsu CY. Effect of Er:YAG laser and organic matrix on porosity changes in human enamel. J Dent. 2004;32:41–6.
69. Ana PA, Tabchoury CP, Cury JA, Zezell DM. Effect of Er, Cr:YSGG laser and professional fluoride application on enamel demineralization and on fluoride retention. Caries Res. 2012;46(5):441–51. doi:10.1159/000333603. Epub 2012 Jun 27.
70. Colucci V, de Souza Gabriel AE, Scatolin RS, Serra MC, Corona SA. Effect of Er:YAG laser on enamel demineralization around restorations. Lasers Med Sci. 2015;30(4):1175–81.
71. Featherstone JDB, Zhang SH, Shariati M, McCormack SM. Carbon dioxide laser effects on caries-like lesions of dental enamel. In: O'Brien SJ, Vangsness CT, Dederich D, Wigdor H, Treat AM, editors. Lasers in orthopedic, dental, and veterinary medicine. Proceedings Volume 1424. Los Angeles: SPIE; 1991. p. 145–9.
72. Featherstone JDB, Barrett-Vespone NA, Fried D, Kantorowitz Z, Lofthouse J, Seka WD. Rational choice of laser conditions for inhibition of caries progression. In: Wigdor HA, Featherstone JDB, White JM, editors. Lasers in dentistry. Proceedings Volume 2394. Bellingham: SPIE; 1995. p. 57–67.
73. Featherstone JDB, Fried D, McCormack SM, Seka WD. Effect of pulse duration and repetition rate on CO2 laser inhibition of caries progression. In: Wigdor HA, Featherstone JDB, White JM, Neev J, editors. Lasers in dentistry II. Proceedings Volume 2672. Bellingham:SPIE; 1996. p. 79–87.
74. Featherstone JDB, Fried D, Bitten ER. Mechanism of laser-induced solubility reduction of dental enamel. In: Wigdor HA, Featherstone JDB, Rechmann P, editors. Lasers in dentistry III. Proceedings Volume 2973. Bellingham: SPIE; 1997. pp. 112–6.
75. Featherstone JDB, Barrett-Vespone NA, Fried D, Kantorowitz Z, Seka W. CO2 laser inhibition of artificial caries-like lesion progression in dental enamel. J Dent Res. 1998;77:1397–403.
76. Featherstone JDB, Fried D. Fundamental interactions of lasers with dental hard tissues. Med Laser Appl. 2001;16:181–94.
77. Goodis HE, Fried D, Gansky S, Rechmann P, Featherstone JD. Pulpal safety of 9.6 mm TEA CO2 laser used for caries prevention. Lasers Surg Med. 2004;35:104–10.
78. Steiner-Oliveira C, Rodriguez LK, Lima EB, Nobre-dos-Santos M. Effect of the CO2 laser combined with fluoridated products on the inhibition of enamel demineralization. J Contemp Dent Pract. 2008;9:113–21.
79. Rodrigues LK, Nobre dos Santos M, Pereira D, Assaf AV, Pardi V. Carbon dioxide laser in dental caries prevention. J Dent. 2004;32:531–40.
80. Chen CC, Huang ST. The effects of lasers and fluoride on the acid resistance of decalcified human enamel. Photomed Laser Surg. 2009;27:447–52.
81. Esteves-Oliveira M, Zezell DM, Meister J, Franzen R, Stanzel S, Lampert F, Eduardo CP, Apel C. CO2 Laser (10.6 microm) parameters for caries prevention in dental enamel. Caries Res. 2009;43(4):261–8. Epub 2009 May 8.
82. de Melo JB, Hanashiro FS, Steagall Jr W, Turbino ML, Nobre-dos-Santos M, Youssef MN, de Souza-Zaroni WC. Effect of CO2 laser on root caries inhibition around composite restorations: an in vitro study. Lasers Med Sci. 2014;29(2):525–35. Epub 2013 Jan 5.
83. Featherstone JDB, Fried D, Gansky SA, Stookey GK, Dunipace AJ. Effect of carbon dioxide laser treatment on lesion progression in an intraoral model. In: Rechmann P, Fried D, editors. Lasers in dentistry VII. Proceedings Volume 4249. Bellingham: SPIE; 2001. p. 87–91.
84. Rechmann P, Fried D, Le CQ, Nelson G, Rapozo-Hilo M, Rechmann BM, Featherstone JD. Caries inhibition in vital teeth using 9.6-μm CO2-laser irradiation. J Biomed Opt. 2011;16(7):071405.
85. Rechmann P, Charland DA, Rechmann BM, Le CQ,

Featherstone JD. In-vivo occlusal caries prevention by pulsed CO2 -laser and fluoride varnish treatment–a clinical pilot study. Lasers Surg Med. 2013;45(5):302–10. Epub 2013 Jun 4.

86. Weerheijim KL, Jalevik B, Alaluusua S. Molar-incisor hypomineralisation. Caries Res. 2001;35:390–1.

87. Willmott NS, Bryan RAE, Duggal MS. Molar-incisor-hypomineralisation: a literature review. Eur Arch Paediatr Dent. 2008;9(4):172–9.

88. Balmer RC, Laskey D, Mahoney E, Toumba KJ. Prevalence of enamel defects and MIH in non-fluoridated and fluoridated communities. Eur J Paediatr Dent. 2005;6(4):209–12.

89. Ogden AR, Pinhasi R, White WJ. Nothing new under the heavens: MIH in the past? Eur Arch Paediatr Dent. 2008;9(4):166–71.

90. Ess A, Laisi S, Sahlberg C, Lukinmaa PL, Alaluusua S. Early use of Amoxicillin may cause Molar-Incisor-Hypomineralisation (MIH). J Dent Res. 2009;88(2):132–6.

91. Lygidakis NA, Dimou G, Marinou D. Molar-Incisor-Hypomineralisation (MIH). A retrospective clinical study in Greek children. II. Possible medical aetiological factors. Eur Arch Paediatr Dent. 2008;9(4):207–17.

92. Gotler M, Ratson T. Molar incisor hypomineralization (MIH): a literature review. Refuat Hapeh Vehashinayim. 2010;27(2):10–8, 60. [Article in Hebrew].

93. Jälevik B, Klingberg G, Barregård L, Norén JG. The prevalence of demarcated opacities in permanent first molars in a group of Swedish children. Acta Odontol Scand. 2001;59(5):255–60.

94. Fagrell TG, Salmon P, Melin L, Norén JG. Onset of molar incisor hypomineralization (MIH). Swed Dent J. 2013;37(2):61–70.

95. William V, Messer LB, Burrow MF. Molar incisor hypomineralization: review and recommendations for clinical management. Pediatr Dent. 2006;28(3):224–32.

96. Lygidakis NA, Dimou G, Briseniou E. Molar-Incisor-Hypomineralisation (MIH). Retrospective clinical study in Greek children Prevalence and defect characteristics. Eur Arch Paediatr Dent. 2008;9(4):200–6.

97. Lygidakis NA, Wong F, Jälevik B, Vierrou AM, Alaluusua S, Espelid I. Best Clinical Practice Guidance for clinicians dealing with children presenting with Molar-Incisor-Hypomineralisation (MIH): an EAPD Policy Document. Eur Arch Paediatr Dent. 2010;11(2):75–81.

98. Mathu-Muju K, Wright JT. Diagnosis and treatment of molar incisor hypomineralisation. Compend Contin Educ Dent. 2006;27(11):604–10.

99. Jälevik B, Klingberg GA. Dental treatment, dental fear and behaviour management problems in children with severe enamel hypomineralisation of their permanent first molars. Int J Paediatr Dent. 2002;12(1):24–32.

100. Fagrell TG, Lingström P, Olsson S, Steiniger F, Norén JG. Bacterial invasion of dentinal tubules beneath apparently intact but hypomineralized enamel in molar teeth with molar incisor hypomineralisation. Int J Paediatr Dent. 2008;18(5):333–40.

7 激光在牙体修复中的应用

Giovanni Olivi, Maria Daniela Genovese, Matteo Olivi

摘要

在牙体修复中，激光技术作为传统工具的替代或补充工具已展示出多种治疗优势。首先，最为重要的是对龋坏组织的选择性，因此其具有微创作用。激光可加强表面的粘接固位，因此，只要严格遵循所有操作步骤，就可以改善修复粘接效果。通过对所有 G. V. Black 窝洞分类的逐步说明，展示了激光技术的所有“秘诀”。另外，激光可用于处理硬、软组织病损，包括在牙髓治疗中用于高效去污和活髓保存术时凝固牙髓的作用，以及美容和牙周之所需，气化牙龈。由于不像传统旋转器械与牙体直接接触，因此激光提供的是安全和舒适的治疗，并且可以减轻疼痛。许多病例中，可避免局麻，对恐惧症和儿童患者无不良的心理影响。本章将展示和讨论牙体修复中许多特殊的临床表现，包括牙隐裂、间接修复预备和牙龈切除术。

7.1 牙体修复中所采用的激光电磁波光谱波长：铒类激光

本书第四章介绍了激光和组织相互作用的基本原理以及波长和发色团之间的亲和性。由于激光与发色团（水）之间选择性的相互作用，为了窝洞预备和去龋选择理想的波长，铒类激光是得天独厚的。CO_2 激光对 9 300nm 的水及羟基磷灰石的吸光曲线的次强吸收峰有选择性，因此该激光具有应用前景，但是本书认为 CO_2 激光尚未得到足够广泛的实验和临床研究数据支持（图 7-1）。

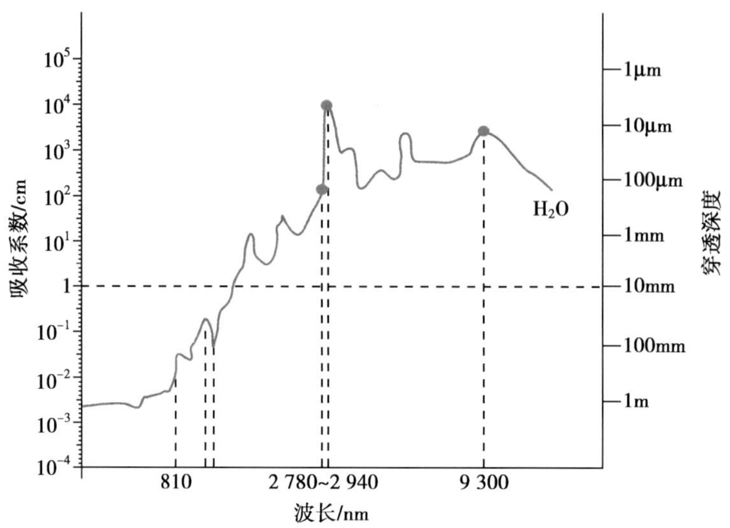

图 7-1 Er,Cr:YSGG、Er:YAG、CO_2 激光在水中的吸收效率(蓝线)及不同波长的激光在水中的穿透深度(水平虚线)

7.2 激光在牙体修复中的优势

激光技术在牙体修复中可作为传统工具的替代或补充工具,展示出多种治疗优势。其中,我们可以考虑以下优点:

(1) 激光对龋坏组织具有高度亲和性,因此激光具有选择性和微创作用。

(2) 激光产生了微孔结构,改进了粘接修复表面。

(3) 激光可用于硬、软组织的处理,包括牙髓。

(4) 激光具有强力的去污作用。

(5) 激光是安全的,因为在口内不使用旋转工具。

(6) 激光提供了舒适的治疗,因为激光工作时与牙齿表面无接触且无表面震动。

(7) 激光是无痛的,在多数病例中,可不使用局麻。

(8) 激光对恐惧症和儿童患者无不良的心理影响。

激光在牙体修复学中的优势

操作优势
安全:在口内不使用旋转或切割工具
舒适:不接触牙体,不产生震动
无痛:减少局麻的需求或无需局麻
可接受度高且可改善患者依从性
临床应用优势
微创:对龋坏组织有选择性
去污作用:可深入牙本质
微固位表面:粗糙、清洁的表面,无碎屑和玷污层残留
升温少:照射牙髓和牙周表面
直接盖髓术:穿髓时,牙髓凝固/去污作用
软组织的应用:窝洞预备中暴露龈下牙体边缘

7.3 无痛口腔医学:理论方面

过去,激光曾被错误地认为是一种"无痛"工具。事实略有不同,须认识到这一点,才能使医师与患者的预期和临床效果达到最佳契合。只有当我们知晓了疼痛机制、镇痛概念及其在口腔手术中的引导作用，激光治疗才能在没有使用局麻的情况下执行复杂的干预，使患者受益。

7.3.1 痛觉与激光方法

疼痛的感知与否是主客观因素混合作用的结果。主客观因素是多变的，并使得“每个人的疼痛经历都不尽相同”（图 7-2）。

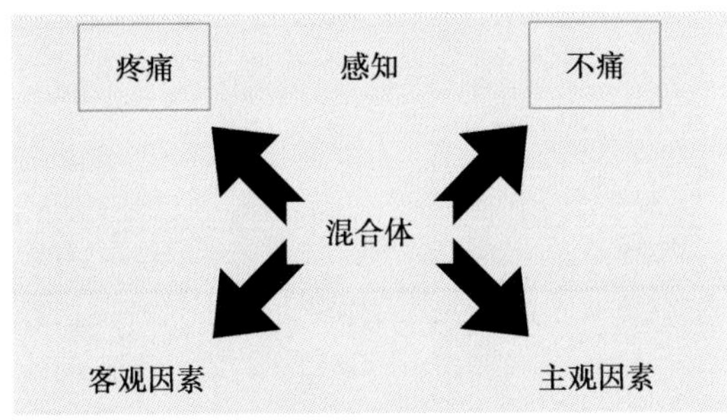

图 7-2 痛觉是多种主客观因素的混合体

在主观因素中，我们发现痛觉边缘极限几乎是恒定的，称为痛阈和痛苦阈，即个体的疼痛忍耐力。

个体的疼痛忍耐力是基于其对疼痛的心理解读，受个体因素的影响，如患者的疼痛记忆（认知成分），患者的情感状态（情绪成分）和社会行为（行为成分），即个体对疼痛的反馈意愿。患者的精神-情感状态还受到从前就医或口腔科诊疗经历的不良影响，以及经由父母和亲戚相传的不良的就医经历，会引发患者自身的焦虑，进而影响其自身忍耐力及其与医师间有效的配合能力。所有这些因素都以所谓个体疼痛忍耐力的痛苦阈为特征（图 7-3）。

在客观因素中，我们必须考虑到病损的类型和严重程度（如简单牙釉质龋或者深窝洞穿髓）、口腔医师的知识技能，以及所使用的技术和设备，诸如涡轮机、手术刀片或者激光（图 7-4）。

激光工作时不与组织接触，不产生震动，能通过提高痛阈（镇痛作用）来调节致痛

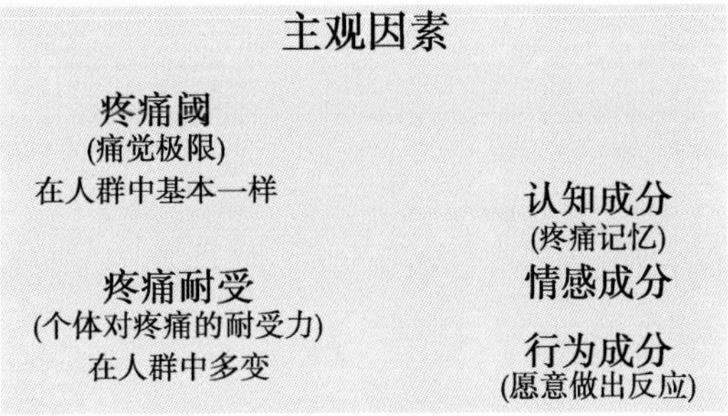

主观因素

疼痛阈 (痛觉极限) 在人群中基本一样	**认知成分** (疼痛记忆) **情感成分**
疼痛耐受 (个体对疼痛的耐受力) 在人群中多变	**行为成分** (愿意做出反应)

图 7-3 痛觉的主观因素包括人群中基本恒定的个体痛阈以及痛苦阈，即个体疼痛忍耐力

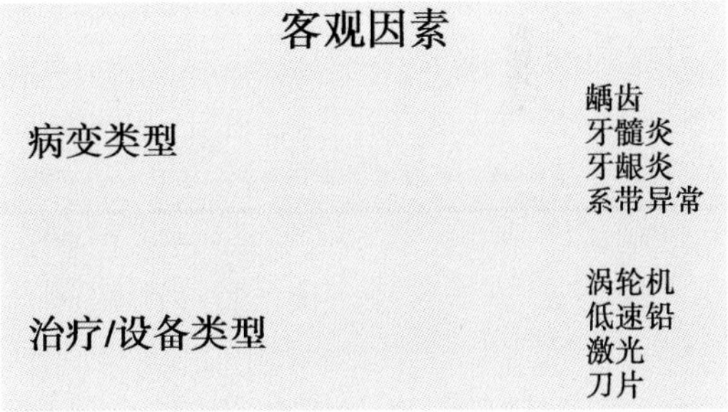

客观因素

病变类型	龋齿 牙髓炎 牙龈炎 系带异常
治疗/设备类型	涡轮机 低速铅 激光 刀片

图 7-4 疼痛的客观因素包含病损的不同严重程度以及不同的治疗方式

的客观因素。激光亦可影响疼痛的主观因素，因其能减少疼痛经历以及降低源于个人或家族成员就医时使用针、车针、手术刀等不良经历所带来的焦虑或恐惧感。这些因素左右了患者的认知和情感状态，因此影响了其痛阈。

鉴于以上原因，在牙体修复中，激光的应用被证实是一种有效的干预方法，在软、硬组织的治疗中享有良好的患者接受度。

7.4 无痛口腔医学：基本概念

在进行任何手术或非手术治疗前，采用低能量激光照射术区，通过暂时性阻断神经冲动的电传导，产生了镇痛作用。

激光照射引发神经纤维细胞膜钠钾泵的破坏，造成膜超极化，从而使神经冲动散失或减少，最终产生镇痛效果。为了触发动作电位，则需使用更高强度的刺激，因此痛

阈得以提高。

低于消融能量的所有波长的激光，尤其是近红外激光（波长为 803~980nm）。当使用非聚焦模式时，采用扫描技术并通过缓慢提升激光能量，能够在照射区产生镇痛作用。

20 世纪 90 年代初期，在 Nd:YAG 激光的应用过程中，首次提到激光优先镇痛作用，这一作用在铒激光（Er:YAG 和 Er,Cr:YSGG）的临床应用中得到了广泛认可。当使用 15~20Hz 的脉冲重复频率和低于牙齿消融阈值的低脉冲能量时（9~14J/cm^2）（参见 4.6.1），铒激光的能量将沿羟基磷灰石晶体穿透牙体到达牙髓。在此处，激光的频率与牙髓 C 型纤维及其他神经纤维的生物共振频率一致。有证据表明，缓速的激光照射可选择性地作用于目标纤维，尤其是痛觉感受器的传入轴突（即疼痛受体）。在进行修复治疗前，这种低能量水平的激光治疗使牙髓产生了镇痛效果，持续约 15 分钟，暂时改善了患者痛阈。无论临床或组织学上，近远期内均未见牙髓不良反应的报道。

7.4.1 激光镇痛:临床操作

多种技术可供术者引导激光镇痛。

通常，为了保持疼痛低于阈值且不辜负患者的信任，须用最低限度的能量和功率持续治疗，因此避免了超出痛阈。

7.4.1.1 Margolis 技术

Margolis 提出了一种用于铒激光牙体预备的激光镇痛技术，即用工作尖在距牙面 4mm 处，将 1.5W 和 20Hz 的激光以非聚焦模式缓速照射前牙唇面或者后牙船面 30s。当存在金属修复体时，可将激光瞄准牙尖而不是牙齿中央沟。在聚焦的工作距离开始消融牙体前，可用 3W 和 20Hz 的激光重复这一操作过程 15s。

7.4.1.2 Olivi-Genovese 技术

该项技术早期建议用铒铬激光（Er,Cr:YSSG），因为与 Er:YAG 激光相比，Er,Cr:YSSG 激光在水中吸收较少，故其穿透硬组织（通过牙龈）的深度较深。如今，这两种波长研究者均会使用。将激光工作尖置于远离牙龈和牙齿表面约 10mm 的非聚焦处（该距离取决于不同手机的焦距），在低气/水比喷雾的条件下，以极低能量（25~50mJ）和低脉冲频率（10~15Hz）缓慢环绕牙颈部的龈缘照射，保持非聚焦模式下，经一轮 60s 照射后，将能量水平逐步提升到 75~80mJ。之后，激光束仍以非聚焦方式直接对准龋损，保持能量为 75~80mJ 的照射。低脉冲频率（10~15Hz）可使神经激惹最小化，进而允许更长的热弛豫时间。在相同功率条件下，以较低频的脉冲（8~10pps）结合逐级提高的能量（>100mJ）的方式相比较高频脉冲结合较低能量的方式更易被患者所接受。当镇痛起效后，可将脉冲频率提高至 20Hz，将气/水喷雾和能量增至最低有效水平（表 7-1，表 7-2），并将激光聚焦目标，启动消融（图 7-5~图 7-7）。

表 7-1 前牙处理的临床参数

处理方式	Er,Cr:YSGG				Er:YAG			
	能量	脉冲	脉宽	工作尖	能量	脉冲	脉宽	工作尖/镜
牙釉质消融	200~250mJ	20~15pps	140μs	1.1mm 600μm	200~250mJ	15~20pps	50μs	0.9mm 800μm
牙本质消融	100~180mJ	15~20pps	140μs	600μm	120~200mJ	15~20pps	50~100μs	0.9mm 800μm

续表

处理方式	Er,Cr:YSGG				Er:YAG			
	能量	脉冲	脉宽	工作尖	能量	脉冲	脉宽	工作尖/镜
牙本质清洁	75mJ	10pps	140μs	600μm	75mJ	10pps	50μs	0.9mm 600μm
去龋	<150mJ	15~20pps	140μs	600μm	<150mJ	15~20pps	50~100μs	0.9mm 600μm
牙釉质处理	50~75mJ	15~20pps	140μs	1.1mm 600μm	35~80mJ	15~20pps	50μs	0.9mm 600μm
牙本质处理	40~50mJ	10~15pps	140μs	600μm	40~50mJ	10~15pps	50~100μs	0.9mm 600μm

表 7-2 后牙处理的临床参数

处理方式	Er,Cr:YSGG				Er:YAG			
	能量	脉冲	脉宽	工作尖	能量	脉冲	脉宽	工作尖
牙釉质消融	200~300mJ	15~20pps	140μs	1.1mm 600μm	200~350mJ	15~20pps	50μs	0.9mm 800μm
牙本质消融	100~200mJ	15~20pps	140μs	600μm	120~220mJ	15~20pps	50~100μs	0.9mm 800μm
牙本质清洁	75mJ	10pps	140μs	600μm	75mJ	10pps	50μs	0.9mm 600μm
去龋	<150mJ	15~20pps	140μs	600μm	<150mJ	15~20pps	50~100μs	0.9mm 600μm
牙釉质处理	50~75mJ	15~20pps	140μs	1.1mm 600μm	35~80mJ	20~50pps	50μs	0.9mm 600μm
牙本质处理	40~50mJ	10~15pps	140μs	600μm	40~50mJ	10~15pps	50~100μs	0.9mm 600μm

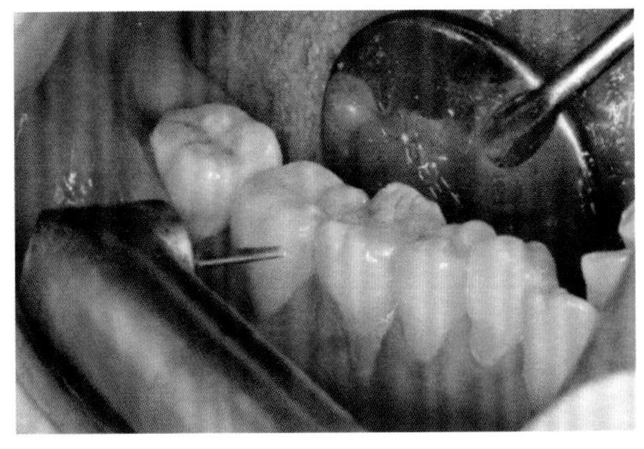

图 7-5 Olivi-Genovese 激光镇痛技术
激光工作尖置于远离牙龈和牙齿表面 10mm 的非聚焦处(注意聚焦距离因手机类型的不同而不同)缓速环绕牙颈部龈缘移动照射 40~60s,照射采用极低能量、低脉冲重复率和低气/水比。

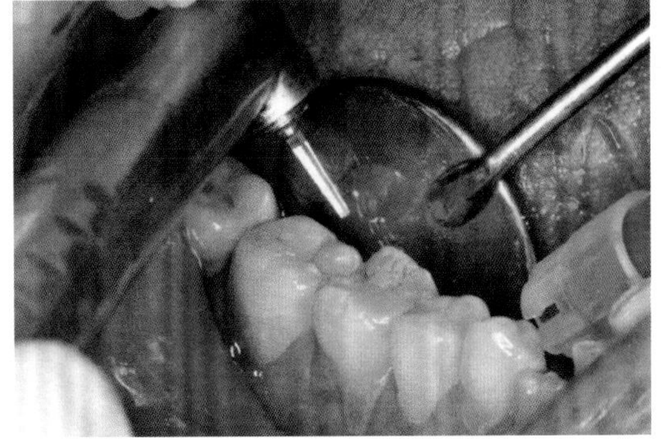

图 7-6 Olivi-Genovese 激光镇痛技术
激光束仍以非聚焦模式直接对准龋损,保持能量为 75~80mJ,低脉冲重复率可使神经激惹最小化。

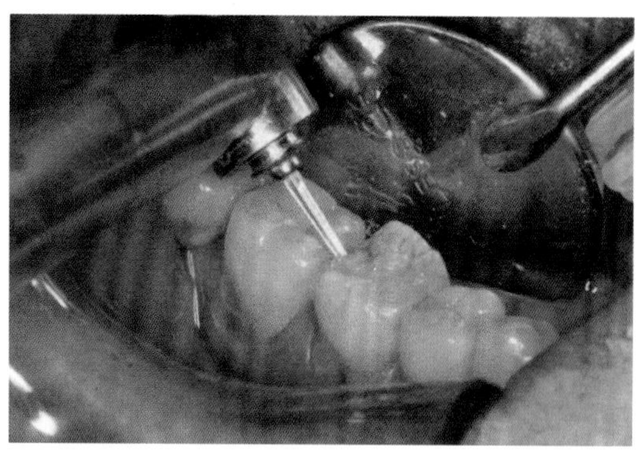

图 7-7　激光消融
当镇痛起效后,可将脉冲重复率、气/水喷雾和激光能量提高至最低有效水平,并将激光束聚焦于目标,启动消融。

其他技术提倡使用 3.0~4.5W 和 15Hz 的高功率设置,进行较快的诱导镇痛(兔子技术)或者使用 0.25W 和 20Hz 低功率设置进行较慢的诱导镇痛(乌龟技术)。多数激光使用者发现快速镇痛常需较长的治疗时间,使患者产生不适,且患者和医师对该方法的满意度不高。

7.5　铒激光选择性的相互作用

高效、选择性和微创去龋的系统研究仍是各项实验的目标。

Neves Ade 等人用显微 CT 扫描评估了不同系统去除龋坏牙本质前后的残余龋坏的相对体积和窝洞底部的矿物盐密度。

旋转机器的机械对切割磨除健康牙体组织和组织的脱矿部分无差别。使用龋坏指示剂增加了过度挖除组织的风险。另外,使用侵入性较小的全瓷车针和超声去龋车针容易在窝洞底及洞壁残留较多的龋坏。化学机械去龋系统使用次氯酸钠基溶液和酶基溶液等化学溶液,以便选择性溶解受影响的牙体组织,同时采用不同的机械系统——金属和塑料挖匙去除受影响的组织。这些方法常用于去龋,以保留健康组织。然而,正是用金属工具进行手动机械的去除保证了去龋的有效性,而塑料挖匙却不能做到彻底去龋。该项研究中所采用的基于组织荧光反馈系统的 Er:YAG 激光系统,可解读受影响组织的不同荧光水平,进而控制激光发射能。一些样本残留了较多的龋坏组织,而其他样本则过度挖除了健康组织,因而 Er:YAG 激光在非选择性去龋方面表现出最小微创的潜力。基于牙体组织的荧光反馈而不是 Er:YAG 激光的选择性作用,该研究考察了激光预备的微创潜力。正因如此,Er:YAG 激光去龋的精确性和选择性至今未被认可。

笔者对选择性且有效去龋的提议是基于使用不同的激光参数治疗不同的组织(参见第四章)。精细的术中控制以及窝洞预备过程中最合适的能量设置的最终校正,是为了发挥激光技术的微创潜力。

传统技术或化学机械技术均须进一步去除玷污层(磷酸酸蚀),并清洁治疗界面(苯扎氯铵磷酸和次氯酸钠)。

反之,经激光照射的表面已达到高度清洁,且无玷污层。当激光预备也与随后机械完成和化学处理的步骤(参见 7.7)相结合时,将改善照射面的粘接性能。激光代表了最有效的和最高效的选择性去龋系统。若未将这些程序列入考量,那么激光预备呈现的粘接力就会劣于传统预备,这解释了牙体修复中应用激光的研究的不同结果。

考虑到不同牙体组织(牙釉质和牙本质)所含的水量不同,其高含水量的成分可选择性吸收铒激光的照射。通过这种方式,仅需较少的能量就可消融富含水分的牙本质,消融龋坏所需的能量甚至更少,而消融腐质或高度矿化的牙釉质则需要较大的能量。

当正确使用并根据照射区调节其发射能量时,可以将激光当成一种选择性工作的物理工具。在牙体修复中,激光与水的光学亲和性是激光选择性和微创预备的重要概念。因此,必须牢记这一准则,选定理想的应用参数。表 7-1 和表 7-2 列举了 Er,Cr:YSGG 激光和 Er:YAG 激光的临床参数范围。

去除脱矿组织可能也包括去除妨碍通路的健康组织、牙釉质和牙本质。

开放的龋洞病损可直接从口腔接近目标,如由𬌗面、颊面和邻面进入窝洞,更易被激光照射瞄准。在这种情况下,使用龋坏组织的较低参数气化直接暴露的龋坏组织就显得简单、快捷,并具有选择性(图 7-8,图 7-9)。

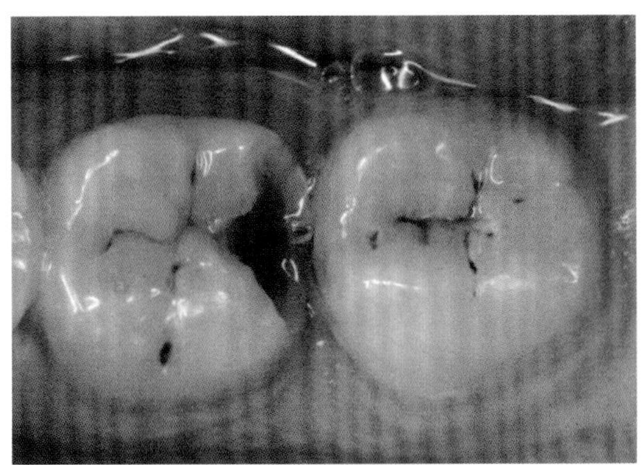

图 7-8 下颌第一磨牙远中邻面有大范围开放龋洞,病损直接暴露于激光束,使得二者相互作用简单快捷

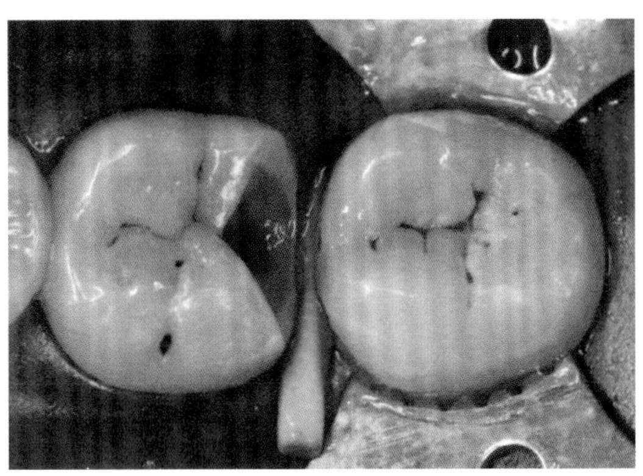

图 7-9 Er:YAG 激光预备在数分钟内完成,龋坏组织用 150~180mJ 和 12~15Hz(无工作尖手机,0. 9mm)的激光去除,边界牙釉质已行机械平滑

当𬌗面或邻面的龋洞有不明显且不大的开口与口腔相通时,接近龋坏需去除正常的牙体组织,以便进入受进行性龋坏影响的脱矿组织。该过程首先使用牙釉质激光参数,然后逐渐降低至牙本质和龋坏组织参数(图 7-10,图 7-11)。由于一些牙齿牙釉质矿化水平高,使得这一阶段耗时长且难度大。当龋坏复发或龋坏毗邻早先充填的银汞合金时,龋洞预备将会波及银汞合金,充填物的去除将用传统技术(旋转高速钻)进行,而腐质的去除可用特定参数的激光进行(图 7-12,图 7-13)。根据临床情况,可用铒激光完全或部分去除复合材料。然而,不推荐全程使用激光,因为微爆残留物中含有的石英、玻璃或锆微粒会损坏工作尖或激光手机镜面(图 7-14~图 7-17)。

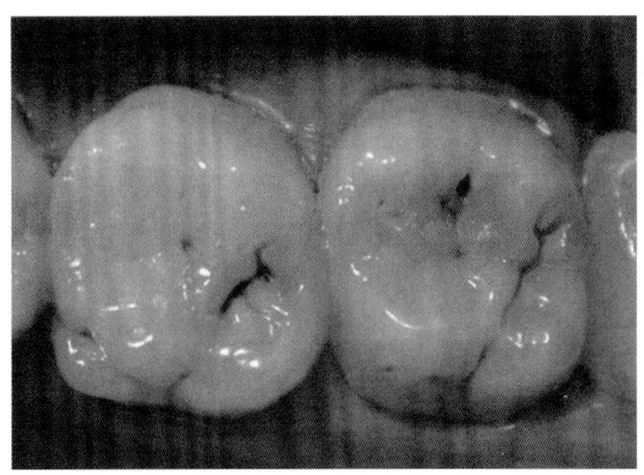

图 7-10 上颌第一、第二磨牙窝沟龋(图片来自 Olivi 等)

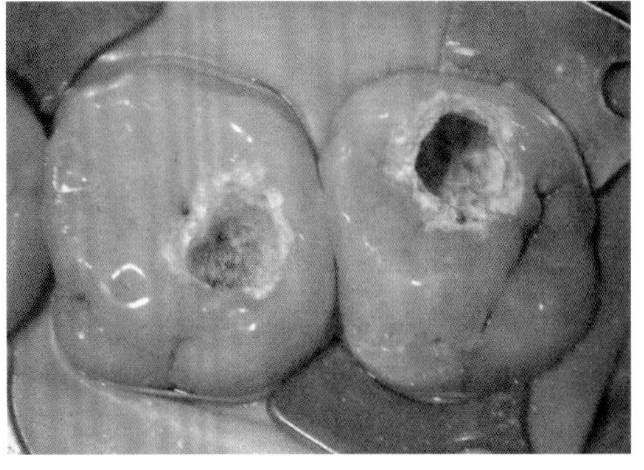

图 7-11 用 Er,Cr:YSGG 激光进行Ⅰ类洞预备后,上颌磨牙龋坏极深,牙釉质消融要求的能量和时间比往常更多(250mJ、20Hz、600μm 工作尖),以机械性边缘精修,结束后行激光预备(图片来自 Olivi 等)

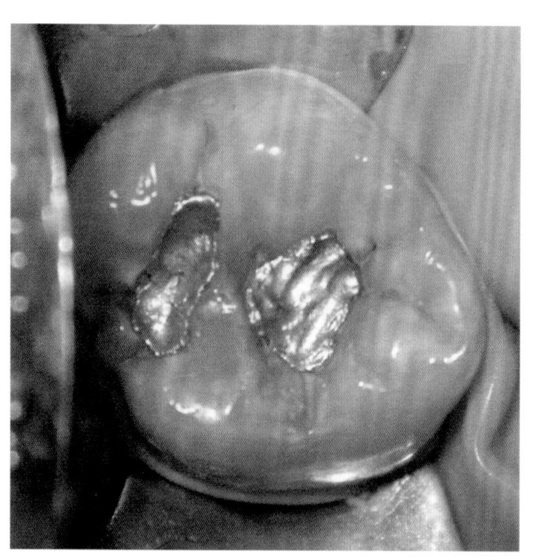

图 7-12 银汞充填的上颌第一磨牙
在牙颈部以及牙尖上的充填物周围进行激光镇痛后，再用高速旋转工具去除充填物。

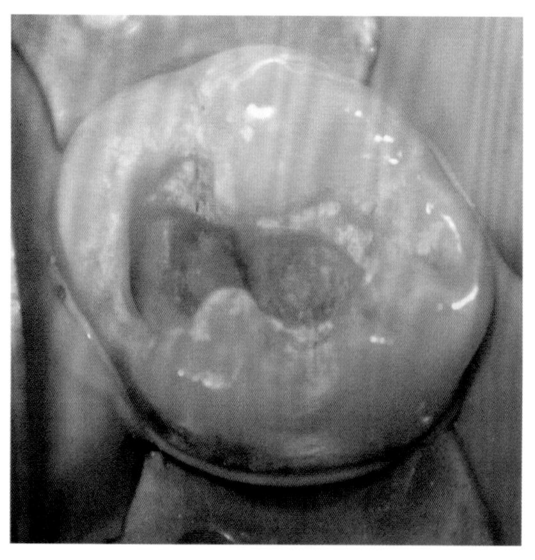

图 7-13 采用 125 和 150mJ 以及 20Hz 的 Er，Cr：YSGG 激光完成窝洞预备和龋坏去除

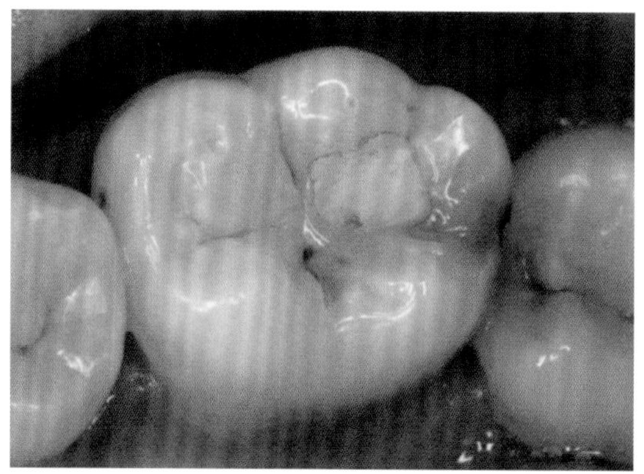

图 7-14 下颌第一磨牙显示龋坏位于远中邻面，可见接近“着色”边界的𬌗面复合材料充填物，微裂纹由远中至𬌗面延伸

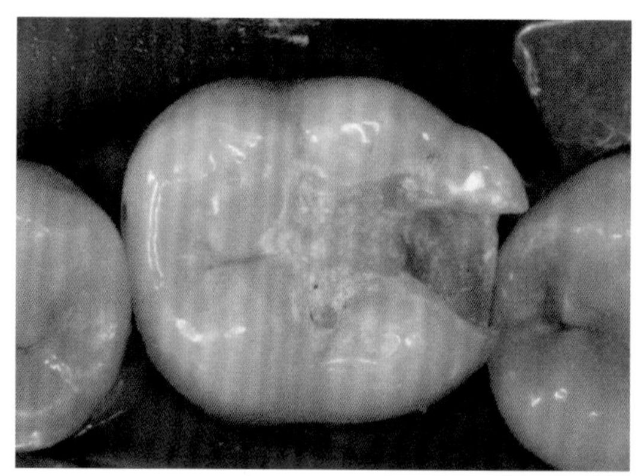

图 7-15 Er：YAG 激光预备过程包括远中邻面受影响的牙釉质（250mJ）、龋坏牙本质（120～150mJ）以及有渗漏的复合材料的去除，可见作为深龋牙本质反应的髓室顶的第三期牙本质

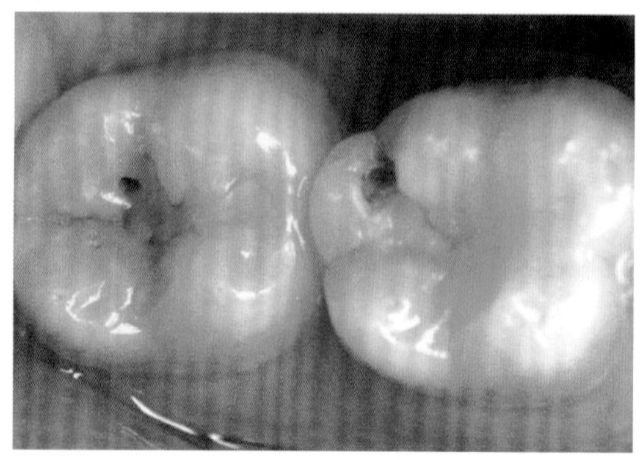

图 7-16 下颌第一和第二磨牙的继发龋，由旧充填体周围的渗漏所致

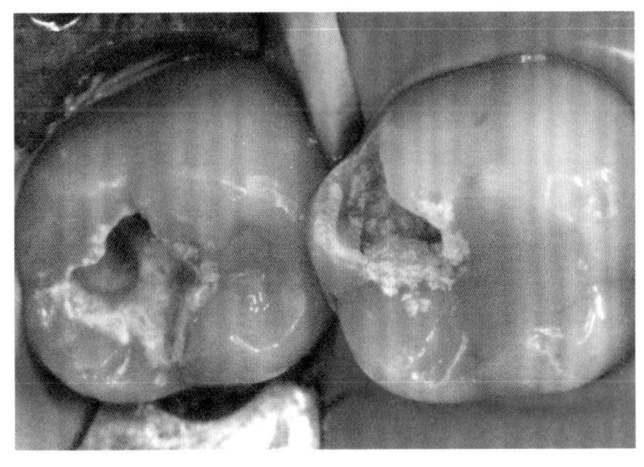

图 7-17 Er:YAG 激光预备包括消融牙釉质、复合材料和腐败的牙本质，仔细检查有助于术中判断充填物是否需要完全去除，龋坏去净后，可见被照射的复合材料的白色外观

对𬌗面或邻面牙釉质等健康硬组织的激光消融，要求能量处于 200~350mJ 的可变范围，而消融健康深层牙本质所需的激光能量稍低(100~220mJ)以便进入脱矿的龋坏组织。气化腐败组织所需的激光能量则更低(<150mJ)(表 7-1，表 7-2)。

激光预备时，不改变激光能量照射健康牙釉质或龋坏牙本质，虽会加快消融，但无法选择性消融，会造成对龋洞周围健康组织的过度预备。对极深龋洞应格外警惕，避免意外和过失穿髓。

当今，应用标准参数的规定明显限制了人们对激光应用的理解。不同组织具有不同的消融阈值。此外，相同波长范围和能量参数不同的激光系统的消融能力迥异，这与传输系统(关节杆或光纤)、手机(工作尖配备与否)以及能量的发散技术和模式有关。另外，术者的操作技术也会影响结果(聚焦或散焦、照射角度和速度)。

7.6 窝洞设计新理念：一种微创窝洞预备

现代口腔粘接理论给窝洞预备原则带来了渐进性改变。银汞材料向复合材料的转变、粘接材料的改进以及复合材料由大颗粒型向微颗粒型乃至超微混合型和纳米填料的演变，都为洞形的预备设计带来了持续的变化。这种变化将牙齿的生物机械特征、粘接特性和材料粘接性能均列入了考量。激光作为不同于传统方式的预备系统，完美地顺应了现代牙体修复的微创理念，能够选择性去龋，避免健康组织的不必要去除。激光预备须完成得精准到位，以获得能够和所用粘接材料更为吻合的窝洞表面和洞缘。

7.6.1 外形和便利形

现代窝洞预备设计包括在去除龋坏和脱矿组织的同时，最大限度地保留健康牙体组织。激光的选择性适用于所有 Black 分类窝洞直接修复的预备，可形成外形与龋损扩展一致的窝洞(图 7-18~图 7-27)。然而，窝洞预备还包含无充足牙本质支持的牙釉质组织的去除。这一原则必须将窝洞的解剖位置列入考量(功能尖或非功能尖、邻面)。窝洞底部不再要求平坦，但可顺应预备龋洞的深度和宽度逐步进行。

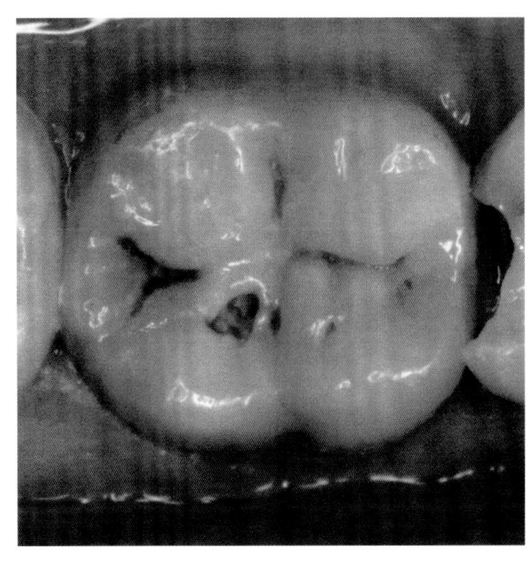

图 7-18 下颌第二磨牙𬌗面窝沟龋

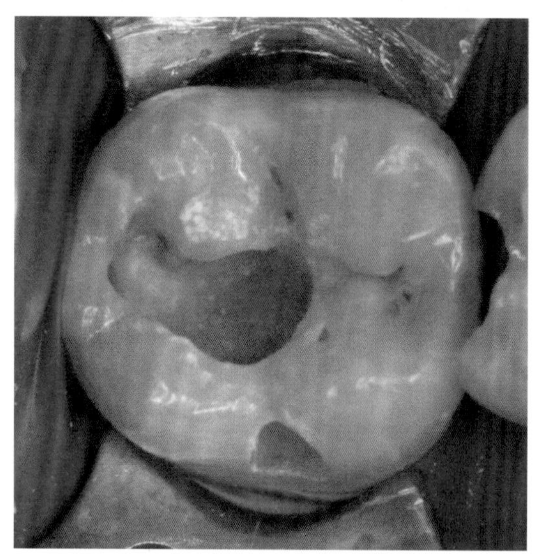

图 7-19 Er,Cr:YSGG 激光可选择性消融龋坏，窝洞的外形沿龋坏范围扩展，避免扩大至健康组织

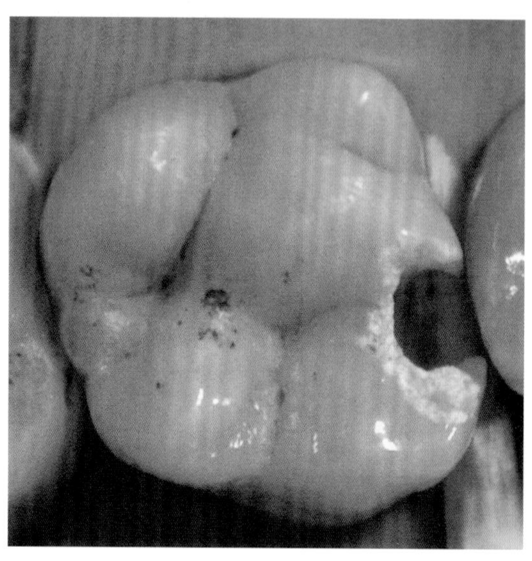

图 7-21 铒激光可选择性去除受影响的组织，并且预备区不扩大到殆面裂隙上

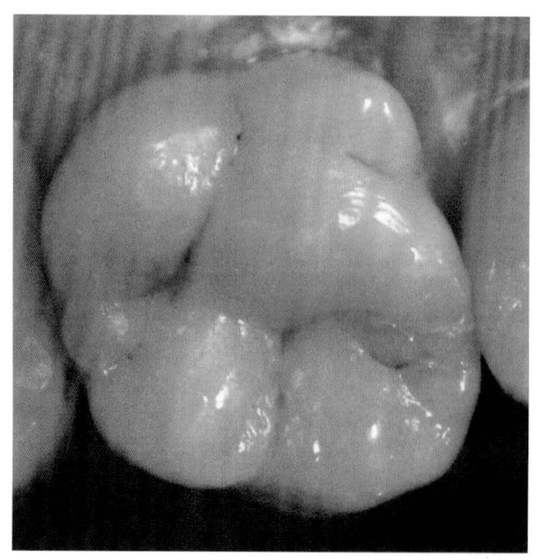

图 7-20 上颌第一磨牙Ⅱ类近中邻面龋坏，可见牙釉质嵴上因健康的殆面牙釉质下方龋坏而产生的微裂纹

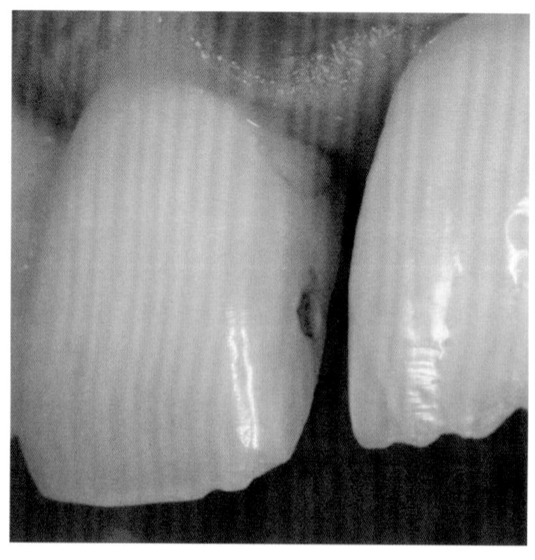

图 7-22 上颌中切牙间已存在的牙间隙允许术者从近中邻面直接进入“单纯”Ⅲ类洞

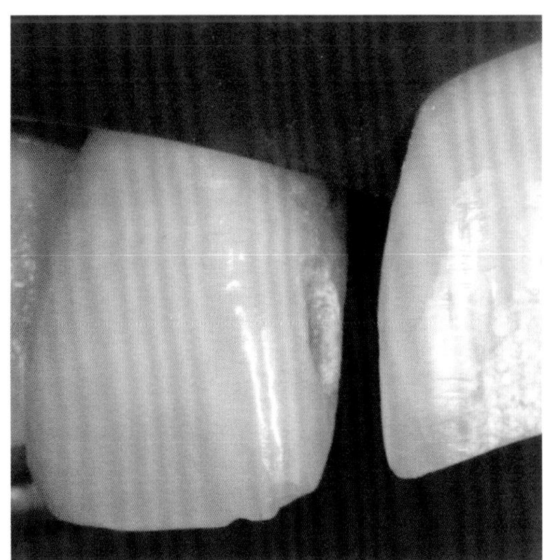

图 7-23 Er,Cr:YSGG 激光照射和去除邻面龋坏,不扩展至健康组织

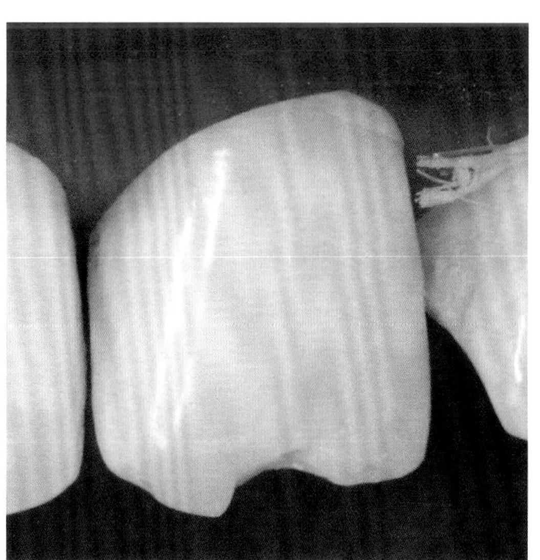

图 7-25 仅用 Er,Cr:YSGG 激光清洁、去污和处理牙釉质和牙本质表面后,去除了极少的组织

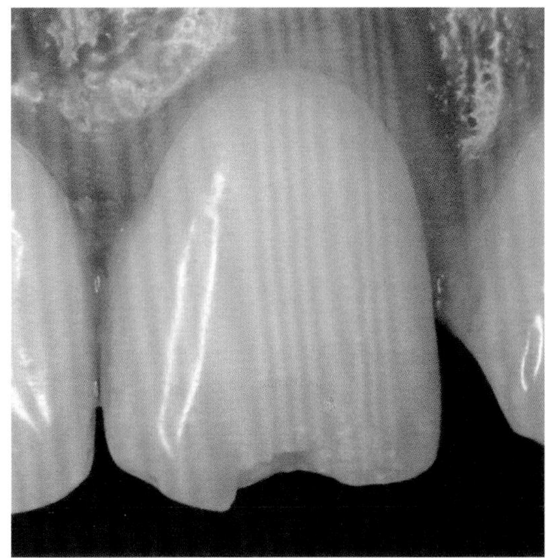

图 7-24 上颌切牙切缘磨损伴折裂

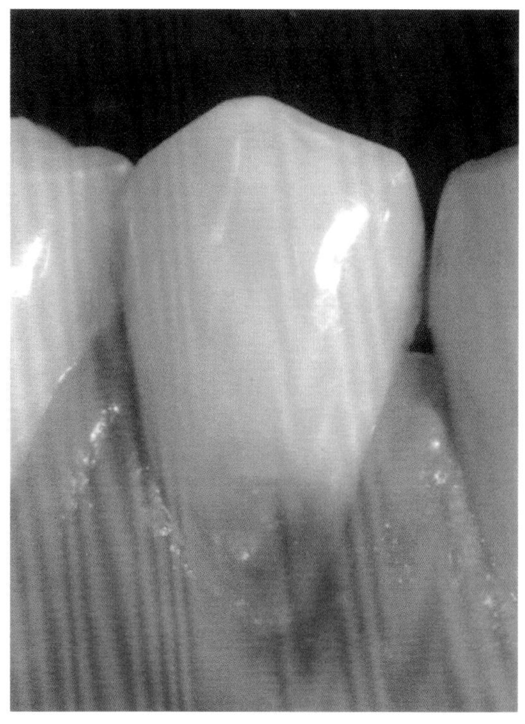

图 7-26 下颌前磨牙颈部龋坏(Ⅴ类)

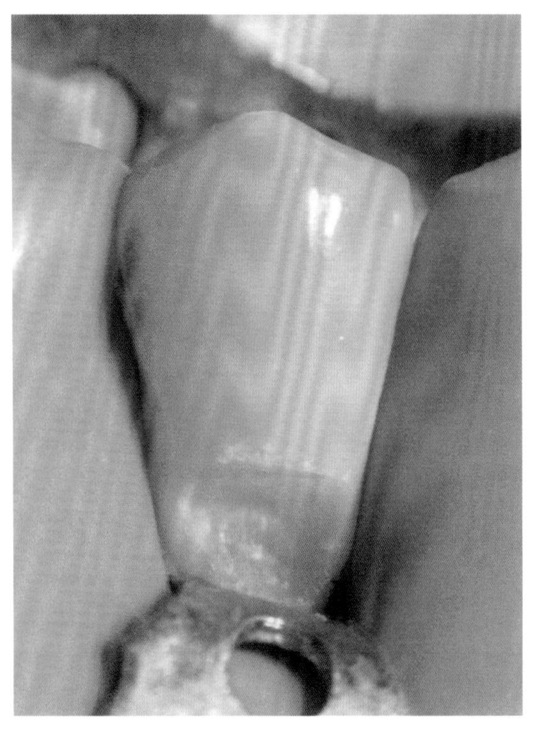

图 7-27 采用 120～150mJ 的 Er:YAG 激光进行Ⅴ类洞预备，可最小化、选择性且精准地去龋，可见激光未造成牙釉质和牙本质的过度预备

换句话说，间接修复体（嵌体、高嵌体和贴面）的窝洞预备要求外形精确，可通过使用钻机和特定形态规格的金刚砂车针预备获得。正确的外形使修复体就位时无倒凹，并去除合适厚度的牙体组织，特别是咀嚼受力区（工作尖或中央尖）。在此情况下，激光仅用于去除龋坏组织，连续的复合材料堆积将会充填倒凹，保留较多的剩余牙体组织和粘接复合材料，用于旋转或超声波工具的传统预备，进而勾勒出牙齿外形。

7.6.2 固位形

为预防龋坏复发，𬌗面窝沟龋的预备要扩展至邻近的窝沟或者邻面壁。这一传统观念须摒弃。粘接技术的应用不再要求预备出倒凹以及辅助固位形（鸠尾）等机械固位形。

7.7 窝洞完成

窝洞的牙本质表面和牙釉质边缘的预备与处理是牙体修复中最关键的步骤。因为它们包括龋坏组织的去除、最终去污、深层牙本质的保护或者修复前意外小穿髓的盖髓处理，以及修复材料与牙体更好契合。传统设备在窝洞预备中也产生玷污层和牙本质碎屑，在粘接过程中这些成分影响粘接。激光预备产生的其他表面形貌变化，需对这一变化进行研究和改性，以达到稳定且可预测的修复结果。

7.7.1 去龋和深层牙本质去污

考虑到现今所用的一些技术（激光、臭氧疗法）能够中和深层牙本质与牙髓中的污染物，抑菌和杀菌药物亦可起到相同的作用（渐进式和间接盖髓术），有时建议在窝洞底部尽可能保留少量的脱矿组织。

考虑到难以确定是否一定要去除或保留洞内组织，以及去除或保留多少的洞内组织，恰当的方法总是优先彻底去除龋坏和脱矿组织（参见 8.2）。

有时为了去除所有龋坏组织，窝洞被过度预备，导致牙齿敏感或者牙髓的微穿孔（参见 8.3）。铒激光对窝洞底部的去污可透过牙体组织壁达到不同深度，降低了这类风险。然而，激光预备最后牙体表面的质地必须坚硬。

传统牙体修复中，常用苯扎氯铵磷酸盐和次氯酸钠等化学试剂与 EDTA 等清洁剂抑或是将二者结合进行最后的清洁和消毒。推荐消毒剂与牙齿表面的接触时间为 30～60s。使用这些消毒剂不足以去除深层污染。

Türkün 等人通过实验发现，采用 0.75W 和 1W 的 Er,Cr:YSGG 激光与葡萄糖氯己定的窝洞消毒液进行比较，发现它们在抗菌活性方面没有明显的差别。

Franzen 等人用 3.13mJ 极低能量的 Er,Cr:YSGG 激光,以 5° 入射角照射牙本质表面,导致深达 500μm 牙本质的细菌显著减少。

在窝洞预备终末,以 75mJ 的能量通过 600μm 的工作尖在高速水流中照射 20~30s,可有效减少细菌量。其他波长激光亦具有牙本质深层消毒的能力(参见 4.10 和 8.2)。

7.7.2 窝洞底部的处理及药物治疗

即使激光预备的窝洞已完成了清洁和去污,在使用粘接系统前窝洞还要应用次氯酸钠处理,以改善修复材料的粘接和适合性。

放大镜下观察,激光预备后的牙本质呈典型的激光微爆造成的白斑样(参见 4.7,图 7-28)。有时牙本质呈深橘褐色,源于第三期硬化牙本质,或者黑色,由银汞染色所致。可用探针检查脱矿的牙本质是否完全去除(图 7-29,图 7-30)。

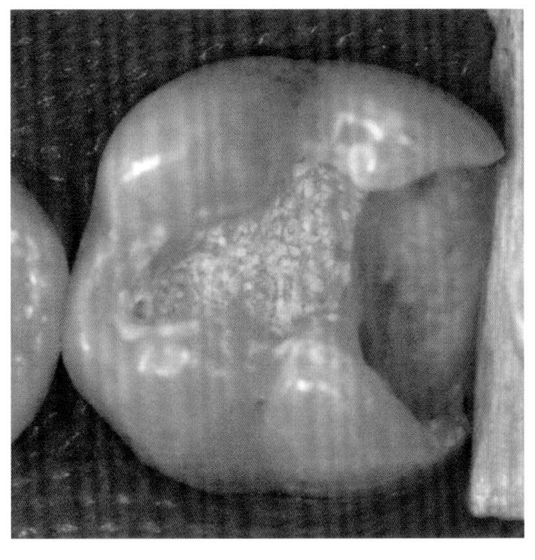

图 7-28 Er:YAG 激光窝洞预备,被照射的牙本质呈现激光微爆造成的典型白斑状,必须精修洞底,并探查残余的龋坏组织

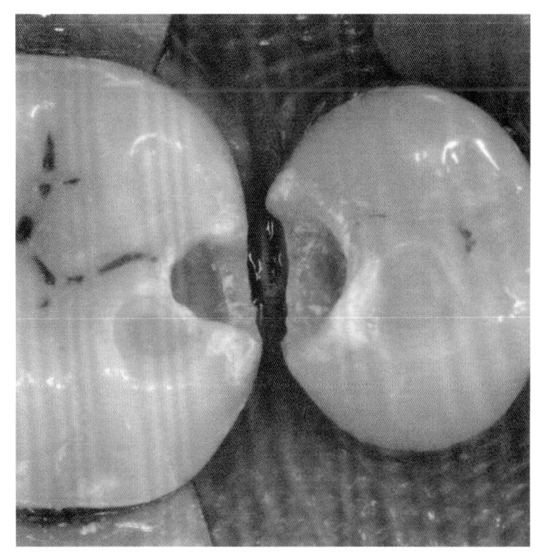

图 7-29 Er:YAG 激光窝洞预备,被照射的牙本质呈橘褐色,为典型的第三期硬化的牙本质色,一定要探查洞底残余的龋坏组织,边缘也要平滑

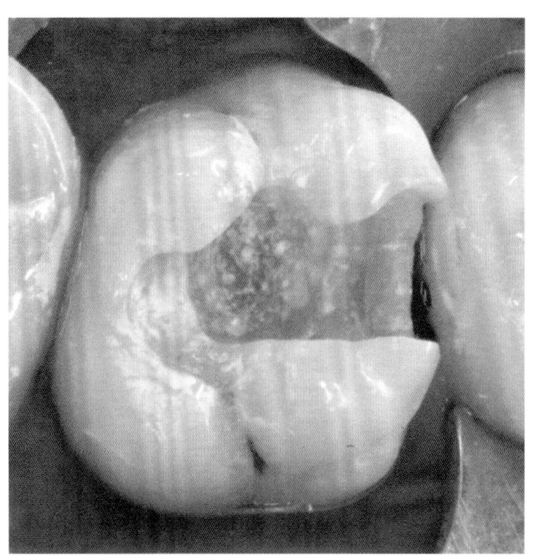

图 7-30 Er:YAG 激光窝洞预备,当银汞充填体去除时,牙本质可能呈暗黑色,源于银汞重染色,一定要探查洞底残余龋坏组织,洞缘必须修整

在显微镜下观察,经过激光预备的牙本质表面基本无玷污层,该层在激光消融过程中完全气化,表面呈现暴露的牙本质小管。多项研究显示,牙齿多孔结构的增加和玷污层的去除是复合材料与基底面形成良好粘接的两个潜在有利因素(图 7-31)。反之,表

面存在牙本质碎片，其部分与牙齿表面粘连，进而呈现特征性的发白的色泽，并且可能降低粘接力（图 7-32）。

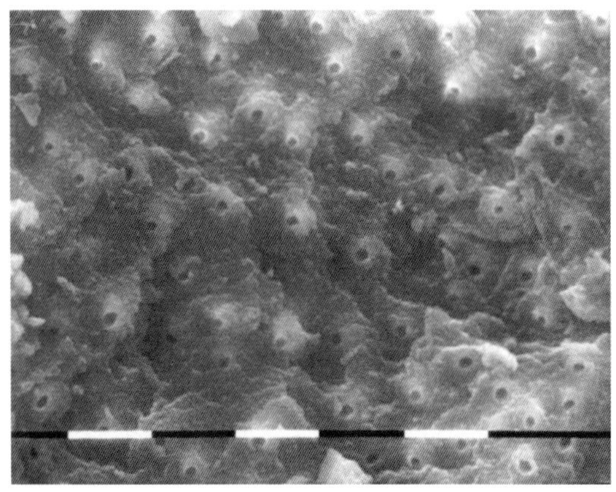

图 7-31 气/水比为 45%/35%，参数为 175mJ、20Hz、3.5W、1.5mm 距离和 600μm 工作尖的 Er，Cr：YSGG 激光照射牙本质的电镜图，是激光消融牙本质的典型图像，牙本质表面呈鳞片状，洁净、无碎屑，管间和管周牙本质形成了含有顶端开孔的凹陷和浮雕样结构（原始放大倍数 1160×），有机胶原蛋白基质已被激光气化

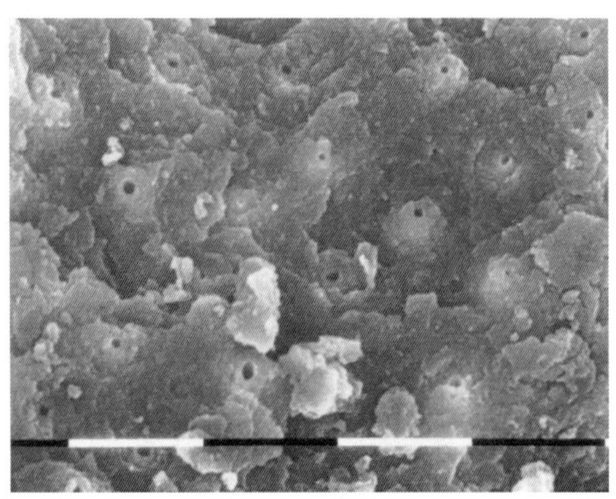

图 7-32 气/水比为 30%/20%，参数为 150mJ、20Hz、3.5W、1.5mm 距离和 600μm 工作尖的 Cr：YSGG 激光照射牙本质的电镜图，较低的气/水喷雾无法彻底清洁牙本质表面，使其表面呈鳞片状，但仍可见一些碎屑和无支撑的牙本质碎片（原始放大倍数 1280×）

Toro 等考察了传统技术和激光预备后窝洞内剩余的脱矿牙本质与牙本质通透性的相关性，结论为激光提高了通透性，其程度与脱矿牙本质的去除量成正比。

大部分关于激光照射过的牙本质粘接力的研究报道显示其粘接力并无改进。这是由受照射牙本质的超微结构变性所致，包括有机基质（胶原蛋白）的变性以及表面碎片的产生。这些变性若不加以精确处理，将弱化其与底物间的粘接。

笔者关于超微结构改性的实验研究、临床经验发现，经过激光照射和化学处理基底面后，对表面进行精修有助于获得更高效的粘接力。

用低能量激光（激光调节至 40~50mJ）和/或使用手工挖匙可去除表面松散黏附的牙本质颗粒（碎片），进而形成均匀的牙本质粘接面。

de Souza 等也发现，与聚焦模式更近距照射的表面相比，以非聚焦模式 17mm 距离的照射产生了更为均匀的表面外形。笔者也证实在所有受测试的光照距离中，对受照射表面的后续酸蚀减少了其浅表的不规则性，并部分暴露和扩大了牙本质小管。

机械挖除对牙本质的作用优于其对牙釉质的作用。牙本质的机械挖除结合长时间酸蚀（30s）也展示出更好的结果（图 7-33，图 7-34）。

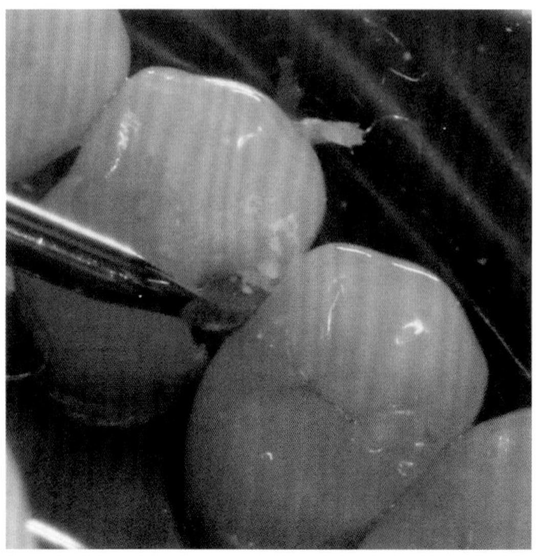

图 7-33 Black 刮治器用于窝洞远中边缘的精修

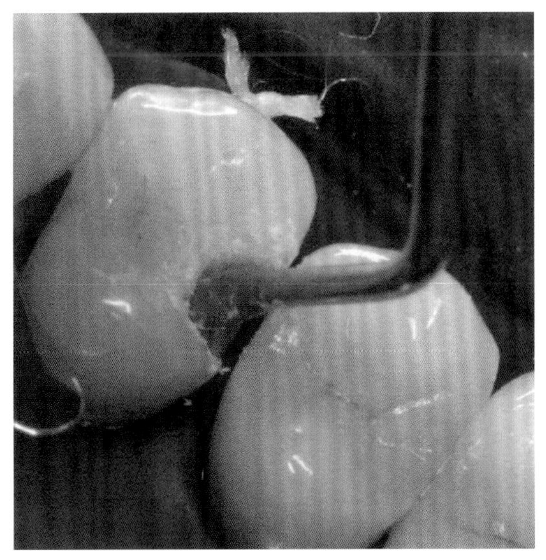

图 7-34 在激光窝洞预备的终末，用手工挖匙将牙本质碎片和碎屑从照射后的窝洞内去除

Chen 等人的扫描电子显微镜和拉伸粘接强度分析证实，低能量激光处理和酸蚀处理降低了表面不规则性，并使得表面更加均匀，明显增强了照射后牙本质的拉伸粘接强度。

Chousterman 等人发现，当延长酸蚀时间至 90s 时，样本的拉伸粘接强度显著增强。

另外，可用浸有次氯酸钠的棉球擦拭，以去除部分因激光光热效应产生的变性胶原层，或改变其结构。

Lahmouzi 等人用 5% 次氯酸钠处理经 Er:YAG 照射的窝洞，可显著改善复合材料粘接的边缘质量（图 7-35～图 7-39）。

使用次氯酸钠也可进行窝洞表面的去污。在粘接前，联合运用机械精修、次氯酸钠棉球擦拭和磷酸对牙本质的化学预处理，可使传统技术与激光技术所获得的效果一致（图 7-40～图 7-47）。

最后，通过消融近髓室顶的牙本质小管口（图 7-48，图 7-49）和严格遵守粘接程序，可避免牙本质敏感。

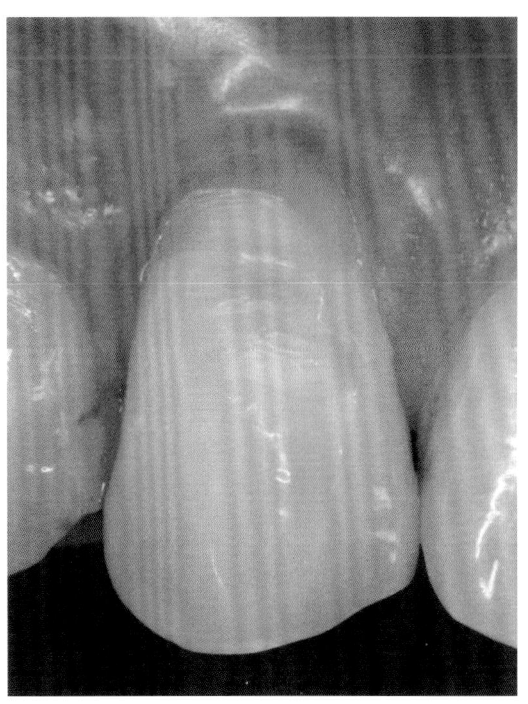

图 7-35 上颌尖牙显示 V 类牙颈部磨损伴内碎裂，在不同的缺损之间保留了部分牙釉质

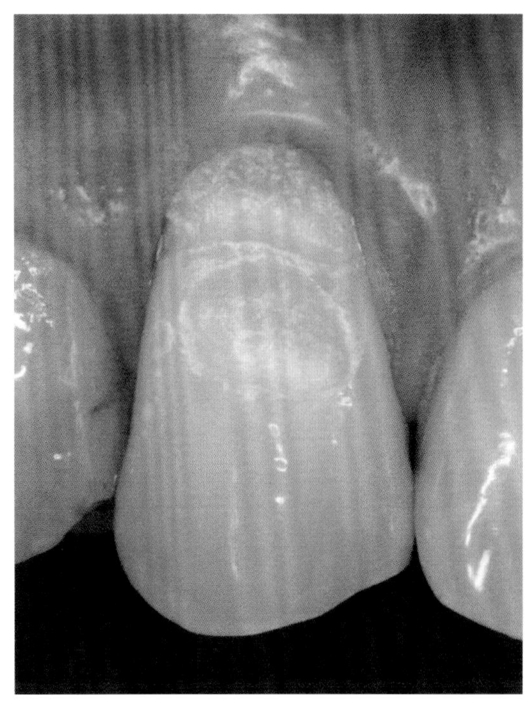

图 7-36 分别对两个缺损区进行 Er:YAG 激光窝洞预备，一个在颈部，另一个较靠近冠方

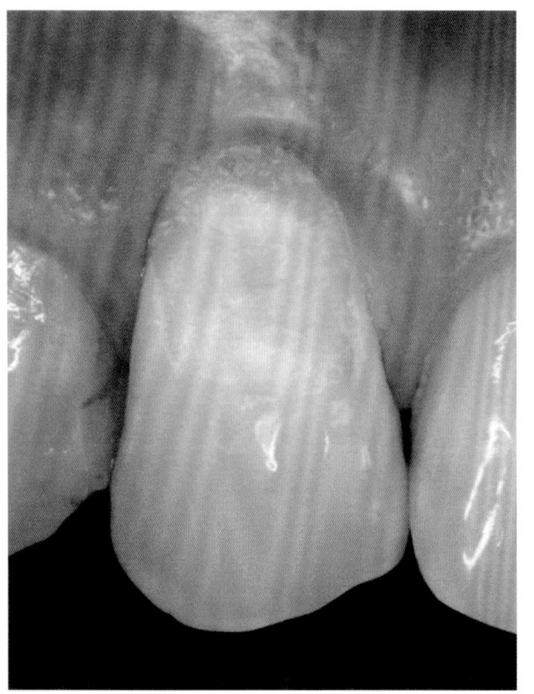

图 7-37 为了获得好的美学效果，将激光预备扩展至牙本质和牙釉质的两个窝洞上，以形成独特的窝洞设计，洞底表面十分均匀

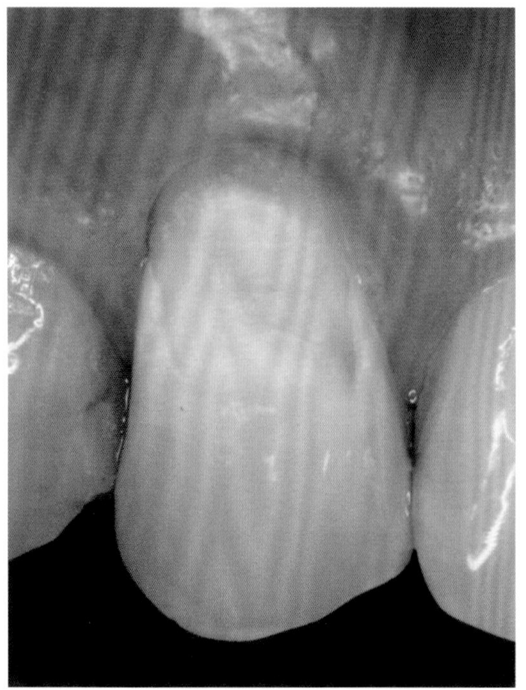

图 7-38 最后用蘸有 5%次氯酸钠的棉球擦拭激光预备后的表面，随后的磷酸酸蚀显著改变了表面外观

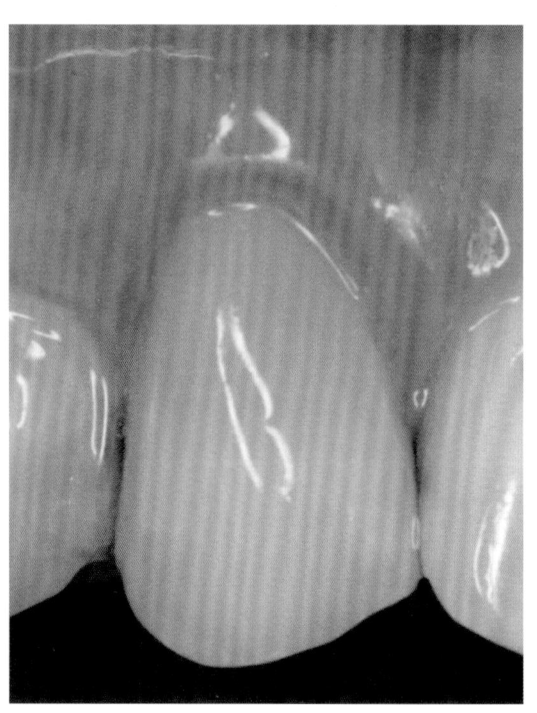

图 7-39 微混合型复合材料充填后 1 个月的复诊情况

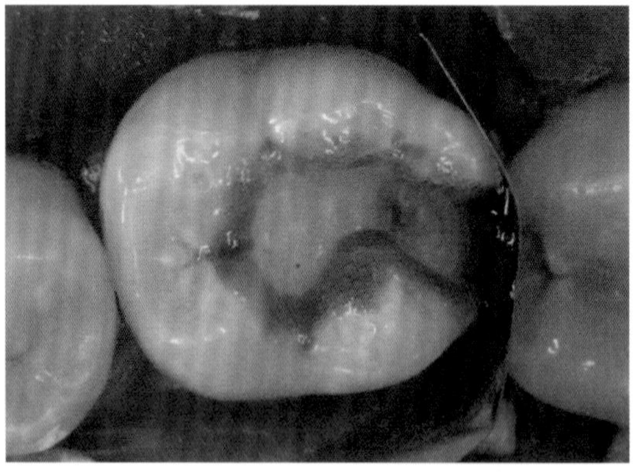

图 7-40 下颌磨牙窝洞预备完成（参见图 7-14 和图 7-15 的病例），用含有 5%NaClO 擦拭窝洞后，由于采用自酸蚀粘接系统，故酸蚀区域局限于牙釉质

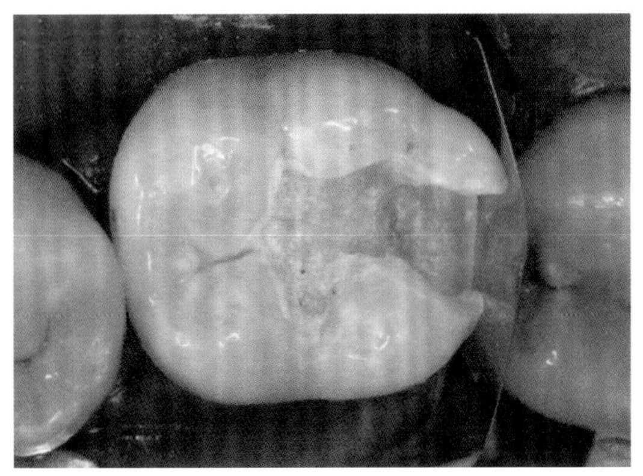

图 7-41　预备和处理好的窝洞

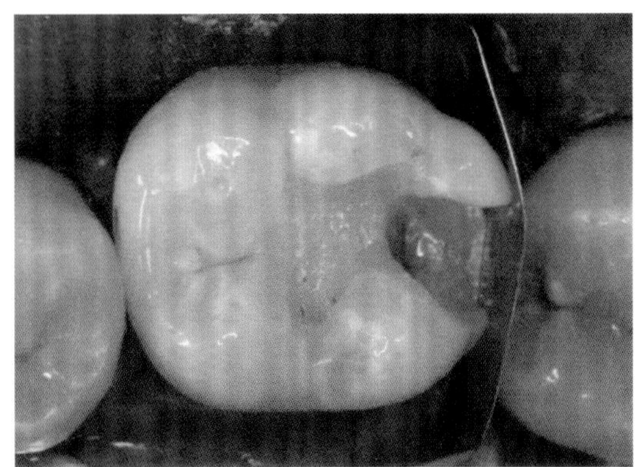

图 7-42　涂布自酸蚀粘接系统

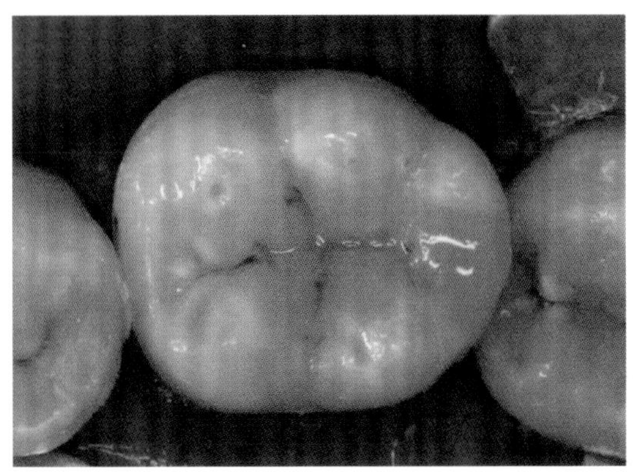

图 7-43　树脂充填完成

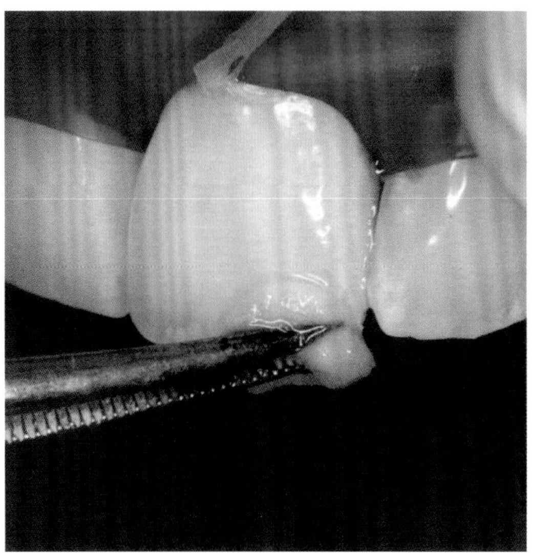

图 7-44　采用浸有次氯酸钠的棉球轻轻擦拭，可有效去除变性的浅表胶原蛋白层和无基釉

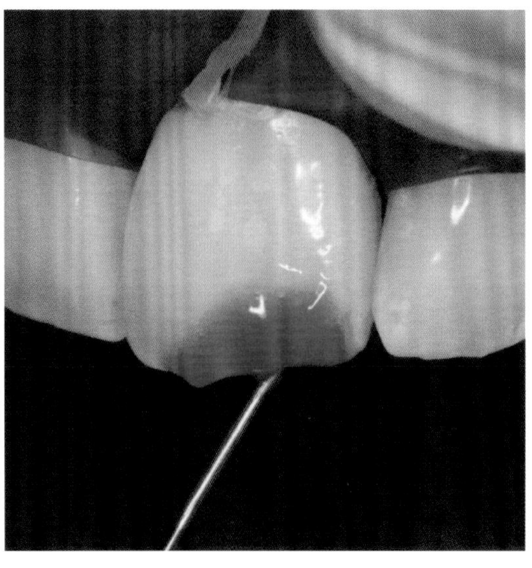

图 7-45　磷酸酸蚀 20s

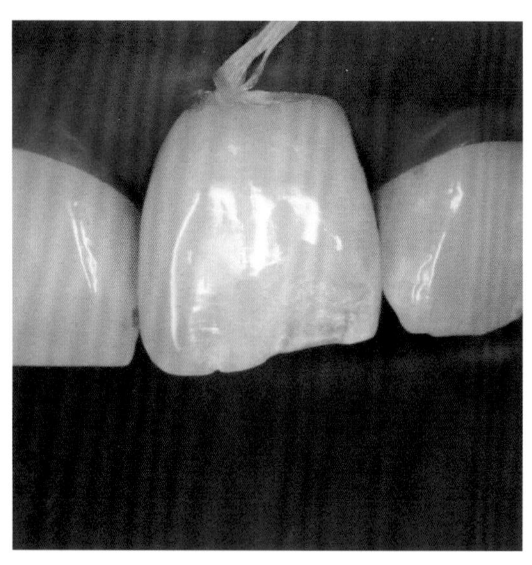

图 7-46 上颌中切牙经激光预备、精修、处理和酸蚀后，准备粘接

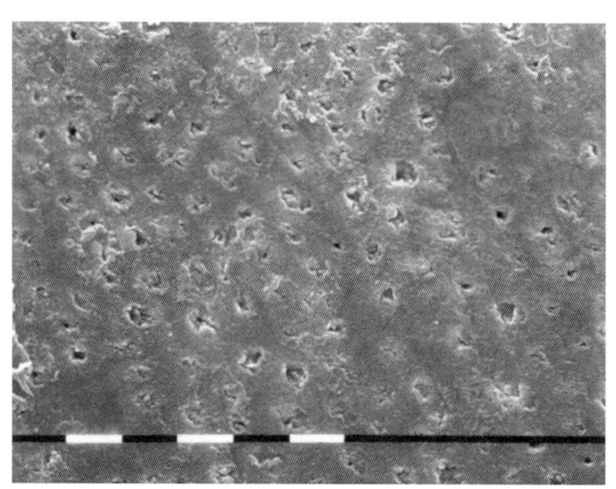

图 7-48 经中红外激光封闭的深层牙本质的扫描电镜图，参数为 0.5W、25mJ 和 20Hz 的 Er,Cr:YSGG 激光，在低/气水比条件下通过 600μm 工作尖以非聚焦模式进行照射，可使组织表面熔融并封闭部分牙本质小管(1000×)

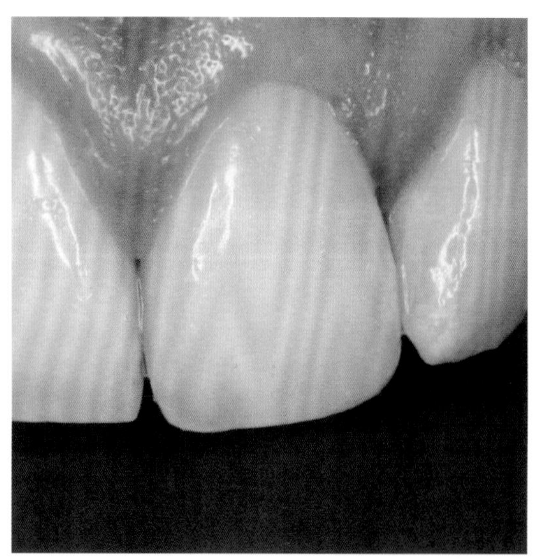

图 7-47 上颌中切牙修复完成(微混合型复合材料)

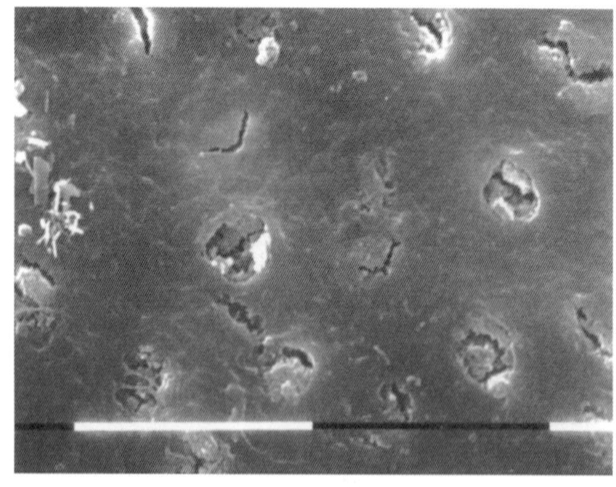

图 7-49 经激光封闭的深层牙本质的扫描电镜图，参数为 0.5W、25mJ 和 20Hz 的 Er,Cr:YSGG 激光，在低气/水比条件下通过 600μm 工作尖，以非聚焦模式进行照射，可使组织表面熔融并封闭部分牙本质小管(2300×)

恰好近髓或穿髓时，推荐用保护性垫底材料或者生物活性牙本质替代材料进行隔离或修复(图 7-50～图 7-52)。激光也可在较深区域形成清洁无污染的表面。铒激光

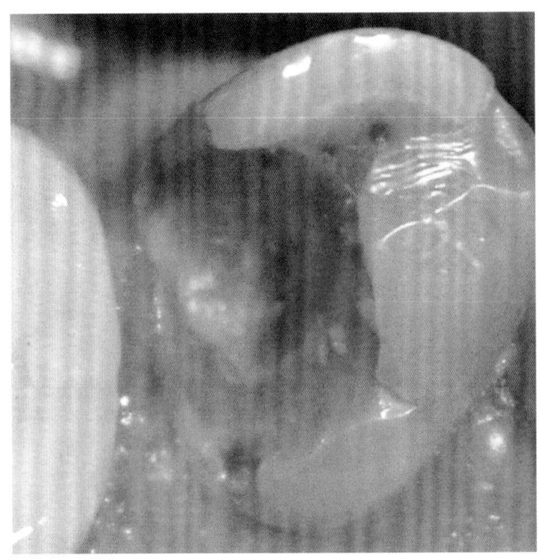

图 7-50 上颌尖牙的Ⅲ类深洞

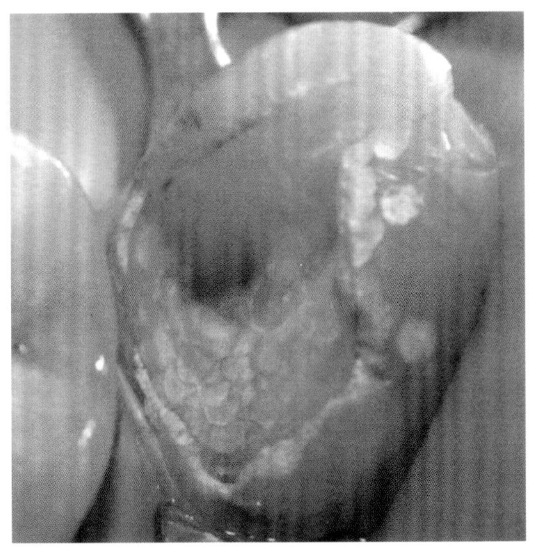

图 7-51 上颌尖牙在 Er,Cr:YSGG 激光预备和去龋后，使用参数为 1W 和 20Hz 的激光在 25/15%气/水比条件下，通过 600μm 工作尖以非聚焦模式进行浅表牙本质封闭(熔融)(经 Olivi 和 Genovese 同意可转载)

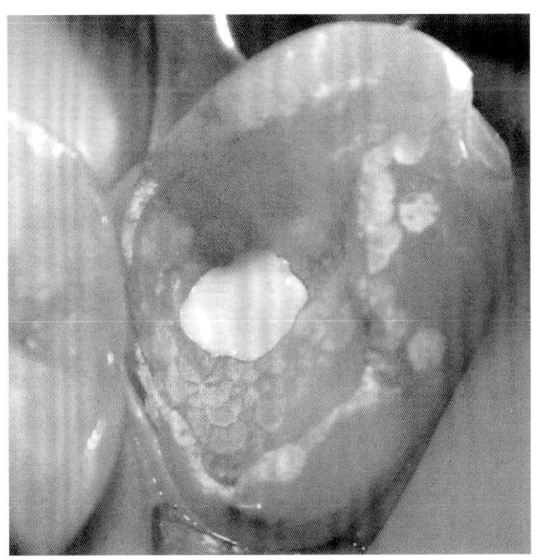

图 7-52 上颌尖牙在靠近牙髓的深层牙本质表面放置自凝氢氧化钙垫底(经 Olivi 和 Genovese 同意可转载)

预备时，即便因不慎造成微小穿髓孔，细菌数量已在相当程度上有所减少，同时，激光将感染牙体碎片推入髓腔的风险也低于传统方法(参见 8.3)(图 7-53，图 7-54)。

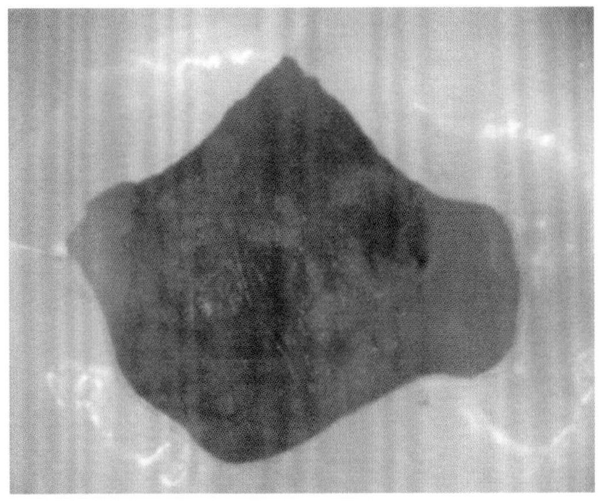

图 7-53 下颌磨牙的Ⅰ类深洞，经 5%次氯酸钠棉球擦拭后，发生了小穿髓

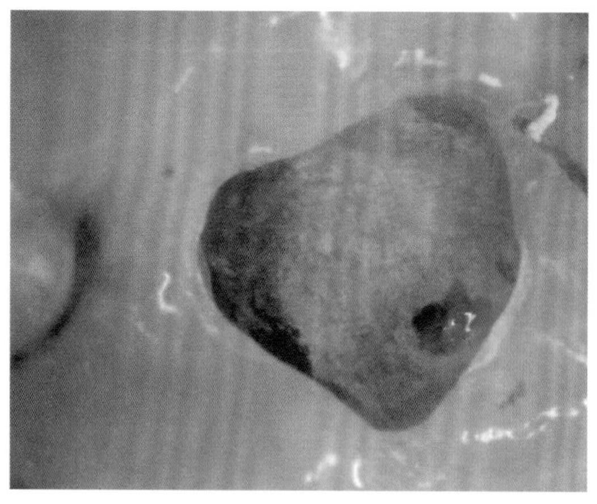

图 7-54 激光预备后的上颌磨牙Ⅰ类深洞，可见小穿髓孔和熔融的牙本质表面

7.7.3 粘接步骤的宏观固位表面

激光预备后的窝洞表面是粗糙的，增加了固定复合材料修复体粘接树脂的粘接面积，且无需预备窝洞辅助机械固位形。

除了保留牙体组织的方法，现代牙体修复还应考虑口腔科复合材料以及粘接材料的物理特性。

激光预备后的窝洞表面呈鳞片状，在牙釉质和牙本质上分别呈现 5～15μm 和 1～7μm 深的微坑。这些微坑必须在对窝洞底、轴壁以及边缘的最终精修后有所减少，以便改进对所选的粘接系统和充填材料的调整。不同的步骤均可用于改善牙本质-粘接材料-复合材料的界面质量和粘接效果。是否使用磷酸酸蚀（全酸蚀或自酸蚀）的粘接剂可解决这一问题。使用哪种粘接系统取决于窝洞底部呈现的牙本质类型是新鲜的还是硬化的。

Jaberi Ansari 等人发现，若用铒激光预备窝洞，推荐使用磷酸酸蚀。

粘接剂的使用一定要薄而均匀，洞底大于 10μm 的无涂层区可能会影响粘接效果。

与树脂材料相比，现代复合材料的物理特性与陶瓷材料更为相似。由于复合材料具有高弹性模量、刚度和硬度，故窝洞设计要求洞底具有足够的支撑。因此，建议在不同区域使用与之相适应的衬垫，如玻璃离子水门汀、牙本质生物替代材料或者流动性复合材料等，因为这些材料可保护并良性刺激牙本质-牙髓复合体，还与洞底具有良好的适应性，减少了因充填材料收缩带来的副作用，平整了牙本质与复合材料或者陶瓷间的接触面。另外，在预备中，无论是修复材料的选择，还是对窝洞扩展及深度的判定，复合材料和陶瓷要求的最小厚度都应列入考量（复合材料至少 1mm，陶瓷至少 1.5mm）。

7.7.4 窝洞边缘精修和处理

激光预备的牙釉质粗糙表面存在一些浅表的形貌改变和消融过程中离散的微棱柱，这些微棱柱不与表面粘合，且难以用酸蚀法清除。另外，与窝洞底部处理一样，建议对牙釉质边缘进行精修、平滑处理。这是获得粘接结果的与传统技术中的步骤重叠的另一关键步骤。在众多研究中，鲜有科研文献提及这一步骤。通过采用简单的牙釉质精修，可实现激光预备窝洞的牙本质底侧壁有良好宏观固位界面以及牙釉质形成平滑垂直的边缘，而这些都取决于所用的精修技术。磷酸的使用作为完成处理的终结步骤，形成了更适合于粘接系统的微粗糙表面。

根据牙齿和修复体的位置分布和生物机械特性，处于咬合面（上颌前牙腭侧表面、上颌腭尖和下颌颊尖）的边缘必须平坦，或者为了更好的美学效果和颜色匹配度的需求而形成带斜面的圆钝边缘（颊颈部表面）。在属于不同 Black 分类的区域，要检查不同形式的完成线（参见 7.10）。

既定的操作流程预见了传统技术和激光技术的所有优势，并可通过不同形式实现，同样也受制于表面的类型。

35～80mJ Er:YAG 激光照射和 50～75mJ Er,Cr:YSGG 激光照射，可与牙釉质发生较多微反应，形成浅表的斑点。大于25pps 或 Hz（高达 50pps 或 Hz）的高频脉冲激光可通过平滑作用，平整消融过程中产生的微坑（图 7-55）。另一种向目标传输能量的方法是调成散焦的照射距离，与聚焦模式相比，产生了少许形貌改变。所以，激光散焦照射比激光聚焦照射更适用于牙釉质处理，后续对激光表面的酸蚀处理去除了部分杂质。

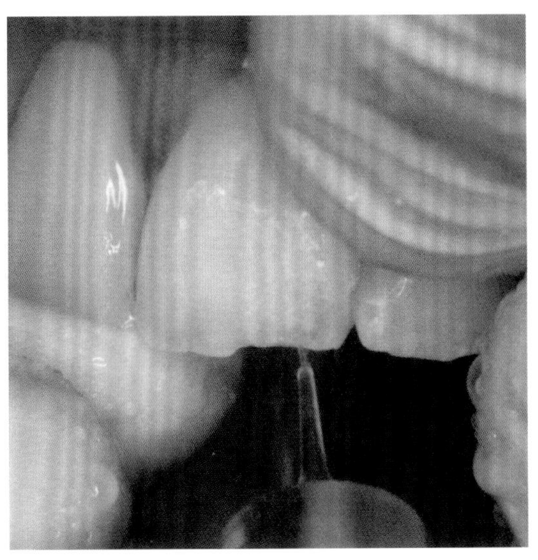

图 7-55 激光预备后，用配有 400μm 工作尖的 Er,Cr:YSGG 激光以 50mJ 的能量对牙釉质切缘进行处理

轮廓和精修打磨盘可用于平滑和改善Ⅳ类洞（前牙切角）平坦表面的外形和边缘（图 7-56）以及Ⅱ类洞的邻面洞部分（图 7-57，图 7-58）。

在去除无基釉的过程中，使用挖匙和刮治器也十分高效。挖匙可用于平整牙釉质的颊侧表面（图 7-59，图 7-33，图 7-34），而 Black 刮治器的近中和远中工作端则用在邻面洞牙釉质，以形成合适的完成线（图 7-60，图 7-61）。

超声工作尖在前磨牙、磨牙䊟面和邻面以及全瓷贴面边缘的精修中非常有用。

细砂型或者超细砂型的金刚砂车针用于平滑和精修Ⅰ类、Ⅱ类和Ⅴ类洞的䊟面边缘（图 7-62～图 7-64）。根据不同的术区采用不同的车针，圆形或刃状车针用于美观的颊区，细长形车针或锥形金刚砂车针用于难以深入的区域，氧化硅锥形车针亦是如此（图 7-65）。

磷酸酸蚀用于创造一个机械平滑边缘的微粗糙表面（图 7-66，图 7-67）。

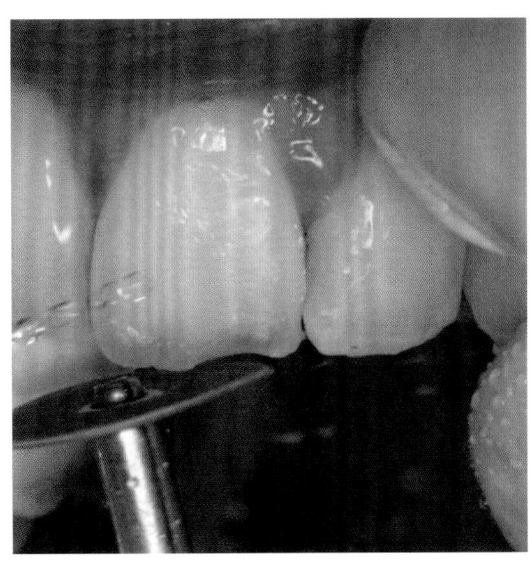

图 7-56 经激光预备后，用蓝色打磨盘抛光平坦的牙釉质切端边缘

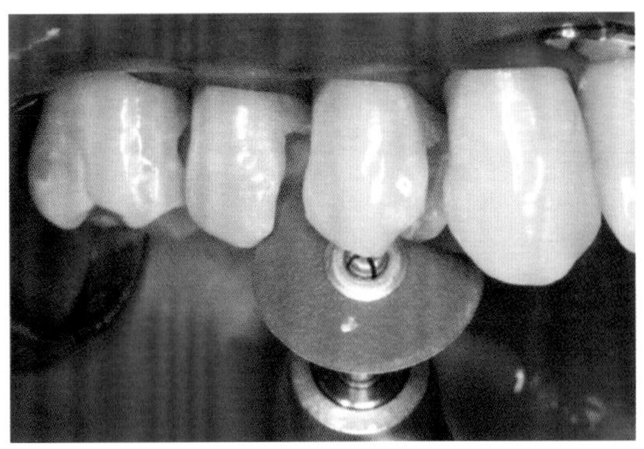

图 7-57 用蓝色打磨盘抛光Ⅱ类洞近中邻面的牙釉质薄边

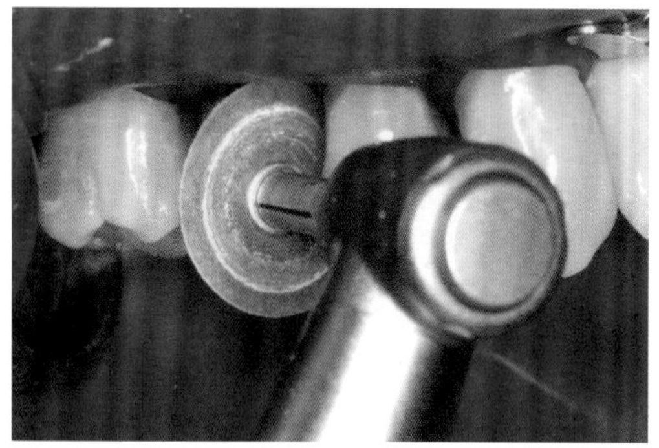

图 7-58 改变手机的角度，用打磨盘抛光Ⅱ类洞的远中邻面牙釉质薄边

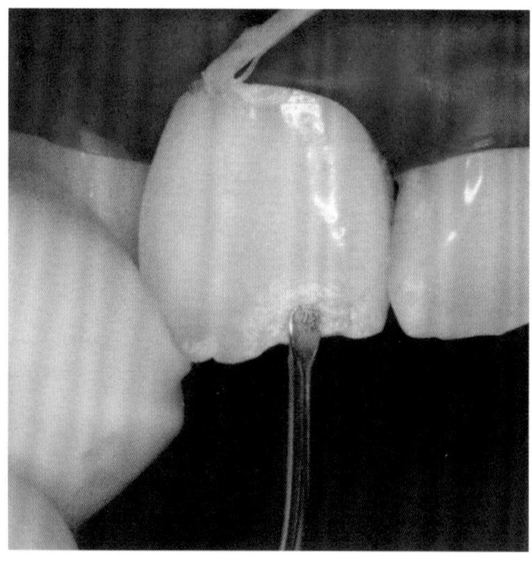

图 7-59 经激光预备后，用手工挖匙从平坦的表面去除松散黏附的釉柱

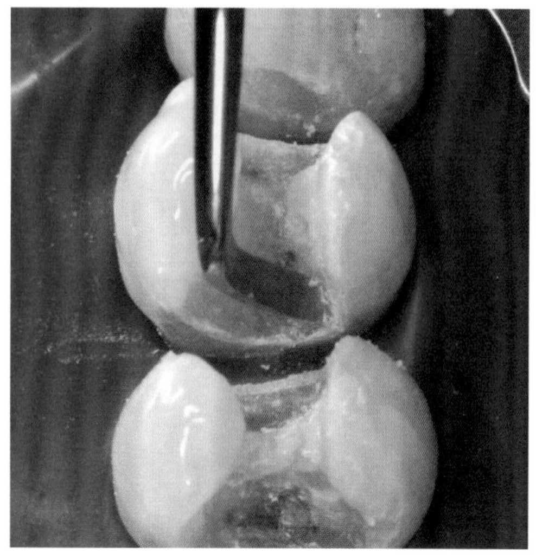

图 7-60 用刮治器重新精修Ⅱ类洞的龈缘

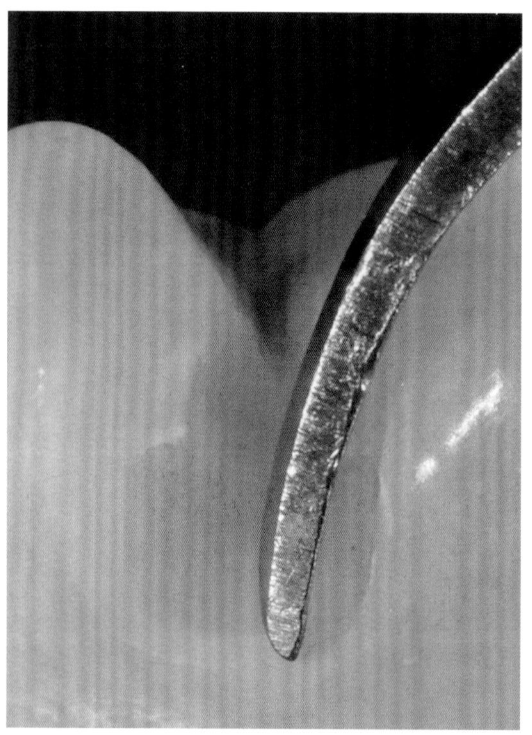

图 7-61 用于牙釉质抛光的刮治器，高倍镜下显示邻面洞龈缘区的无基釉被完全清除

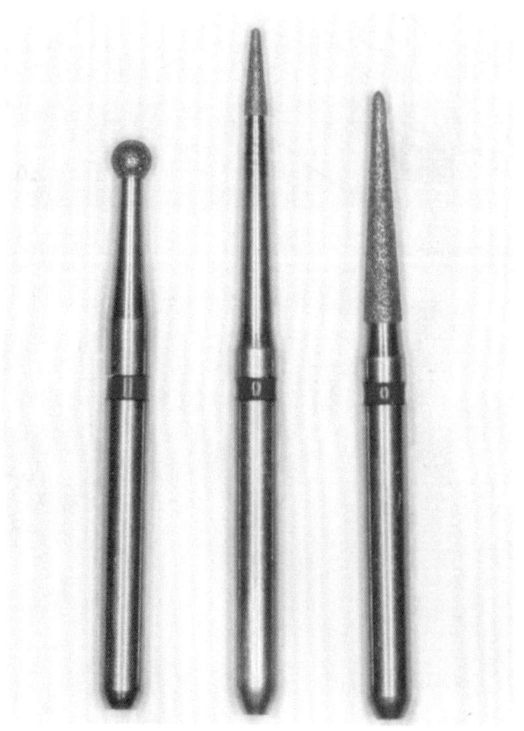

图 7-62 不同形状红标细车针可用于精修窝洞壁与边缘

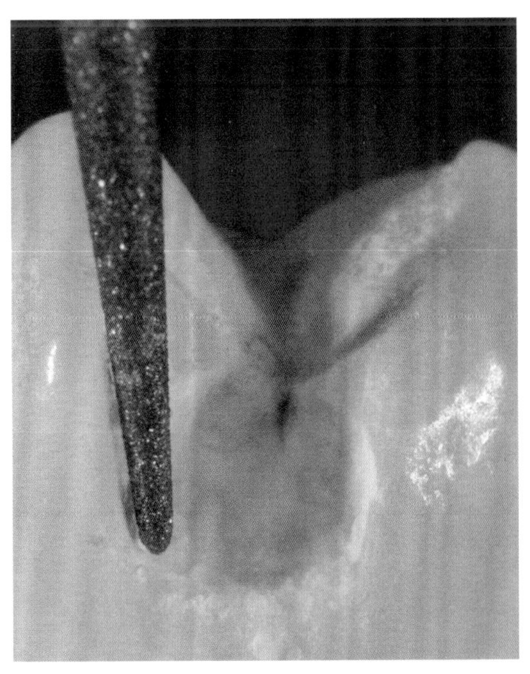

图 7-63 用红标细砂圆锥形车针抛光邻面洞的薄边

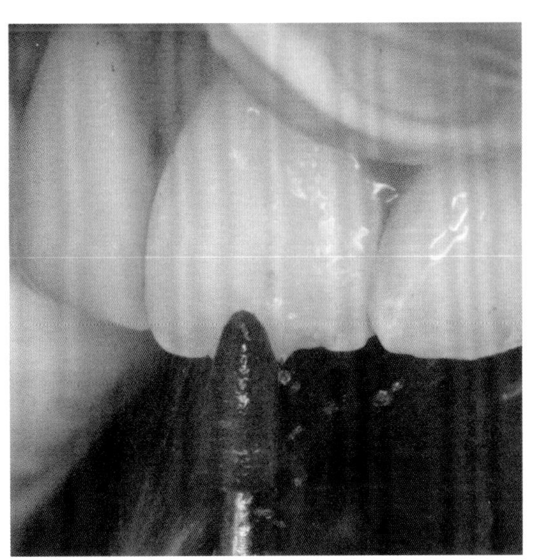

图 7-65 作为手工挖匙或刮治器的替代工具，棕色橡皮轮可用于抛光表面

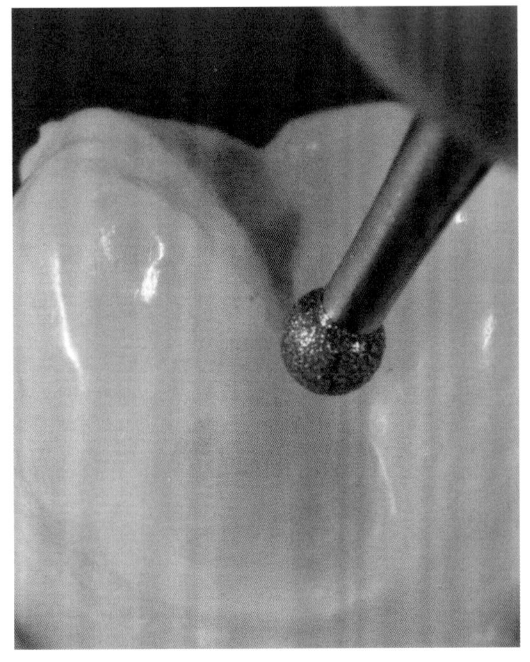

图 7-64 用红标细砂球形车针抛光洞面的边缘

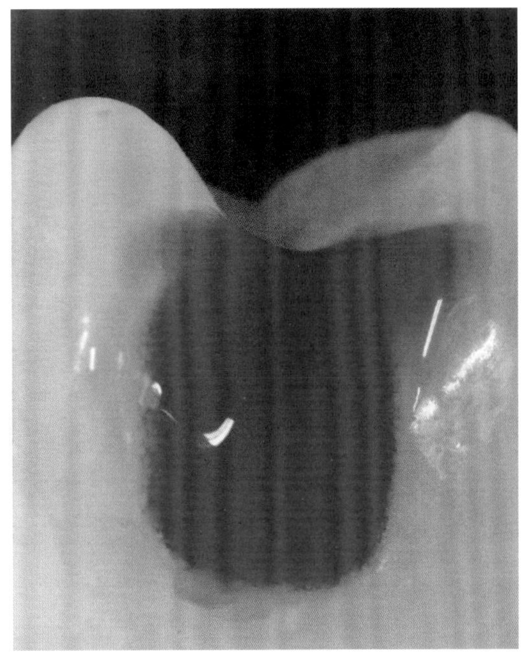

图 7-66 根据所用粘接系统，用磷酸酸蚀牙齿或仅酸蚀牙釉质边缘

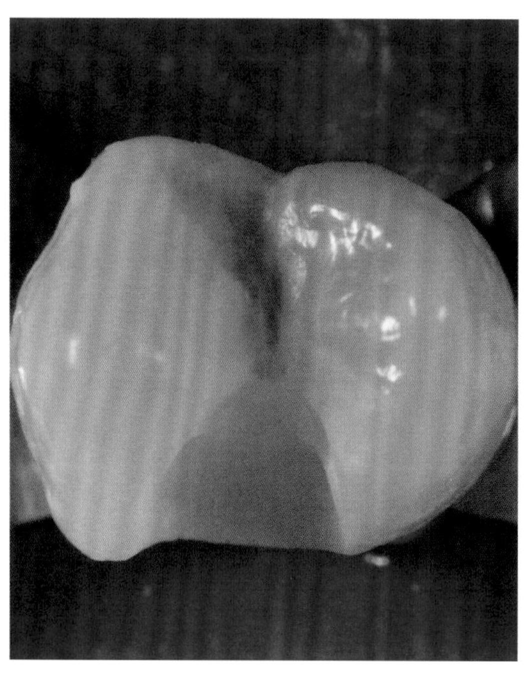

图 7-67 经抛光、处理和酸蚀后的激光预备窝洞,窝洞清洁且边缘光滑

7.8 铒激光窝洞预备

Er:YAG 激光和 Er,Cr:YSGG 激光在牙体修复中用于所有的 Black 分类洞的预备。与传统旋转器械联用,也可以行间接修复的预备。

7.8.1 Ⅰ类洞预备

根据 Black 的形态标准,Ⅰ类洞包括所有前后牙殆面的龋坏,延展至磨牙和前磨牙颊舌面 2/3 处(窝沟和颊点隙)以及上颌切牙和尖牙的腭面(腭窝)。

通过临床检查、问诊和口内 X 线检查可进行诊断。现代窝洞预备不能预见传统固位和预防原则的应用效果,洞壁不必彼此平行,洞底部也不必规整。

激光预备要求:

(1) 从殆面去除龋坏组织乃至部分健康牙体组织,目的是进入龋损区。

(2) 由于选择性的作用,健康牙本质得以保留,避免了牙体的削弱(牙本质有弹性,并在牙釉质下方分散力量,支撑牙釉质)。与牙齿结构强力粘接的现代修复材料具有与天然牙本质相近的弹性模量,增强了牙体抗力。

(3) 对龋洞底部的预备应顺应其在深度和宽度上的扩展,谨防过度预备。深龋特别得益于激光预备。因为事实上,在邻近牙髓(髓角)处的传统机械预备的过程中,可能造成意外穿髓(图 7-53,图 7-54),而缓慢作用于牙本质的激光更显得安全。

当窝洞非常宽大(伴有多个牙尖或者侧壁缺失),能够使与窝洞大小刚好合适的激光工作尖插入时,可用激光去除倒凹区的龋坏。在去除倒凹区龋坏和完成预备中,搭配使用低速手机的不同直径圆形钻是非常有用的(图 7-68 ~ 图 7-72)。所用参数见表 7-2。

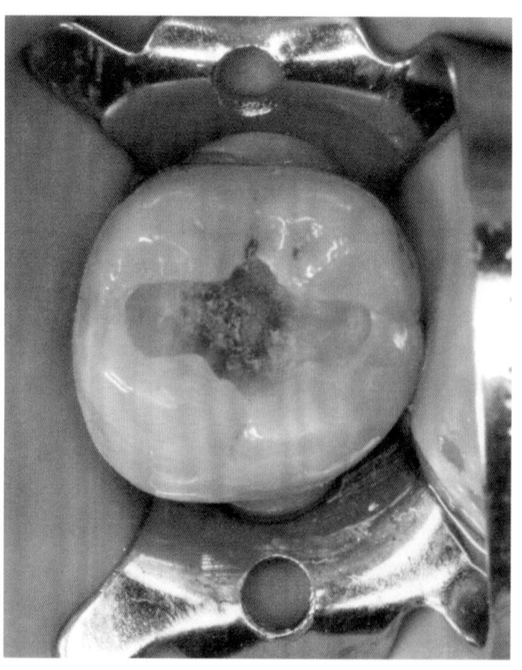

图 7-68 激光预备的Ⅰ类洞的下颌第二磨牙,可见一些不规整的窝洞边缘

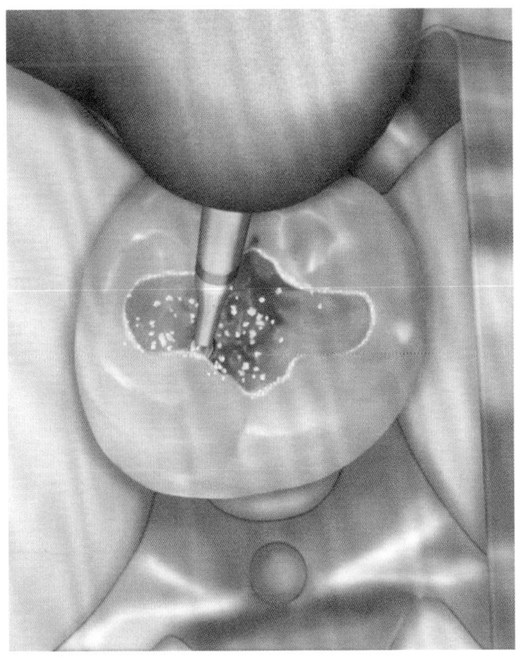

图 7-69　用低速钻去除倒凹区的龋坏，车针可在激光无法到达的倒凹区进行去龋，保护表面的健康组织不被去除

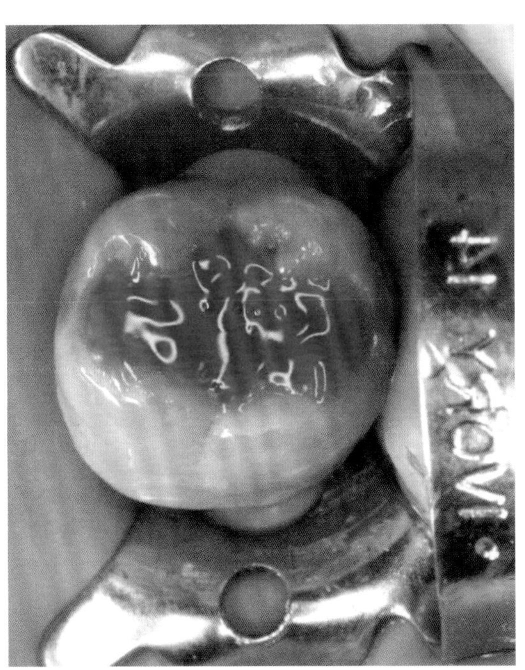

图 7-71　磷酸酸蚀

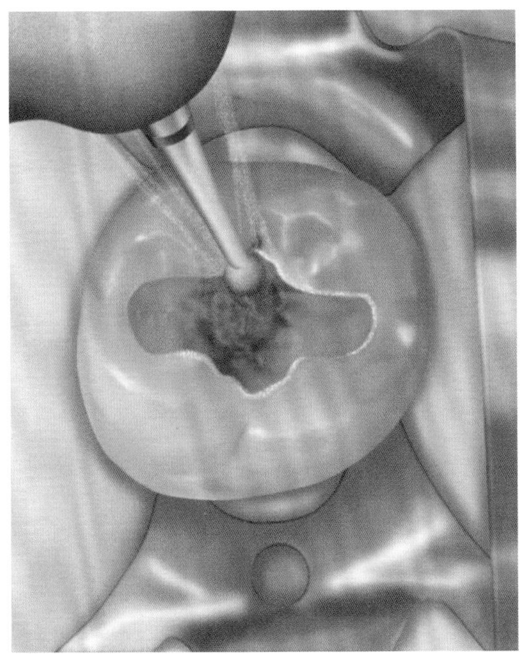

图 7-70　用高速手机配以细砂球形车针进行边缘精修

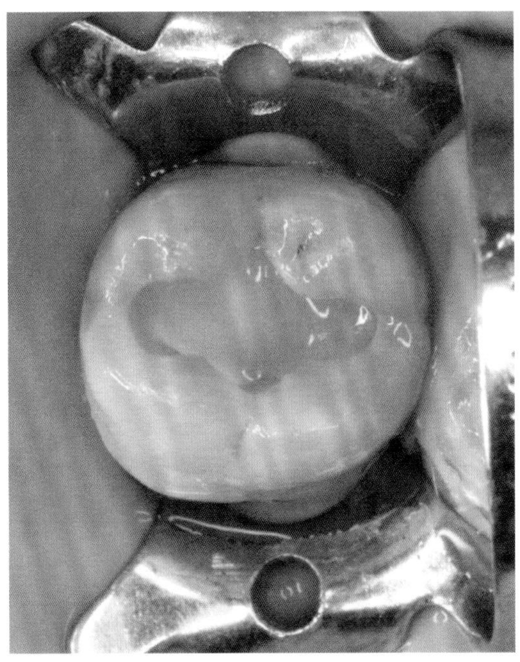

图 7-72　用一层高流动性复合充填材料覆盖于窝洞底部的氢氧化钙层之上

7.8.1.1 大窝洞

殆面开口的大窝洞最易治疗，因为矿化健康的殆方牙釉质无需处理。为镇痛需要，在首次用低能量和低波长脉冲初始照射后或另行麻醉后，将激光逐步调高至足以去除龋坏的能量（150mJ），消融牙本质的参数从200～220mJ降至100～120mJ，20pps降至15pps，向深层健康牙本质递减。激光选择性消融龋坏组织是这个步骤微创的原因。宽敞的龋洞使激光束有足够的机会调整角度，以直射龋坏表面。正如第四章所述，激光发射的能量有差异，当其从更高效的无工作尖手机或直径各异工作尖的手机发出时，在牙齿附近照射（1～2mm的近距离接触型手机）应进行能量调整。能量设置时，应考量所用的手机或工作尖以及工作尖的直径（剂量），逐步减少能量，直至龋洞预备完成。为避免龋洞过度预备，应使用最小的有效能量进行牙本质消融（参见4.6.1中的消融阈值）和去污（参见4.10）。有效的喷水可帮助清洁和降温。

7.8.1.2 矿井式龋洞

矿井式龋洞指开口小，且龋坏向纵深发展和扩大，必须使用较高激光能量来暴露窝洞。照射殆面薄弱牙釉质的能量需大于照射牙本质的能量（200～350mJ）。先将激光垂直照射于牙面和釉柱长轴，随后改变照射角度，使之与釉柱长轴平行，以完成龋洞的暴露。在此龋洞内，可用手工挖匙去除腐败的牙本质，使下层的腐败牙本质更易暴露，并用能量合适的铒激光（150～220mJ）对其照射气化，逐渐减小能量（100～120mJ）直至健康的洞底。若龋洞开口大小无法让激光工作尖插入，可搭配直径合适的球形裂钻低速手机去除倒凹区内剩余的龋坏组织（图7-73～图7-77）。

7.8.1.3 小龋洞

治疗小龋洞难度最大。不同铒激光配备的光纤直径从400～1 100μm不等，但最小直径的光纤难以维持去除牙釉质所需的能量（<250mJ）。源于中央窝以及磨牙的殆面沟并朝根向扩展的小点状龋洞需区别对待，以保全殆面牙釉质的健康。针对这类病例，推荐激光结合应用旋转工具的方法。微预备用的小型金刚砂车针与高速手机（涡轮机）的搭配非常实用，因为其能够接触并精确地去除组织，最后采用低能量激光（50～100mJ），通过小直径（400～600μm）的光纤来完成窝洞的清洁和去污。需要注意的是，

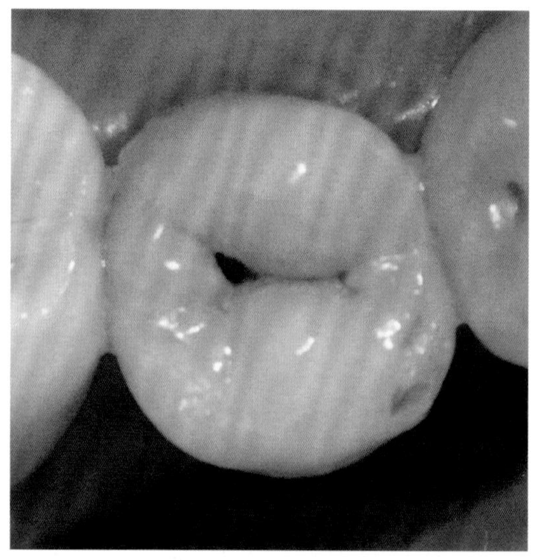

图7-73 下颌前磨牙远中殆面窝沟的小龋坏

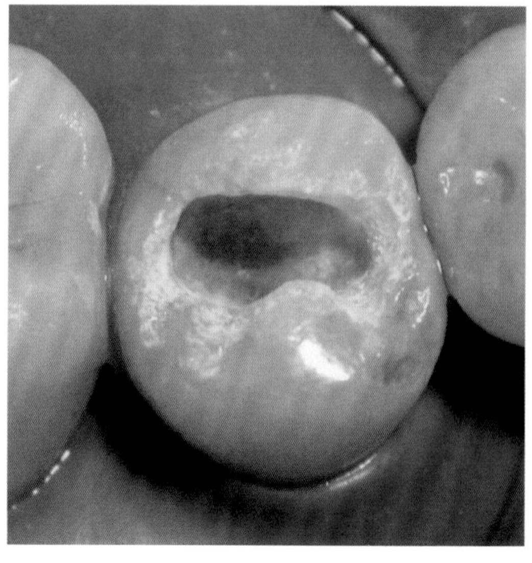

图7-74 用Er,Cr:YSGG激光进行Ⅰ类洞预备

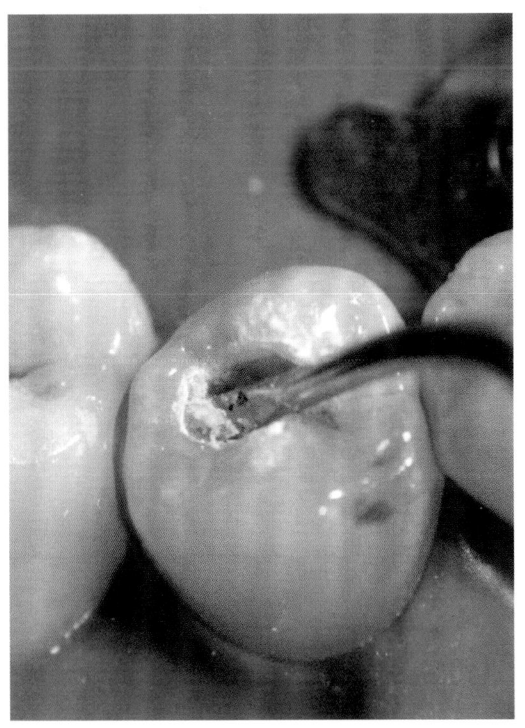

图 7-75 用手工挖匙完成龋坏的去除

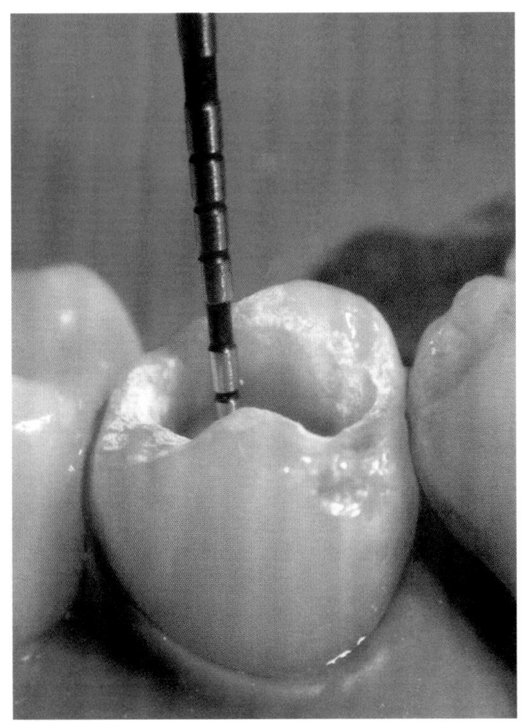

图 7-76 用牙周探针检查窝洞深度

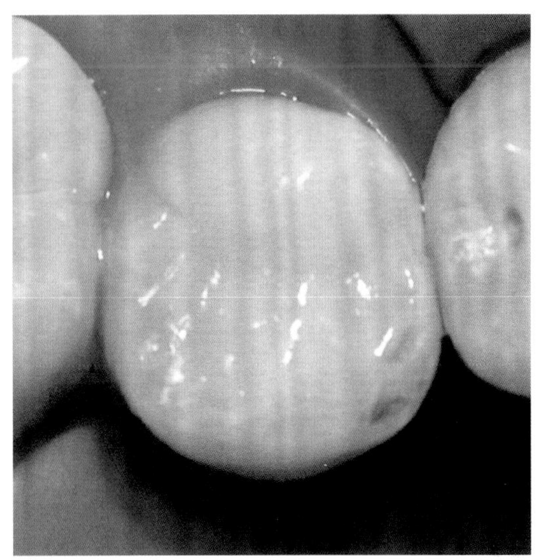

图 7-77 用纳米复合材料修复窝洞

这类深而窄的窝洞不可能调整光纤的角度，只能用末端工作的光纤垂直照射目标，且光纤与洞壁平行。同样也不可能在喷水条件下照射龋洞底部(图 7-78～图 7-80)。用无工作尖的手机预备和精修小而深的龋洞时应格外小心，因为难以控制激光束精准地照射，以及激光束与小窝洞洞壁之间的相互作用，否则会造成过度预备。

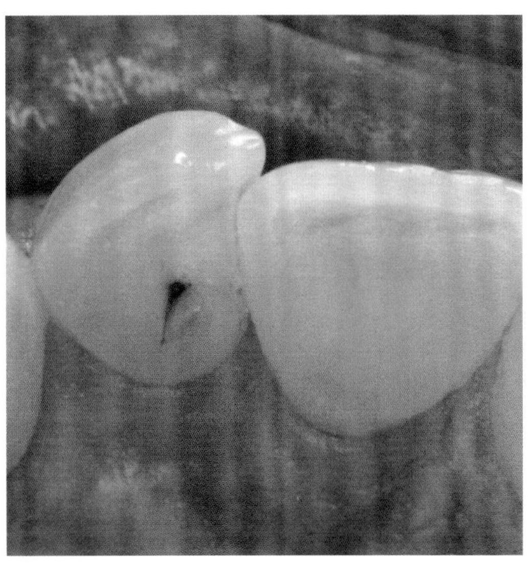

图 7-78 上颌侧切牙显示Ⅰ类洞位于腭侧的凹陷内

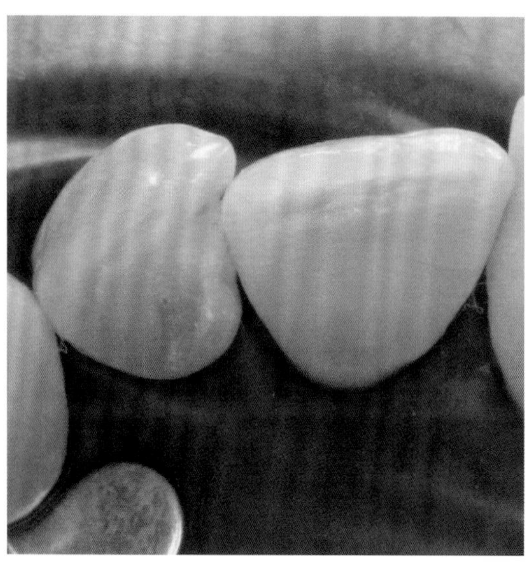

图 7-79 用 Er,Cr:YSGG 激光预备窝洞,并用旋转器械抛光

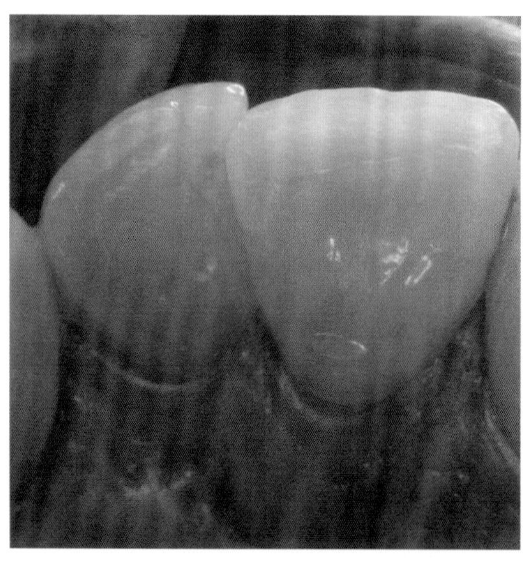

图 7-80 用纳米复合材料修复上颌侧切牙

旧的银汞充填物去除必须使用旋转器械(图 7-12,图 7-13)。复合材料充填物在经旋转的金刚砂车针初步清理后,可用激光轻易地将其从窝洞底部去除,这是由于光机械效应弱化了粘接强度,进而导致充填物的整体脱落(图 7-14)。

必须对Ⅰ类洞底部和边缘进行精修,对龋洞底壁的修整应用挖匙进行,并用浸有次氯酸钠或氯己定的棉球处理。此外,还须使用超声波工具或红标高速车针(细尖、尖薄锥形或圆形)精修牙釉质边缘(图 7-70)。

7.8.2 Ⅱ类洞预备

BlackⅡ类洞涉及后牙邻面。通常,龋坏起始于接触区的下方,这个区域常因邻面摩擦产生的渐进性磨损而表现为轻度脱钙。摩擦由咀嚼和咬合压力作用下的牙齿移动所产生。邻面牙釉质嵴上的微裂纹也是细菌深入牙体并产生龋坏的途径。

Hess 对不同的Ⅱ类洞进行了分类:

(1) 单纯Ⅱ类或ⅡA 类:因为邻牙缺失,可直接进入病损区。

(2) ⅡB 类:原发性或继发性累及边缘嵴和邻面(M 近中或 D 远中洞)。

(3) 复合Ⅱ类洞:同时发生的累及两个邻面(M 和 D 洞)或累及邻面和咬合面(OM、OD 和 MOD 洞)。

除了单纯型外,窝洞预备常波及接触区。该邻面接触区具有许多功能,它也涵盖了避免牙周组织直接面对食物垂直冲击的牙周问题,以及近远中向咀嚼力分布所致的咬合问题。咀嚼力由磨牙依次传导至切牙,有助于维持牙弓的稳定。因此,重建一个正确的邻面接触显得尤为重要。

通常,Ⅱ类洞的预备是包含𬌗面在内的组合预备。当未波及𬌗面时,修复粘接技术不需要为了固位的𬌗面扩展。所用参数见表 7-2。

7.8.2.1 单纯Ⅱ类洞

ⅡA 类或单纯Ⅱ类洞可被激光束直接瞄准,并以不同角度冲击龋坏表面(颊侧、腭侧、舌侧或咬合面)(图 7-81 ~ 图 7-83)。镇痛起效后,为牙本质和龋坏组织设置特定激光参数(150 ~ 200mJ),随着消融深度的增加，将设定能量调低。当因存在难以进入的倒凹或因激光束角度而无法照射目标组织时，可尽可能保存健康的牙体组织，用手工挖匙或低速钻和圆形钨钢车针去除邻面壁倒凹或者边缘嵴上残余的龋坏组织（图 7-84）。用细颗粒圆形车针和/或硅胶钻进行边缘精修（图 7-85～图 7-92）。

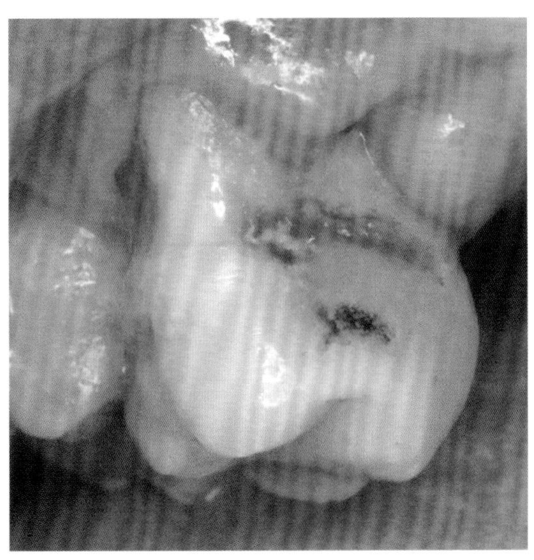

图 7-81　上颌第一磨牙显示了一个单纯Ⅱ类洞，在第二磨牙拔除后清晰可见

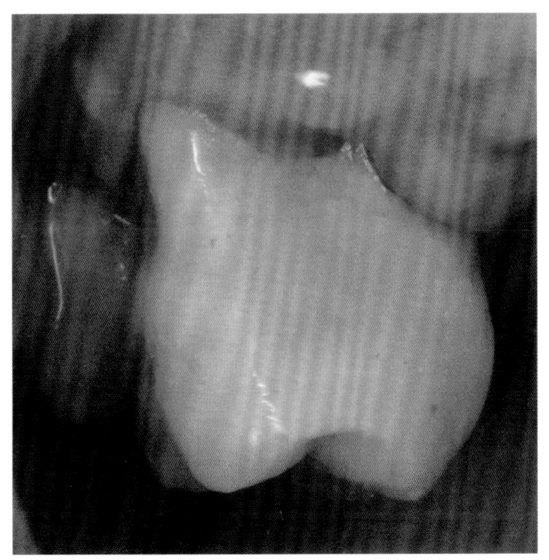

图 7-82　用超微混合型复合材料修复Ⅱ类洞

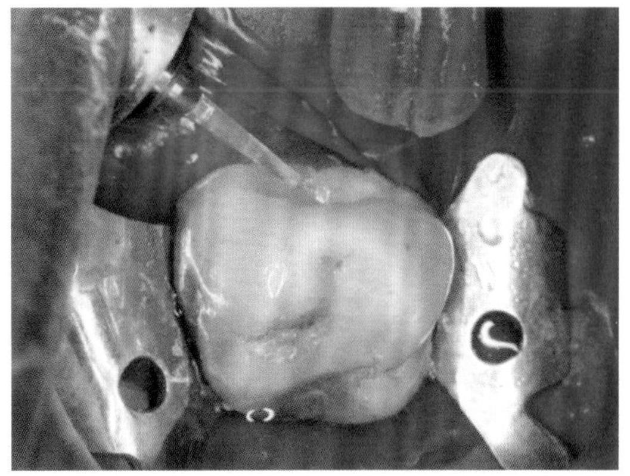

图 7-83　配有 600μm 锥形工作尖的 Er:YAG 激光从颊角靠近窝洞进行预备

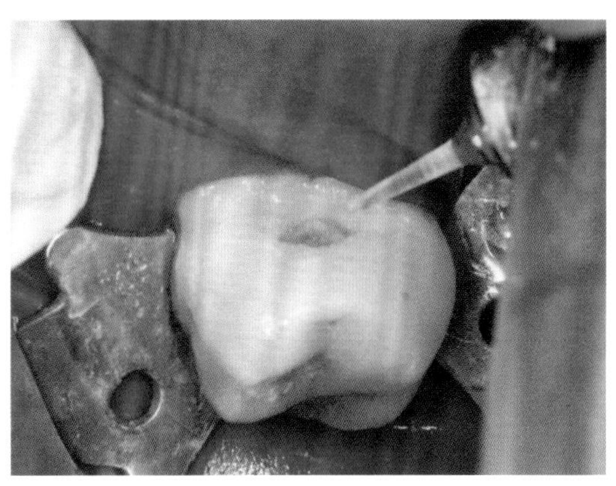

图 7-84　配有 600μm 锥形工作尖的 Er:YAG 激光通过从腭侧照射窝洞

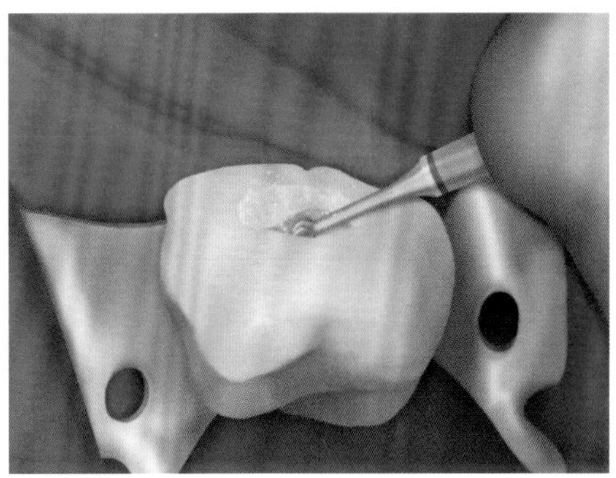

图 7-85　用低速钻去除激光无法照射到的倒凹区龋坏组织

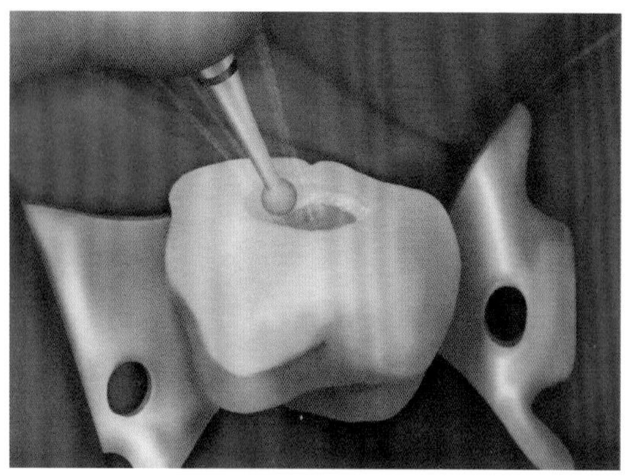

图 7-86 用高速钻搭配圆形细砂车针进行边缘精修

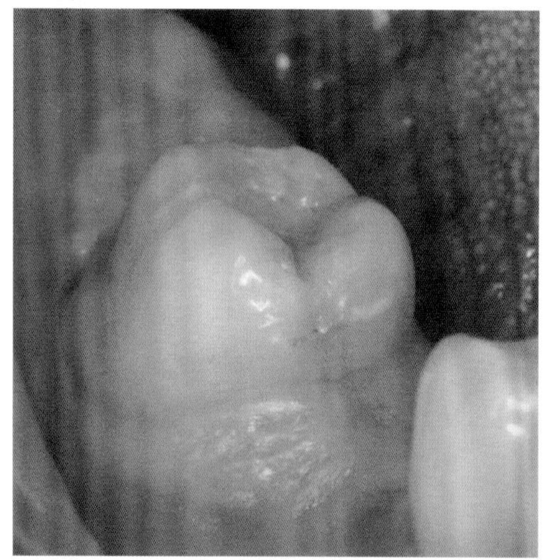

图 7-87 下颌第二磨牙的单纯Ⅱ类洞

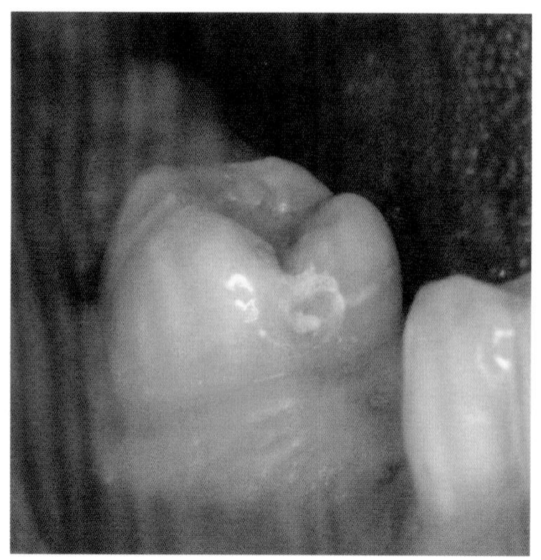

图 7-88 邻牙缺失使邻面窝洞可在未行牙釉质边缘预备的情况下被轻易照射到

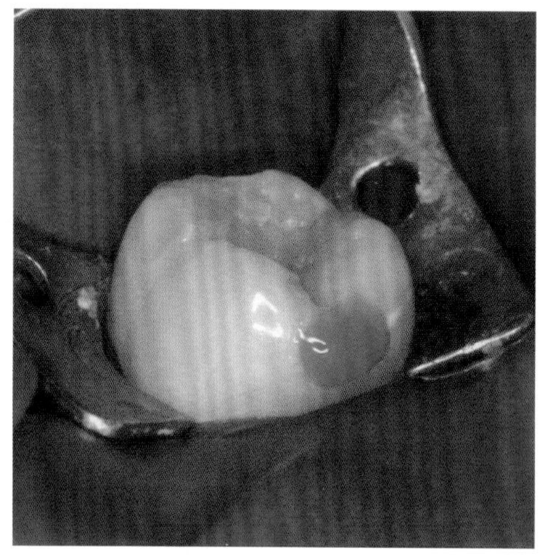

图 7-89 窝洞预备、精修和酸蚀

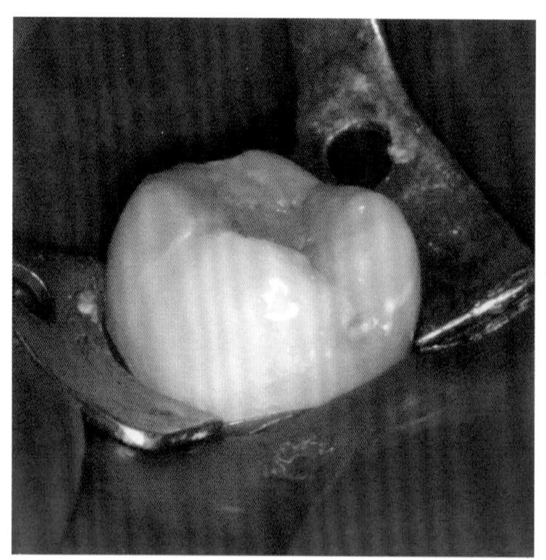

图 7-90 准备粘接的窝洞

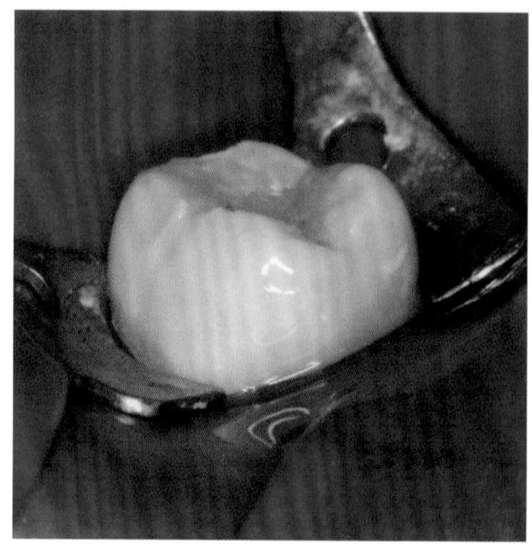

图 7-91 用微混合型复合材料修复窝洞

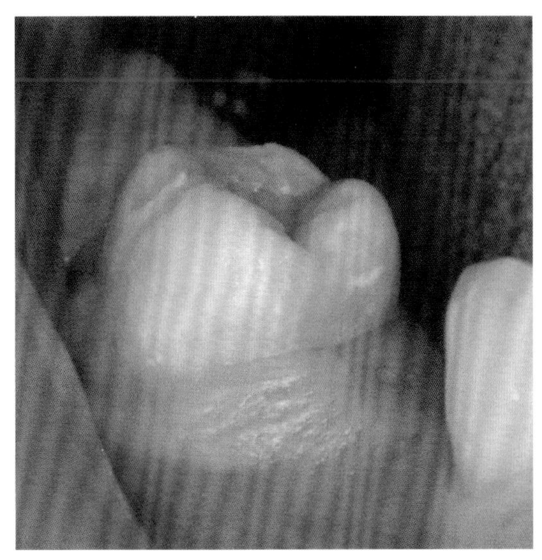

图 7-92　1 个月后复诊

7.8.2.2　隧道式预备

Me Lean(1987)将隧道式预备定义为由𬌗面近中或远中点隙进入来保留完整的边缘嵴的窝洞预备。这种预备可去除扩展至邻面接触点以下区域的龋坏。与作为一个非常保守的技术优势相比,该技术视野差、操作空间小、龋坏去净难度大和剩余牙本质可能不足以支持边缘嵴的缘故,存在一些技术难点。

7.8.2.3　插槽式预备

Roggenkamp(1982)将插槽式预备定义为可由颊(前庭)或者舌侧进入邻面龋坏组织而不去除边缘嵴的窝洞预备。

这种技术适用于:

(1) 龋洞的边缘区不影响接触区。

(2) 龋坏可被去净。

(3) 边缘嵴下健康的牙本质有足够的厚度。

插槽式预备尤其适合涉及两个相邻牙齿(预备更容易)的龋坏,由于保留了𬌗面和边缘嵴,故可进行更美观的修复。该技术非常适合 200mJ 的铒激光通过较长(圆锥形)和较细(400~600μm)的工作尖进行预备,在龋坏牙本质上逐步减小能量由 150mJ 至 100mJ。在配有圆头钨钢车针的低速手机的协助下,去除最终倒凹内龋坏的牙本质。可用细尖的细颗粒锥形钻精修牙釉质边缘。

7.8.2.4　ⅡB 类

ⅡB 类窝洞中,窝洞通路可通过用于牙釉质参数的激光垂直照射边缘嵴表面来实现。鉴于难以消融高度矿化牙釉质及其对激光消融有抵抗力,可采用钨钢或长梨形的金刚砂车针的传统高速钻去除牙釉质。有时,在颈部水平,邻面洞的底部与邻牙过于接近,须用细尖的锥形车针将其与邻牙分离(用保护性的金属片,避免损伤邻牙)。颊舌侧和龈方的所有邻面接触都应去除,直至与邻牙分离约 0.5mm(图 7-93~图 7-97)。

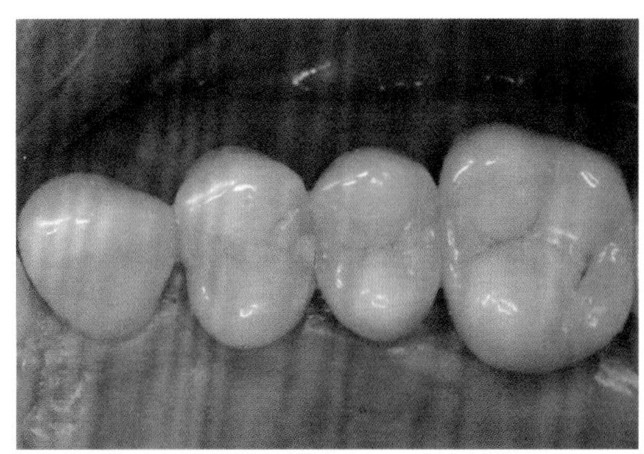

图 7-93　上颌第一前磨牙𬌗面远中Ⅱ类洞

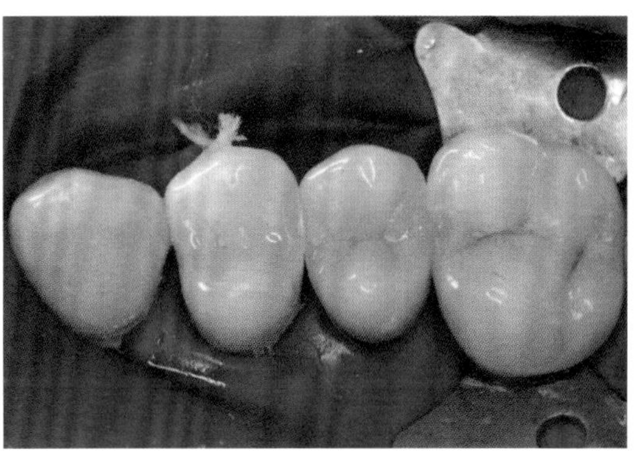

图 7-94　用纳米复合材料修复窝洞

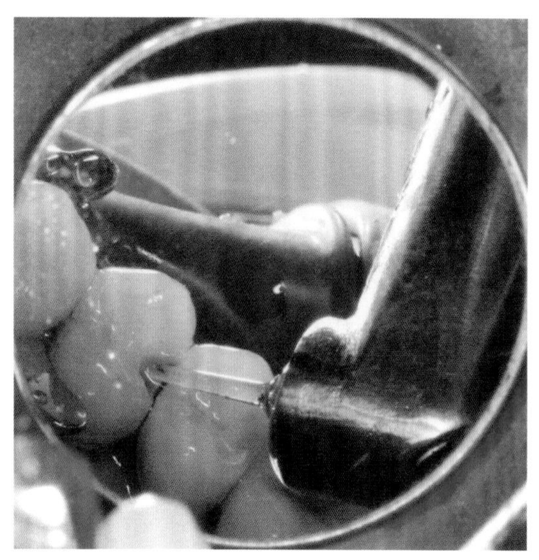

图 7-95 配有 600μm 圆锥工作尖的 Er:YAG 激光照射远中窝洞

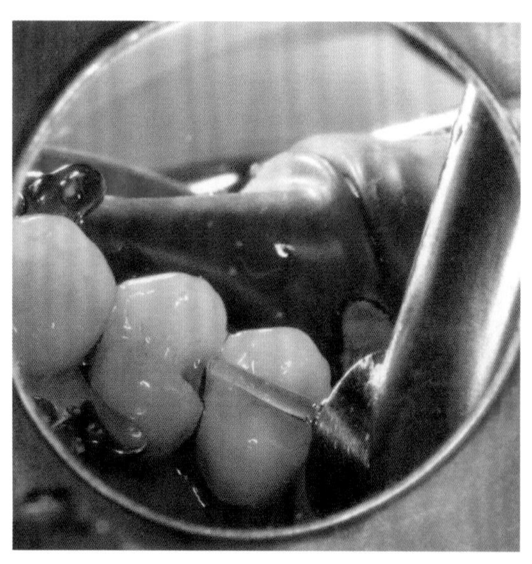

图 7-96 将 Er:YAG 激光工作尖侧边倚靠在相邻前磨牙健康牙釉质的边缘上，这种倚靠可使操作者控制光纤的移动、聚焦和角度，使其能精确地对准远中窝洞

7.8.2.5 复合Ⅱ类洞

与Ⅰ类洞一样，复杂洞（OM、OD 或 MOD）的预备始于殆面，再延伸至邻面区域。在殆面窝洞和邻面窝洞之间的走廊区（峡部）为“最小抗力区”，是对殆牙施加咀嚼压力的

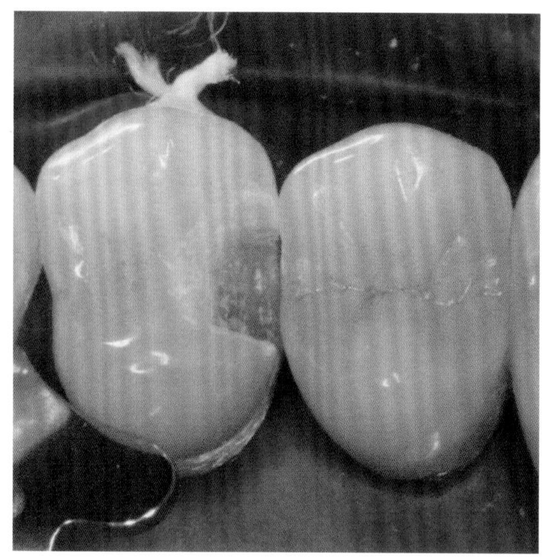

图 7-97 在进行边缘精修前，完成激光预备的窝洞

位点，故该区易折裂。所以应对此区进行平滑和圆钝处理，以消除对充填物产生楔力的棱角，降低折裂风险，并使殆力分散得更均匀。轴壁或髓壁的扩展需沿着龋坏进行，无需使髓壁彼此平行，也避免了穿髓可能。轴壁和颈部台阶之间的连接必须平缓。

颈部台阶边缘的釉柱与牙齿呈放射状，在对应颈部的釉柱呈水平发散或向外倾斜。该处是窝洞预备的关键区，必须平直。此区良好的釉柱支持降低了边缘断裂和渗漏的风险（图 7-98～图 7-101）。

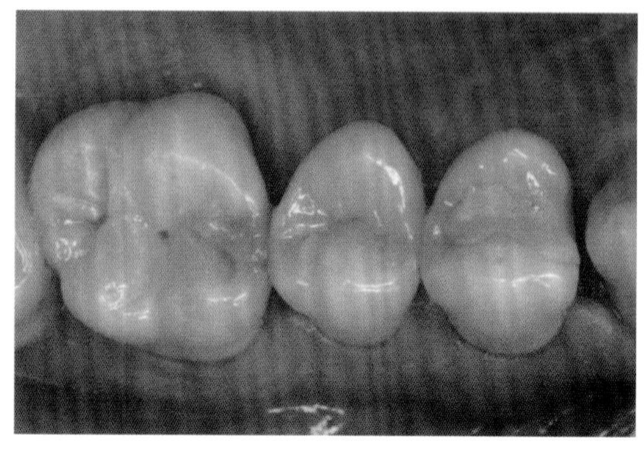

图 7-98 上颌牙复合窝洞

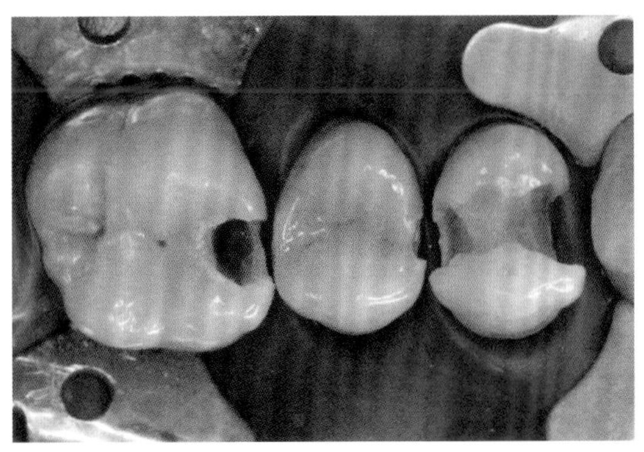

图 7-99 上颌磨牙(近中)、第二前磨牙(近中)和第一前磨牙(近中-骀面-远中)Ⅱ类洞

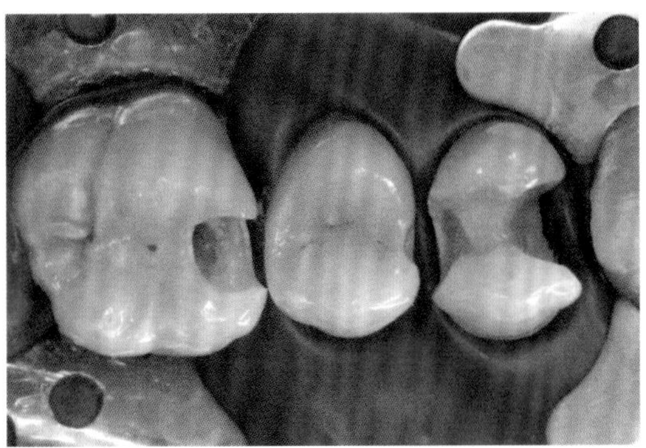

图 7-100 窝洞预备完成,骀面、颈部和邻面牙釉质边缘已修整,深层的牙本质也已用手工挖匙清理,并用次氯酸钠小棉球清洁,可见牙本质清理前(棕色)后(橘色)的颜色改变

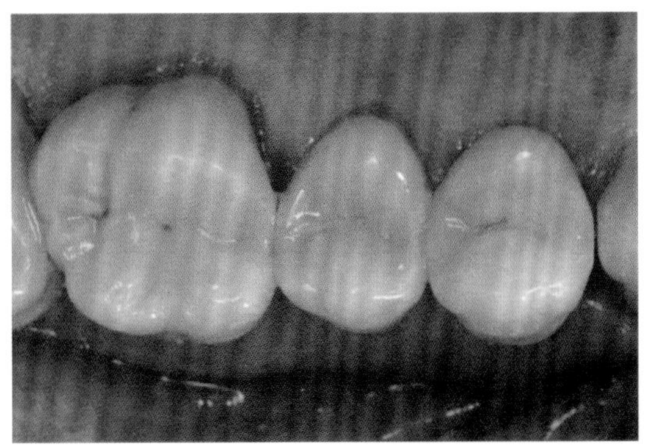

图 7-101 用纳米复合材料修复窝洞

如有可能,应将颈部台阶的位置设于游离龈缘上方或平齐龈缘。当扩大颈部窝洞至龈下时,需运用激光牙龈切除术来重建正确的牙与牙周组织的关系。若生物学宽度发生改变,则要用铒激光处理牙龈和牙槽骨,以重建牙周与硬组织间的正确关系。

激光处理Ⅱ类洞要在低能量下进行,应用挖匙和浸有次氯酸钠或氯己定的小棉球清洁窝洞。用超声波器械或者配备细砂车针的旋转器械精修牙釉质边缘(图 7-102~图 7-105)。为了不削弱釉柱,需用 Black 刮治器由里及外,由上及下手动精修颈部台阶的釉柱。

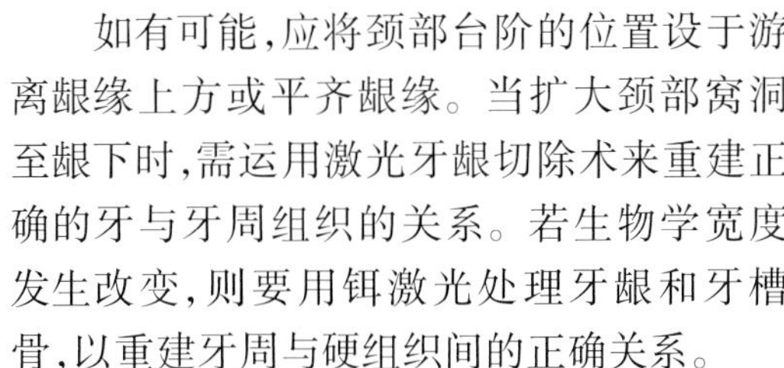

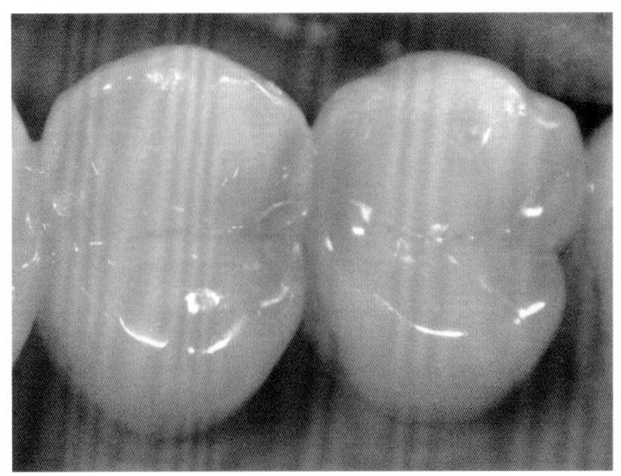

图 7-102 上颌前磨牙邻面壁上的隐匿窝洞(转载自 Olivi 和 Genovese)

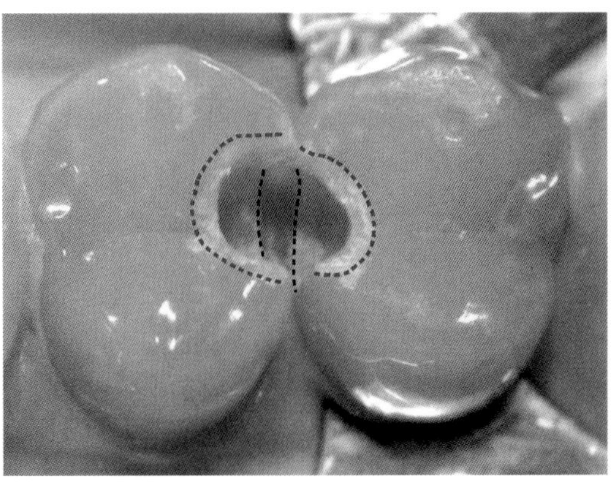

图 7-103 Er,Cr:YSGG 激光预备窝洞

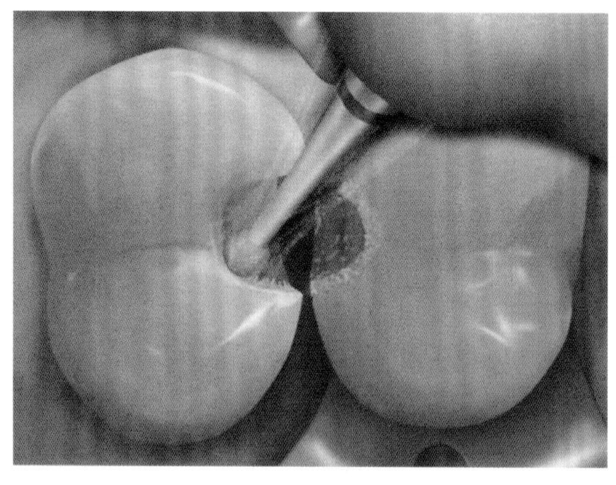

图 7-104 用高速细砂球钻进行边缘精修

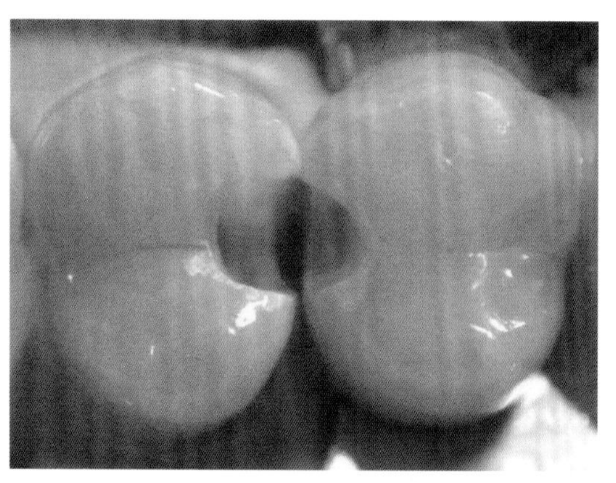

图 7-105 窝洞预备和精修完成

7.8.3 Ⅲ类窝洞的制备

Black Ⅲ类窝洞包括发生于尖牙和切牙邻面但未累及切角的窝洞。

Ⅲ类窝洞可分为:

(1) 单纯型Ⅲ类洞:在牙间隙大或者邻牙缺失的情况下,可直接进入龋洞进行预备(图 7-22,图 7-23)。

(2) 隐匿型Ⅲ类洞:病损始于邻面区的接触面或其下方,向牙本质纵深发展,未累及颊腭侧的牙釉质。通过透照法可发现一个由白垩色向暗黑色转变的区域,贯穿颊和舌侧的透明牙釉质(图 7-106 ~ 图 7-108)。

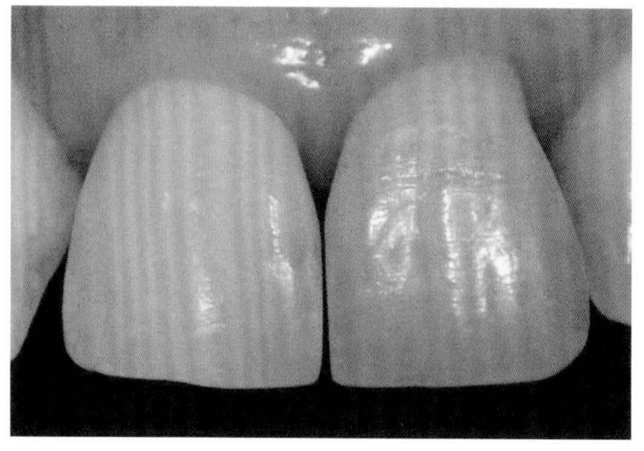

图 7-106 上颌中切牙隐匿型龋(颊面观)

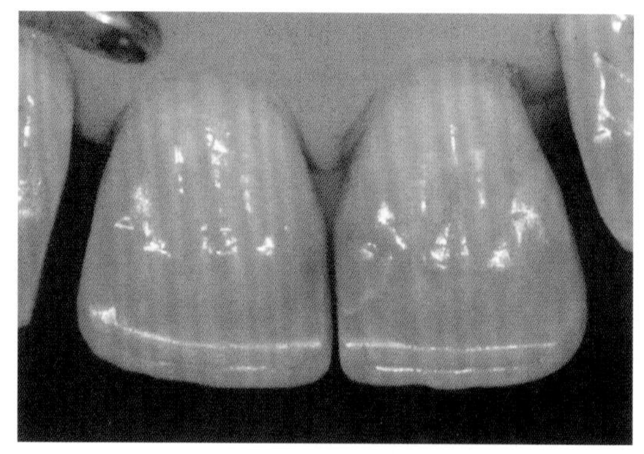

图 7-107 上颌中切牙隐匿型龋(腭面观),显示左侧中切牙(图中镜像的右侧)陈旧充填体和右侧中切牙近中隐匿型龋

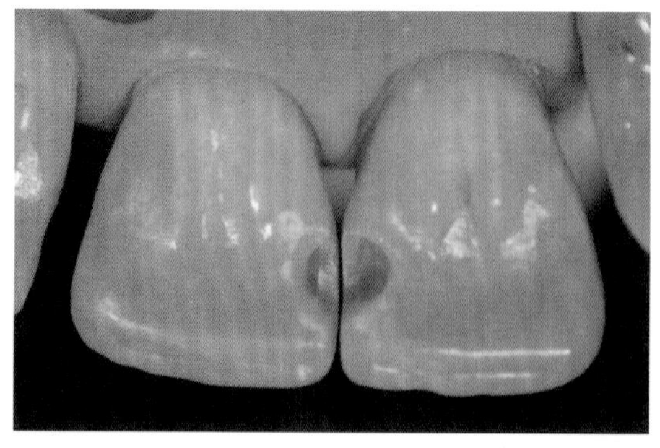

图 7-108 从腭侧预备Ⅲ类窝洞,边缘用圆形车针抛光

(3) 深入型Ⅲ类洞:龋损广泛累及颊侧和/或腭侧牙釉质(图 7-109,图 7-110)。

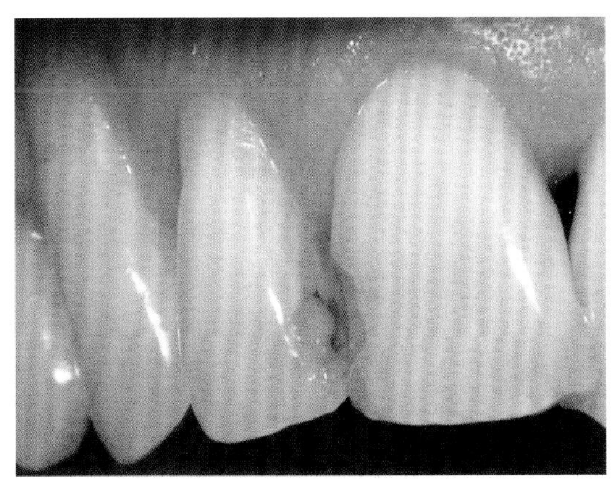

图 7-109 中切牙和侧切牙上的深入型Ⅲ类窝洞，龋损累及颊腭侧的全牙宽度

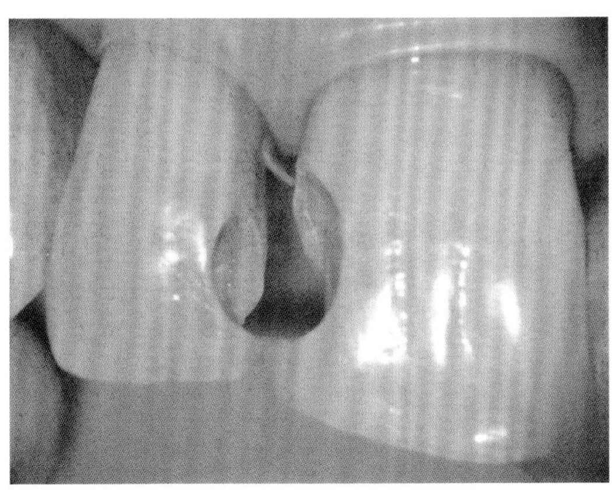

图 7-110 深入型的Ⅲ类窝洞预备后，牙的颊腭侧均开放

激光窝洞预备可与旋转工具的传统窝洞预备相互搭配应用，是最为保守的疗法。该疗法顺着龋损的空间拓展进行，无需制备固位形和倒凹。前牙牙釉质较后牙牙釉质薄，消融通常只需较少的能量。手术放大工具（头帽式放大镜或显微镜）是观察激光与组织相互作用和控制激光聚焦与照射角度的基本装置。先用大小合适的手工挖匙去除受影响的软化牙本质，然后再行激光照射。

窝洞通路取决于病损的位置和范围，也应满足美观需求以及牙体和修复体的生物机械性能。

在隐匿型Ⅲ类洞中，上颌牙的通路为腭侧（为了美观），而下颌牙为颊侧（健康组织去除更少，器械操作更简易以及视野更好）（图 7-111～图 7-114）。照射牙釉质（200～250mJ）始于邻面龋损，然后顺着龋坏组织的主要吸收部位，逐步降低能量，向纵深照射。

在开放的单纯型窝洞，由于可利用的空间更大，激光束从其他牙本质和龋坏参数开始（>150mJ）（图 7-115，图 7-116），可以很容易对准全部洞壁。

开放的深龋有利于治疗，宽敞的龋洞为激光工作尖的移动和角度调整提供了很大的可能性（图 7-117～图 7-119）。

用手工挖匙和/或低能量的非聚焦模式的激光进行窝洞最后清洁，应用浸有次氯酸钠或氯己定的小棉球处理窝洞底部。根据所选择的全酸蚀或自酸蚀粘接系统，对牙釉质和牙本质或单独对牙釉质进行酸蚀。

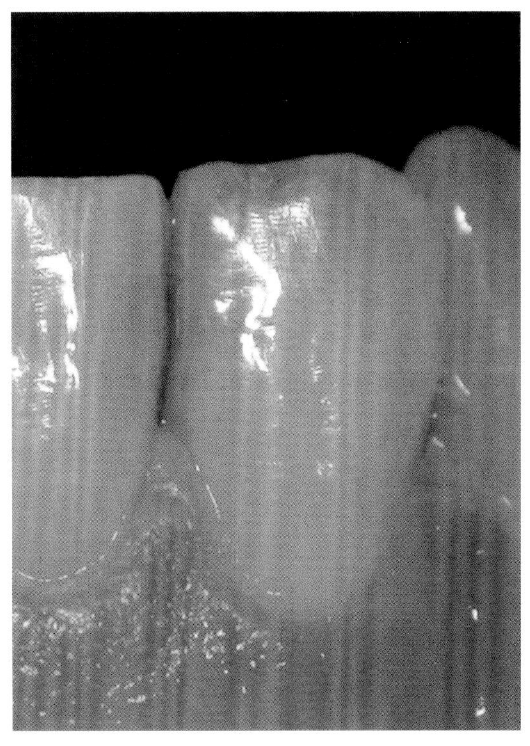

图 7-111 下颌切牙Ⅲ类隐匿型窝洞

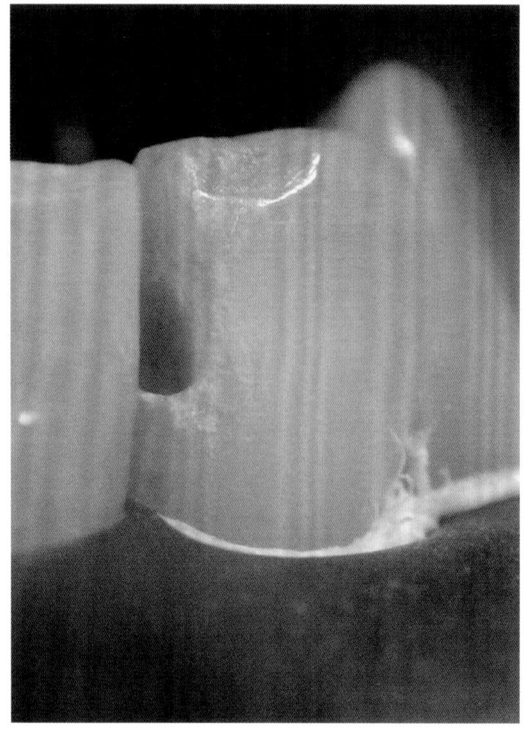

图 7-112 由于龋损范围大,故由颊侧进入窝洞

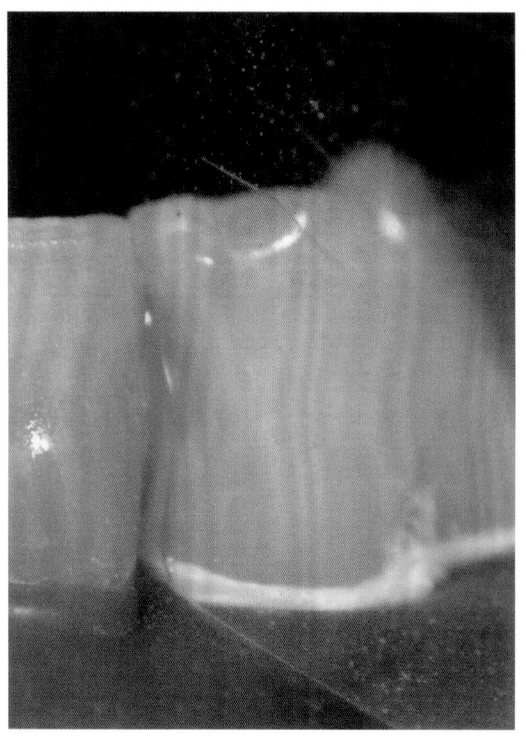

图 7-113 窝洞已行精修与酸蚀

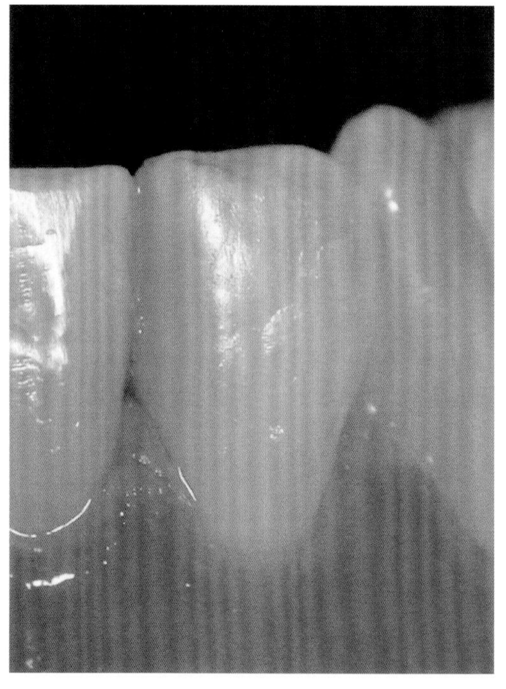

图 7-114 超微混合型复合材料充填窝洞

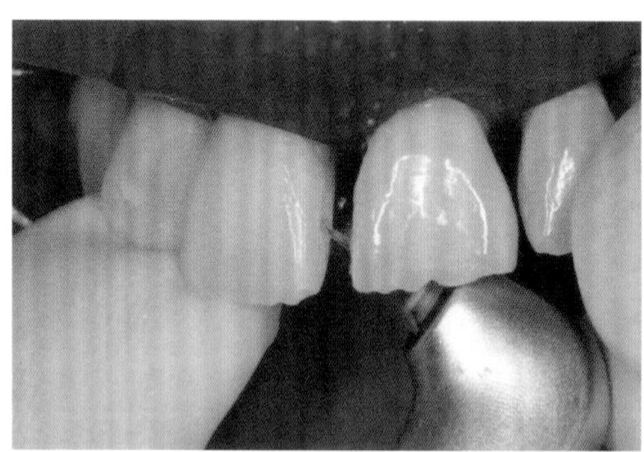

图 7-115 从近中腭侧进入单纯型Ⅲ类窝洞(预备前后分别见图 7-22 和图 7-23)

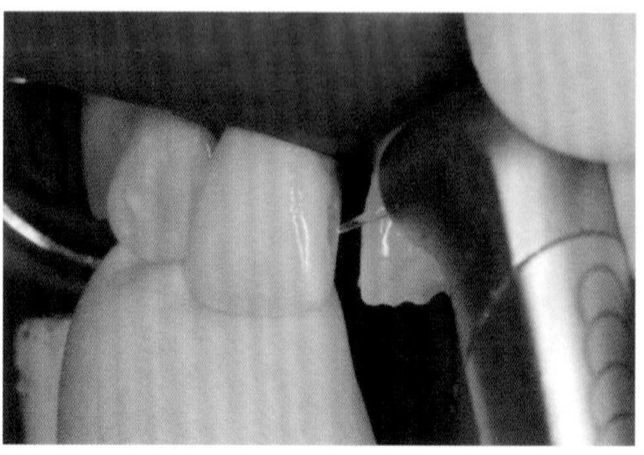

图 7-116 Er,Cr:YSGG 激光通过 400μm 的工作尖从近中面颊侧照射单纯型Ⅲ类洞

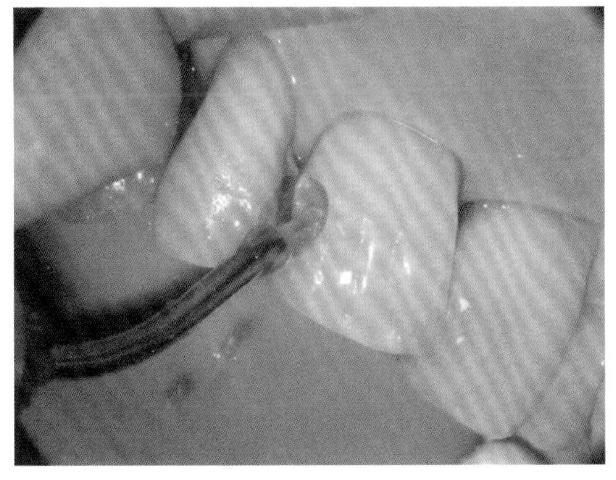

图 7-117 用带有人体工程学弯曲的工作尖的 Er:YAG 激光照射中切牙邻面洞(预备前后分别见图 7-109 和图 7-110)(经 Olivi 和 Genovese 允许可转载)

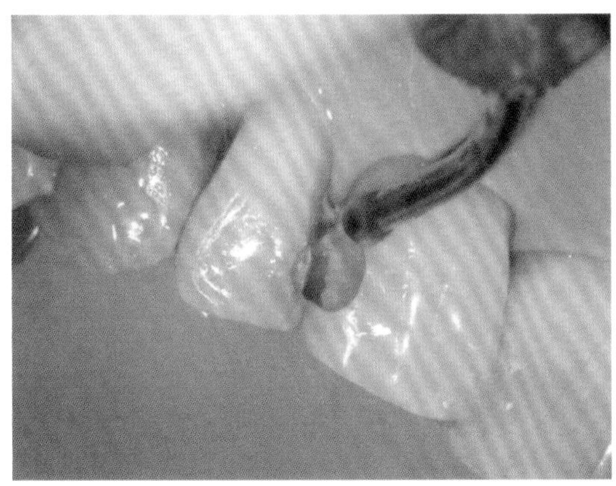

图 7-118 用带有人体工程学弯曲的工作尖的 Er:YAG 激光照射侧切牙邻面洞(预备前后分别见图 7-109 和图 7-110)

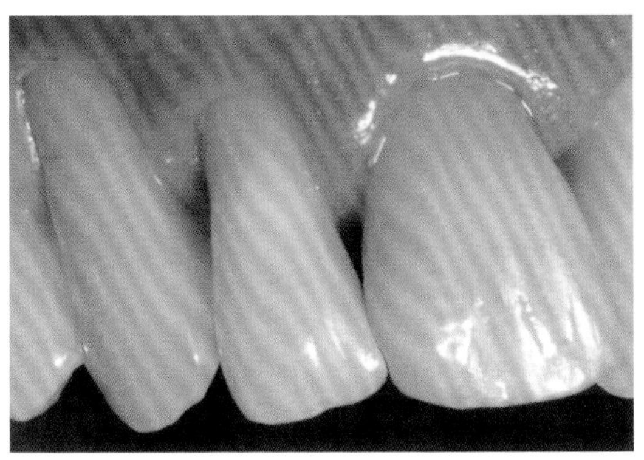

图 7-119 微混合型复合材料充填窝洞

建议用圆形车针对前牙修复体周围进行抛光,使材料能更好地适应牙齿以及确保更好的美观效果(图 7-120～图 7-127)。基于这一原因,可将圆形车针用于前牙颊侧(图 7-110,图 7-122),将相同车针或橄榄球形车针用于腭侧(图 7-116,图 7-125)。难以触及的邻面区域可用带有细尖的锥形细颗粒车针或蓝色的轮形打磨盘的高速手机进行精修(图 7-128～图 7-131)。

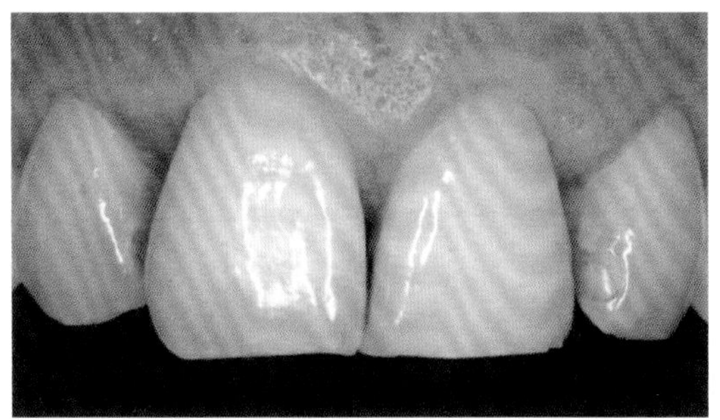

图 7-120 两颗侧切牙的Ⅲ类窝洞

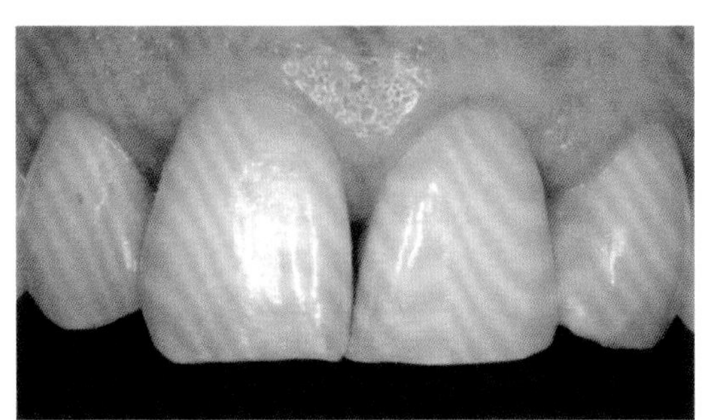

图 7-121 前牙充填完成(唇面观)

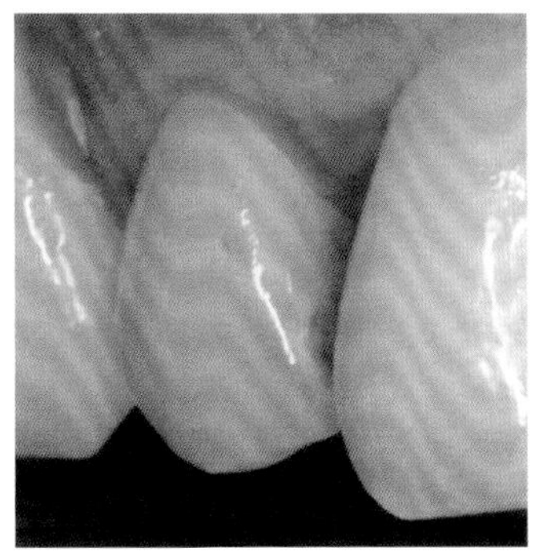

图 7-122 右上颌侧切牙颊侧敞开的Ⅲ类洞

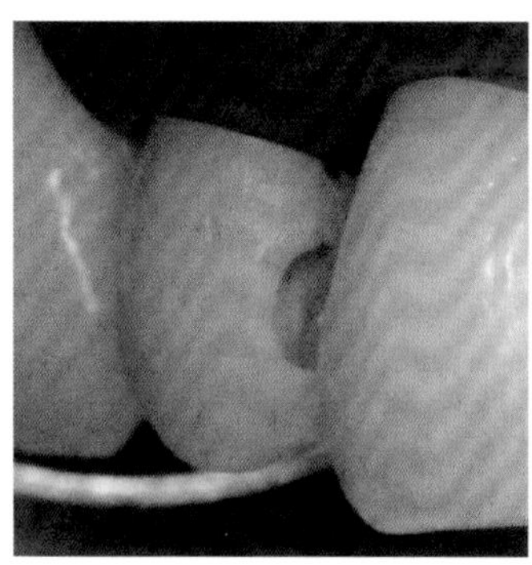

图 7-123 Er:YAG 激光预备窝洞,用圆形细砂车针进行边缘精修

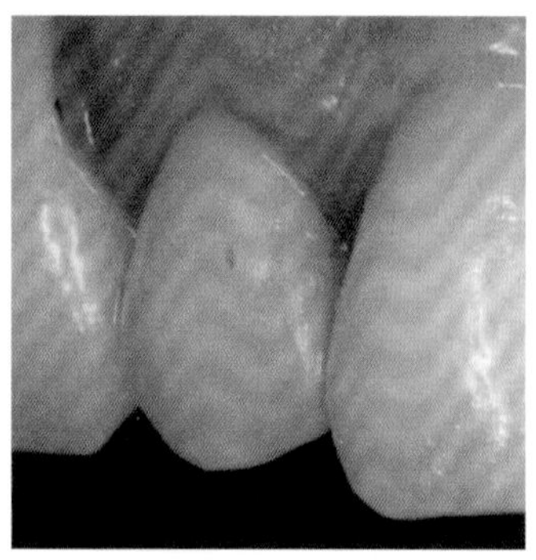

图 7-124 微混合型复合材料充填窝洞

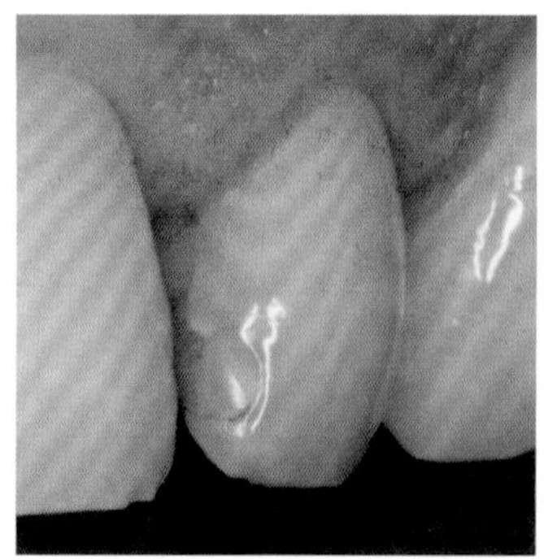

图 7-125 左上颌侧切牙颊侧敞开的Ⅲ类洞

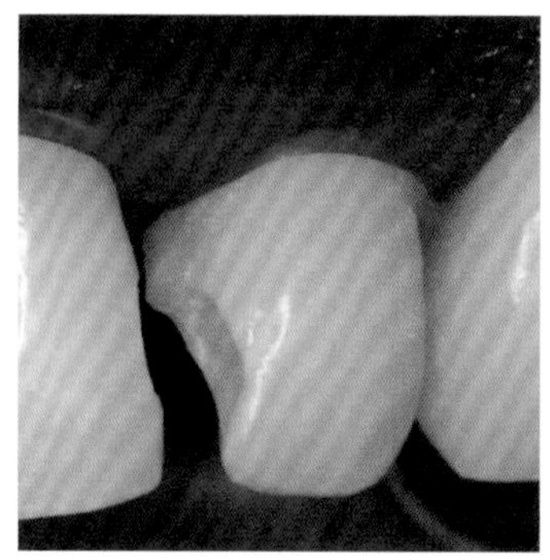

图 7-126 去除腐质后,患牙切角缺失,颊侧边缘用圆形车针精修,腭侧边缘用细锥形车针精修,相邻中切牙的远中面壁也已预备

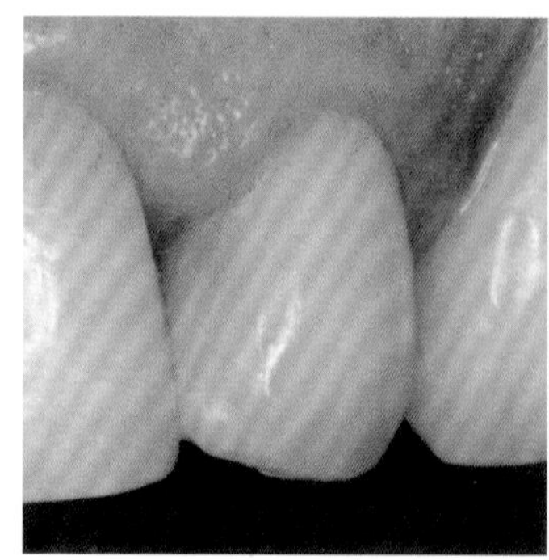

图 7-127 微混合型复合材料充填窝洞

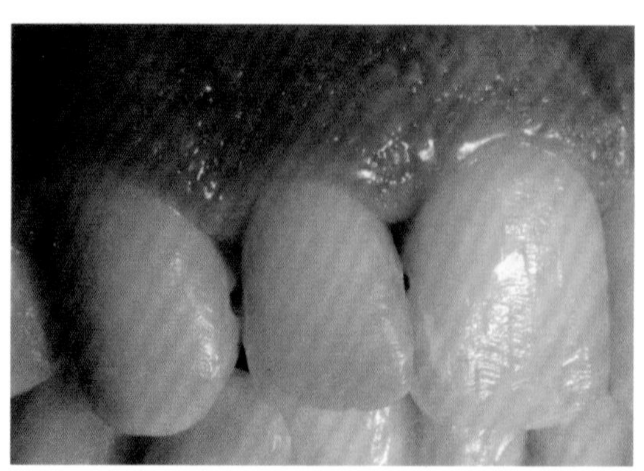

图 7-128 右上颌前牙Ⅲ类洞(经 Olivi 等允许,可转载)

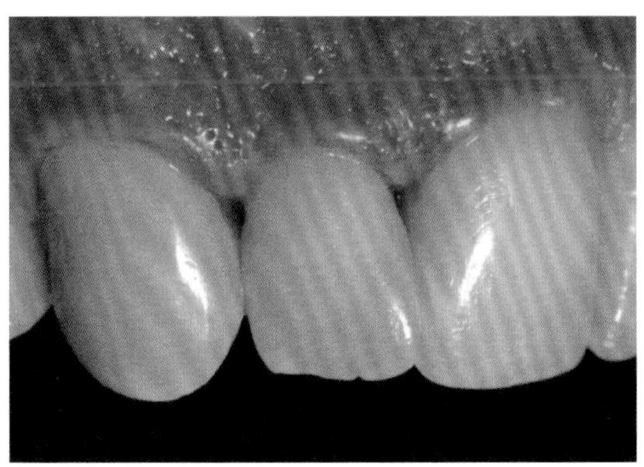

图 7-129 最终精修抛光的术后照（经 Olivi 等允许可转载）

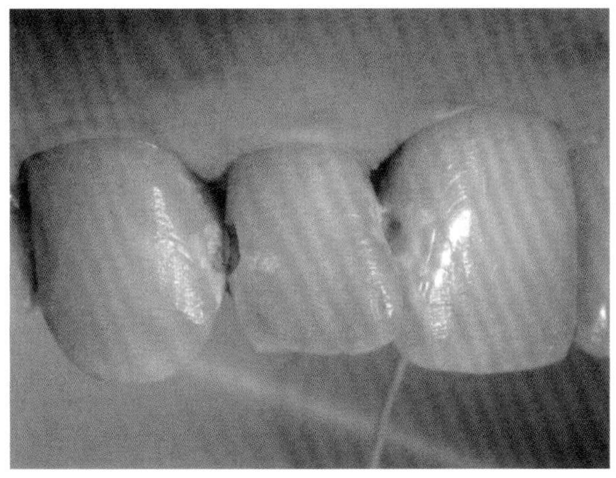

图 7-130 Er，Cr：YSGG 激光预备的窝洞（经 Olivi 等允许可转载）

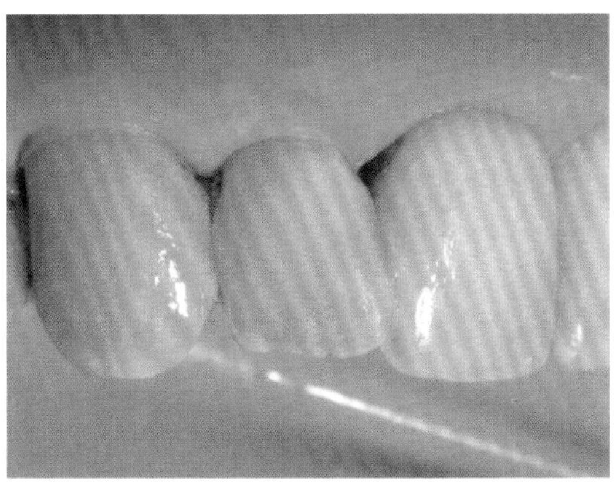

图 7-131 微混合型复合材料充填后的窝洞

7.8.4 Ⅳ类洞预备

BlackⅣ类洞累及切牙和尖牙的（多个）切角并可延伸至邻面和切缘。Ⅳ类洞常由被忽视的Ⅲ类洞发展而来。在其他时候，外伤和牙折断也会形成Ⅳ类洞。在这种情况下，Ⅳ类洞会产生不同程度的严重性，可依据世界卫生组织（1978）关于硬组织创伤的分类来进行分类。1992 年，参照 Andreasen 学校的指南修订了该分类。当然，外伤也会影响牙齿周围的支持组织（牙龈和骨以及黏膜和唇），而这种情况设计口腔医学的所有分支学科（口腔修复学、牙体牙髓病学、牙周病学、口腔外科学和口腔正畸学）（图 7-132～图 7-134）。因此，创伤医学可被认为是多学科的（图 7-135～图 7-137）。就本书而言，本章节涉及的治疗是简单牙折裂，涉及牙齿活力外伤的内容请参阅第八章。涉及牙支持组织（脱位与撕脱）外伤的内容，请参考其他具体书籍。

创伤分类

1. 牙体硬组织和牙髓创伤	嵌入性脱位
牙冠损伤	撕裂
简单冠折	3. 牙槽骨创伤[a]
复杂冠折	上颌牙槽窝粉碎性骨折
简单冠根折[a]	下颌牙槽窝粉碎性骨折
复杂冠根折[a]	上颌牙槽窝侧壁折裂
根折：根尖、根中、根上 1/3[a]	下颌牙槽窝侧壁折裂
2. 牙周组织创伤[a]	上颌牙槽突裂
牙震荡	下颌牙槽突裂
半脱位	上颌骨折裂
脱出性脱位	下颌骨折裂
侧向脱位	4. 牙龈和口腔黏膜损伤[a]
	牙龈和口腔黏膜撕裂伤、挫伤

[a] 涉及牙髓、根管系统以及牙周和支持牙槽骨结构的损伤，本书不进行讨论。

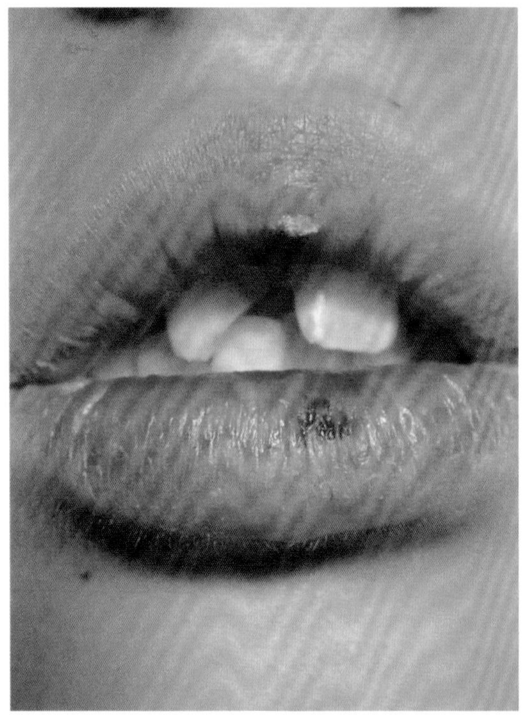

图 7-132 上颌右侧中切牙外伤合并上下唇外伤（经 Caprioglio 等同意，允许转载）

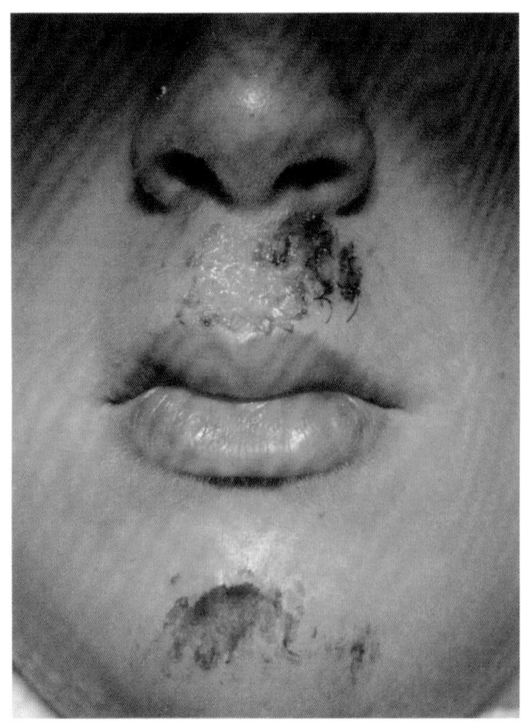

图 7-133 上颌前牙外伤伴颏部以及上唇皮肤组织擦伤

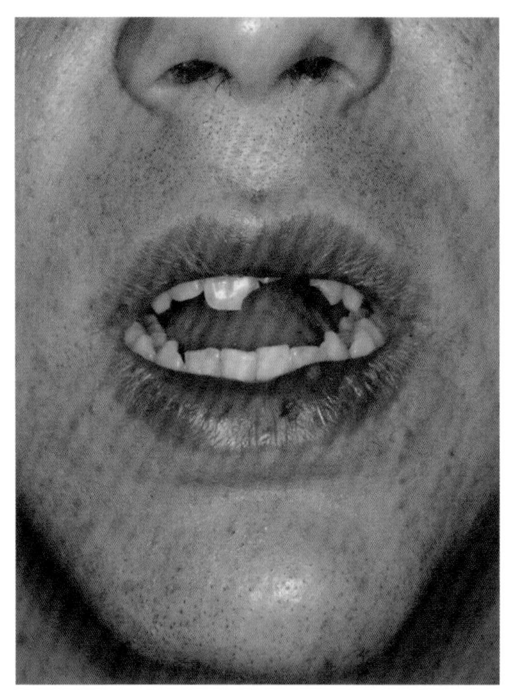

图 7-134 上颌前牙外伤伴唇部肿块

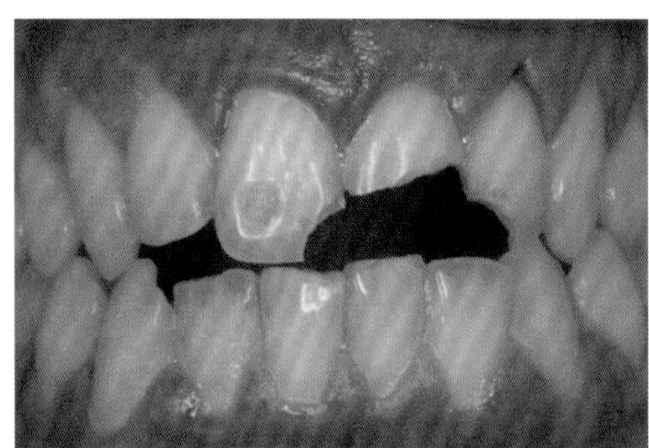

图 7-135 21 复杂折裂且露髓，11 和 22 牙釉质和牙本质折裂，均伴脱位和多发性损伤

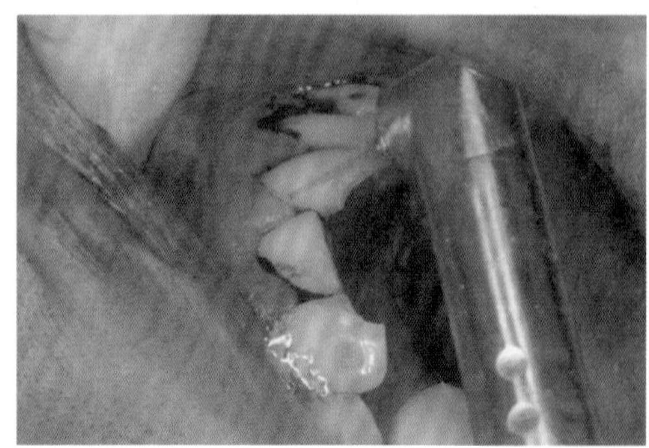

图 7-136 用配有细长工作尖的 Er:YAG 激光辅助清洁牙周袋

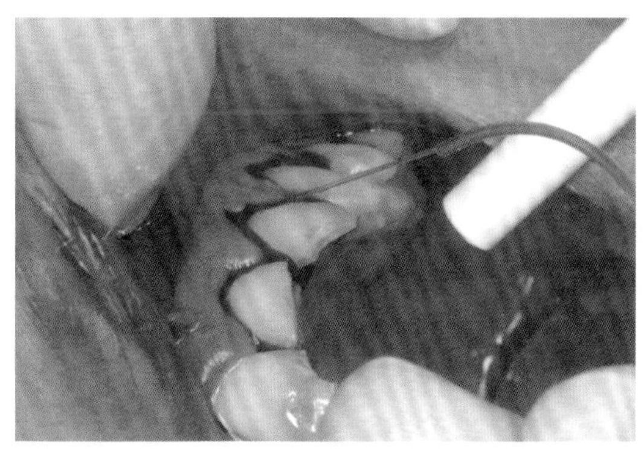

图 7-137 用配有直径 300μm 工作尖的 Nd:YAG 激光辅助清洁创伤的牙周袋

7.8.4.1 冠折

牙釉质折裂表现为牙釉质微裂纹,无肉眼可见的实质缺损,是牙外伤中最常见的意外伤害,有时伴有支持组织的创伤(牙震荡、牙脱位)以及不可逆的牙髓病变(图 7-134,图 7-135)。通过透照法等检查即可诊断。在预后良好的情况下,受伤后 48 小时内牙髓活力测试和根尖片检查常显示为阴性,随后仅呈现创伤后的过敏症状。这是由于不可见的牙颈部(釉-牙骨质界)微裂纹造成的显微镜下牙本质小管全部外露的结果。以散焦模式输出的低激光能量(第 3 和 4 章中阐述的所有波长可用于这一过程)可减少敏感症状。该步骤可在首次干预后的 7 天或 15 天重复进行(表 7-3)。

表 7-3 折裂牙预备的临床参数

预备项目	Er,Cr:YSGG 激光				Er:YAG 激光			
	能量	脉冲重复率	脉宽	工作尖	能量	脉冲重复率	脉宽	工作尖
牙本质去污	75mJ	10pps	140μs	400μm	75mJ	10pps	50μs	600μm
釉牙本质处理	50~75mJ	10~15pps 25~30pps		400μm	35~80mJ	10~15pps 25~30pps	50μs	600μm
折裂片处理	40~50mJ	10~15pps		400μm	40~50mJ	10~15pps	50μs	600μm
牙本质封闭	25mJ	10pps		400μm	25mJ	10pps	100μs	600μm
没有或极少水雾	非聚焦				非聚焦			

注:本表显示的是推荐用于前牙创伤修复治疗的 Er,Cr:YSGG 激光和 Er:YAG 激光的临床参数范围。

随访检查包括在 3 个月和 12 个月时进行敏感度测试,以及 12 个月后的 X 线检查。

7.8.4.2 简单冠折

在牙外伤学中简单冠折最为常见,尤其是上颌切牙(70%)。通常,牙釉质或釉-牙本质界的简单冠折表现为近中或远中切角的斜折(图 7-138~图 7-141),常伴有唇和系带的损伤(图 7-132~图 7-134)。牙折裂片有时可复位,有时会丢失,同时需检查软组织错位的可能性。

诊断包括客观检查以及 X 线检查。敏感度测试可显示正常或者有轻度增高。

治疗取决于牙本质暴露的程度,若发生深层牙釉质、牙本质折裂,为防止牙髓污染或者刺激而进行的即刻干预尤为重要。治疗方法包括树脂修复或者复位粘接折裂片(如果保留了折裂片,且折裂片完好无缺)。

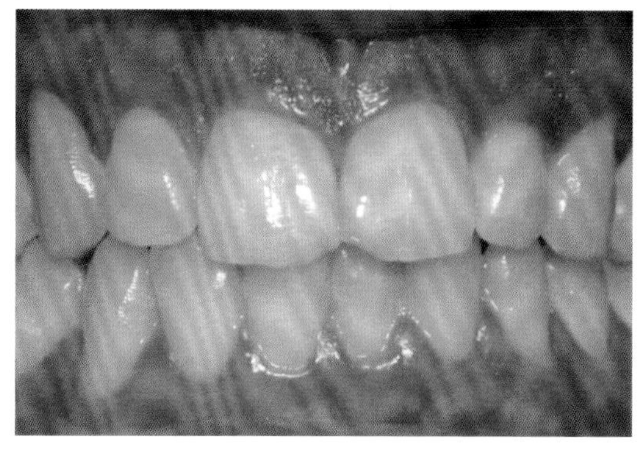

图 7-138 两颗中切牙近中切角的牙釉质折裂

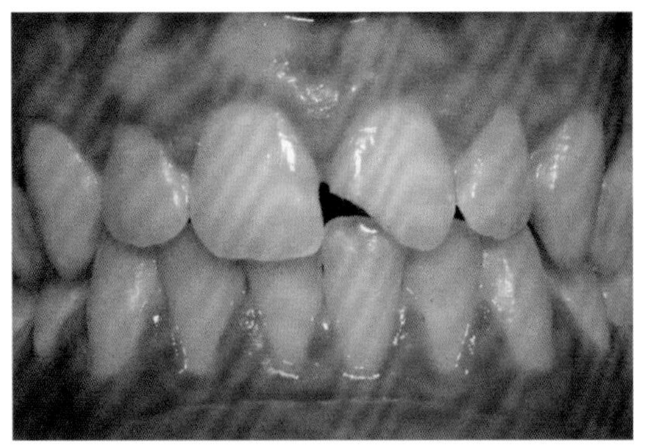

图 7-139 上颌左侧中切牙冠折，缺损包括大部分的近中壁以及切缘（经 Caprioglio 等允许可转载）

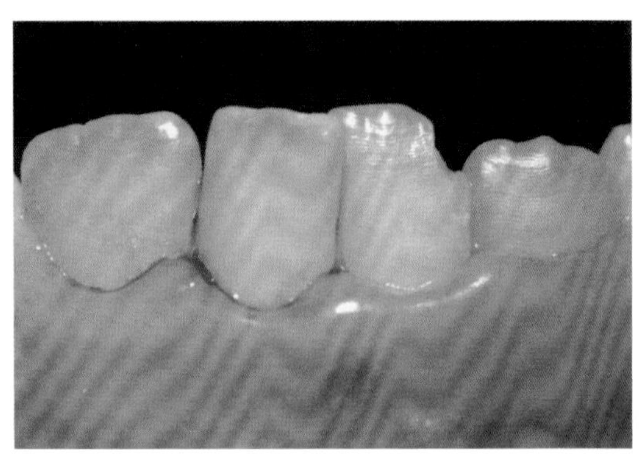

图 7-140 下颌左中切牙冠折

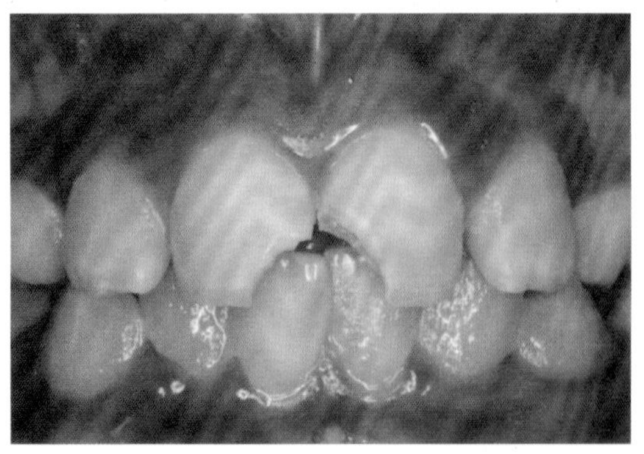

图 7-141 中切牙近中冠折（经 Caprioglio 等允许可转载）

检查应在治疗后 1 个月以及 2 年内每隔 6~12 个月进行 X 线检查和敏感度测试（图 7-142，图 7-143）。

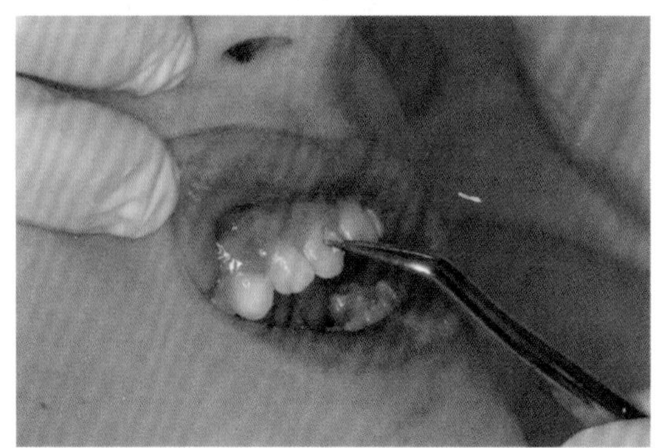

图 7-142 用热牙胶测试外伤牙和相邻牙的牙髓活力

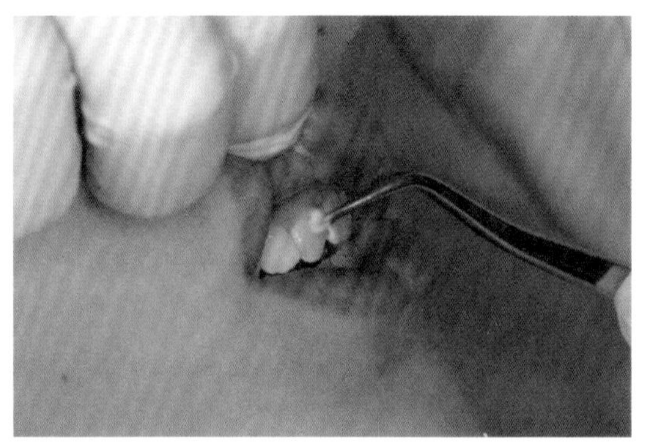

图 7-143 用冷冻压缩气体测试外伤牙和相邻牙的牙髓活力

随访时，重点检查牙髓状况以及防止可能的牙变色，通常还要检查之前未诊断为创伤的周围组织。

对暴露的牙釉质以及牙本质的激光照射量是最小的。然而，若需用复合材料修复缺损或者将折裂片再接，那么折裂牙边缘的预备是不同的。

7.8.4.3 牙折裂片再接

复位的折裂片必须保存在装有唾液或牛奶等生理溶液的特殊容器内，并置于冰箱内，贴上注明患者姓名以及外伤时间的标签（图 7-144，图 7-145）。这是为了防止折裂片脱水和变色（图 7-146）。

牙折裂片再接的适应证是保留的牙齿锐边与折裂片边缘以及折裂片大小必须适

合于再接过程中的精确操作。再接的难点在于折裂片小、折裂片不止一个、折裂片颜色改变以及需要恢复牙髓活力(图 7-147~图 7-149)。

处理步骤包括先喷水清洗折裂片,去除表面残留物,然后用 40~50mJ 的激光(400~600μm 工作尖)处理暴露的牙釉质、牙本质表面,最大限度地保留牙体组织(图 7-150)。

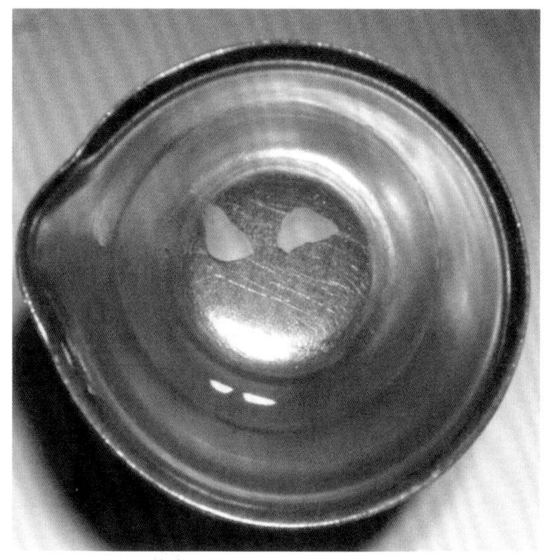

图 7-144　两个不同的折裂片在外伤后被找回,完好地保存在生理盐水溶液中

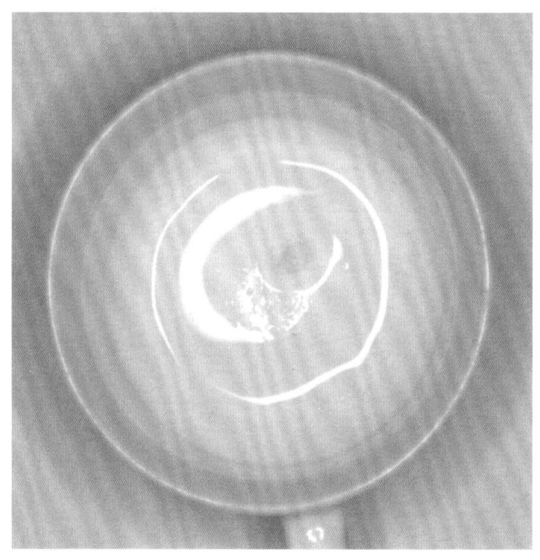

图 7-145　外伤后,两个牙折裂片被找回,再接前保存于牛奶中,并放置在冰箱内

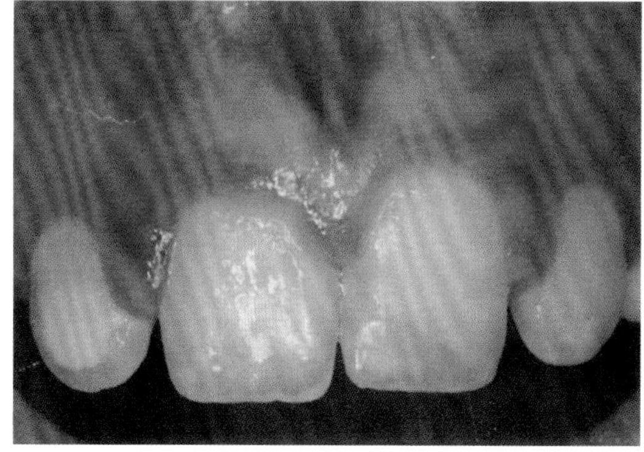

图 7-146　年轻患者左上颌中切牙变色,是由于粘接的牙折裂片事先未经再水合处理

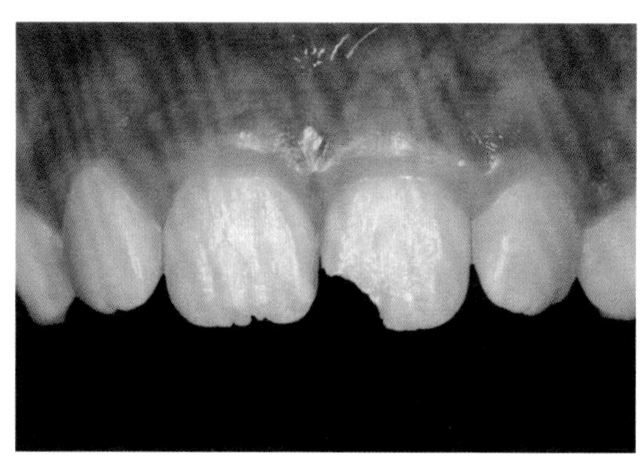

图 7-147　左上颌中切牙冠折

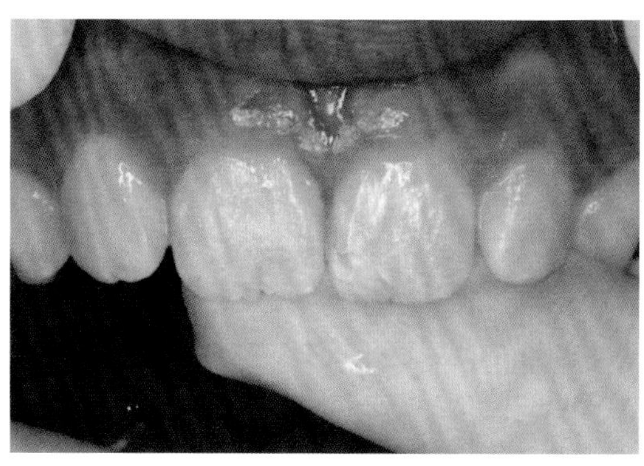

图 7-148　折裂片评估

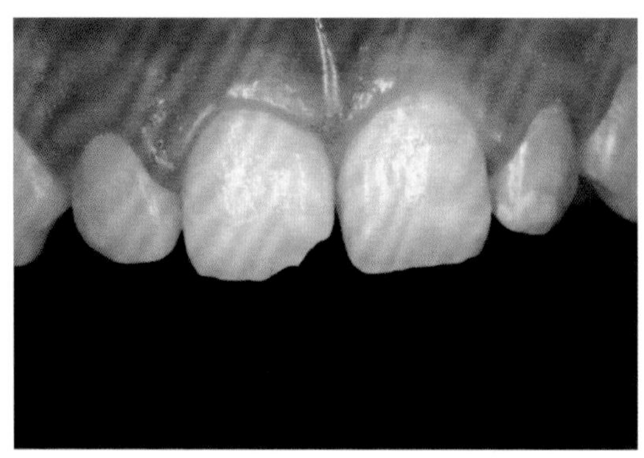

图 7-149 上颌右侧中切牙简单冠折(经 Caprioglio 等允许可转载)

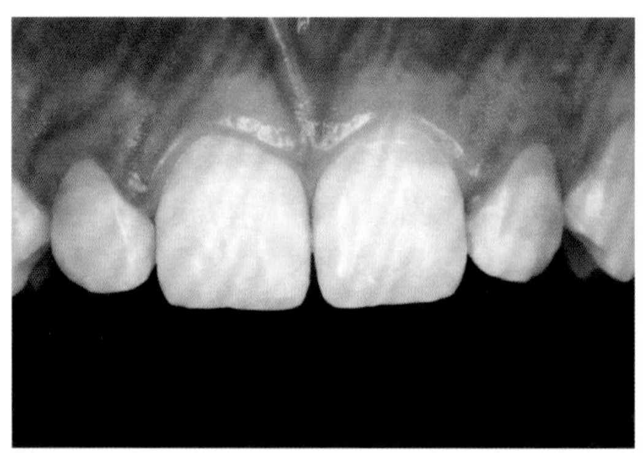

图 7-150 术后 1 周图(经 Caprioglio 等允许可转载)

清洁牙齿边缘对于近期外伤的患者来说会产生疼痛,传统技术仅要求麻醉。激光对外伤牙的镇痛作用是缓慢起效的,是以低能量(25~50mJ)散焦模式和低频脉冲(10~15Hz)照射牙颈部区域,沿着牙龈边缘移动到暴露的牙本质。此时患者敏感症状将会明显减轻,激光随之更靠近牙齿,直至达到正确的聚焦模式。缓慢增加的激光能量(50~70mJ)和脉冲频率,可清洁和处理牙釉质和牙本质表面,恢复干净且无污染的区域,呈现无玷污层和良好的蚀刻面,实现无组织缺损且适合接受牙折裂片的再接。保持正确的聚焦至关重要,因为预聚焦造成的高热现象会使牙本质脱水,进而碳化(突显深黑色的烧焦点)。若碎片与牙的锐边匹配,那么再接无须进行任何牙体预备。最后,表面需用蘸有次氯酸钠的棉球再次清洁。牙釉质和牙本质断面用 37%磷酸酸蚀 20s,涂布粘接树脂后,将折裂片覆盖到断面上(图 7-151~图 7-155),然后通过一薄层的加热型复合材料(颜色正确的牙本质材料)将二者粘合在一起,用小刮刀清除多余的树脂,并行双侧光固化(腭侧和颊侧或前庭)(图 7-156~图 7-162)。

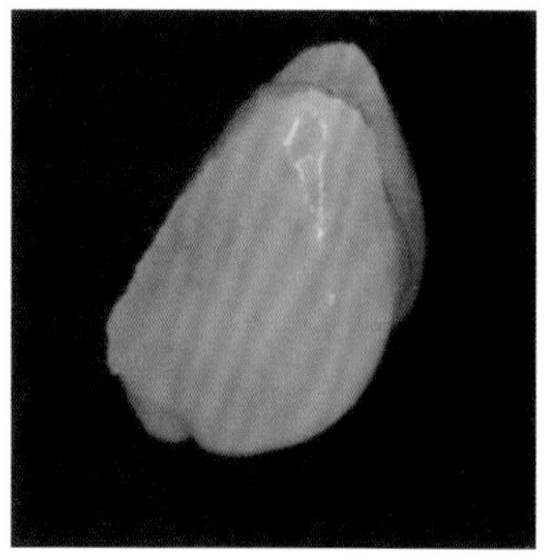

图 7-151 牙折裂片保存在盛有牛奶的容器后再水合,准备粘接(经 Caprioglio 等允许可转载)

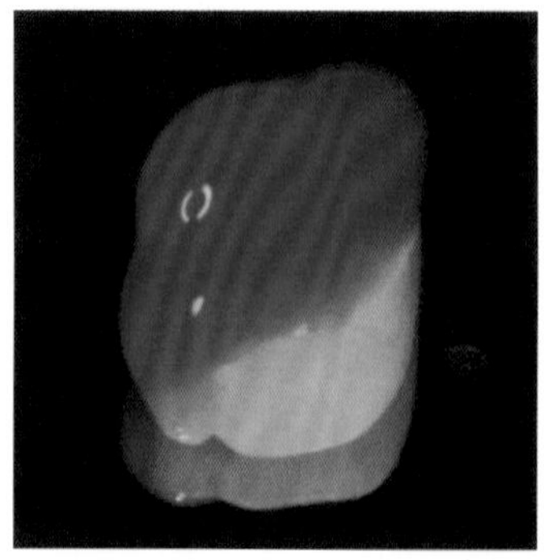

图 7-152 牙折裂片已行清洁和激光处理,用磷酸酸蚀(经 Caprioglio 等允许可转载)

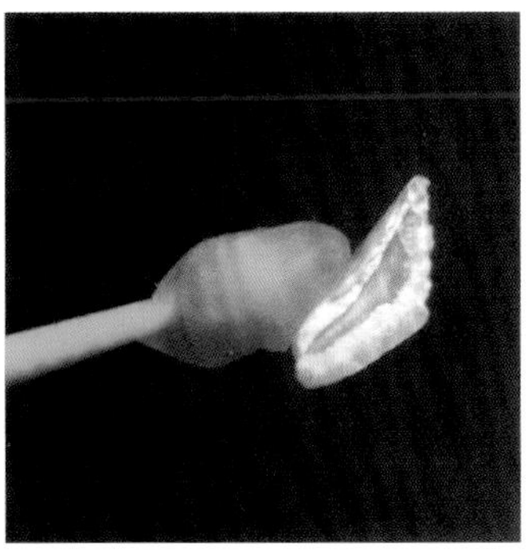

图 7-153 已清洁和酸蚀的折裂片涂布薄层粘接剂，最后将其粘接于牙齿表面（经 Caprioglio 等允许可转载）

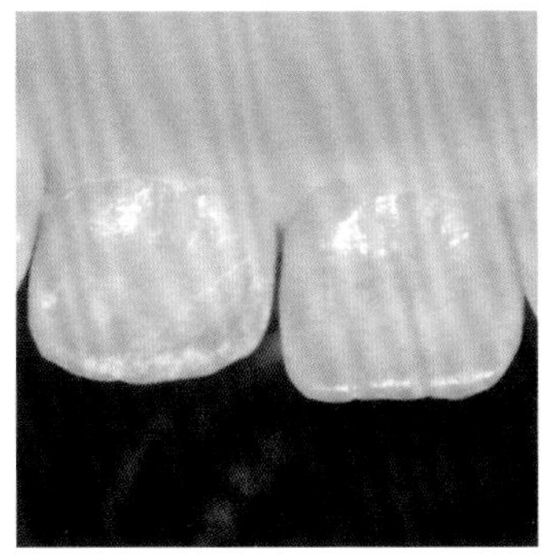

图 7-154 用低能量激光以散焦模式照射腭侧表面（经 Caprioglio 等允许可转载）

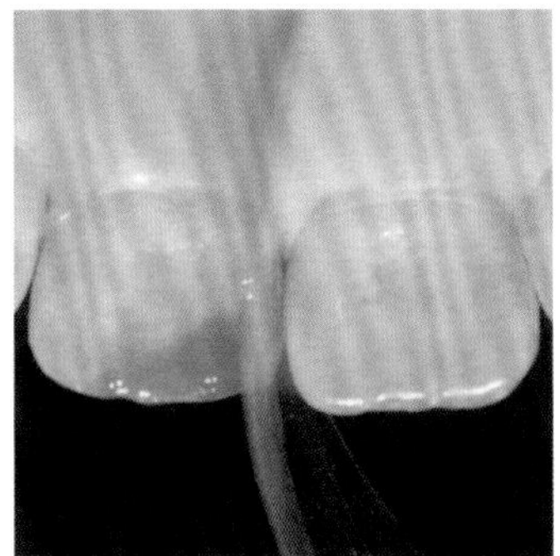

图 7-155 用磷酸酸蚀经激光照射后的牙体腭侧面（经 Caprioglio 等允许可转载）

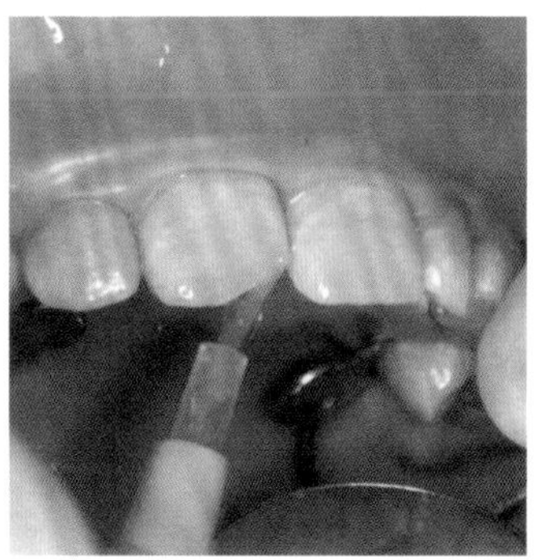

图 7-156 在牙齿上涂布偶联剂（经 Caprioglio 等允许可转载）

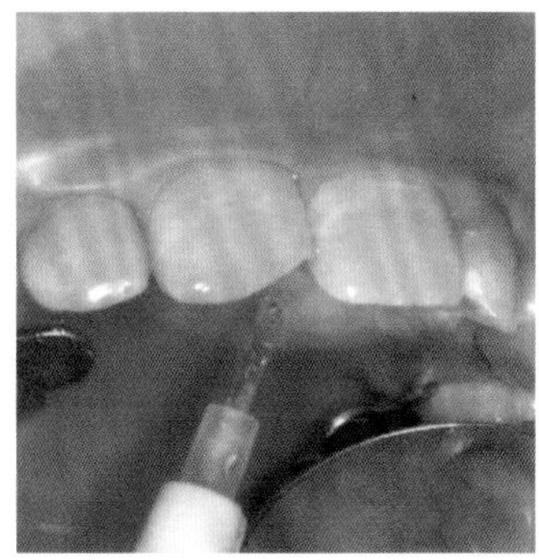

图 7-157 在牙齿上涂布粘接剂，未固化（经 Caprioglio 等允许可转载）

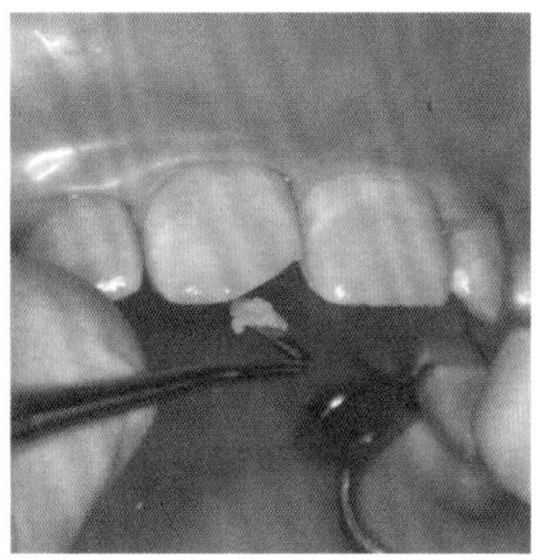

图 7-158 用加热至 35℃ 的复合材料充填牙齿，未固化（经 Caprioglio 等允许可转载）

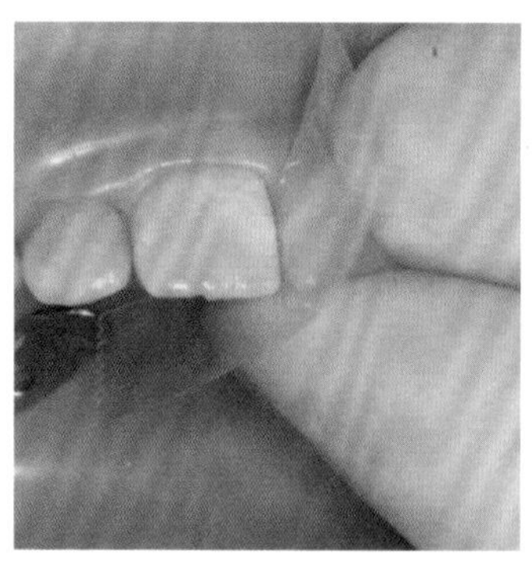

图 7-159 将牙折裂片置于正确的位置，将透明的聚酯带置于牙齿近中侧壁，避免一些复合材料被放置到相邻牙齿上（经 Caprioglio 等允许可转载）

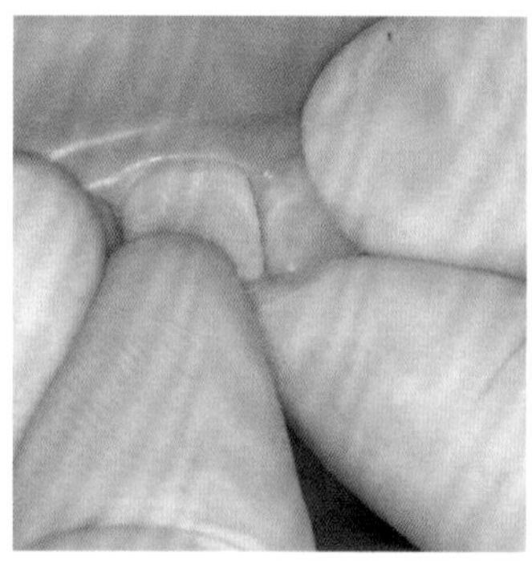

图 7-160 用手指固定折裂片的位置，多余的粘接剂用小刮匙清除，最后光固化两侧的牙面（经 Caprioglio 等允许可转载）

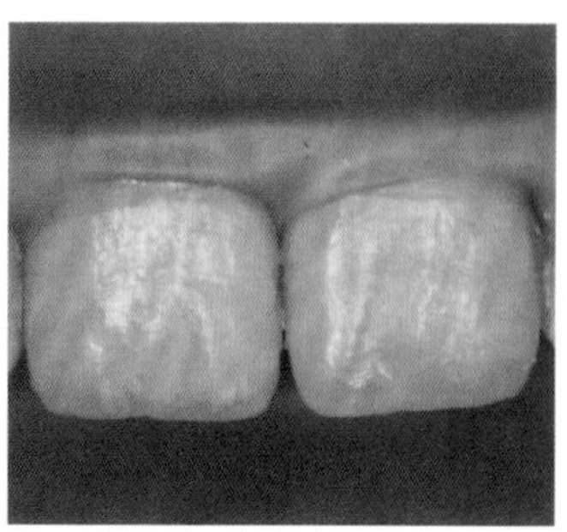

图 7-161 粘接和抛光步骤完成后的牙体（唇面观）（经 Caprioglio 等允许可转载）

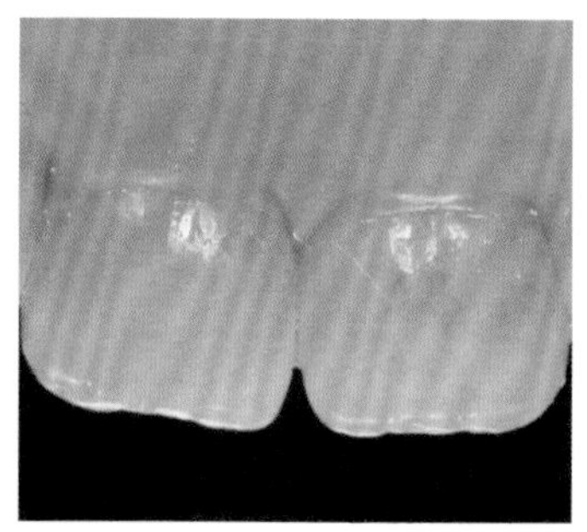

图 7-162 粘接和抛光步骤完成后的牙体（腭面观）（经 Caprioglio 等允许可转载）

若牙折裂片与对应部位的表面不能完全吻合，一旦复位折裂片，建议用细砂圆形车针（40μm）在折裂线上（分级斜面或次斜面技术）预备一凹面，以降低折裂线的能见度，并用粘接技术以及合适的牙本质、牙釉质的解剖分层技术处理断端。

有时折裂片未完全碎裂且未从牙齿上分离（图 7-163，图 7-164），在这种情况下，采用粘接步骤将流动复合材料压入折裂片与牙齿缝隙的深部。在粘接折裂片之前，可用铒激光清洁和净化分离面（图 7-165，图 7-166）。

通过最后的咬合检查、橡皮轮精修、细砂轮和羊毛刷抛光，完成干预。

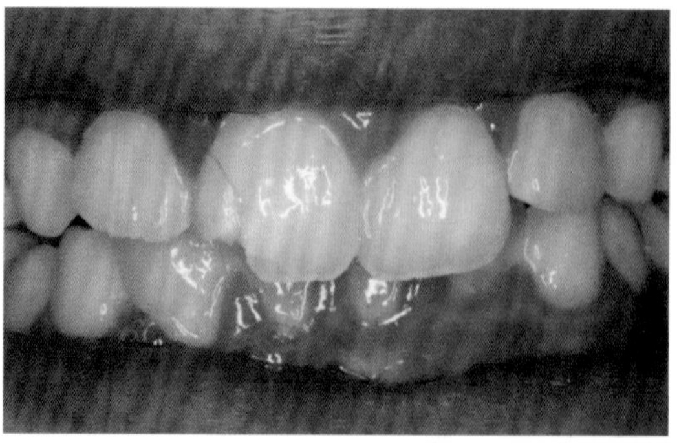

图 7-163 右上颌中切牙的切角折裂，一部分折裂片丢失，另一部分折裂片则通过牙周纤维的连接得以保持在原位

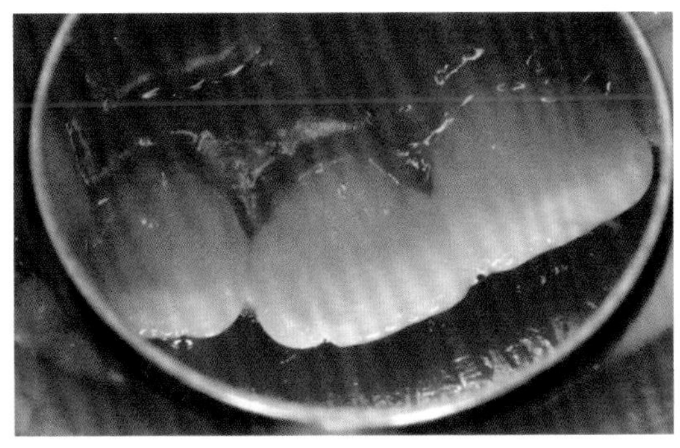

图 7-164 折裂线垂直延伸至龈下，牙体完全折裂成两部分(腭面观)

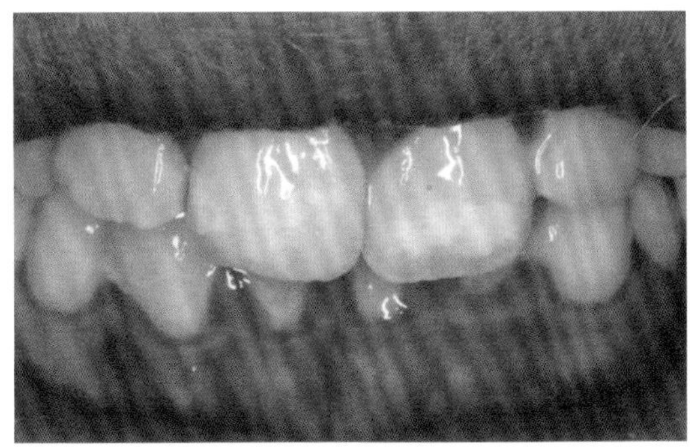

图 7-165 折裂片粘接在牙齿上，用手指固定一段时间，接着光固化

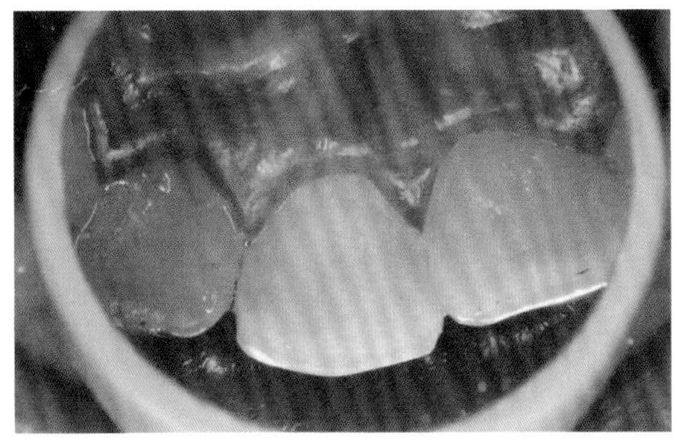

图 7-166 咬合检查及橡皮轮抛光后的最终效果(腭面观)

7.8.4.4 复合材料修复

用铒激光可使Ⅳ类洞龋坏预备较容易，步骤与之前的预备相似。窝洞预备仅限于牙本质去污。牙本质预备必须保守，仅用能量范围为 50～75mJ 的激光，以 10Hz 的脉冲频率进行表面去污和处理，即可达到既定目标。临床评估牙本质暴露程度和邻近牙髓组织的状况十分重要。口内 X 线片和冷热牙髓活力测试阳性反应为是否进行牙本质浅表激光熔融提供了参考，包括封闭邻近牙髓区域的牙本质小管，以防术后高敏。这一步骤对操作者要求高，建议由高级口腔医师操作(铒激光:25mJ、10Hz、散焦、伴低水量或者无水喷雾)。若已行牙本质封闭(熔融)，需避免对此区进行酸蚀，而且需要注意的是，牙本质封闭会限制粘接修复的潜力。将衬垫材料(氢氧化钙、生物牙本质替代品或玻璃离子水门汀)置于这些深部牙本质区属于特殊情况(facultative)，仅推荐穿髓时使用。

牙釉质边缘的预备、精修和处理要求用 35～50mJ 到 75～80mJ 的低激光能量，以 10～15Hz 的低频率发射，有利于控制操作或者当熟练的术者要求更高效的平滑边缘时，可将激光以 25～30Hz 的频率发射。使用低能量激光和高速水喷雾，会减轻过度预备、患者疼痛以及牙齿超微结构热损伤(图 7-157～7-179，表 7-3)。

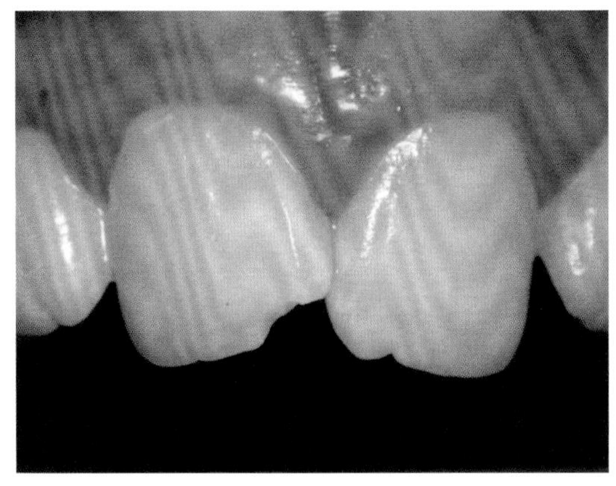

图 7-167 右上颌中切牙简单冠折(经 Olivi 等允许可转载)

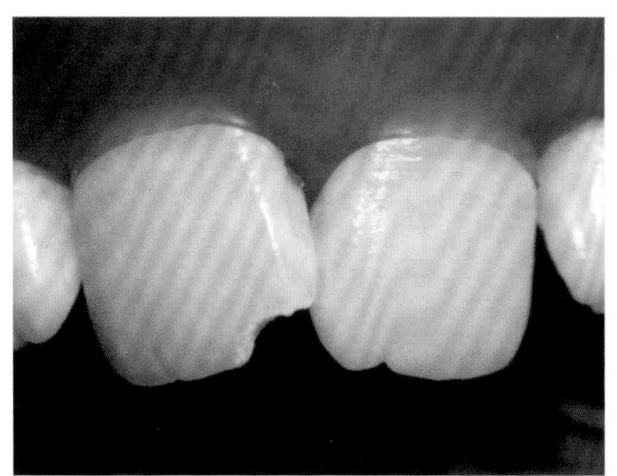

图 7-168 用 Er,Cr:YSGG 激光照射牙釉质、牙本质

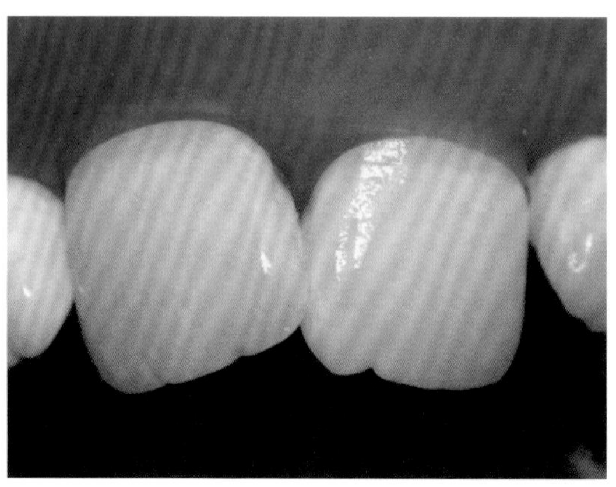

图 7-171 通过使用微混合复合材料的解剖分层技术,达成了良好的颜色和形貌的修复

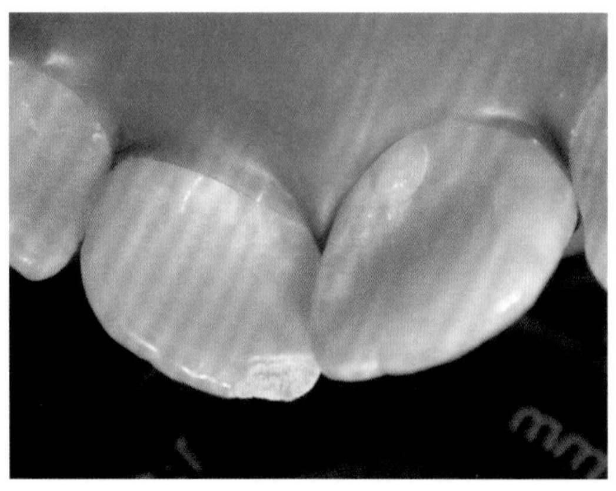

图 7-169 镜像显示颊、腭侧切端的激光预备,少量牙本质暴露,被牙釉质包围(经 Olivi 等允许,可转载)

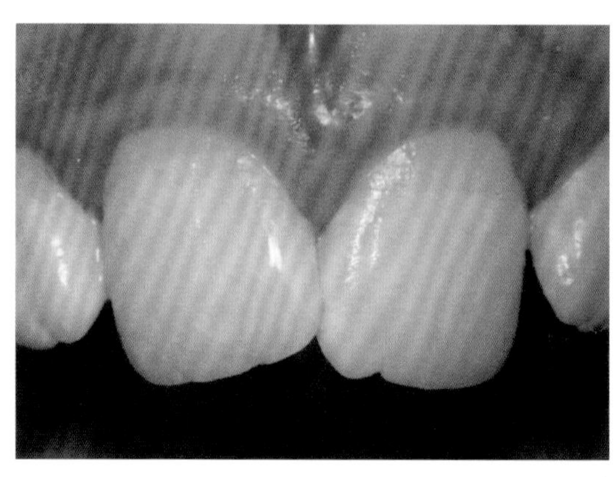

图 7-172 1 年后的修复效果(经 Olivi 等允许,可转载)

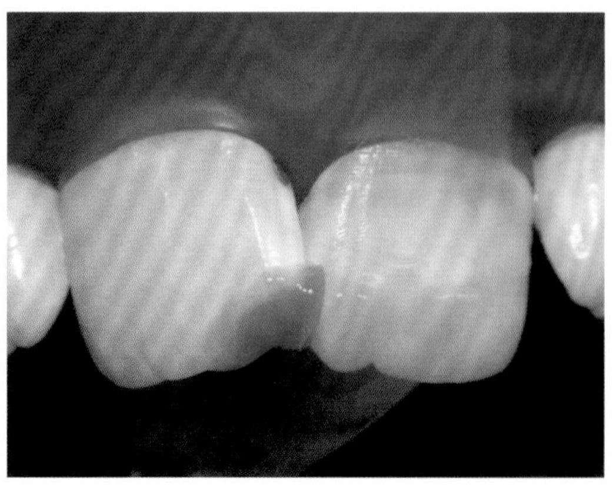

图 7-170 用磷酸将激光照射后的粗糙表面均质化,并改进预备后的牙浅表的粘接性能

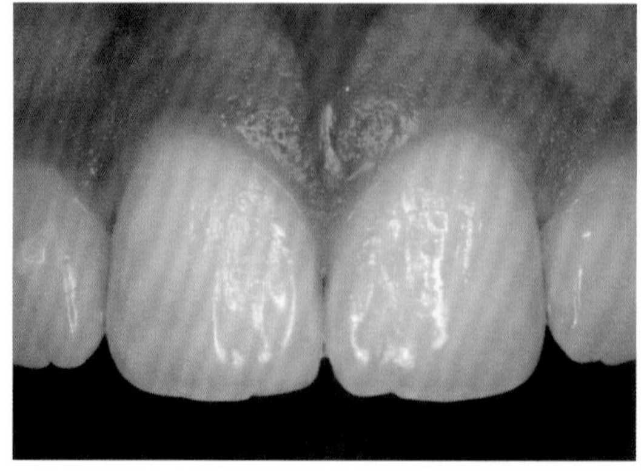

图 7-173 10 年后修复体边缘质量良好,呈现出较好的美观效果

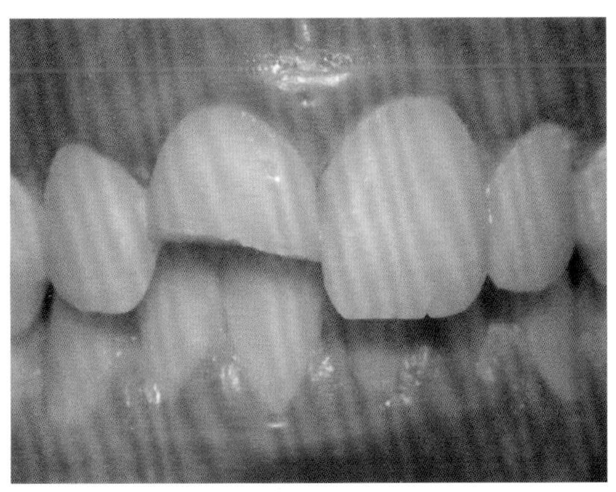

图 7-174 先前的复合材料充填简单冠折失败(经 Olivi 允许可转载)

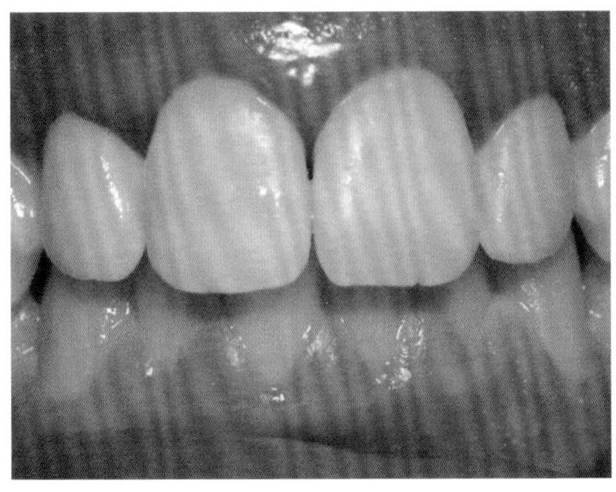

图 7-175 即刻修复后(经 Olivi 等允许可转载)

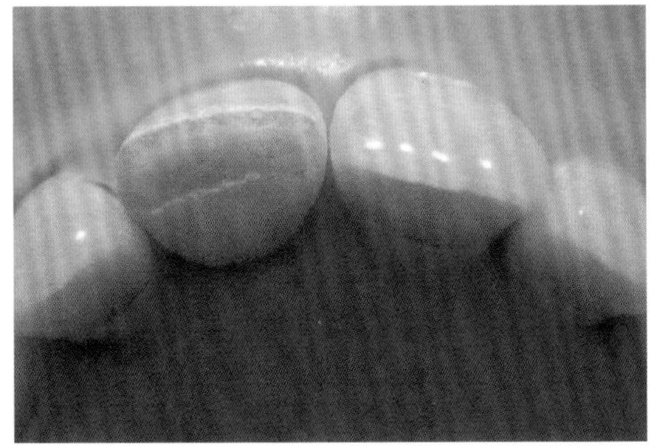

图 7-176 镜像显示颊腭侧切端的的 Er:YAG 激光预备,大面积牙本质暴露,牙本质上的少量烧灼点,可能是激光的预聚焦照射所造成的(经 Olivi 等允许可转载)

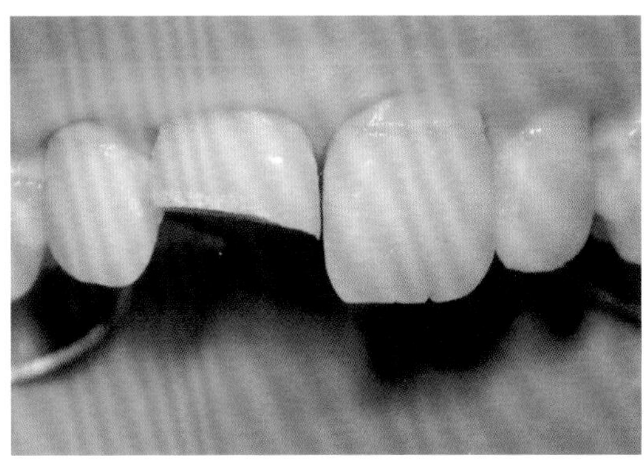

图 7-177 用蓝色 Sof-Lex Pop-On 轮抛光平坦的切缘(经 Olivi 等允许可转载)

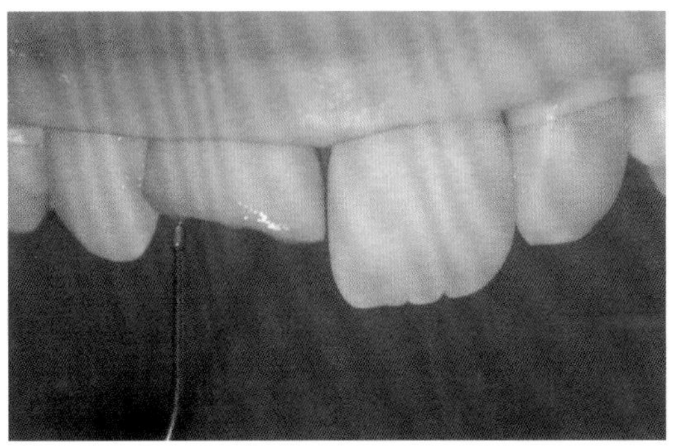

图 7-178 用磷酸均质化激光照射后的粗糙表面,改进了预备面的粘接性能(经 Olivi 等允许可转载)

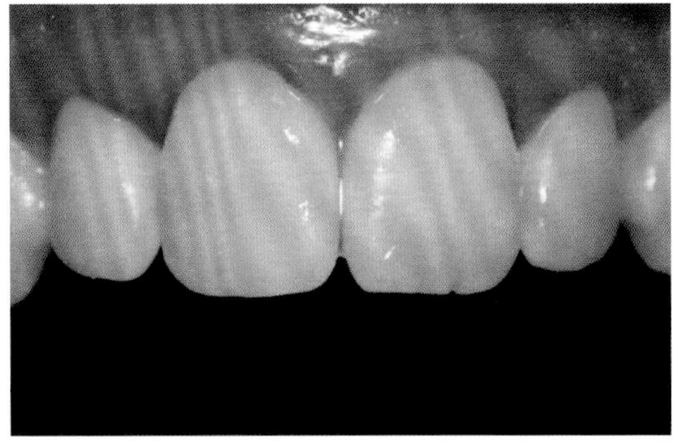

图 7-179 通过使用微混合型复合材料以及解剖分层技术完成了颜色和形貌的修复(经 Olivi 等允许可转载)

激光处理边缘的另一种方法(图 7-180)是在颊侧使用圆形车针预备获得平滑的边缘,而腭侧完成线则取决于牙尖交错位接触面的位置。如果接触面靠近边缘,则可能使牙齿颈部的完成线向根方凹槽移动更多。如果折裂线更靠近切端,用碟形 Sof-Lex Pop-On 轮进行预备,为粘接提供了更宽的表面以及为复合材料提供了支持,这种做法更为保守。通常,精修包括手工刮治器、细砂圆形车针或超声工作尖以及棕色橡胶打磨头(图 7-181,图 7-182)。

至于深的近髓区,考虑到粘接的高度必要性,必须用 37%磷酸酸蚀牙釉质边缘和牙本质表面 20s(图 7-183~图 7-186)。

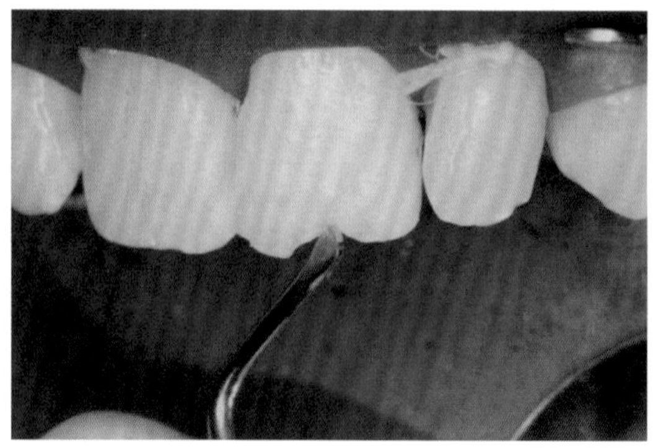

图 7-182　用手工挖匙或刮治器精修表面和边缘,如果用高能量激光备牙产生了无机釉和牙本质碎片,则需要将其去除

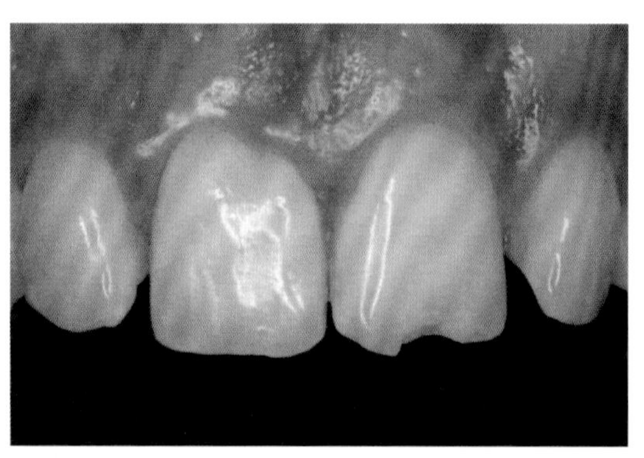

图 7-180　切缘折裂伴磨损

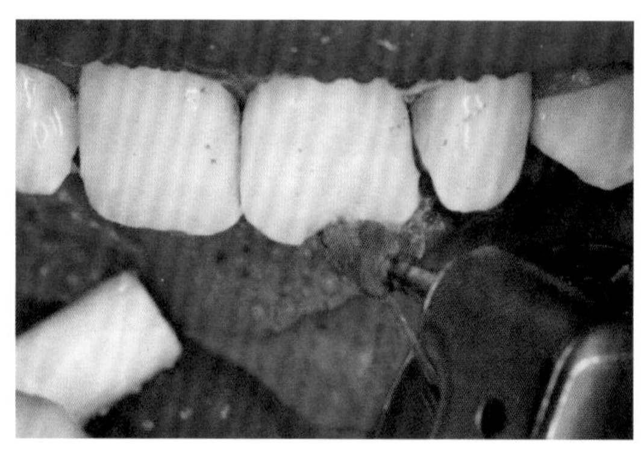

图 7-183　用硅橡胶磨头精修表面和边缘

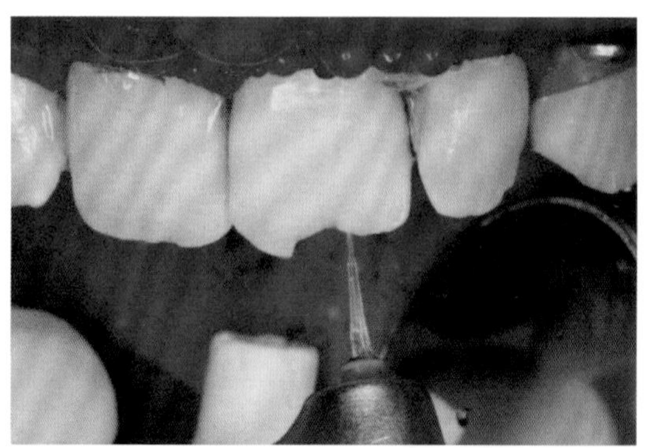

图 7-181　用低能量的 Er,Cr:YSGG 激光和 400μm 工作尖进行切缘处理

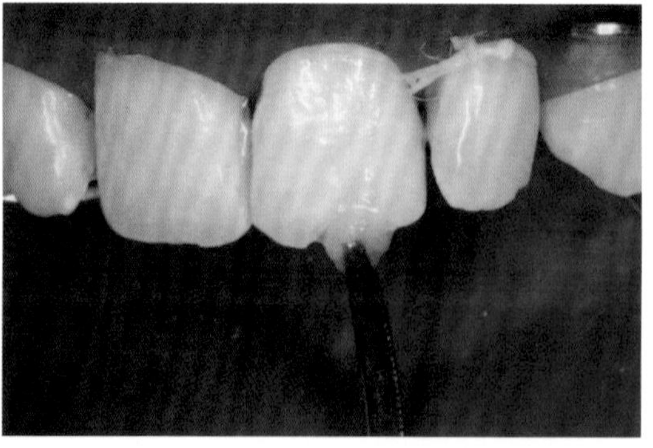

图 7-184　用蘸有次氯酸钠的小球擦拭表面,以去除无机釉和因激光照射而变性的胶原蛋白

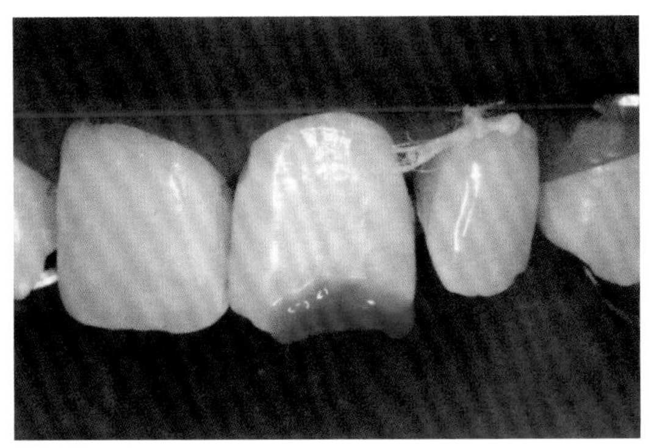

图 7-185 用磷酸均质化激光照射后的粗糙面，改善预备牙的粘接性能

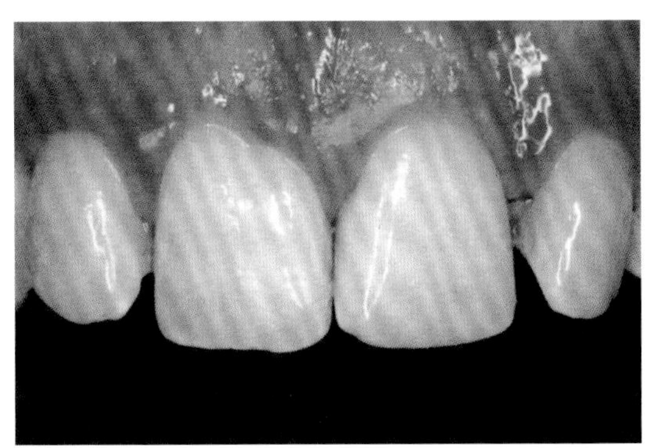

图 7-186 用微混合型复合材料和纳米复合材料完成牙体修复

7.8.4.5 复杂冠折

若活髓牙冠折，轻微露髓（小于 $1mm^2$），在 24 小时内推荐激光辅助盖髓术。Nd：YAG、二极管、铒或者 CO_2 激光都可用于该治疗。就复杂冠折而言，涉及较大面积露髓（$1\sim2mm^2$）或者是小露髓但超过 48 小时，也可用激光进行保守牙髓切断术。

7.8.5 V类洞预备

V类洞指的是牙颈 1/3 处（颈部）的病损，好发于所有牙的颊侧，舌侧极少，颈部病损可以是龋坏性的或非龋坏性的。

7.8.5.1 颈部龋损（cervical carious lesions，NCCL）

在由不良口腔卫生引起的牙釉质轻度脱矿情况下，颈部龋损可为原发性龋损，或在口腔卫生维护不足的情况下，颈部龋损可为继发性非龋坏病损或以前的修复体引起的病损（图 7-187，图 7-188）。

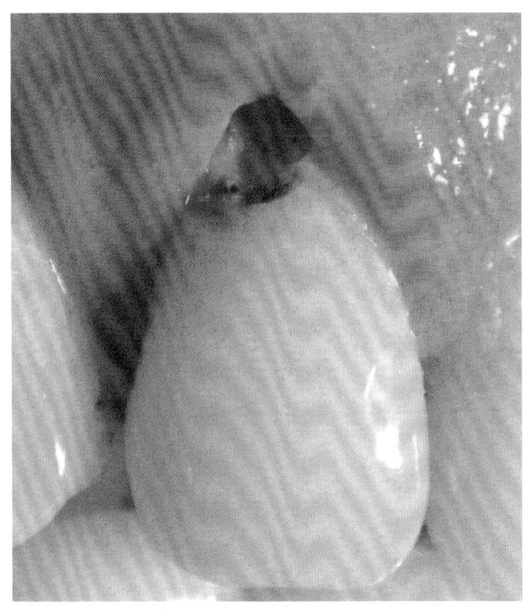

图 7-187 延伸至龈下的颈部龋坏，因此形成了龈缘炎

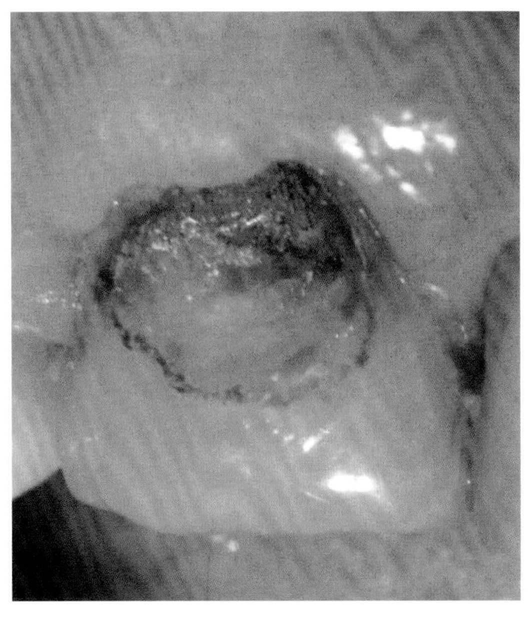

图 7-188 继发性颈部龋坏去除充填物后，可见软化的黑褐色龋坏组织深达龈下

颈部龋坏常伴有炎性和增生的边缘龈组织，部分遮盖病损（图 7-187～图 7-189）。这些情况要求将窝洞边缘在龈上（达 1mm），以利于橡皮障的放置以及窝洞和修复体的完成（图 7-189～图 7-191）。有时建议采取根向复位瓣的膜龈手术替代激光牙龈切除术，以弥补附着龈的丧失。为了全面评估这些干预手段的优缺点，解剖特点和美学参数都应纳入考量。

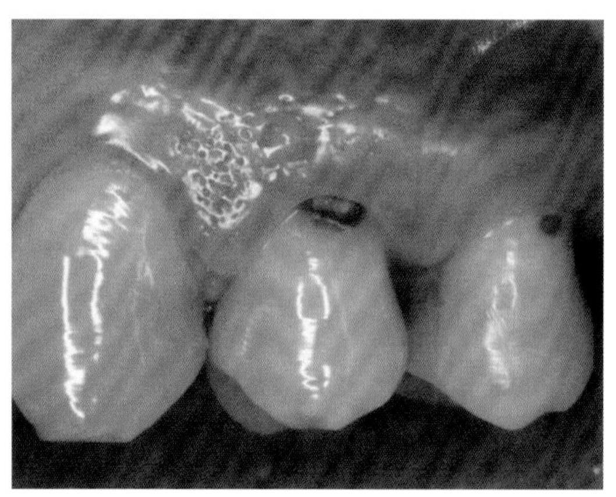

图 7-189 颈部龋坏深达龈下，必须行牙龈切除术来暴露健康的牙体边界（经 Olivi 等允许可转载）

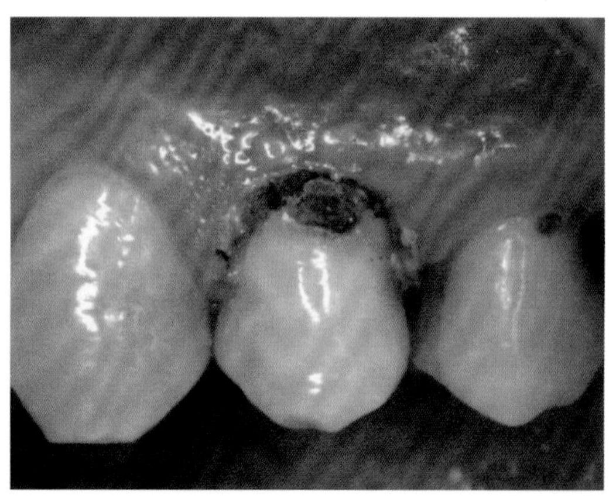

图 7-190 通过 1.4W、810nm、300μm 工作尖的二极管激光连续波进行牙龈切除术（经 Olivi 等允许可转载）

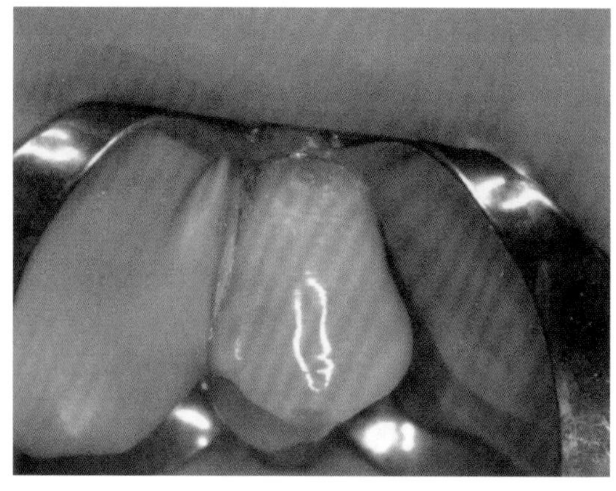

图 7-191 牙龈切除术后，即刻将橡皮障放置于前磨牙，用 120mJ、15Hz 和 600μm 圆锥工作尖的 Er:YAG 激光完成窝洞预备

7.8.5.2 非龋性缺损（Non-carious Cervical Lesions，NCCL）

在非龋性颈部缺损中，磨损是由机械作用（不正确的刷牙方式和/或摩擦性的牙膏）造成的，而腐蚀酸性食物（例如可乐、酸奶、柠檬饮料、甜点）的化学作用造成的，或与疾病的并发症（如胃食管反流）相关（图 7-192，图 7-193）。其他的颊侧缺损称为内碎裂（abfraction），是牙齿在行使功能时的力（正中和非正中）作用于牙所致，被认为是突发

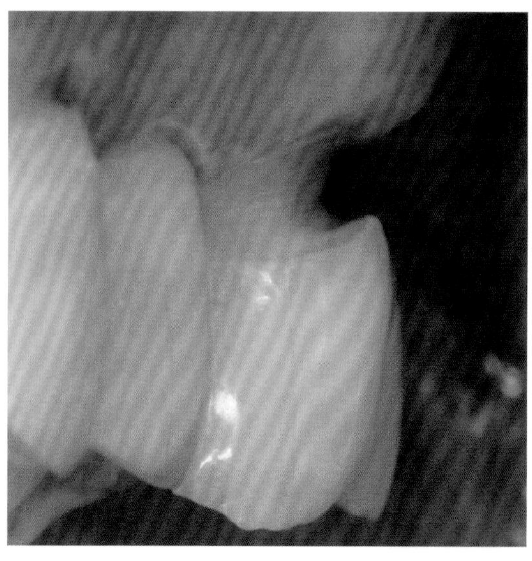

图 7-192 上颌磨牙明显的非龋坏性缺损（磨损和内碎裂），可见薄游离龈和厚附着龈

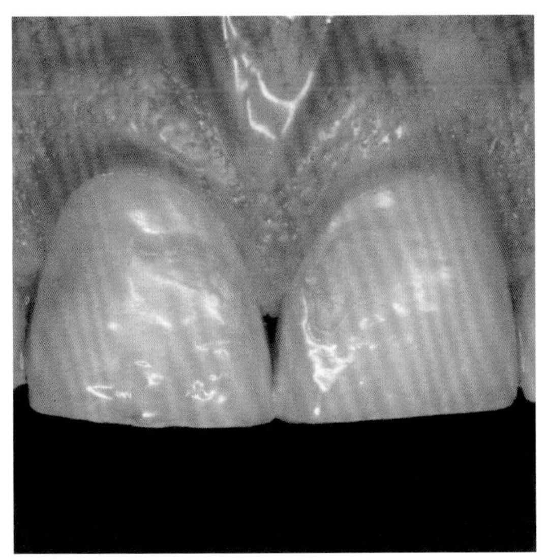

图 7-193 上颌中切牙上典型的酸蚀症状(胃食管返流所致)

性的缺损(图 7-194)。abfraction 原意为分离,源于拉丁文“ab”或“away”和“fractio”或“breaking”。其发病机制与不正确的咬合和/或功能异常(如夜磨牙)相关。压缩力和侧向力引起牙齿弯曲,所产生的张应力破坏了牙釉质和牙本质晶体结构的化学键。因此,断裂的牙体结构更易受到化学溶解(腐蚀)和磨损,导致典型楔状缺损的发展。内碎裂好发于牙齿的釉-牙骨质界(cement-enamel junction,CEJ)的颊面,因为此处牙釉质较薄,人群发病率为 27%~85%。通常,腐蚀和内碎裂的原因并存,形成了复杂的病损,容易造成修复体的脱落反复发生,其原因在于窝洞的弱粘接表面以及作用于修复体上的非正中力。若忽视并在不良的口腔卫生条件下,颈 NCCL 可形成龋坏,推荐进行修复治疗。

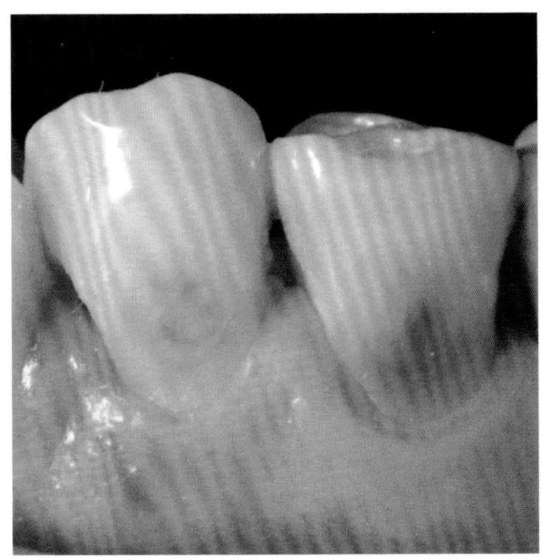

图 7-194 因磨牙症导致验面严重磨损,同时下颌前磨牙颈部也存在内碎裂,该区可见橙褐色的第三期牙本质

非龋性颈部缺损的共同表现是有害的化学、物理刺激造成的硬化牙本质。硬化牙本质具有较弱的粘接性能,因为牙本质小管的关闭和胶原纤维的缺乏(参见 1.3.4),对修复体与牙齿的粘接产生了不良影响。影响粘接的另一个常见原因是难以将牙与这些病损隔离开来。事实上,病损和牙根之间的颈部界线往往不清,且平坦,难以判断病损边界和牢固地放置橡皮障。与厚附着龈有关的薄边缘牙周组织常见于磨损和内碎裂的患者(图 7-192)。放置排龈线也较困难,有时会造成可能出血的牙周组织微创伤。

铒激光被认为是治疗Ⅴ类缺损的“金标准”,这是由于铒激光能够充分暴露缺损的颈部边缘,并较好地控制牙龈出血(约 1mm 的牙龈切除),以及对牙本质表面的预备极少。

通常Ⅴ类颈部缺损的处理无需麻醉。通过激光镇痛技术可较易接近缺损进行治疗。激光易穿透暴露在牙髓组织表面的牙本质,迅速诱导细胞膜超极化,导致对伤害性刺激短暂不应期的神经冲动传导丧失或减少。随后,将激光能量逐渐提升至消融水平。颈部龋损软化了暴露的牙本质,因此,能用铒激光直接照射牙本质,选择性地气化这些龋坏组织。与矿化度较高的颈部非龋性病损相比,其所需的激光能量较低。

激光消融龋坏组织所必需的最小初始能量为 100~120mJ,窝洞处理的能量为 40~50mJ。窝洞依照龋病的进展过程而设计,龋损可选择性吸收铒激光(图 7-195~图 7-204)。

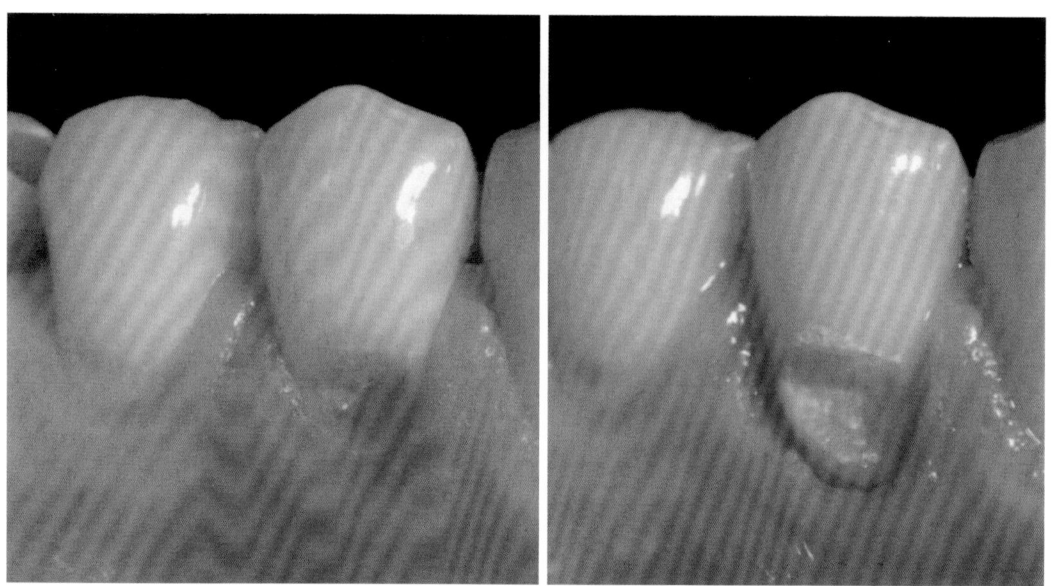

图 7-195 下颌前磨牙颈部龋损（左图），Er，Cr：YSGG 激光切除牙龈后，用相同的器械预备窝洞（右图）

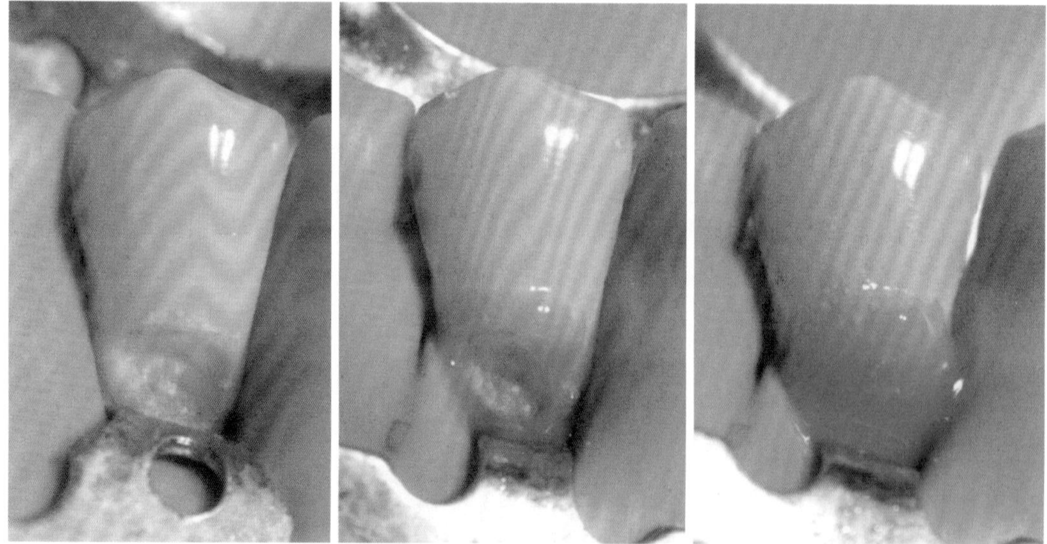

图 7-196 激光预备完成（左图），对牙釉质和牙本质进行不同时间的酸蚀，分别为 30s、20s（中图和右图）

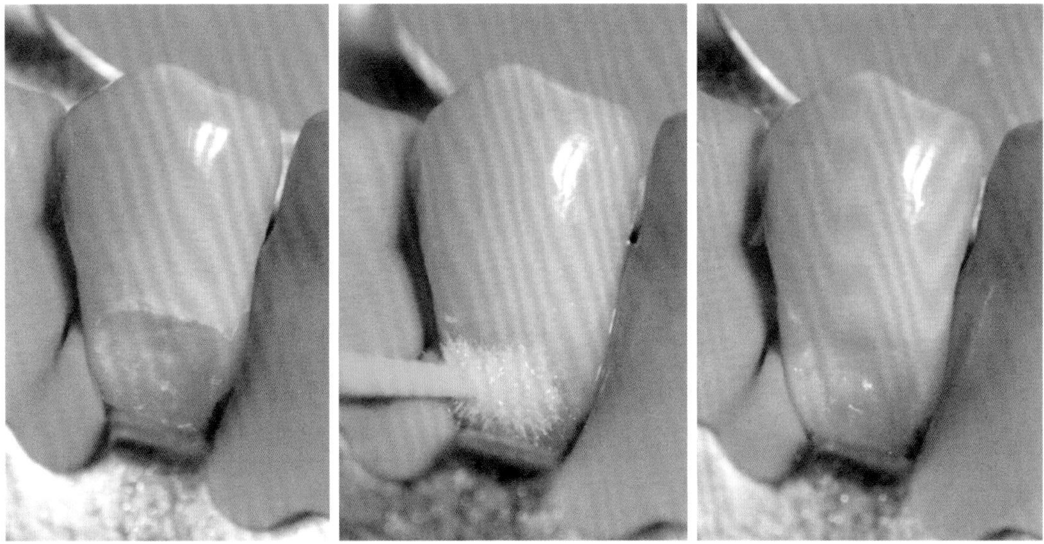

图 7-197 窝洞预备和处理（左图），在不同的步骤中使用偶联剂和粘接剂（中图），窝洞粘接结束，准备修复（右图）

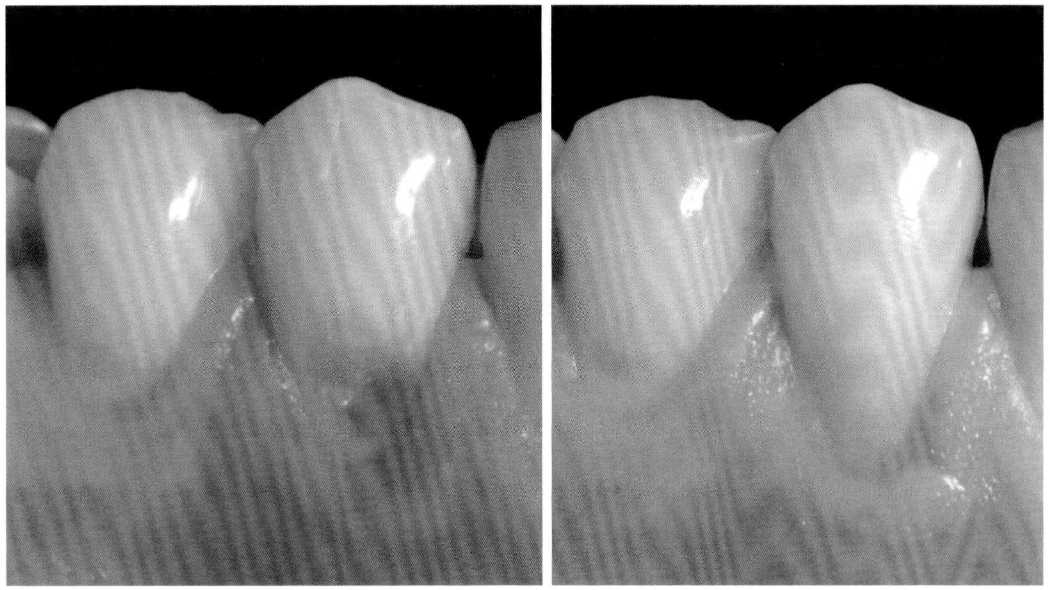

图 7-198 微混合型复合材料充填前（左图）和充填 1 周后（右图），可见牙龈切除术后的牙龈完全愈合，充填物的色泽与周围协调

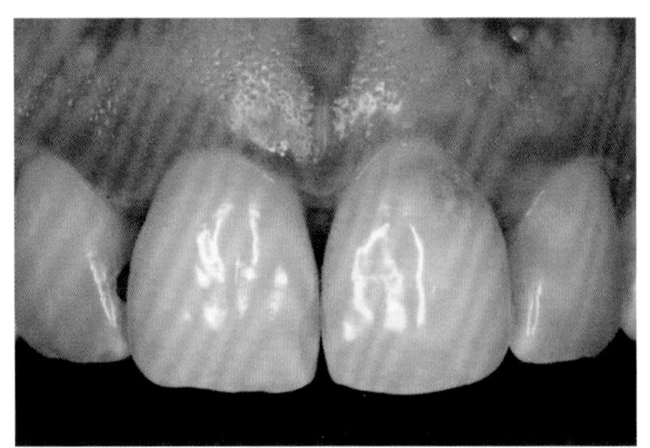

图 7-199 牙颈部脱矿

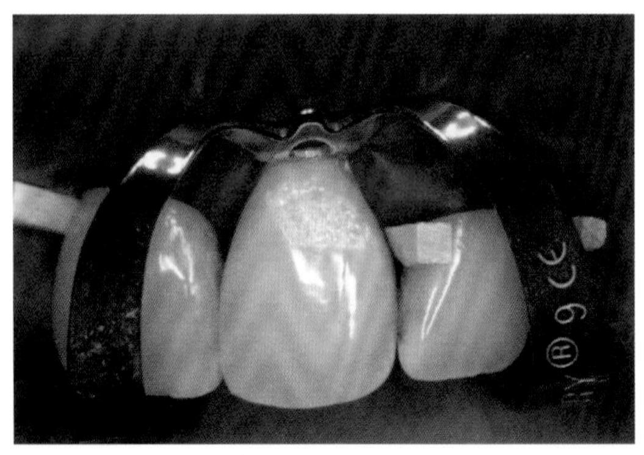

图 7-200 120mJ 的最小激光照射足以去除牙齿浅表的变性层

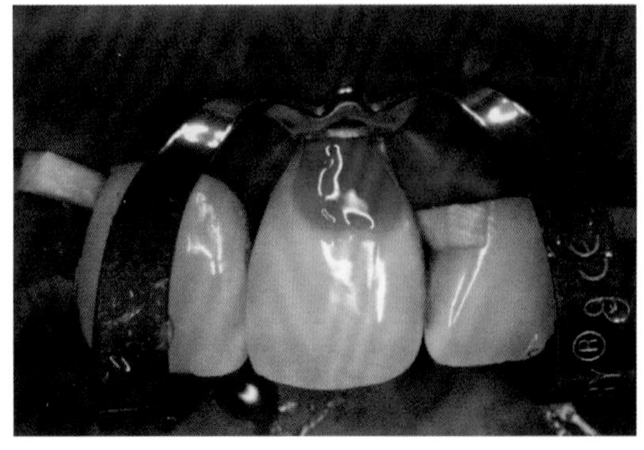

图 7-201 酸蚀、抛光后的窝洞边缘

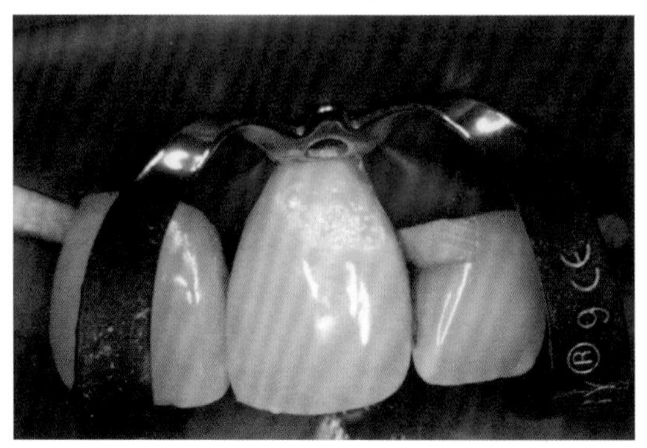

图 7-202 粗糙、微蚀刻表面已准备好进行粘接和修复

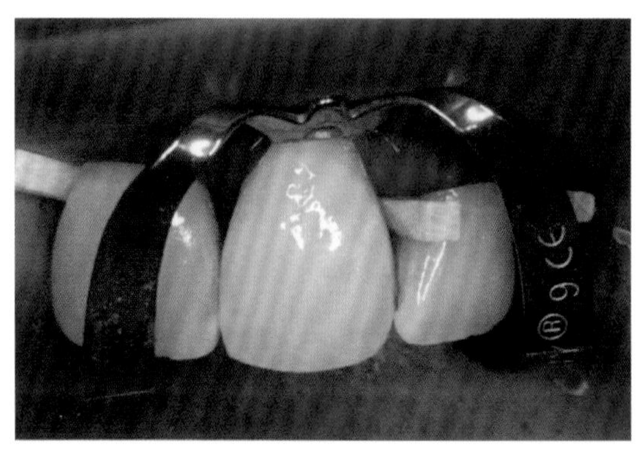

图 7-203 微混合型复合材料充填

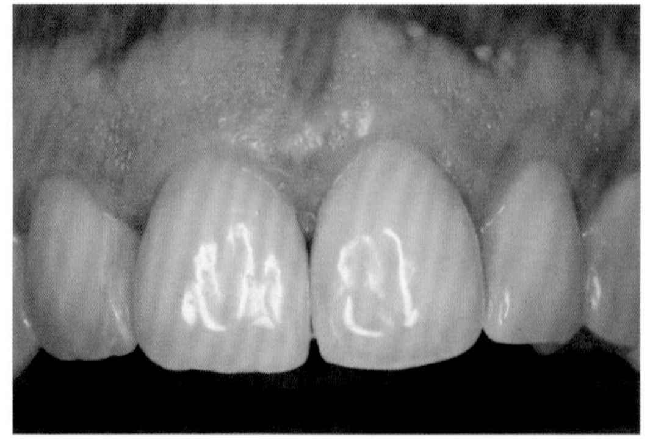

图 7-204 一年后的随访照片显示边缘完整

由于牙齿抵御外部化学、物理破坏的防御机制，使得非龋性颈部缺损具有较多的矿化牙本质。激光直接照射牙本质有机物碎裂的典型楔形缺损，以暴露“新鲜”的牙本质，去除浅表的硬化牙本质。

铒激光十分高效，因为它对硬化牙本质的微创作用，只要采用稍高于去除龋坏牙本质的能量（100～150mJ）就能轻易将其去除，直到新鲜的牙本质消失为止。推荐从远中到近中，从切端到龈方，改变激光照射方向。牙体的轴壁代表窝洞底部，激光的预备沿磨损、腐蚀的面进行，不追求平面或相对凸起的底部而向纵深展开备洞，过多的预备可能影响最深窝洞的牙髓。处理过的表面相当粗糙，归功于最后的低能量（40～50mJ）激光处理。不正确地使用高能量参数可能在不同深度造成较深的重叠微孔，可为自粘接系统提供微粘接位点。

在龋坏缺损和非龋坏缺损中，两者的牙釉质边缘都必须精修。为了满足美观的要求，牙冠1/3处的牙釉质边缘需平直。用圆形细砂车针和二氧化硅橡胶轮器械（图7-35～图7-39）完成边缘预备。

颈1/3处难以获得良好的封闭。在牙骨质或牙本质水平，牙颈部进行机械性精修边缘是基础，结合有效的酸蚀，可改善修复体的适合性和封闭性。完成线一般平齐于龈缘而无需延伸至龈下，完成线用细砂圆形车针和棕色硅橡胶轮预备（图7-205～图7-210）。

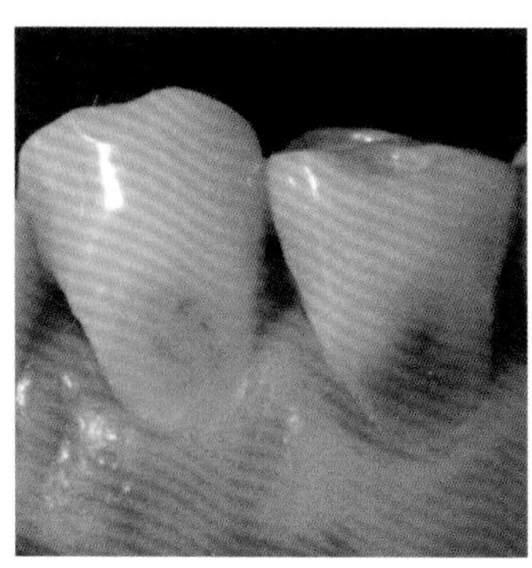

图7-205　与图7-194相同的病例：下颌前磨牙颈部内碎裂

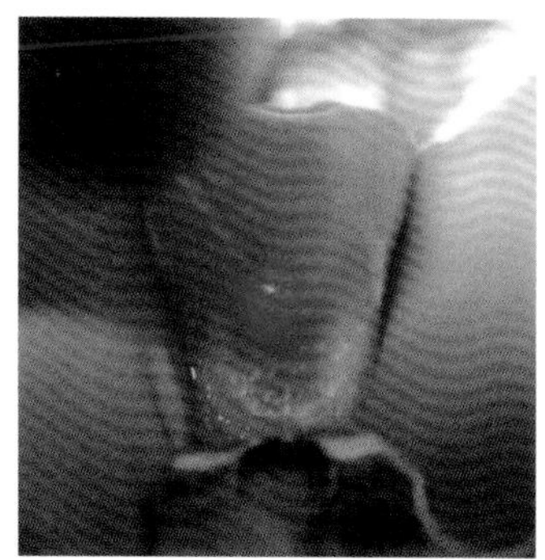

图7-206　用150mJ的Er，Cr：YSGG激光以聚焦模式照射，消融牙本质

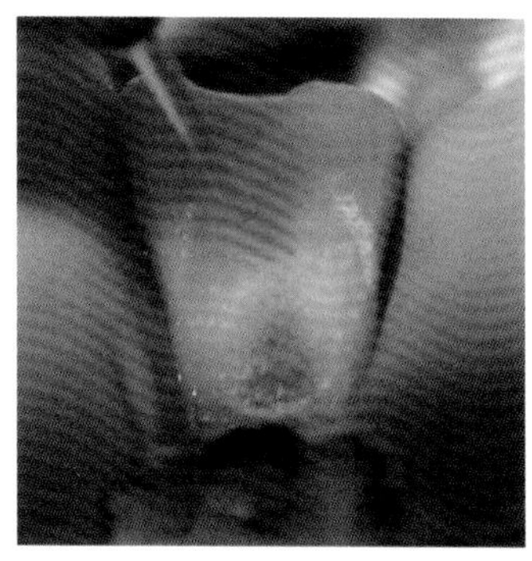

图7-207　用50 mJ的Er，Cr：YSGG激光以非聚焦模式照射，处理牙本质

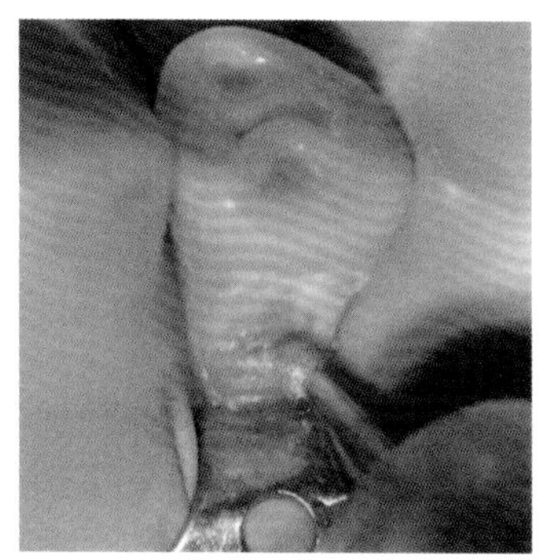

图7-208　用细砂球钻进行牙釉质边缘精修

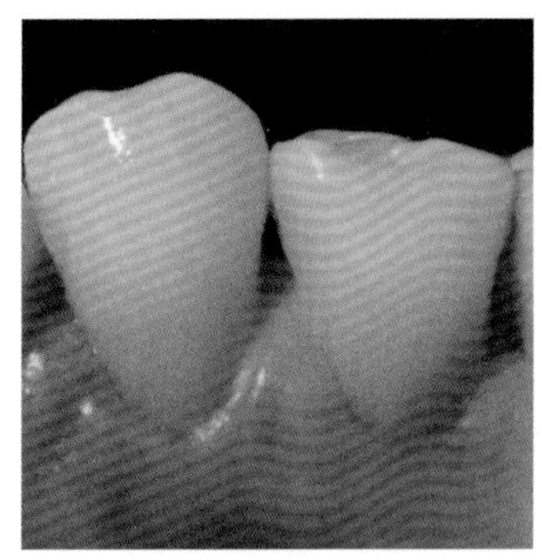

图 7-209 1 周后用微混合型复合材料修复

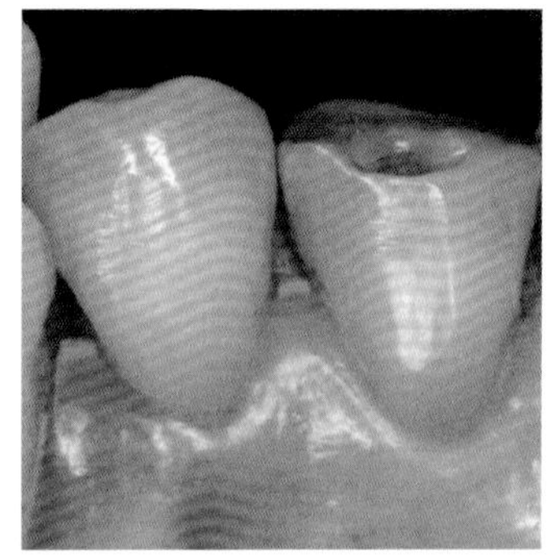

图 7-210 10 年后尽管修复体存在磨耗且伴有内碎裂，但其边缘仍完整

7.9 牙隐裂

牙隐裂是无法用 X 线检查发现的细小裂纹。有时可见裂纹发生在邻面牙釉质边缘嵴或牙尖处，或因裂纹在龈缘或银汞充填体的下方而不可见，导致诊断困难。1964 年，Cameron 首次介绍了牙隐裂。

牙隐裂好发于承受了大部分咀嚼力的磨牙，具有银汞充填物的牙齿较易产生，这是由于充填材料可能发生膨胀所致。洞壁少的充填窝洞（Ⅰ类和Ⅱ类洞）更易发生牙隐裂（图 7-211）。此外，有磨牙或紧咬合症状的患者更易发生牙隐裂。

牙隐裂的治疗难以完全缓解症状。深裂纹会影响牙髓组织，需进行根管治疗（图 7-212～图 7-214）。牙隐裂引起的危害具有双重性：薄弱的牙体结构会突然断裂，随之而来的是细菌渗入裂纹，影响牙髓组织，但较少影响牙周组织。结果，有时拔牙就成了根管治疗后压力造成持续疼痛的必要方法。

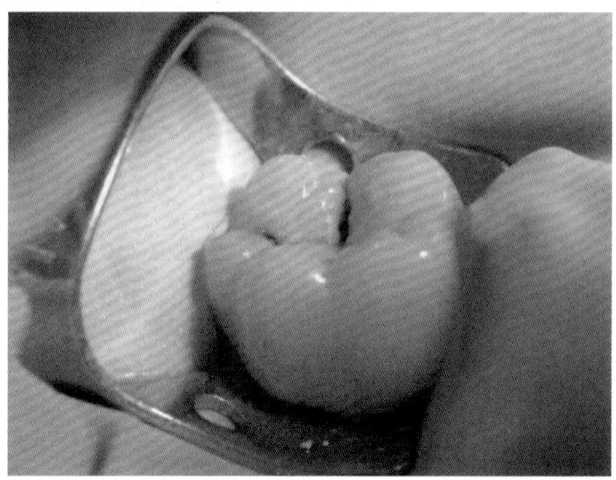

图 7-211 患者无龋坏的下颌磨牙剧烈疼痛，观察发现磨牙有一条从殆面窝沟向远中牙釉质边缘嵴的纵向裂纹

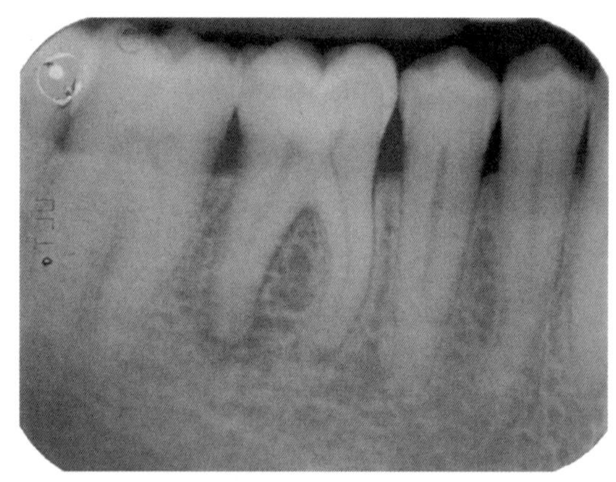

图 7-212 X 线检查发现远中根尖处发生病变

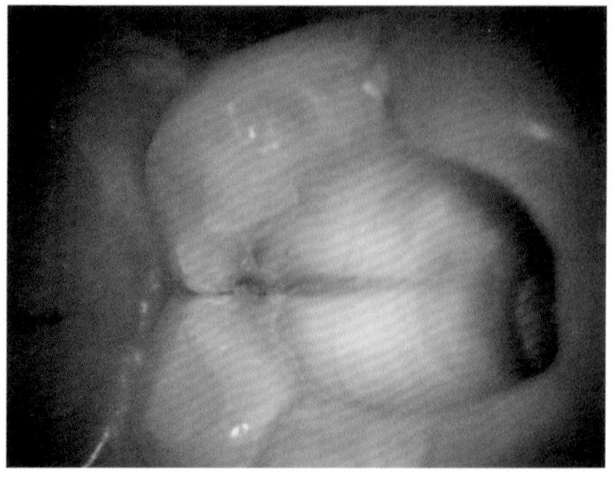

图 7-213 术中照片显示影响远中根的纵向裂纹，该牙必须进行根管治疗

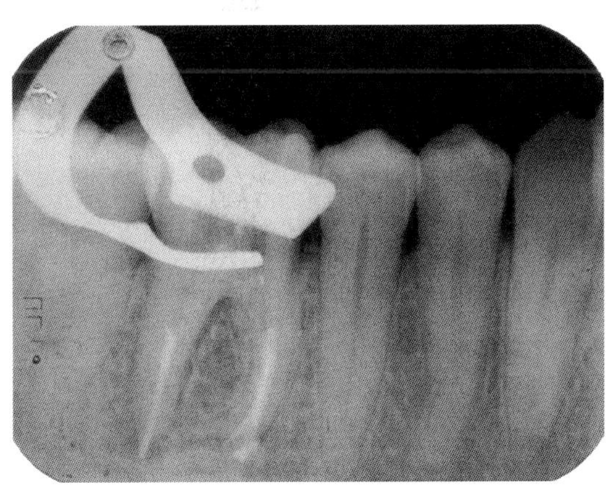

图 7-214　X 线检查示根管内充填物影像

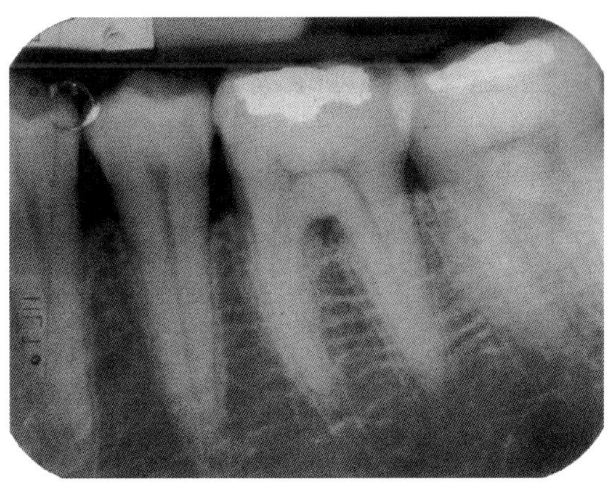

图 7-216　下颌磨牙的术前 X 线片

成功的治疗取决于裂纹的位置、走向和范围以及深部细菌的污染程度。裂纹常呈近远中走向，横穿或不横穿洞底，有牙体外层浅表裂缝，也有牙根的深裂缝，影响牙髓和/或根壁（图 7-215～图 7-220）。

根据裂纹的邻面部位（近中或者远中）和深浅程度，去除旧充填物并对邻面裂纹的牙本质进行消融，可消除症状（图 7-221～图 7-224）。当裂纹延伸至龈下和釉-牙骨质界下时，必须确定在何处终止牙体组织消融。建议修复体边缘保持在龈上，使粘接位于牙釉质上。因此，不建议去除裂纹累及的所有牙釉质。在这些情况下，若症状消失，推荐

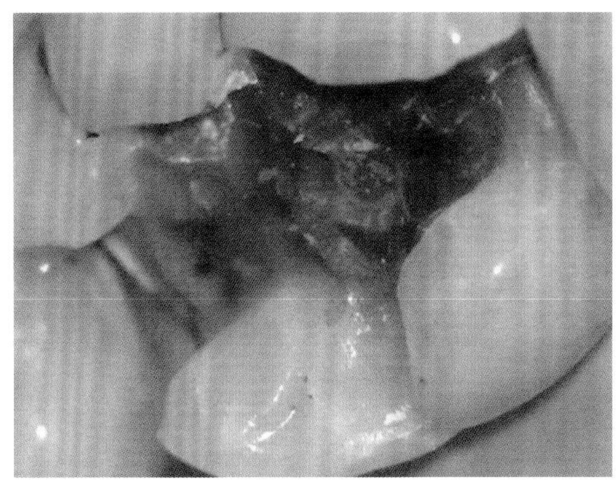

图 7-217　去除银汞充填物后，多条微裂纹非常明显

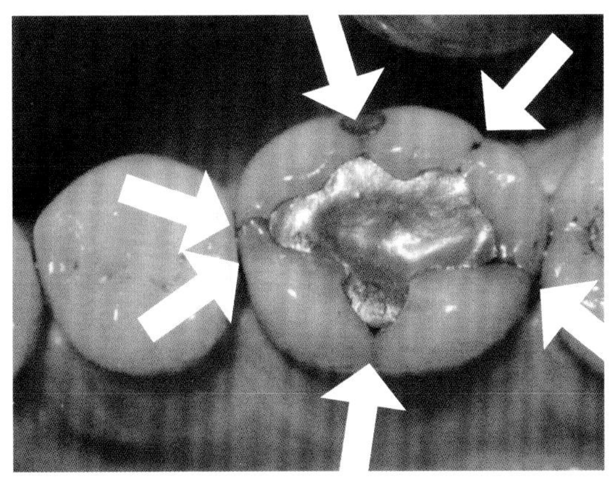

图 7-215　患者下颌磨牙敏感，磨牙上见银汞充填的 Ⅰ 类洞，近远中边缘嵴以及颊舌沟存在许多微裂纹，白色箭头显示牙釉质上存在微裂纹

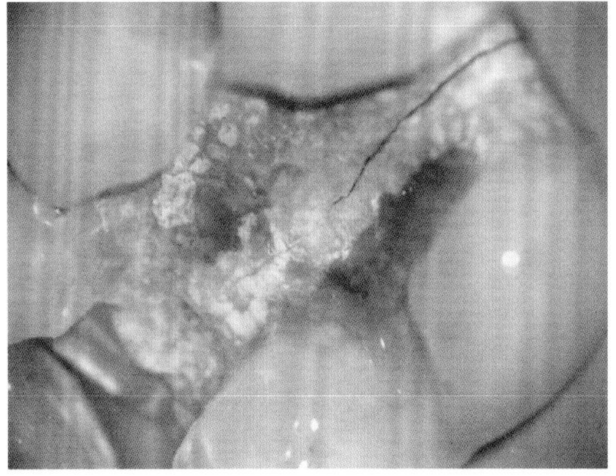

图 7-218　用 Er，Cr：YSGG 激光去污并清洁窝洞，始于远中边缘嵴的纵向折裂线显得很深，表面有残屑覆盖

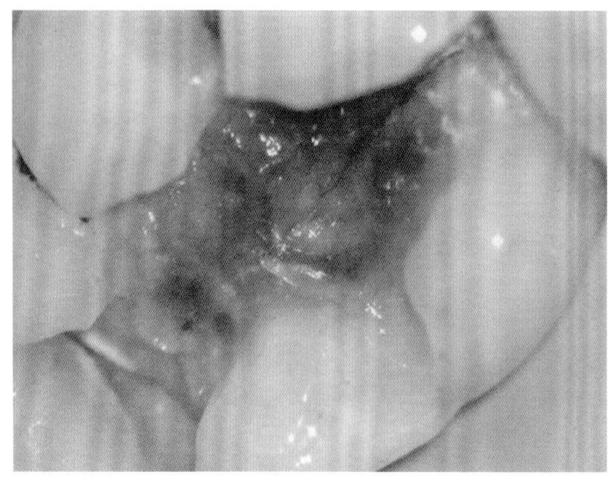

图 7-219　全酸蚀处理，涂布粘接剂，固化

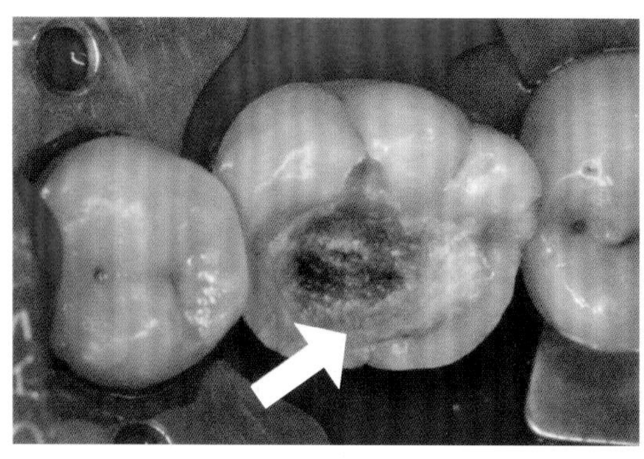

图 7-222　用高速钻去除银汞充填物，通过铒激光去除龋坏组织，白色箭显示牙釉质上存在的微裂纹

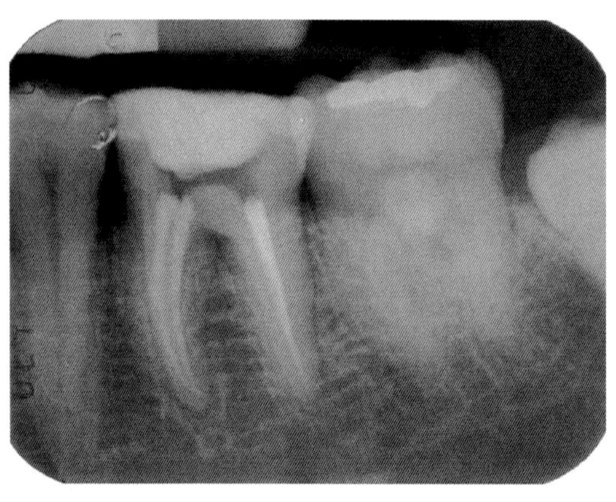

图 7-220　2 年后，因慢性牙髓炎进行根管治疗

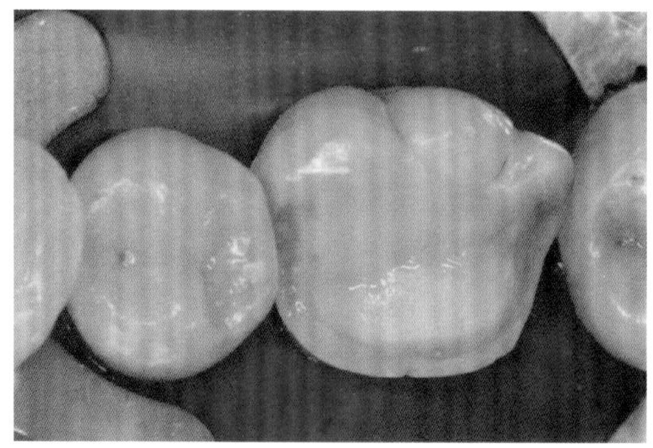

图 7-223　用粘接剂即刻封闭龋洞，用微混合型复合材料充填，行适合于嵌体的预备，并用高速钻精修

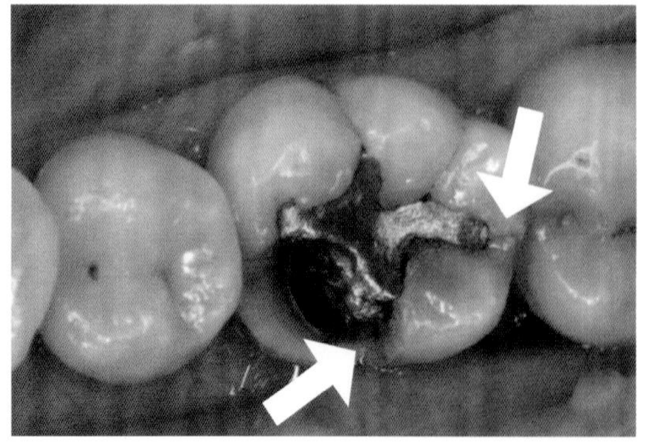

图 7-221　有陈旧性裂纹且发生银汞充填物渗透的下颌磨牙，白色箭显示微裂纹存在于周围牙釉质上

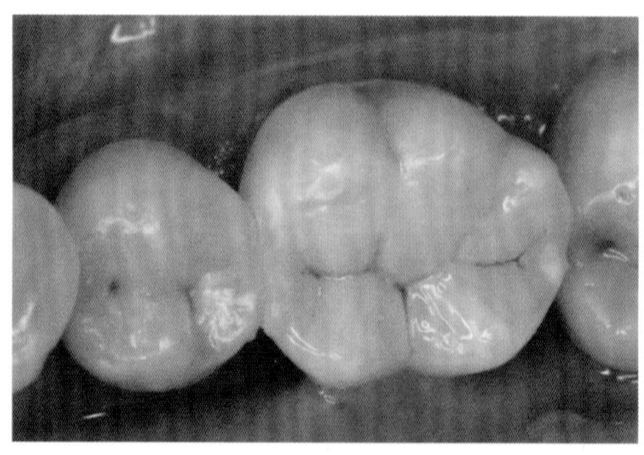

图 7-224　间接瓷嵌体粘接后

用烤瓷冠重建完整的牙体外形，冠的金属边缘对龈下预备的牙齿产生“箍效应”，使剩余的牙体结构得到加强，并预防可能的完全根折。当裂纹向牙体底部(髓室顶)延伸时，通常早期的牙髓污染不具有临床价值，直至X线显示根尖周病变时才有意义(图7-220)。

口腔激光预备包括用旋转器械去除旧的充填物。文献中没有激光治疗牙隐裂的相关研究，因此，本书这部分内容是基于笔者在口腔治疗中应用激光的临床经验。去除龋坏牙本质采用低能量(150mJ或更少)的铒激光，以及按惯例对龋洞底部及裂缝进行去污和处理(50～75mJ)(图7-225～图7-227)。第一代Er:YAG激光去污深度可达300～400μm。Er,Cr:YSGG激光的牙本质去污厚度则达500μm。清洁表面的效果良好，无碎屑或玷污层，牙本质小管开放，则可以开始粘接。若无铒激光，可用近红外激光进行更深层的去污，激光照射局限于裂纹区(图7-228，图7-229)。用配有300μm光纤的Nd:YAG激光(1 064nm)以1W和15Hz照射或用配有300～400μm光纤的半导体激光以0.4～0.5W连续波照射牙本质表面，大多表现为热相互作用。微观层面显示牙本质表面呈熔融状，牙本质小管闭锁，对敏感症状十分有效，但对粘接过程产生了不良影响(图7-230)。另外，对拥有两种波长激光的人来说，可采用双照射模式，一方面用近红外激光去除较深层次的污染，另一方面用中红外激光制备洁净的和牙本质小管开放的表面。若污染太深，保守的治疗会导致牙髓坏死(图7-231～图7-233)。一旦发生该情况，必须进行根管治疗(图7-212，图7-214，图7-220)。

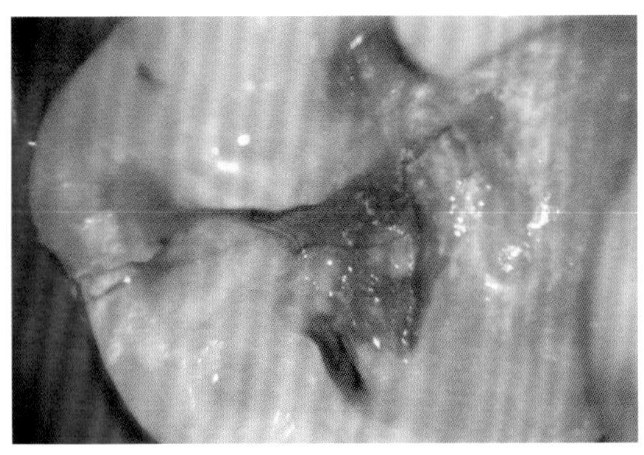
图7-225 下颌磨牙上有待去除的银汞和复合材料混合充填物，去除充填物后，可见一条微裂纹从牙体远中向中心延伸

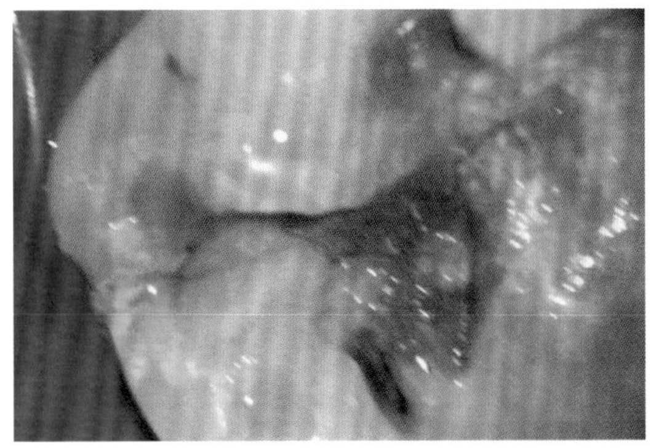
图7-226 用无工作尖手机的Er:YAG激光去龋、去污和清洁微裂纹

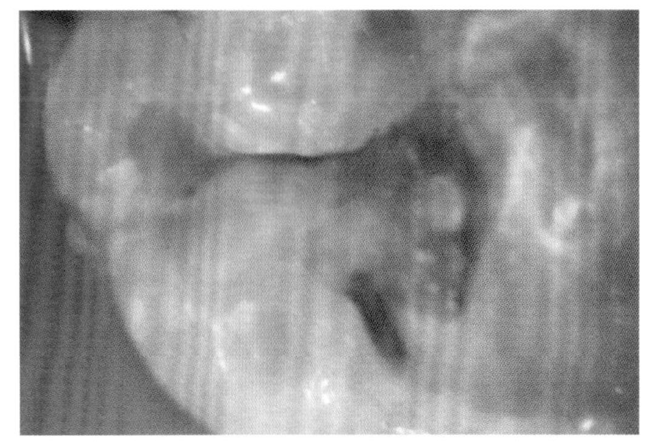
图7-227 用无工作尖的Er:YAG激光去污和清洁微裂纹，可见散焦模式下大小为0.9mm的光斑

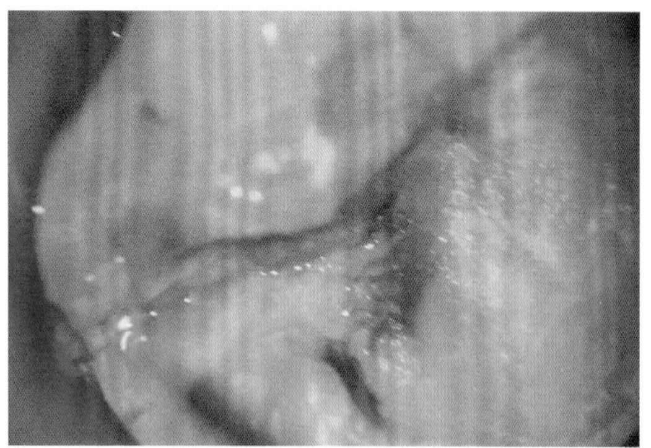

图 7-228 若可能，可将近红外 Nd：YAG 激光光束局限在所照射的区域，以便对微裂纹进行更深层的去污（1W、15Hz、100μs 脉冲、300μm 光纤），但却会使该区域丧失粘接能力，近距离接触模式（1mm）使照射更为精确

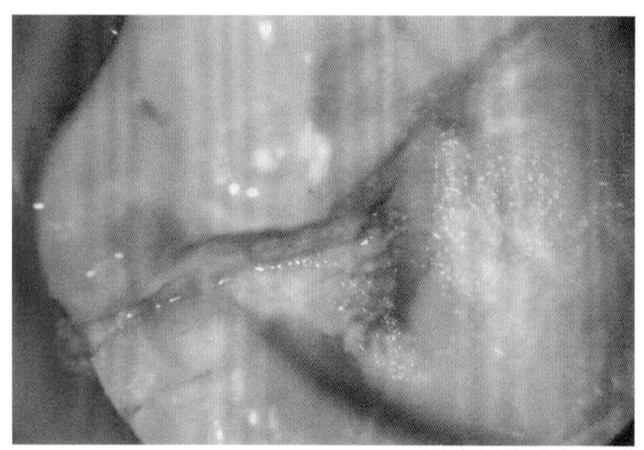

图 7-229 聚焦模式的 Nd：YAG 激光仅照射微裂纹区

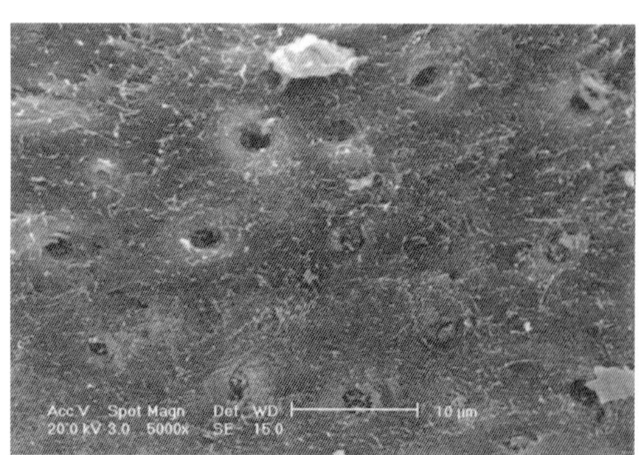

图 7-230 扫描电镜图显示用 1W、15Hz、100μs 脉冲和 300μm 光纤束的 Nd：YAG 激光照射牙本质，牙本质小管部分闭锁，不利于粘接

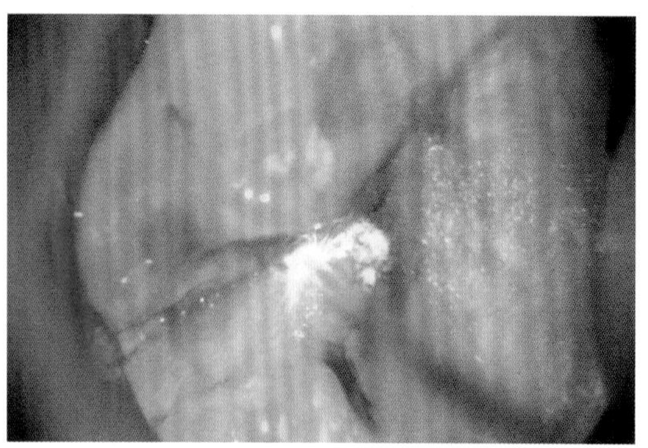

图 7-231 术中照片显示 Nd：YAG 激光在银汞染色的牙本质上的热交互作用（尽管颜色扩散得深，但吸收仅发生于浅表的色素）

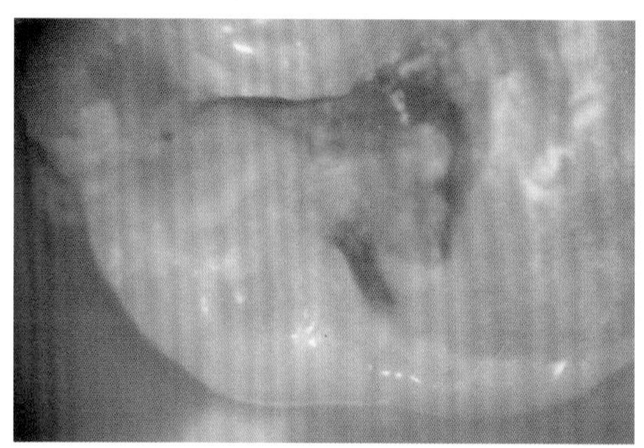

图 7-232 当两种波长的激光均可使用时，用近红外光对微裂纹去污后，使用铒激光可对已去污的表面进行优化清洁，所形成的基底更适合粘接

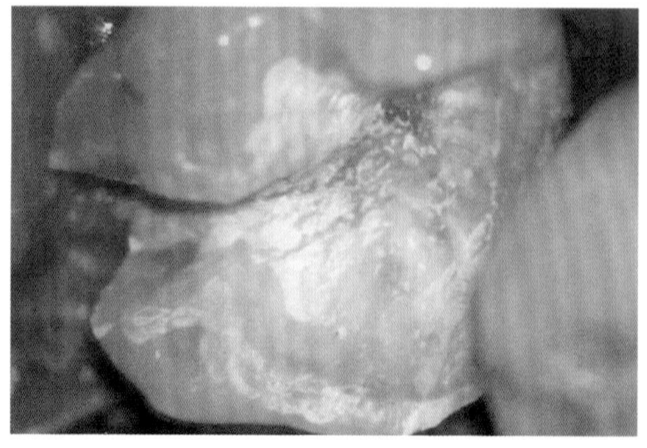

图 7-233 激光照射后的磨牙表面呈典型的白化区，以微爆产生的松散附着碎屑为表现形式，必须通过化学处理以获得更好的粘接效果

7.10　间接修复的铒激光(去除龋坏)预备

选择直接或间接修复取决于多种因素，包括窝洞的形态和复杂程度，颈部台阶是否位于牙釉质水平，同一牙弓内其他已有修复体的数量，与邻牙及对殆牙的关系，患者年龄和患龋风险，美学期望和经济能力等。

总的来说，龋坏发展程度是最重要的因素。通常，间接修复(嵌体)比直接修复(充填)更具破坏性。

由于数字化设计以及修复制作的发展，大窝洞的间接修复可较易恢复患牙与对殆牙及邻牙的接触点。与窝洞的复合树脂分层修复相比，复合材料和陶瓷材料制成的间接修复体还具有优良的机械性能。正因如此，这些材料更适合必需重建牙尖和邻面边缘嵴的大窝洞。此外，间接修复体的表面性能比直接修复体好。

激光可去除大而复杂的龋坏，与间接修复的窝洞预备对接良好，采用微创方法，根据龋坏过程选择性去除龋坏组织，限制消融同样健康的残留物(图 7-234～图 7-236)。随后，堆积复合材料可用硬度和弹性与牙本质相类似的复合材料充填倒凹，故更好地保留了剩余的牙体组织(图 7-237～图 7-239)。因此，为取模(传统印模或者数字化印模)形

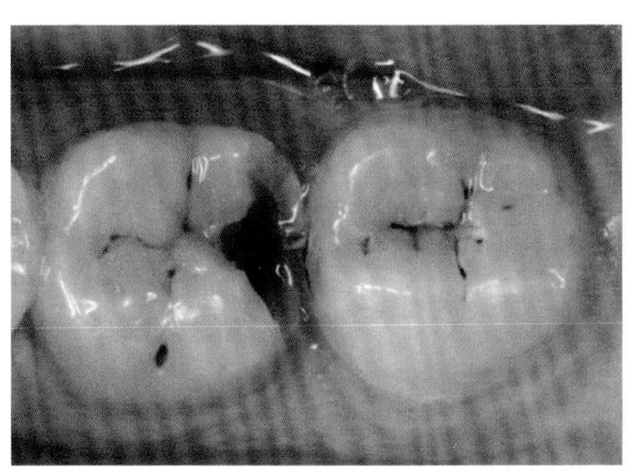

图 7-234　术前牙体龋坏累及全部远中面，包括邻接点

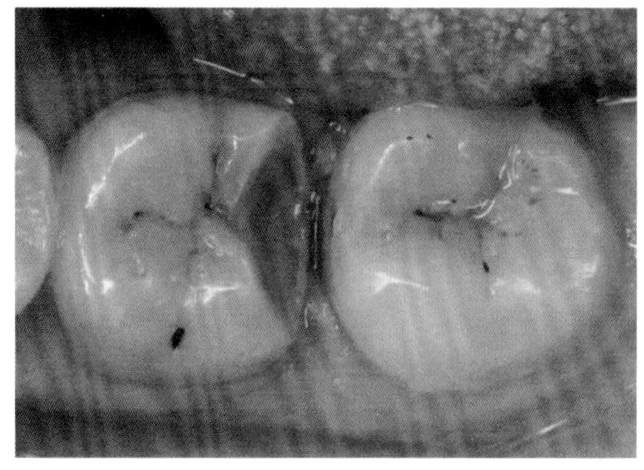

图 7-235　设置不同参数的 Er:YAG 激光进行龋坏去除和牙龈成形

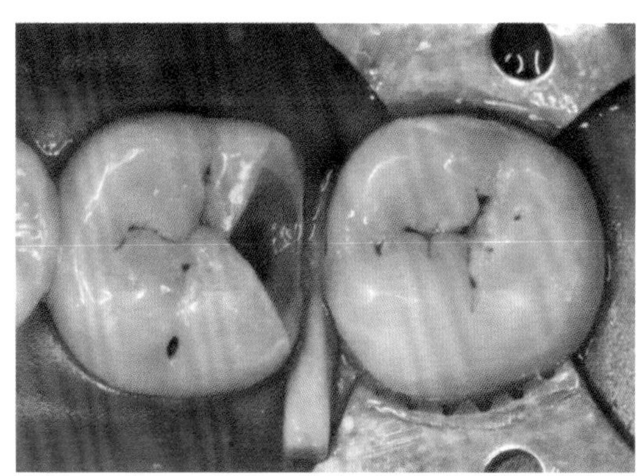

图 7-236　橡皮障隔离后，完成处理表面以便即刻封闭和充填

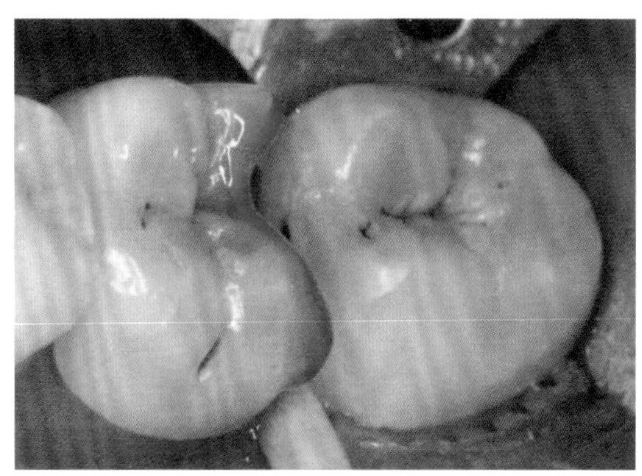

图 7-237　磷酸酸蚀

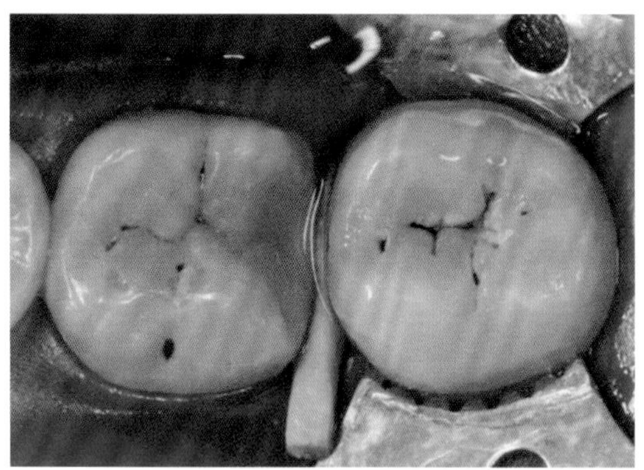

图 7-238 即刻封闭和复合材料充填

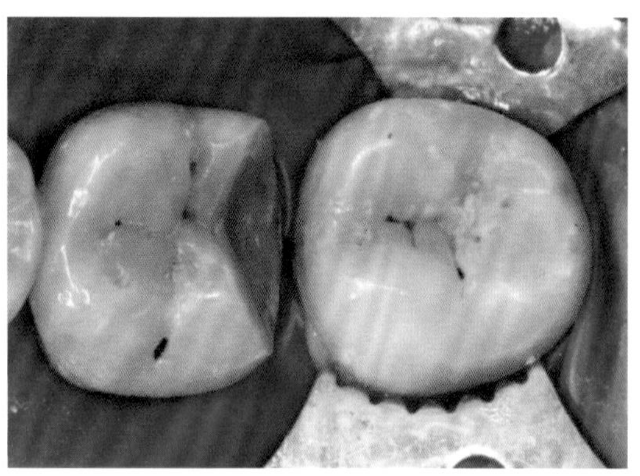

图 7-239 在数字化印模前，用高速钻和特殊形状的车针精修外形

成了完美的预备和窝洞形态(图 7-240)，还形成了利于间接修复粘接的表面(图 7-241，图 7-242)。激光预备、复合树脂堆积和后续的间接修复同样适用于牙釉质、牙本质裂的复杂窝洞的修复(图 7-221～图 7-224)。

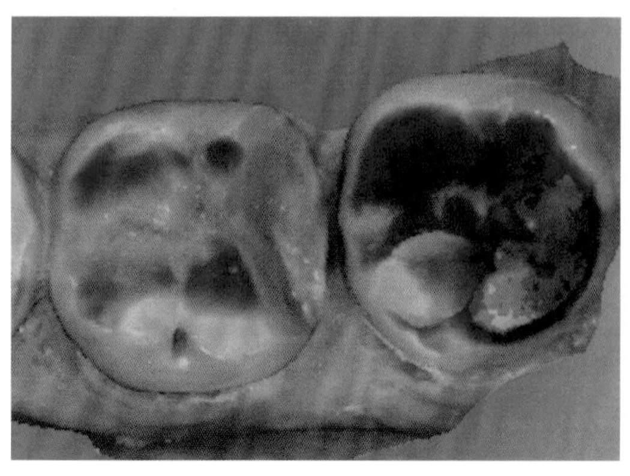

图 7-240 扫描后的数字化模型

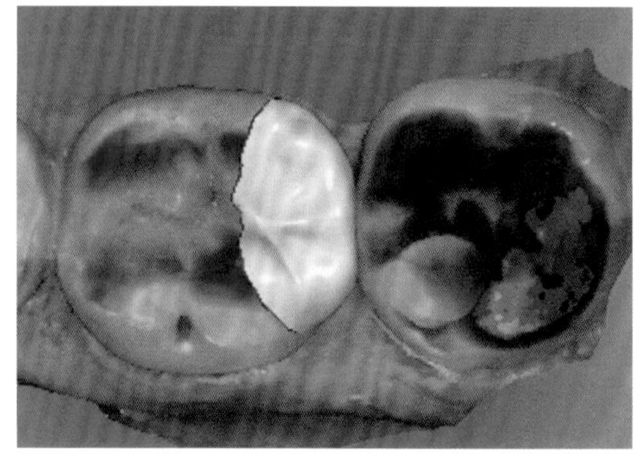

图 7-241 瓷嵌体的数字化制作

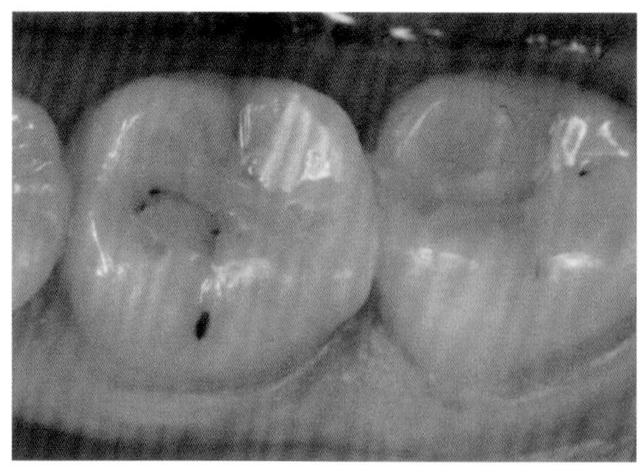

图 7-242 用与充填材料相同的复合材料对长石质瓷嵌体进行粘接

若进行间接修复，铒激光预备必须限制在去除龋坏组织的范围之内，可先用旋转器械机械性去除旧修复体(图 7-243～图 7-245)。随后对窝洞底部的处理参照图 7-246～图 7-249(参见 7.7.1～7.7.3)。一旦复合材料堆积完成，用特殊的车针简单且快速地完成窝洞充填材料的修整，而平滑窝洞边缘可用细砂刃状车针、超声波器械或者刮治器进行(参见 7.7.4)(图 7-250，图 7-251)。需注意的是，牙本质封闭时，洞底和大部分洞壁都已经过复合材料和粘接系统处理，暴露的牙体组织仅剩周边。根据 Magne(2005)的观点，在进行传统或者数字化印模前，要对洞底和侧壁进行即刻粘接处理(即刻牙本质封闭，IDS)，除此之外还要对暴露的牙体组织进行即刻保护，也保护了大部分的修复粘接力。

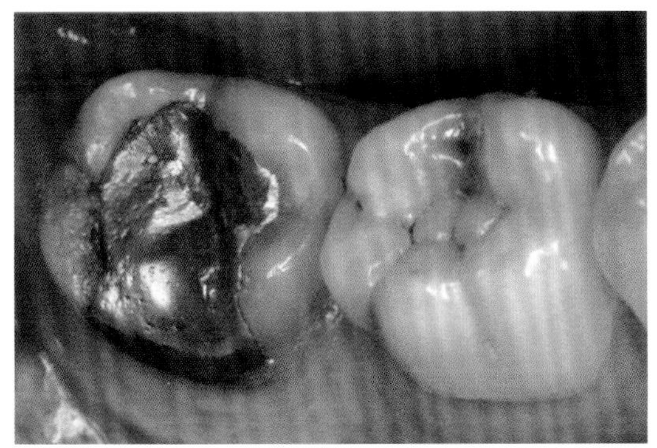

图 7-243 术前陈旧的银汞充填物，近远牙釉质嵴以及舌侧牙尖上的微裂纹

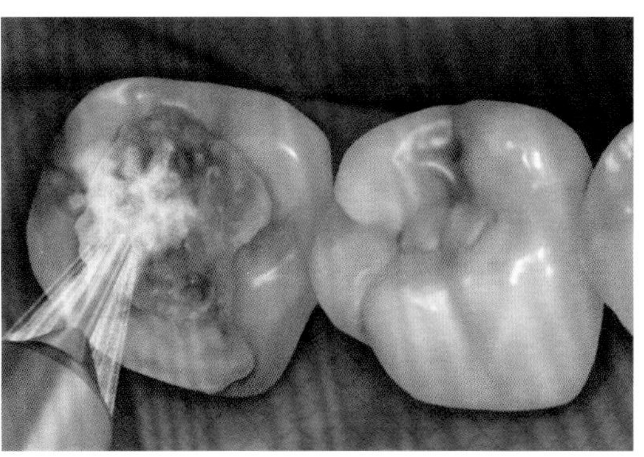

图 7-246 用铒激光去除窝洞底部的龋坏，并清洁、净化和处理牙本质表面

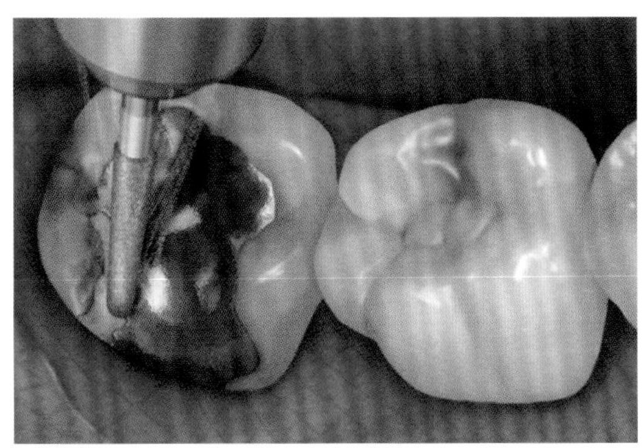

图 7-244 用高速钻去除银汞充填物

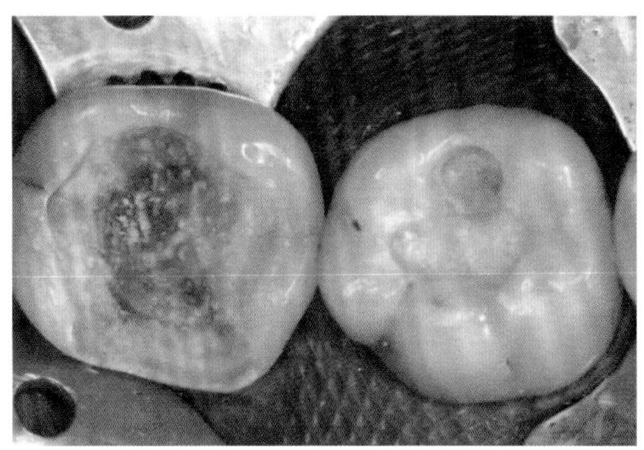

图 7-247 经 Er:YAG 激光清洁后的牙体表面

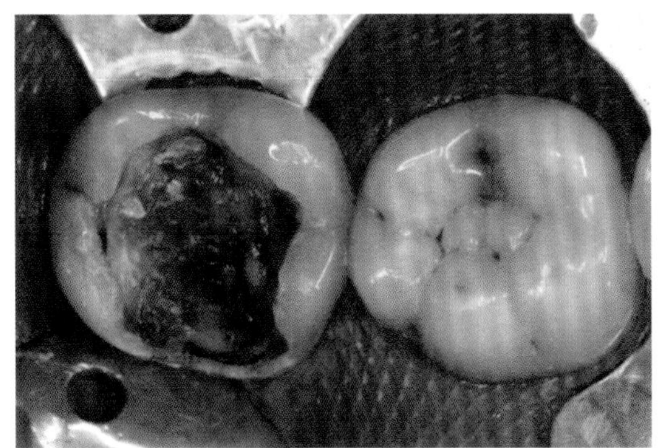

图 7-245 当银汞充填物去除后，可见牙本质因银汞色素沉着和龋坏而发生变色，近远和舌侧的微裂纹也清晰可见

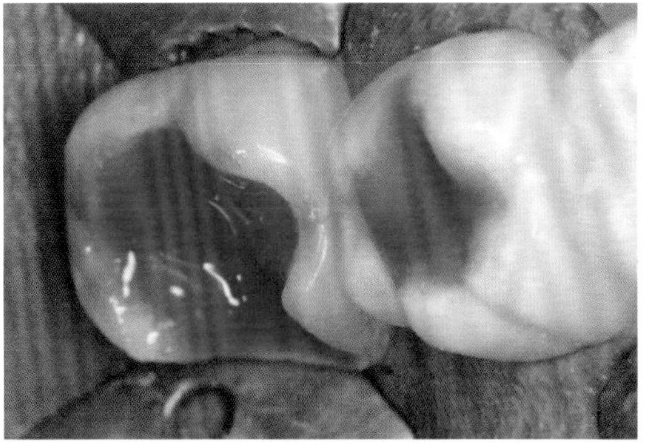

图 7-248 经化学处理的表面改进了牙本质的粘接性能，用 37%磷酸酸蚀 20s

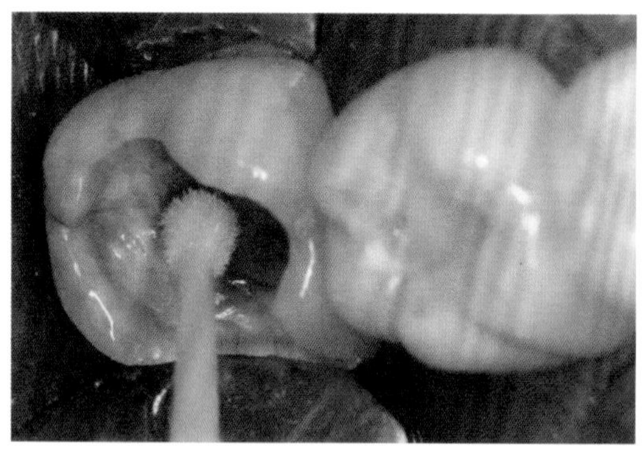

图 7-249 在激光、化学处理后，用两步法进行粘接（偶联剂和粘接剂彼此分开），可见均未累及牙本质的远中嵴上的微裂纹以及牙釉质唇侧颈缘上的许多微小裂纹

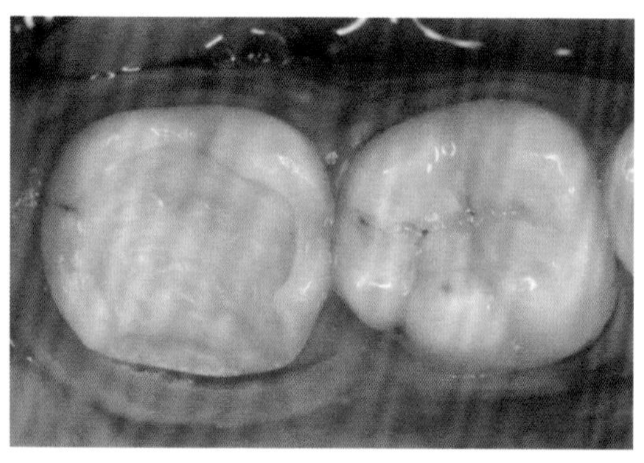

图 7-250 通过激光去除相邻磨牙上发生渗漏的旧充填物。用微混合型复合材料充填第一和第二磨牙，最后在取模前，用高速车针修整外形

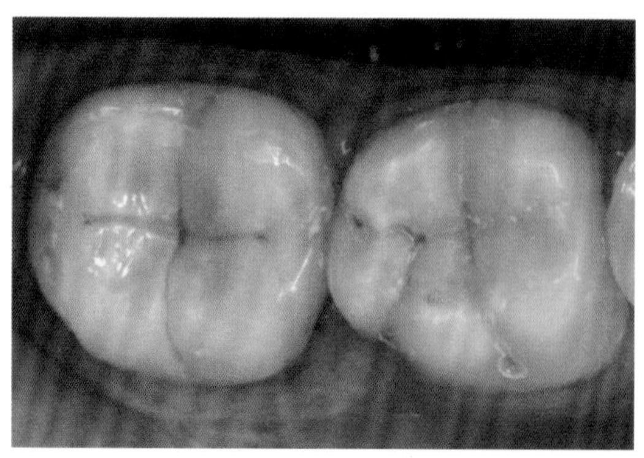

图 7-251 将微混合型复合材料嵌体粘接在预备好的表面上，所用的充填和修复体材料的材质相同

邻面龈下扩展间接窝洞修复的预备也与暴露和设置窝洞边缘位于龈上或龈下水平有关（参见 7.11 和图 7-235）。

激光可用于高度磨损，已暴露牙本质的表面的贴面预备。取模前，仅用激光对牙釉质边缘进行平滑处理，精修牙釉质边缘则用圆形或者红色倒角金刚砂车针完成（图 7-252～图 7-255）。

在一些特殊病例的贴面预备和精修中，激光同样有用，例如，在牙发育不全且行间接修复的情况下，激光可用于处理乳牙的无釉柱牙釉质（图 7-256～图 7-258）。此外，遵循 7.7 和 7.8 所示步骤，对增龄性硬化牙本质患者行贴面预备的牙齿，使用激光处理牙本质有利于增强粘接效果（图 7-259，图 7-260）。

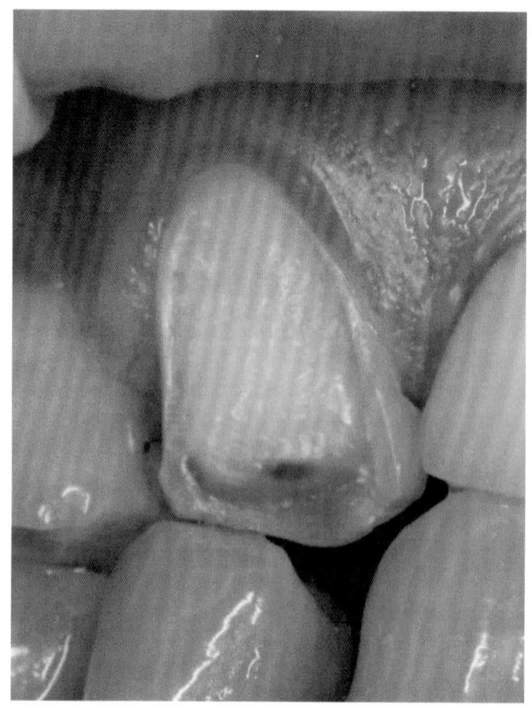

图 7-252 用 Er:YAG 激光预备磨耗的尖牙，用带有刃状车针的高速钻预备出间接贴面的外形

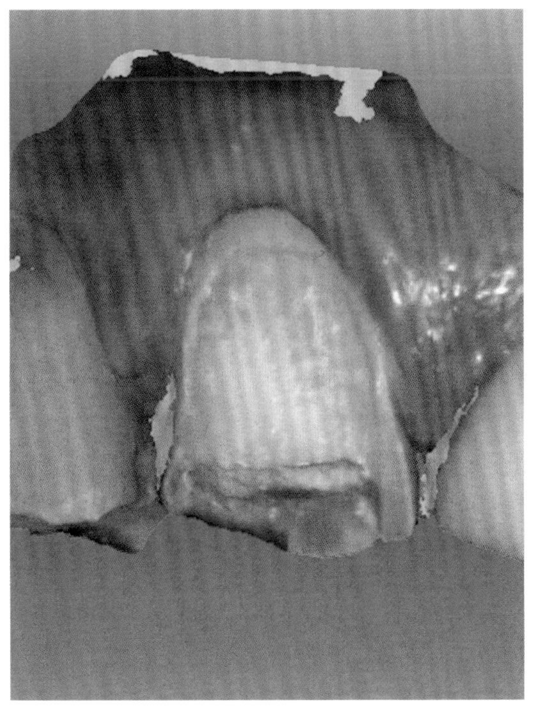

图 7-253 在扫描印模后，制作数字化牙齿模型

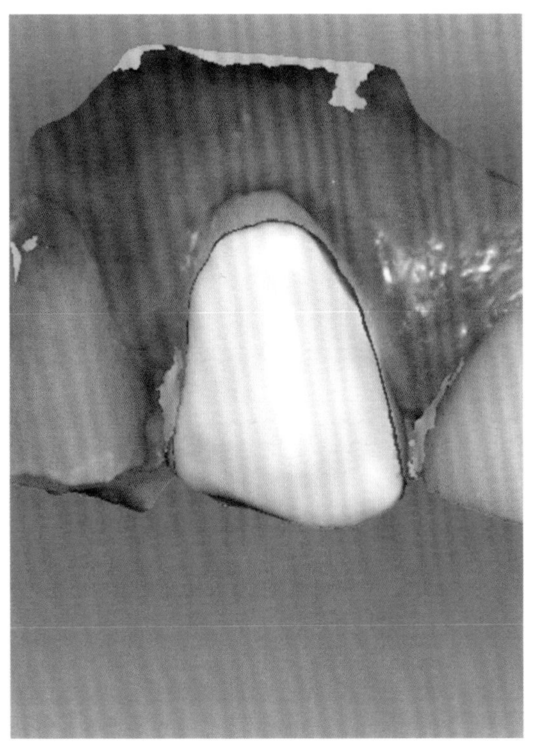

图 7-254 数字化设计完成

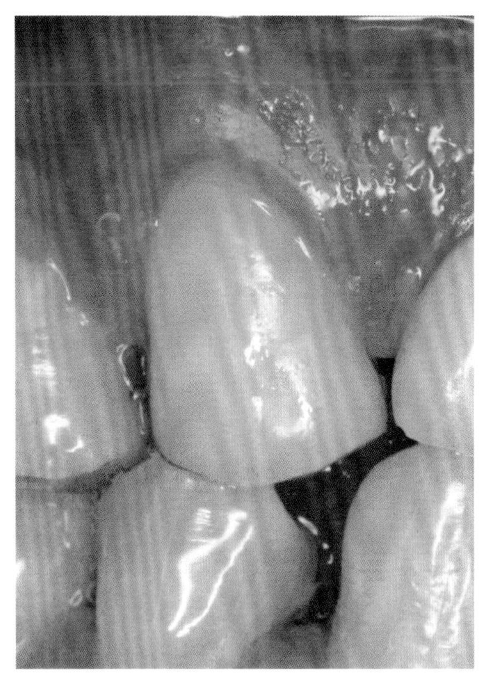

图 7-255 二硅酸锂陶瓷贴面被粘接在尖牙表面

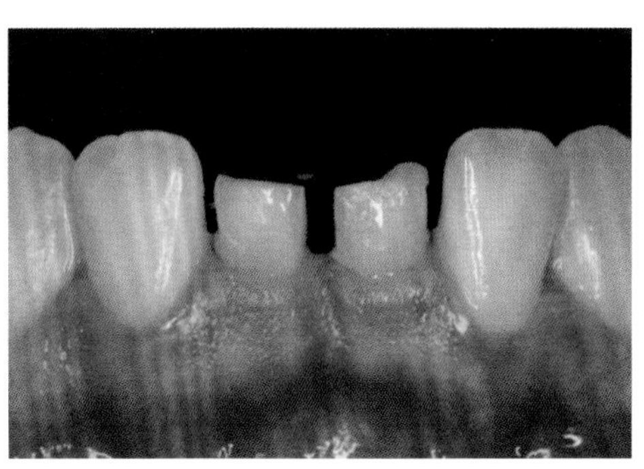

图 7-256 中切牙发育不全的 21 岁患者，乳牙滞留，正畸治疗可为最终的修复预备提供空间

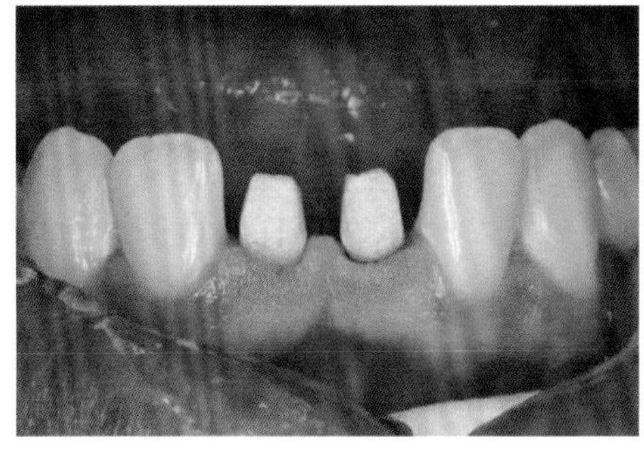

图 7-257 对牙进行最小的预备，为瓷贴面修复提供空间，再用 75mJ 的 Er：YAG 激光处理无釉柱牙釉质，形成有利于粘接的微表面，同时可延长牙冠高度

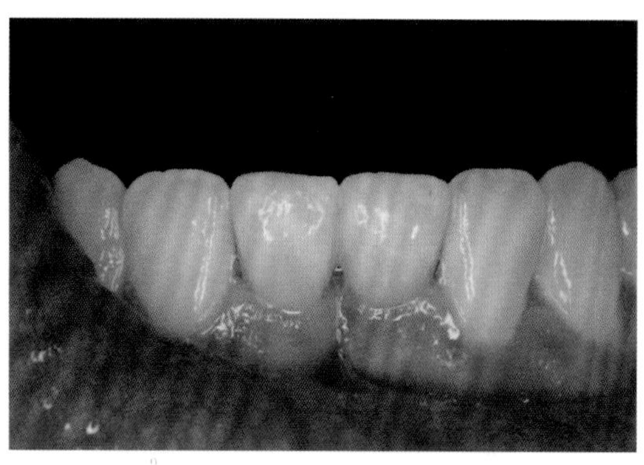

图 7-258 最终粘接的瓷贴面

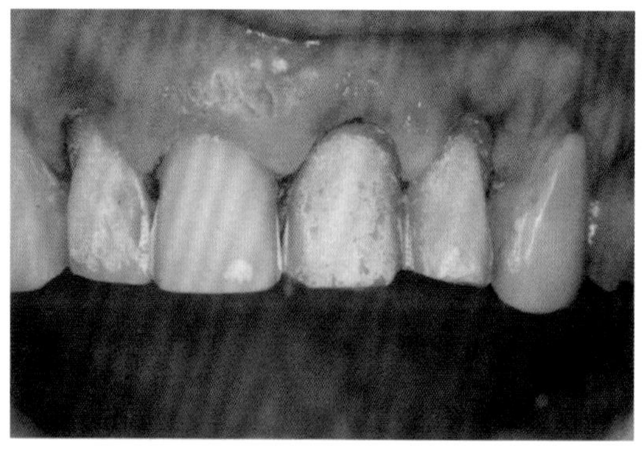

图 7-259 老化且磨损的前牙用 Er:YAG 激光处理后，照射后的牙本质和复合材料的颜色不同(右上颌中切牙)

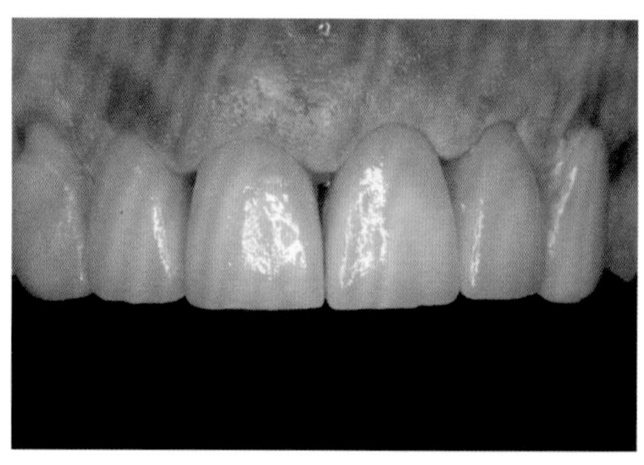

图 7-260 在激光处理后行二硅酸锂陶瓷贴面粘接

7.11 龈下去龋及印模的激光切龈术

在保守治疗中，铒激光的优势之一是处理软组织的可行性。如果是位于颈部(Ⅴ类洞)龈下或者邻面边缘(Ⅱ类洞、Ⅲ类洞和嵌体)的龋洞，推荐用切龈术来暴露洞缘，并正确放置橡皮障，完成边缘预备，使精修和充填成为可能。激光的应用能够加快手术进程，通过调节波长，可有效控制出血。激光切龈术后，即刻修复和/或取模成为可能。若有必要，有时印模可推迟到一系列治疗完成后，甚至是 2~3 天后。不同波长的激光均可用于切龈术。

铒激光能够有效气化牙龈组织，这得益于铒激光的亲水性，但其却不像近红外激光一样能高效止血。因为 Er:YAG 和 Er,Cr:YSGG 激光都能对牙龈中的水分产生热效应，所以它们的工作原理相似。在水中 Er,Cr:YSGG 激光在 2 780nm 波长处的吸收较少，使其具备稍强的渗透力以及出色的热效应和凝固效应，组织与 Er,Cr:YSGG 激光的相互作用更快，且耗能更小(50~75mJ)。两种波长的激光还可通过设定较长的脉宽以气化牙龈，同时降低气/水喷雾率(表 7-4)。应用该设置增强了交互作用产生的热效应和控制出血的能力。使用低能量和高脉冲重复率有利于进行清晰连贯的清洁切割(图 7-261~图 7-267)。

同样必须牢记，增加脉冲重复率、缩短组织放热时间增强了热效应，但也会增加患者的敏感症状。用低频脉冲就可轻易达到干预而不麻醉的效果，但难以控制出血。通过温和冷却，能够更好地控制敏感症状，目标组织的热效应也可降低。并且，铒激光不会造成组织碳化，升高组织的热量总是局限于表面和术区(最大吸收和无扩散作用)。照射组织的温度达到 100℃ 就会发生软组织的气化或切割。在降低能量、散焦模式并关闭喷水的情况下，大约 55~60℃ 时会发生组织的凝固。建议使用 400~600μm 的锥形工作尖进行切割。

表 7-4 牙龈成形术、牙龈开槽术和冠延长术的临床参数

激光	牙龈切除术和牙龈开槽术					冠延长			
	功率	能量	脉冲重复率	脉宽	工作尖	能量	脉冲重复率	脉宽	工作尖
Er,Cr:YSGG	—	50~75mJ	>20pps	140μs 或 700μs	400μm	150~200mJ	15~20pps	140μs	600μm
Er:YAG	—	100~120mJ	>20pps	300μs 或 700μs	600μm	180~250mJ	15~20pps	50~100μs	800μm
二极管	0.8~1.5W 连续波 1.5 ~ 2.5 闸控模式	—	关断时间 10~20ms	10~20ms	400μm	不适用	不适用	不适用	不适用
Nd:YAG	2~3W	100mJ	20~30pps	300μs	300μm	不适用	不适用	不适用	不适用

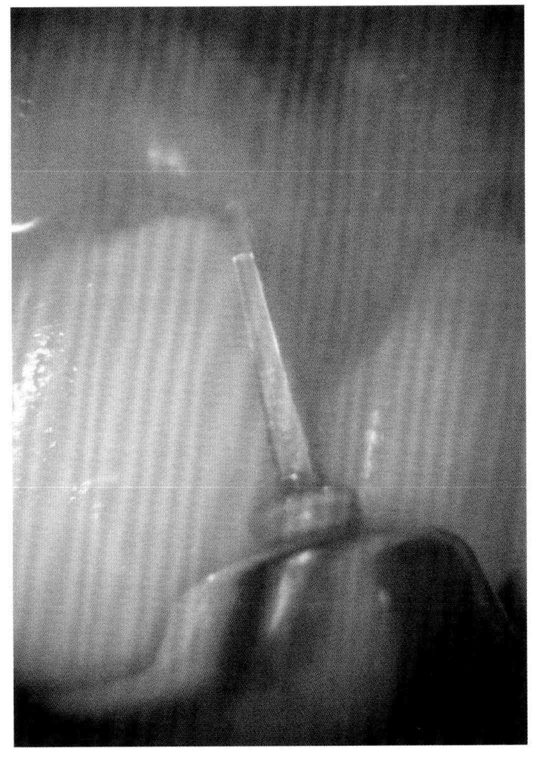

图 7-261 用 50mJ、50Hz 和 700μs 脉冲的 Er,Cr:YSGG 激光和 400μm 的工作尖来启动牙龈气化,配合少量水喷雾来控制相互反应产生的热量

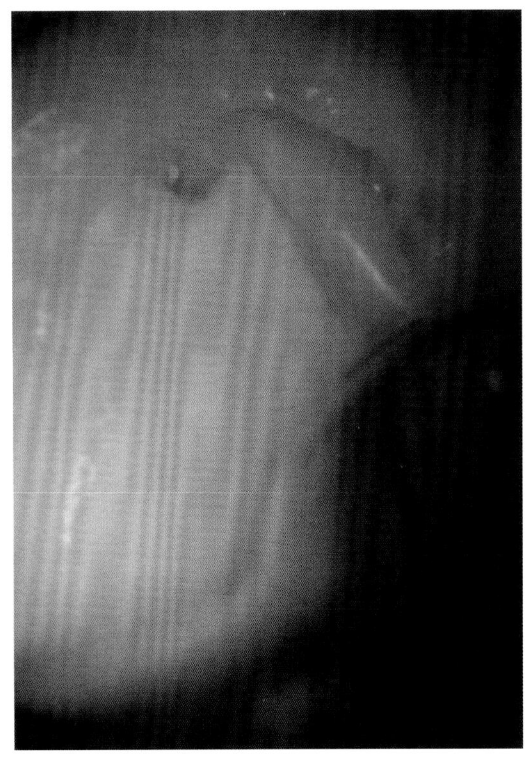

图 7-262 Er,Cr:YSGG 激光靠近气化龈弓高点的牙龈组织

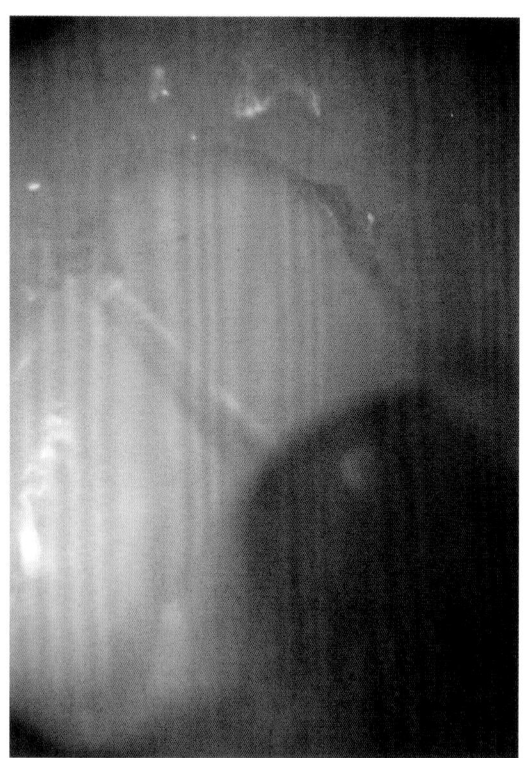

图 7-263 Er,Cr:YSGG 激光牙龈切除术,可见术中没有出血

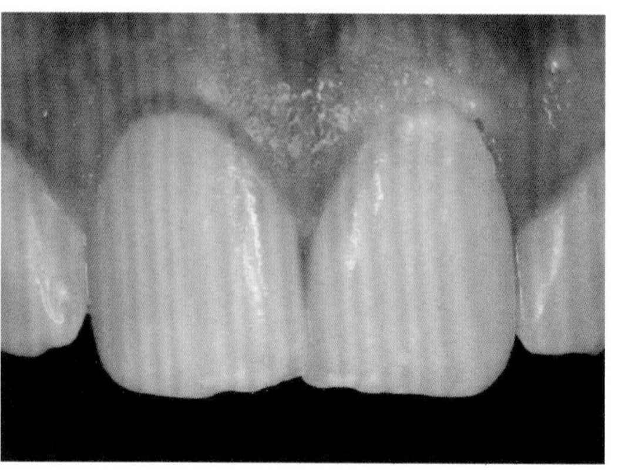

图 7-265 Er,Cr:YSGG 激光切龈术完成,暴露颈部龋损,由于正确的设置激光参数和操作,未见任何出血

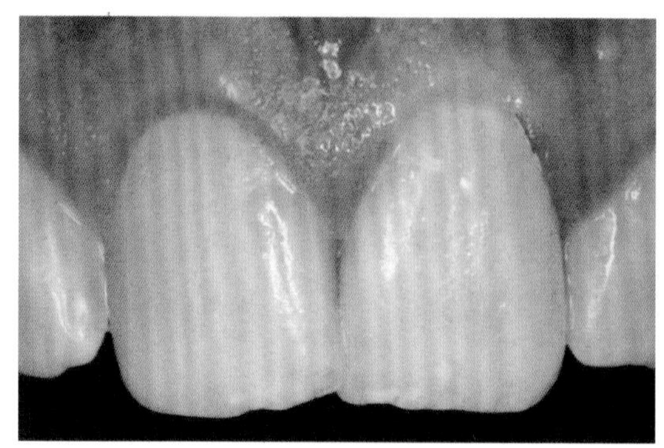

图 7-266 牙龈切除术后,用 Er,Cr:YSGG 激光同期预备Ⅴ类洞,即刻完成修复,未发生软组织热损伤

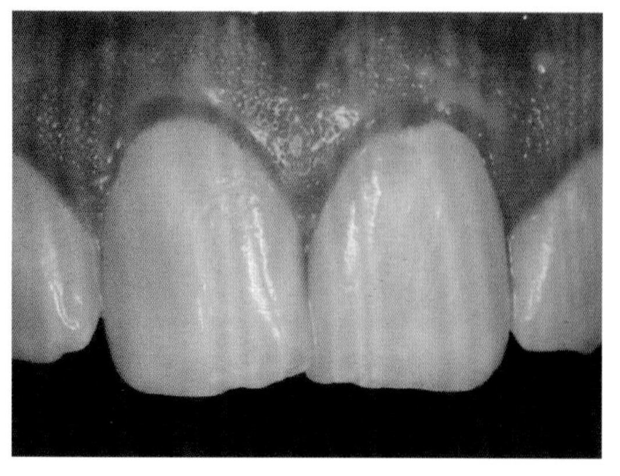

图 7-264 22 岁慢性龈缘炎患者左上颌中切牙龈缘下龋损

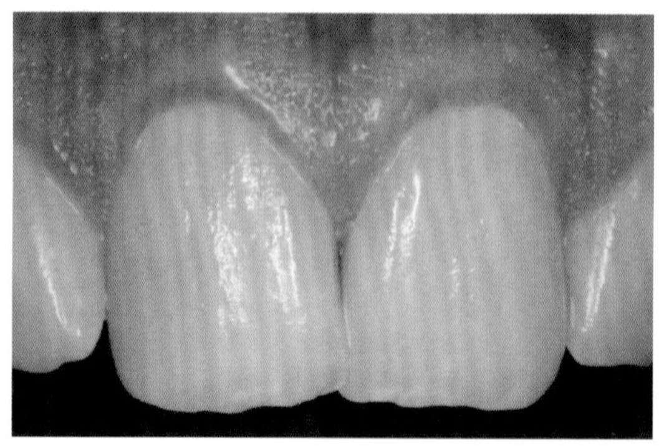

图 7-267 1 周后牙龈愈合良好

在预备Ⅴ类洞时,激光在颊侧的照射角度必须平行于牙齿长轴,尽量避免对牙釉质和根面进行多余的照射(图 7-268)。

在预备Ⅱ类洞(近中和远中)时,激光的工作尖可置于邻面,平行于牙体长轴,垂直于牙龈,工作尖的侧边倚靠颈部台阶,起到了导航作用(图 7-269~图 7-275)。大范围的龈切除术可通过从颊或舌侧进入术区的工作尖来实现,工作尖与龈乳头垂直(图 7-276)。

软组织手术方法必须考虑维持牙周组织生物学宽度(3.0~3.5mm),而且极深的窝洞会涉及骨和牙龈组织的部分牙冠延长术。因为铒激光对骨和牙龈两种组织的手术较安全,所以它在该手术中十分有效。参数必须改变(选择更短的脉宽、更高的能量和在骨组织上进行气/水喷雾),以便激光与一种组织或其他组织的相互作用更高效(表 7-4)。

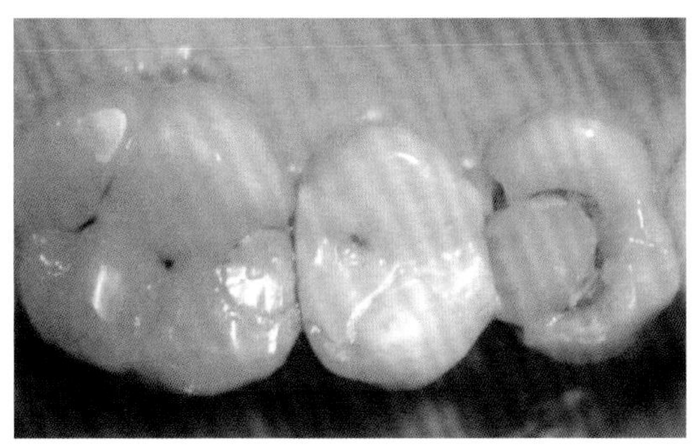

图 7-268 35 岁患者右上颌后牙区多处深龋

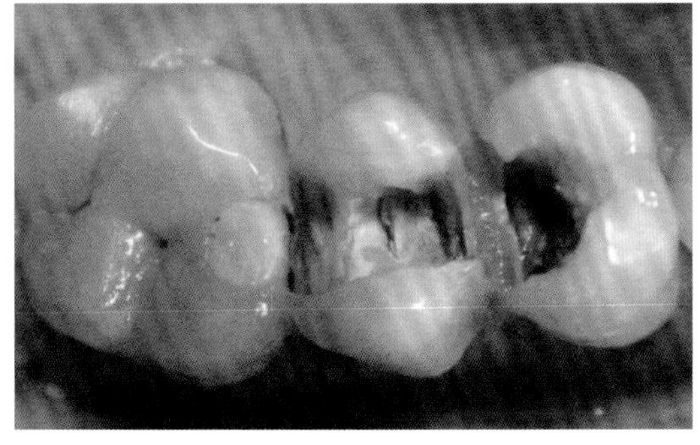

图 7-269 第一阶段,先去除第一磨牙和第一前磨牙的旧修复体和龋坏组织

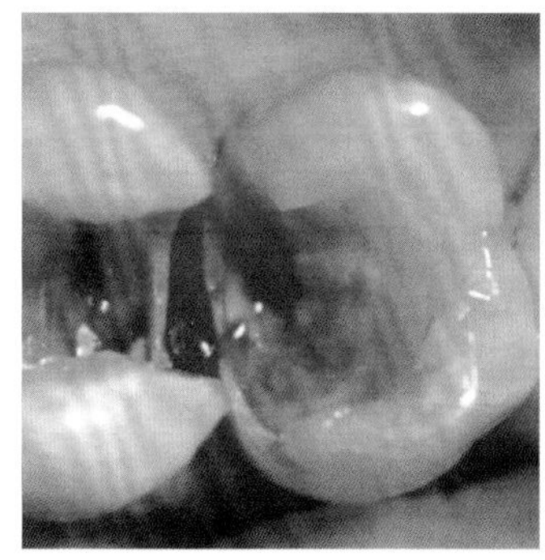

图 7-270 在两颗前磨牙间行激光切龈术,以暴露两颗牙齿之间的龋洞边缘

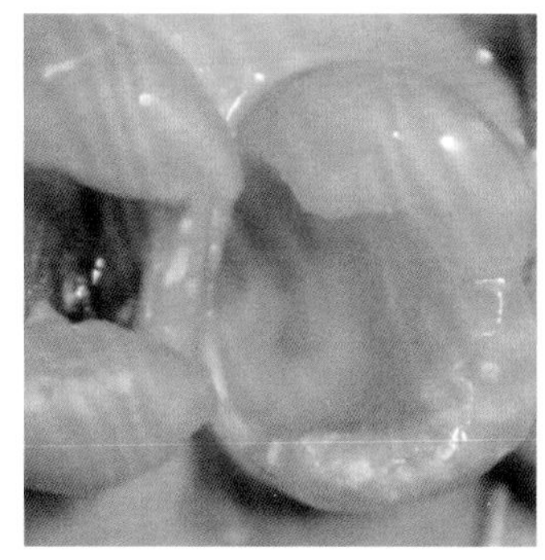

图 7-271 激光切龈术后,放置橡皮障,以便隔离前磨牙和去除深龋,消毒和处理,可见第一前磨牙十分接近髓室顶(暗区)

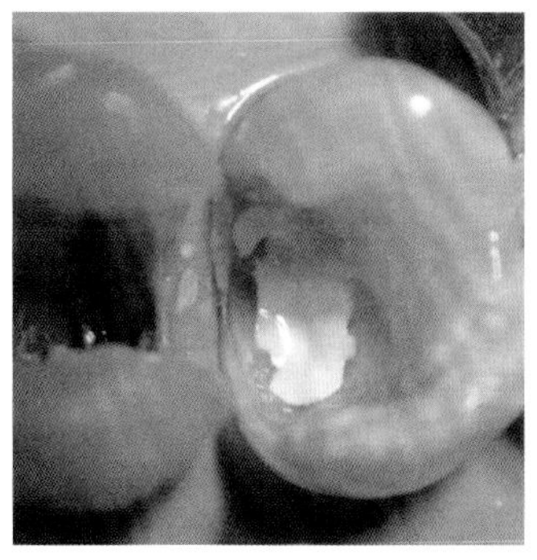

图 7-272 深部的牙本质去污后,在近髓处放置氢氧化钙衬垫,即刻封闭牙本质,复合材料充填倒凹,完成第一阶段

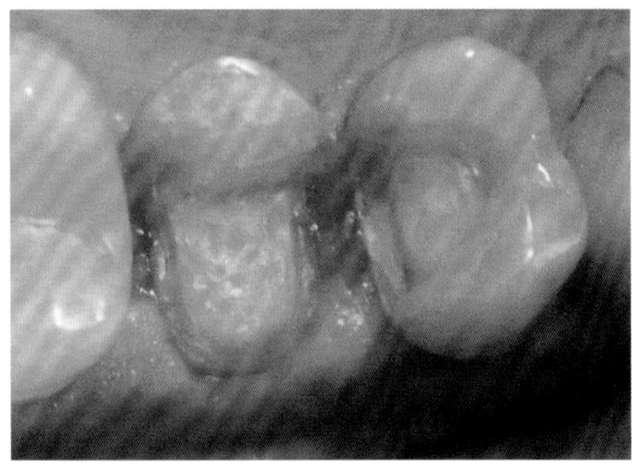

图 7-273 接下来,第一磨牙经激光预备后,直接充填复合修复材料,前磨牙用高速钻预备后行嵌体与高嵌体间接修复

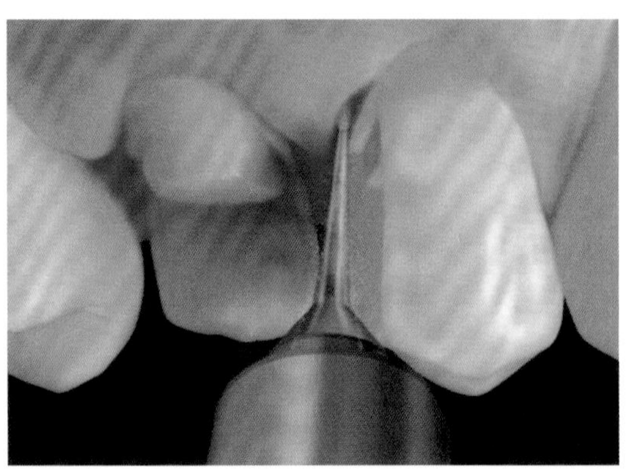

图 7-274 在制取间接修复体印模前,前磨牙行激光切龈术,以暴露龋洞边缘,激光工作尖平行于牙体长轴,垂直于牙龈,激光工作尖端的侧壁置于窝洞远中颈部台阶的牙釉质上,与牙釉质接触,以引导激光照射方向

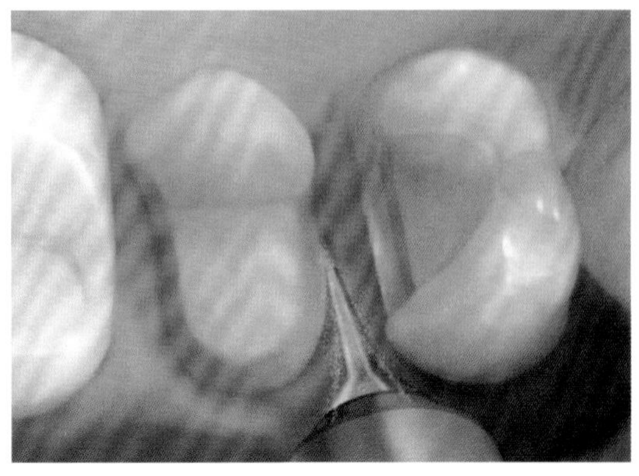

图 7-275 从颊侧以不同角度进行的牙龈切除,从颊、舌侧进行消融可较易确定牙龈切除的深度

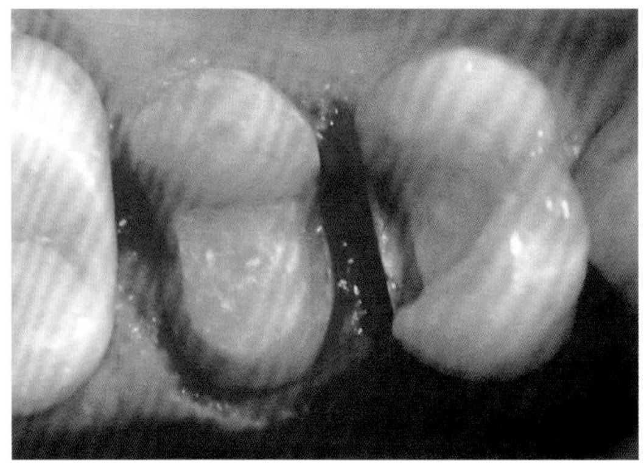

图 7-276 术后即刻照显示该步骤出血得到控制

波长位于可见光或近红外波段的激光不能用于去骨的牙冠延长术。

综上所述,铒激光不能完美地控制出血,若要制取间接修复的印模,采用两步法更为合适(图 7-277~图 7-280)。在连续的重塑牙龈术中,两步法技术十分可靠、简单且可预测效果,有效气化组织,并仅在 5~6 天内,使组织反应良好,快速重塑牙龈曲线。接下来,在取模前,可通过额外的精修来决定可能的重塑龈缘的位置。Er,Cr:YSGG 和 Er:YAG 激光能量分别设为 50~75mJ 和 100~120mJ,工作尖为 400μm 和 600μm。Er:YAG 激光也可用于美学区修复完成时简单的牙龈塑形(图 7-281~图 7-284)。

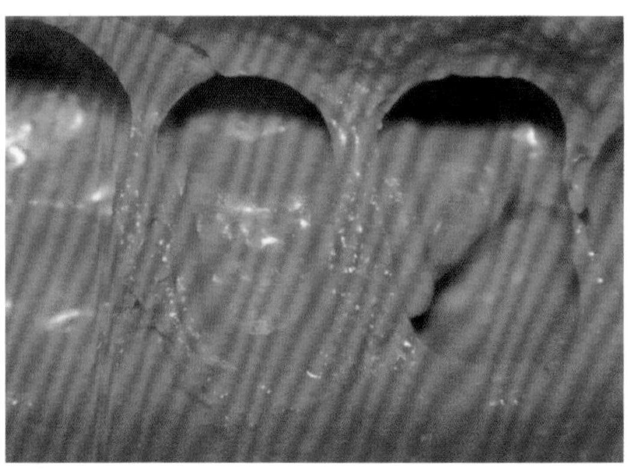

图 7-277 即刻印模完成,印模中未见任何残留的血液

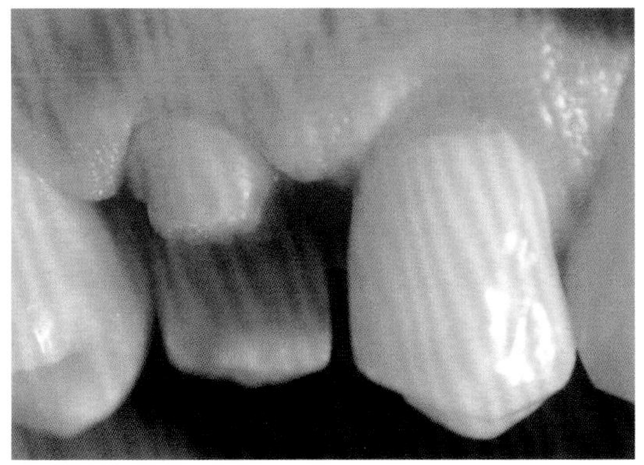

图 7-278 上一阶段治疗结束后 1 周，可见高质量的牙龈愈合，牙齿已准备好进行间接修复体的粘接

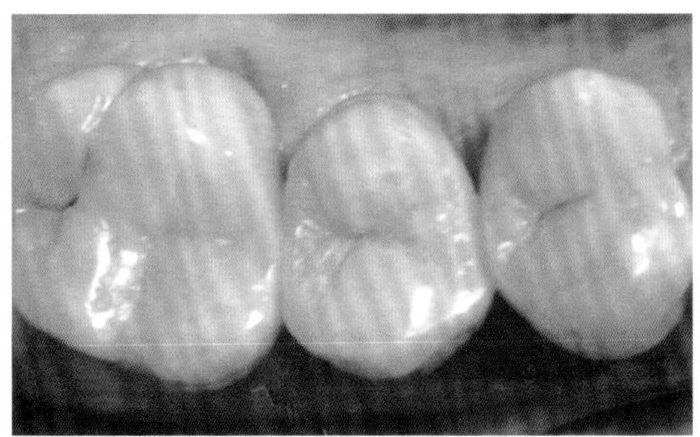

图 7-279 用直接和间接微混合型复合材料修复体完成修复

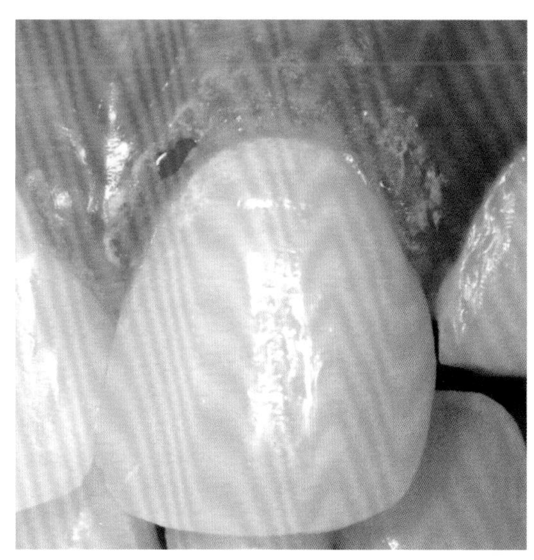

图 7-281 直接修复后用 Er:YAG 激光对中切牙行牙龈切除术，可见一侧牙龈几乎没有出血，而另一侧由于激光束与牙龈成 45°~60°的不正确角度，使颈部釉质受到激光束照射，产生了有害的相互作用（经 Olivi 和 Genovese 允许可转载）

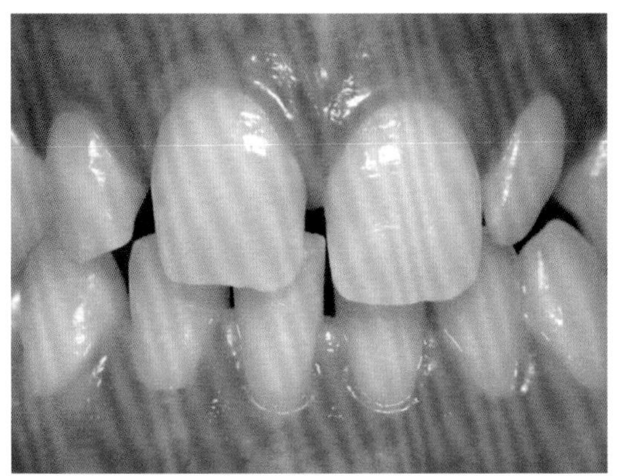

图 7-280 23 岁左上颌侧切牙呈锥状畸形的患者要求进行前牙美学修复
修复计划包括直接充填修复中切牙，贴面修复侧切牙，还计划用激光对左上颌中切牙的牙龈进行再成形（经 Olivi 和 Genovese 允许可转载）。

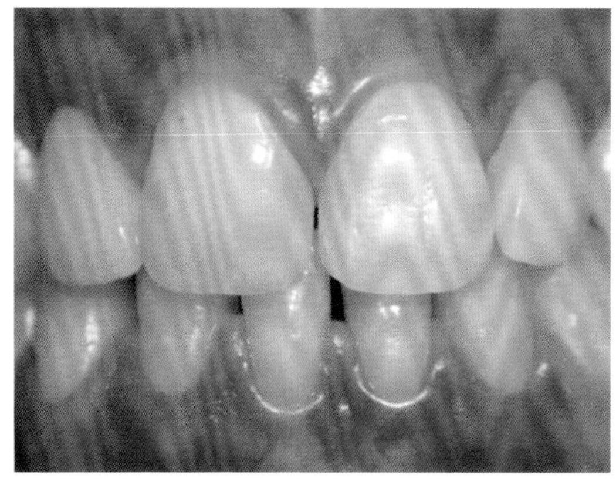

图 7-282 1 周后牙龈愈合良好（经 Olivi 和 Genovese 允许可转载）

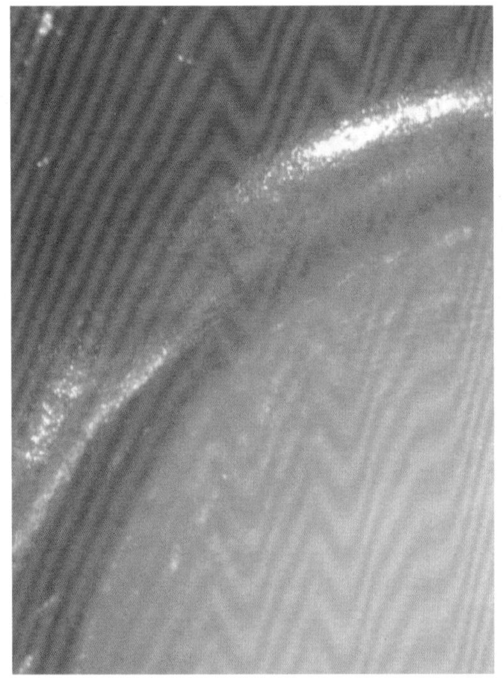

图 7-283 3 周随后牙龈完美愈合(近中和远中区),经氟化物处理 1 周后牙釉质再矿化(经 Olivi 和 Genovese 允许可转载)

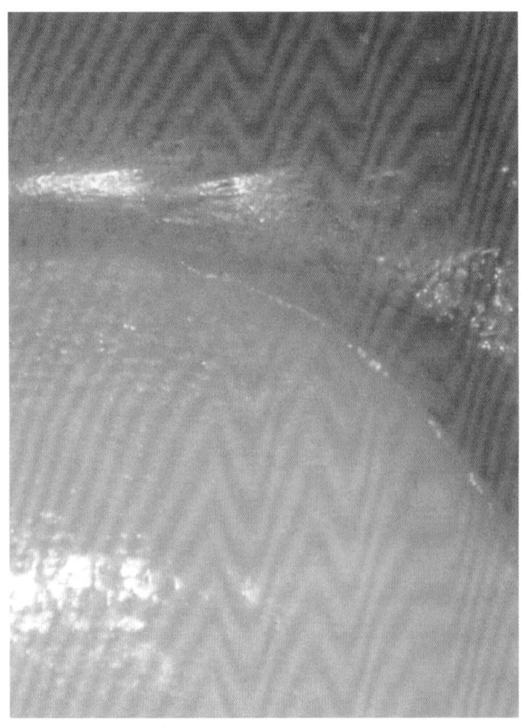

图 7-284 3 周后牙龈完全愈合(近中和远中区),经氟化物处理 1 周后牙釉质再矿化(经 Olivi 和 Genovese 允许可转载)

与此相反,位于绿色光谱区的近红外光和 KTP 激光能选择性地与血红蛋白、黑色素以及软组织的发色团相互作用。用这些连续波激光进行的牙龈切除术具有精确的切口和完美的止血效果。在高功率输出时使用超高脉冲也可使得良好的止血效果成为可能。近红外激光进行快速和有效的牙龈开槽术,可以在没有龈沟液或出血的情况下即刻制取精确的印模。因此,在该步骤中,推荐 0.8~1.5W 连续波或 2~2.5W 门控模式的二极管激光搭配 300~400μm 的光纤(表 7-4)。

(金 地 左起亮 译)

参考文献

1. Genovese MD, Olivi G. Laser in pediatric dentistry: patient acceptance of hard and soft tissue therapy. Eur J Paediatr Dent. 2008;9:13–7.
2. Molina M, Magnano G. Il dolore oro-cranio-facciale. Milan: Ilic Ed- itrice; 2005. p. 7–18, 403–27.
3. Olivi G, Margolis F, Genovese MD. Pediatric laser dentistry: a user's guide. Chicago: Quintessence Pub; 2011. p. 32–3. Chapter 3.
4. Parkins FM, Miller RL, Furnish GM, O'Toole TJ. A preliminary report: YAG laser treatment in pediatric dentistry. J Calif Dent Assoc. 1991;19(11):43–4, 46–48, 50.
5. Kohen J. Patients accept the dental laser. Dent Econ. 1992;82(3):69–70, 72–3.
6. Smith TA, Thompson JA, Lee WE. Assessing patient pain during dental laser treatment. J Am Dent Assoc. 1993;124:90–5.
7. Wigdor H. Patients' perception of lasers in dentistry. Lasers Surg Med. 1997;20:47–50.
8. Keller U, Hibst R, Geurtsen W, et al. Erbium: YAG laser application in caries therapy. Evaluation of patient perception and acceptance. J Dent. 1998;26:649–56.
9. Evans DJ, Matthews S, Pitts NB, Longbottom C, Nugent ZJ. A clinical evaluation of an Erbium:YAG laser for dental cavity preparation. Br Dent J. 2000;188:677–9.
10. Matsumoto K, Hossain M, Hossain MM, Kawano H, Kimura Y. Clinical assessment of Er, Cr:YSGG laser application for cavity preparation. J Clin Laser Med Surg. 2002;20:17–21.
11. Boj J, Galofre N, Espana A, Espasa E. Pain perception in paediatric patients undergoing laser treatments. J Oral Laser Appl. 2005;2:85–9.
12. Liu JF, Lai YL, Shu WY, Lee SY. Acceptance and efficiency of Er:YAG laser for cavity preparation in chil-

dren. Photomed Laser Surg. 2006;24:489–93.
13. Haytac MC, Ozcelik O. Evaluation of patient perceptions after frenectomy operations: a comparison of carbon dioxide laser and scalpel techniques. J Periodontol. 2006;77:1815–9.
14. Kara C. Evaluation of patient perceptions of frenectomy: a comparison of Nd:YAG laser and conventional techniques. Photomed Laser Surg. 2008;26(2):147–52.
15. Benedicenti A. Biostimolazione con laser a semiconduttore: ipotesi riguardante i meccanismi che presiedono Alla sua azione analgesica a breve termine. Parodontol Stomatol (Nuova). 1979;49:3.
16. Benedicenti A. Atlante di Laser Terapia. 3rd ed. Villa Cascina: Teamwork; 2005.
17. Moritz A. Oral laser application. Berlin: Quintessence; 2006. p. 528–9.
18. Olivi G, Margolis F, Genovese MD. Pediatric laser dentistry: a user's guide. Chicago: Quintessence Pub; 2011. p. 38–40. Chapter 4.
19. Chen W. The clinical applications for the Er,Cr:YSGG laser system. An atlas. Granite City: Chen Laser Institute; 2009. p. 42–3, 48, 82.
20. Neves Ade A, Coutinho E, De Munck J, Van Meerbeek B. Caries-removal effectiveness and minimal-invasiveness potential of caries-excavation techniques: a micro-CT investigation. J Dent. 2011;39(2):154–62. Epub 2010 Nov 25.
21. Fonzi L, Garberoglio R, Zerosi C. Anatomia microscopica del dente e del parodonto con correlazioni clinico-funzionali: testo-atlante. Padova: Piccin; 1991. p. 38, 45, 64, 68.
22. Berkovitz BKB, Boyde A, Frank RM, Hohling HJ, Moxham BJ, Nalbandian J, Tonge CH. Handbook of microscopic anatomy, vol. V/6: Teeth. Berlin: Springer-Verlag; 1989. p. 175.
23. Sturdevant CM. The art and science of operative dentistry. 3rd ed. London: Mosby Wolfe; 1995. p. 12–5, 19–22.
24. Ito S, Saito T, Tay FR, Carvalho RM, Yoshiyama M, Pashley DH. Water content and apparent stiffness of non-caries versus caries affected human dentin. J Biomed Mater Res B Appl Biomater. 2005;72:109–16.
25. Hibst R, Stock K, Gall R, Keller U. Controlled tooth surface heating and sterilization by Er:YAG laser radiation. Proc SPIE. 1996;2922:119–61.
26. Moritz A. Oral laser application. Berlin: Quintessence; 2006. p. 258–77.
27. Franzen R, Esteves-Oliveira M, Meister J, Wallerang A, Vanweersch L, Lampert F, Gutknecht N. Decontamination of deep dentin by means of erbium, chromium:yttrium-scandium-gallium-garnet laser irradiation. Lasers Med Sci. 2009;24(1):75–80. Epub 2007 Nov 20.
28. Türkün M, Türkün LS, Celik EU, Ateş M. Bactericidal effect of Er, Cr:YSGG laser on Streptococcus mutans. Dent Mater J. 2006;25(1):81–6.
29. Olivi G, Margolis F, Genovese MD. Pediatric laser dentistry: a user's guide. Chicago: Quintessence Pub; 2011. p. 58. Chapter 5.
30. Lee BS, Lin YW, Chia JS, Hsieh TT, Chen MH, Lin CP, Lan WH. Bactericidal effects of diode laser on Streptococcus mutans after irradiation through different thickness of dentin. Lasers Surg Med. 2006;38(1):62–9.
31. Hoke JA, Burkes Jr EJ, Gomes ED, Wolbarsht ML. Erbium:YAG (2.94 mum) laser effects on dental tissues. J Laser Appl. 1990;2(3–4):61–5.
32. Yu DG, Kimura Y, Kinoshita J, Matsumoto K. Morphological and atomic analytical studies on enamel and dentin irradiated by an erbium, chromium:YSGG laser. J Clin Laser Med Surg. 2000;18(3):139–43.
33. Hossain M, Nakamura Y, Yamada Y, Suzuki N, Murakami Y, Matsumoto K. Analysis of surface roughness of enamel and dentin after Er, Cr:YSGG laser irradiation. J Clin Laser Med Surg. 2001;19(6):297–303.
34. Ramos RP, Chinelatti MA, Chimello DT, Borsatto MC, Pécora JD, Palma-Dibb RG. Bonding of self-etching and total-etch systems to Er:YAG laser-irradiated dentin. Tensile bond strength and scanning electron microscopy. Braz Dent J. 2004;15(Spec No):SI9–20.
35. Toro CV, Derceli Jdos R, Faraoni-Romano JJ, Marchi P, Pécora JD, Palma-Dibb RG. The use of an Er:YAG laser to remove demineralized dentin and its influence on dentin permeability. Microsc Res Tech. 2013;76(3):225–30. doi:10.1002/jemt.22156. Epub 2012 Nov 23.
36. Lee BS, Lin PY, Chen MH, Hsieh TT, Lin CP, Lai JY, Lan WH. Tensile bond strength of Er, Cr:YSGG laser-irradiated human dentin and analysis of dentin-resin interface. Dent Mater. 2007;23(5):570–8. Epub 2006 Jul 3.
37. Ferreira LS, Apel C, Francci C, Simoes A, Eduardo CP, Gutknecht N. Influence of etching time on bond strength in dentin irradiated with erbium lasers. Lasers Med Sci. 2010;25(6):849–54. Epub 2009 Aug 6.
38. Korkmaz Y, Ozel E, Attar N, Ozge BC. Influence of different conditioning methods on the shear bond strength of novel light-curing nano-ionomer restorative to enamel and dentin. Lasers Med Sci. 2010;25(6):861–6. Epub 2009 Aug 18.
39. Moretto SG, Azambuja Jr N, Arana-Chavez VE, Reis AF, Giannini M, Eduardo Cde P, De Freitas PM. Effects of ultramorphological changes on adhesion to lased dentin-scanning electron microscopy and transmission electron microscopy analysis. Microsc Res Tech. 2011;74(8):720–6. Epub 2010 Oct 13.
40. Kato C, Taira Y, Suzuki M, Shinkai K, Katoh Y. Conditioning effects of cavities prepared with an Er, Cr:YSGG laser and an air-turbine. Odontology. 2012;100(2):164–71. Epub 2011 May 22.
41. de Souza-Gabriel AE, Chinelatti MA, Borsatto MC, Pecora JD, Palma-Dibb RG, Corona SA. Effect of Er:YAG laser irradiation distance on superficial dentin morphology. Am J Dent. 2006;19(4):217–21.
42. Obeidi A, McCracken MS, Liu PR, Litaker MS, Beck P, Rahemtulla F. Enhancement of bonding to enamel and dentin prepared by Er, Cr:YSGG laser. Lasers Surg Med. 2009;41(6):454–62.
43. Chen ML, Ding JF, He YJ, Chen Y, Jiang QZ. Effect of pretreatment on Er:YAG laser-irradiated dentin. Lasers Med Sci. 2015;30(2):753–9. doi: 10.1007/s10103-013-1415-1. Epub 2013 Aug 16.

44. Chousterman M, Heysselaer D, Dridi SM, Bayet F, Misset B, Lamard L, Peremans A, Nyssen-Behets C, Nammour S. Effect of acid etching duration on tensile bond strength of composite resin bonded to erbium:yttrium-aluminium-garnet laser-prepared dentine. Preliminary study. Lasers Med Sci. 2010;25(6):855–9. Epub 2009 Aug 15.
45. Saraceni CH, Liberti E, Navarro RS, Cassoni A, Kodama R, Oda M. Er:YAG-laser and sodium hypochlorite influence on bond to dentin. Microsc Res Tech. 2013;76(1):72–8. doi:10.1002/jemt.22138. Epub 2012 Oct 17.
46. Lahmouzi J, Farache M, Umana M, Compere P, Nyssen-Behets C, Samir N. Influence of sodium hypochlorite on Er:YAG laser-irradiated dentin and its effect on the quality of adaptation of the composite restoration margins. Photomed Laser Surg. 2012;30(11):655–62. Epub 2012 Oct 17.
47. Pires PT, Ferreira JC, Oliveira SA, Azevedo AF, Dias WR, Melo PR. Shear bond strength and SEM morphology evaluation of different dental adhesives to enamel prepared with ER:YAG laser. Contemp Clin Dent. 2013;4(1):20–6.
48. Olivi G, Margolis F, Genovese MD. Pediatric laser dentistry: a user's guide. Chicago: Quintessence Pub; 2011. p. 101–7. Chapter 8.
49. Olivi G, Genovese MD. Erbium chromium laser in pulp capping treatment. J Oral Laser Appl. 2006; 6(4):291–9.
50. Olivi G, Genovese MD, Maturo P, Docimo R. Pulp capping: advantages of using laser technology. Eur J Paediatr Dent. 2007;8(2):89–95.
51. Olivi G, Genovese MD, Parker S, Benedicenti S. Terapia della polpa vitale: vantaggi dell'utilizzo della tecnologia laser. Giugno: Dentista Moderno; 2010. p. 76–86 (in Italian).
52. Perhavec T, Diaci J. Comparison of Er:YAG and Er, Cr:YSGG Dental Lasers. J Oral Laser Appl. 2008;8:87–94.
53. Jaberi Ansari Z, Fekrazad R, Feizi S, Younessian F, Kalhori KA, Gutknecht N. The effect of an Er, Cr:YSGG laser on the micro-shear bond strength of composite to the enamel and dentin of human permanent teeth. Lasers Med Sci. 2012;27(4):761–5. Epub 2011 Aug 2.
54. McLean JW. Clinical applications of glass-ionomer cements. Oper Dent. 1992;Suppl 5:184–90.
55. Laurent P, Camps J, De Méo M, Déjou J, About I. Induction of specific cell responses to a Ca(3) SiO(5)-based posterior restorative material. Dent Mater. 2008;24(11):1486–94. Epub 2008 Apr 29.
56. Poggio C, Ceci M, Beltrami R, Dagna A, Colombo M, Chiesa M. Biocompatibility of a new pulp capping cement. Ann Stomatol (Roma). 2014;5(2):69–76. eCollection 2014.
57. Laurent P, Camps J, About I. Biodentine(TM) induces TGF-β1 release from human pulp cells and early dental pulp mineralization. Int Endod J. 2012;45(5):439–48. Epub 2011 Dec 22.
58. Cantek NK, Avc S. Evaluation of shear bond strength of two resin-based composites and glass ionomer cement to pure tricalcium silicate-based cement (Biodentine®). J Appl Oral Sci. 2014; 22(4):302–6.
59. Natale LC, Rodrigues MC, Xavier TA, Simões A, de Souza DN, Braga RR. Ion release and mechanical properties of calcium silicate and calcium hydroxide materials used for pulp capping. Int Endod J. 2015;48(1):89–94. doi:10.1111/iej.12281.
60. Souza-Gabriel AE, Chinelatti MA, Borsatto MC, Pécora JD, Palma-Dibb RG, Corona SA. SEM analysis of enamel surface treated by Er:YAG laser: influence of irradiation distance. Microsc Res Tech. 2008;71(7):536–41.
61. McLean JW. Limitations of posterior composite resins and extending their use with glass ionomer cements. Quintessence Int. 1987;18(8):517–29.
62. Roggenkamp CL, Cochran MA, Lund MR. The facial slot preparation: a nonocclusal option for Class 2 carious lesions. Oper Dent. 1982;7(3):102–6.
63. World Health Organization. Application of the international classification of diseases and stomatology. IDC-DA. 3rd ed. Geneva: World Health Organization; 1995.
64. Andreasen JO, Andreasen FM. Essentials of traumatic injuries to the teeth: a step-by-step treatment guide. 2nd ed. Ames: Wiley-Blackwell; 2001.
65. Andreasen JO, Jacobsen I. Traumatic injuries. Follow-up and long-term prognosis. In: Koch G, Poulsen S, editors. Pediatric dentistry. A clinical approach. Copenhagen: Munksgaard; 2001. p. 381–97.
66. Caprioglio C, Olivi G, Genovese MD, editors. I Laser in Traumatologia Dentale. Bologna: Martina; 2010. (in Italian).
67. Olivi G, Caprioglio C, Genovese MD. Lasers in dental traumatology. Eur J Paediatr Dent. 2010;11(2):71–6.
68. Caprioglio C, Olivi G, Genovese MD. Lasers in dental traumatology and low level laser therapy (LLLT). Eur Arch Paediatr Dent. 2011;12(2):79–84.
69. Lee WC, Eakle WS. Possible role of tensile stress in the etiology of cervical erosive lesions of teeth. J Prosthet Dent. 1984;52(3):374–80.
70. Braem M, Lambrechts P, Vanherle G. Stress-induced cervical lesions. J Prosthet Dent. 1992;67:718–22.
71. John GO. Abfractions: a new classification of hard tissue lesions of teeth. J Esthet Dent. 1991;3:14–9.
72. Litonjua LA, Andreana S, Bush PJ, Tobias TS, Cohen RE. Noncarious cervical lesions and abfractions: a re-evaluation. J Am Dent Assoc. 2003;134:845–50.
73. Levitch LC, Bader JD, Shugars DA, Heymann HO. Non-carious cervical lesions. J Dent. 1994; 22:195–207.
74. Turp JC, Gobetti JP. The cracked tooth syndrome: an elusive diagnosis. J Am Dent Assoc. 1996;127:1502–7.
75. Mathew S, Thangavel B, Mathew CA, Kailasam S, Kumaravadivel K, Das A. Diagnosis of cracked tooth syndrome. J Pharm Bioallied Sci. 2012;4 Suppl 2:S242–4.
76. Cameron CE. Cracked-tooth syndrome. J Am Dent Assoc. 1964;68:405–11.
77. Magne P, Boff LL, Oderich E, Cardoso AC. Computer-

aided-design/computer-assisted-manufactured adhesive restoration of molars with a compromised cusp: effect of fiber-reinforced immediate dentin sealing and cusp overlap on fatigue strength. J Esthet Restor Dent. 2012;24(2):135–46. Epub 2011 Jun 8.
78. Batalha-Silva S, de Andrada MA, Maia HP, Magne P. Fatigue resistance and crack propensity of large MOD composite resin restorations: direct versus CAD/CAM inlays. Dent Mater. 2013;29(3):324–31. Epub 2013 Jan 1.
79. Magne P. Immediate dentin sealing: a fundamental procedure for indirect bonded restorations. J Esthet Restor Dent. 2005;17(3):144–54, discussion 155.
80. Pang P, Olivi G, et al. Laser energy in oral soft tissue applications. Science and research committee, academy of laser dentistry. J Laser Dent. 2010;18(3): 123–31.
81. Olivi G, Margolis F, Genovese MD. Pediatric laser dentistry: a user's guide. Chicago: Quintessence Pub; 2011. p. 121–7. Chapter 9.
82. Rizoiu IM, Eversole LR, Kimmel AI. Effects of an erbium, chromium:yttrium, scandium, gallium, garnet laser on mucocu- taneous soft tissues. Oral Surg Oral Med Oral Pathol Oral Radiol Endod. 1996;82:386–95.
83. Olivi G. Hard and soft tissue Er, Cr:YSGG laser application: multiple closed flap crown lengthening in esthetic anterior area. J Laser Dent. 2006; 14(2):21–5.
84. Gherlone E, Cattoni F. Il Laser in Protesi fissa e piccola Chirurgia. Bologna: Edizioni Martina; 2005.
85. Olivi G, Margolis F, Genovese MD. Laser pediatric dentistry: a user's guide (in English). Chicago: Quintessence Pub; 2011. p. 107. Figs. 8–12.
86. Olivi G, Genovese MD. A dental laser and a microscope: the perfect match. J Laser Dent. 2009; 17(1):6–12.
87. Olivi G, Iaria G, Genovese MD. Laser in Odontoiatria Estetica: basi scientifiche dell'utilizzo in Conservativa. Cosmetic Dentistry. vol 2. 2008. p. 22–8.

8 激光在活髓保存治疗中的应用

Giovanni Oliv, Maria Daniela Genovese

摘要

活髓保存是牙体修复学的治疗目标之一。

维护牙髓活力取决于对正常牙髓或可逆性牙髓炎的正确诊断以及正确的治疗。不同的治疗方法取决于牙髓组织的感染程度,包括牙本质敏感症的治疗、深龋的治疗、直接盖髓术、部分牙髓切断术和根尖诱导成形术。

铒激光极大地改善了去除深龋感染物的效率,并且由于对龋坏组织的选择性作用,对牙齿窝洞预备非常有用。所有的激光波长也可用于凝固暴露的牙髓,从而为第三期牙本质的形成创造生物学基础。在本章展示了这方面的实验研究和操作原则。

从生物力学和美学的角度来看,牙髓活力的保存极大地改善了牙齿的预后。保存活髓是牙体修复学的治疗目标之一,可视为牙体修复学和牙体牙髓病学的分界线。

维持牙髓活力取决于对正常牙髓或可逆性牙髓炎的诊断以及正确的治疗。治疗方法的选择取决于患者的症状和牙髓组织的感染程度。诊断和程序性决策路径取决于临床,所以主要是主观的。

干预措施包括牙本质敏感症的治疗、深龋的治疗、直接盖髓术、部分牙髓切断术和根尖诱导成形术。

8.1 牙本质敏感症

牙本质敏感症是口腔常见的临床症状,好发于上下颌尖牙和前磨牙。其特征通常是短暂、剧烈的疼痛,从牙颈部开始,对不同的刺激,如温度刺激(冷热饮料和食物)、触觉刺激(进食、刷牙)、渗透刺激(高渗溶剂,如糖类等)和化学刺激(酸性饮料或水果)可产生反应。最常见的触发因素是冷刺激。高敏感度的人在遇到冷刺激时,发生疼痛的比例较高。牙本质敏感症可能与牙本质表面暴露的不同类型的牙齿缺损(龋病和非龋牙颈部病变)或牙周缺损(牙龈退缩)有关。

敏感性刺激通过流体动力学机制(牙本质流体穿过小管,在外周神经末梢产生压力)穿过牙本质传递到牙髓。基于这种流体动力学理论,可以推测发生牙本质敏感的牙齿应该有牙本质小管开口于牙根表面并且直达牙髓。

Absi 等人的一项研究,通过扫描电子显微镜观察计划拔除的无龋坏但暴露部分牙根的牙齿,其单位面积内牙本质小管的数量。与无牙本质敏感症的牙齿相比,牙本质敏感的牙齿单位面积内的牙本质小管数量显著增加(约 8 倍),且小管直径显著增宽(约 2 倍)。

牙髓组织长期受到从牙本质小管传到牙髓的外界生物刺激和物理化学刺激,生成第三期牙本质和硬化性牙本质,从而减轻牙本质敏感的症状(参见第 1 章)。

根据流体动力学理论和牙颈部牙本质小管开放的特点,牙本质敏感症的治疗应基于牙本质小管的封闭。

通过氟漆或粘接剂等物质的应用,可以封闭牙本质小管。

激光设备的使用也被用来对暴露的牙本质表面进行改性,包括使牙本质表面的有机成分和无机成分熔化,进而封闭牙本质小管。这种热效应因使用的激光波长不同而不同。脱敏治疗能够消除牙齿敏感症状,防止牙髓因慢性刺激而产生一些病理学改变和/或疼痛,以及牙髓炎。针对牙周病患者的确开展了许多研究,在牙周维护期间,牙周病治疗可能与牙本质敏感症增加相关。

8.1.1 激光治疗牙本质敏感症

许多研究对激光照射减轻或消除牙本质敏感的作用进行了观察和比较。Cunha-Cruz J(2011)对激光应用于牙本质敏感的一些文献进行了评估,文献来自于 *MEDLINE*、*Embase*、*Cochrane Central Database*、*Cochrane Oral Health Group's Trials Register*、*National Research Register* 和一些专门研究激光的杂志。由于研究的差异性,并未进行 Meta 分析,只做了定性的综合分析。8 项实验(234 位参与者)符合纳入标准。其中,二极管激光和局部脱敏剂的比较占了一半,然而所得结论不尽相同。其余研究涉及 Nd:YAG 激光、Er:YAG 激光和 CO_2 激光。虽然所有的研究表明,三种激光的脱敏效果均超过了局部脱敏药物,但激光的脱敏疗效只是稍好一点而已。同年(2011),Cunha-Cruz J 等人对激光脱敏进行了另一项系统性回顾,其结果与前一次相同。

不管怎样,这些研究还是具有临床意义的,解释了激光在治疗牙齿敏感中的优越性。

8.1.2 二极管激光

二极管激光已被应用于牙周袋治疗、牙根表面感染物的去除、软组织的气化以及牙周刮治术后牙本质敏感症。一项研究显示,使用激光治疗后 86.6%的患者疼痛完全消失;而使用氟化物第三次回访后,仅有 26.6%的患者疼痛完全消失。

与即刻治疗(82.6%),1 个月(69.5%)和 6 个月(60.8%)后的基线值相比,2%氟化钠溶液和二极管激光联合使用显示出不适感的概率显著减轻。使用二极管激光或单独使用氟化钠或甲基丙烯酸羟乙酯和戊二醛溶液(HEMA-G:Gluma 脱敏剂)获得的结果较差。牙周治疗后,当二极管激光和 10%硝酸钾凝胶(NK)联合应用时,还可观察到明显更快的即刻反应。

8.1.3 Nd:YAG 和 Er:YAG 激光

Schwarz 等人比较了 Er:YAG 激光和化学试剂的脱敏效果,结果表明 Er:YAG 激光(80mJ/脉冲、3Hz)对牙本质敏感症有效,并且疗效的维持时间均优于聚氨酯异氰酸酯(22.5%)和氯乙烯(77.5%)(牙本质保护剂)。

两项体外研究比较了 Er:YAG 激光和 Nd:YAG 激光的疗效,表明低能量的 Er:YAG 激光(60mJ、2Hz)比 Nd:YAG 激光(1.5W、15Hz)能更有效地减小牙本质的渗透性,但两者之间没有统计学差异(有效率分别为 26.05%比 19.03%)。一项体内实验的两次随访结果表明，Nd:YAG 激光（1W、15Hz、60s、两次）在每次随访检查中的疼痛指数均比 Er:YAG 激光（100mJ、3Hz、60s、两次）显著降低。该实验得出结论：Nd:YAG 激光比 Er:YAG 激光能更有效地缓解疼痛。

需要强调的是，与体外实验的参数相比，体内实验中 Er:YAG 的参数较大，而 Nd:YAG 的参数较小。与此相关的结论是，不管使用哪种波长的激光，能量较低者成功率更高。

然而，一些研究显示，治疗前与 Er:YAG 激光联合含戊二醛的脱敏系统（Gluma）或 Nd:YAG 激光联合氟漆治疗 6 个月后对敏感的改善程度相同。但是在这些研究中发现，治疗后的即刻不适感减轻，以及治疗 1 周后敏感症状有显著改善。

8.1.4　操作步骤

近红外线激光（二极管激光和 Nd:YAG 激光）已广泛应用于牙周病的治疗。除了抗菌和凝固作用外，这些激光在牙周病治疗后对预防牙本质敏感非常有用。

如果未即刻进行牙周治疗后的激光脱敏，应行以下步骤：抛光牙齿，以便获得治疗后清洁的牙面。用开口器撑开牙弓，将硝酸钾或氟化钠凝胶涂于牙面，并且用非常低的能量，以散焦模式（距牙面 1cm）进行照射，每颗牙以扫描的形式照射 30s。照射完后，让氟化物凝胶在牙面继续滞留 5min 以上，待凝胶被吸入，并建议患者 1h 内不要漱口。如果需要，可在 15 天后再次用激光脱敏（图 8-1，图 8-2）。

慢性超敏反应的患者需要在 6 个月后进行随访。在这段脱敏作用的过渡期间，可能需要在合适的时间再次对患牙进行激光脱敏。作者建议设置的激光参数通常非常低且安全，照射后表面会有轻微热量，钾离子和氟离子沉淀，波长和牙本质会产生轻微的热反应。最后，通过有机、无机成

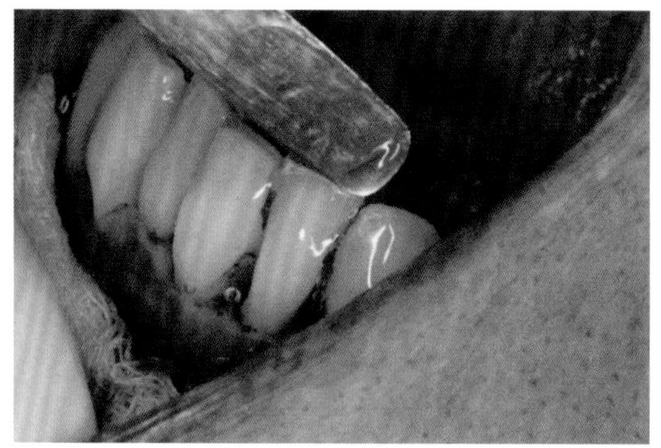

图 8-1　牙周治疗后，将含氟凝胶涂在牙齿表面

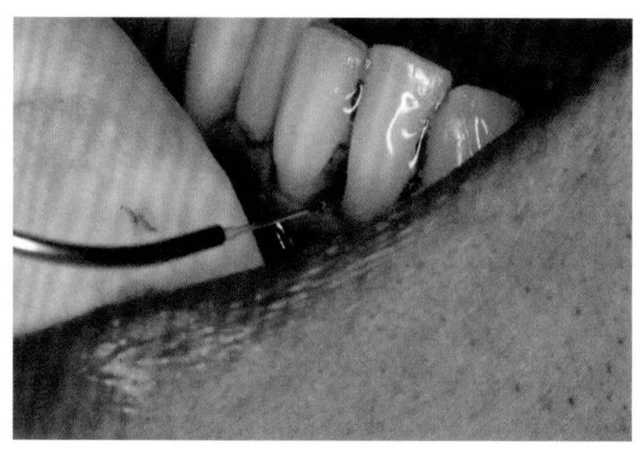

图 8-2　散焦和扫描模式

分，包括钾、氟离子熔化在一起，使牙本质小管封闭。

二极管激光设置为 0.4W，连续波、未激活的 400μm 的光纤。

Nd:YAG 激光设置为 0.75W，15Hz、未激活的 400μm 的光纤。

Er:YAG 激光和 Er,Cr:YSGG 激光选用 600μm 的工作尖，25mJ，10Hz，关闭水喷雾，开气。

8.2　深的牙本质龋

如前所述，窝洞预备完后处理深部牙本质是维持牙髓活力的重要步骤。

鉴别和去除较深的龋，临床上属于主观操作，令人担忧的是去净深部龋坏的组织，常常会过度磨除健康的牙本质，导致完全去

除龋坏组织后的牙髓暴露。

为了使这种风险降到最小，人们提出了保守性去龋，包括间接盖髓术、部分去龋术和逐步去龋术等，这些技术之间的差异和界限很小。

Ingle将间接盖髓术定义为，将少量龋坏牙本质保留在深龋洞中，以防牙髓暴露，然后在牙髓附近深龋的牙本质上应用氢氧化钙，以刺激修复性牙本质的形成。

近年来还有一些新技术，如化学机械预备和激光，也被研究应用于深龋治疗。

8.2.1 龋坏组织去除原理

目前已经有不同的去龋技术被提出，挑战完全去龋的学说。这些技术的基本原理考量了龋坏牙本质的组成和改变，去龋过程中使龋微生物数量减少以及第三期牙本质的形成。

龋坏牙本质由两个主要的部分组成：

（1）不可逆感染的外层：不能再矿化，应该去除。

（2）可逆未被感染和可再矿化的内层：应保留。

深部牙本质治疗的重点在于，将活动的病损转变为低活动或静止的病损，即使是在未进行近髓去除腐质的情况下，也要促进牙髓-牙本质复合体形成第三期牙本质。

然而，必须强调的是去除髓室顶的软化牙本质是至关重要的一步。

8.2.2 适应证

当患者无疼痛史，牙齿无临床症状时，如果治疗前未出现过一过性疼痛，并且口腔放射线片显示龋损区域已达到一定的深度，以致完全去除龋坏也许会导致牙髓暴露，可分步去龋或使用间接盖髓术。

在一项关于临床与微生物学的研究中，对几名患有深龋和无疼痛史的患者采用分步去龋法，外层的龋坏牙本质呈典型的橘色染色效果。去龋6个月后，用氢氧化钙制剂盖髓，丁香油氧化锌水门汀暂封。当第二次预备时，中间层的牙本质转变为深褐色，最终与完全去除周围牙本质之后的颜色相似。另外，牙本质的稳定性也随着牙本质硬度的增加而变化，与最终去龋后细菌生长显著减少有关。这项研究表明，最初去除的致龋微生物量对控制龋病进展至关重要。在第二次去龋中，相比完全去龋法，逐步去龋法和部分去龋法导致牙髓暴露的概率更低，且成功率更高。

一些临床研究显示出不完全去龋法的好处，尤其是在深龋治疗中。基于回顾性研究，与完全去龋法相比，当深龋近髓时，不完全去龋法似乎更有优势，也减少直接盖髓术的使用。然而，关于哪种技术更好，目前文献中尚无统一意见，主要难点在于界定窝洞预备到什么程度时必须停止。

8.2.3 激光治疗深部牙本质

所有波长的激光都可用于牙本质外层和内层的深度去污，但是用铒族激光进行全窝洞预备具有几个优势。它们在深部牙本质龋处理中起到了基础作用（表8-1）。

表8-1 铒激光在深部牙本质处理中的优势与危害

优势	危害
选择性去除龋坏牙本质，保存更多的健康牙本质	操作危险
对受照射表面进行深度去污	微生物危害
对牙本质表面进行清理并减少污染的牙本质碎屑进入牙髓的可能性	微生物危害
降低激光窝洞预备时牙髓的温度	物理危害

应用铒激光时，不管是间接盖髓术还是分步去龋法或是完全去龋法，激光辅助技术使得手术更加可预测，因为铒激光对龋坏组织更具有选择性（参见7.5），从而能

够在防止可能出现不必要露髓情况的同时使龋齿完全气化，且净化深度达 300～500μm，从而保证了牙本质深层的去污效果（图 8-3，图 8-4）。

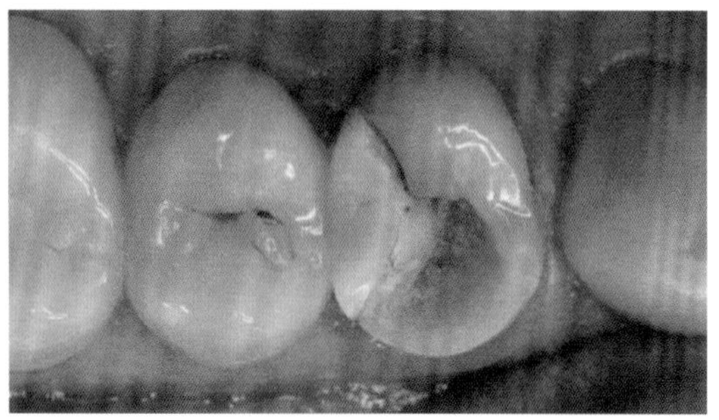

图 8-3 上颌前磨牙颊尖折裂，露出陈旧的、折裂的复合充填物下面的深龋（经 Olivi 等人同意可转载）

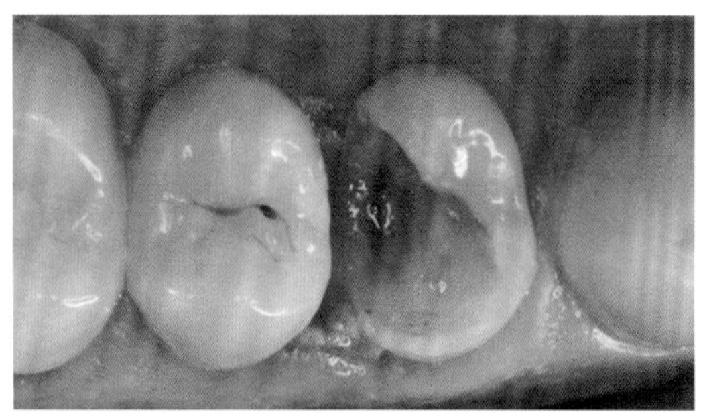

图 8-4 放置橡皮障前，去除陈旧的充填物，并用铒激光去除龋坏牙本质，行微创龈缘切龈术，使牙体硬组织边缘位于龈缘之上（经 Olivi 等人同意可转载）

在用激光进行窝洞预备的过程中，激光完全去龋的参数为 150mJ 或更低、15～20Hz、短脉宽（100～300μs）、气/水喷雾。牙本质表面去污必须小心进行，以免损伤牙髓，需在 70～80mJ 的较低能量下，以 10Hz（脉宽 100μs），聚焦模式和在喷水状态下进行。深层近髓处牙本质的封闭也被称为牙本质熔化，可预防术后敏感。在散焦模式下，25mJ、10Hz、短脉宽（100～300μs），使用气流冷却操作（无水或低气/水喷雾），持续 5～10s（图 8-5）。应用生物活性材料（氢氧化钙、MTA、Biodentine）垫底，并使用复合树脂即刻充填，为窝洞提供良好的封闭（图 8-6～图 8-10）。

虽然口腔医学中使用的所有波长的激光都可能用在最终的去污步骤，但并不能都用于龋坏组织的气化（参见第 4 章）。

如果在手术过程中发生露髓，可用激光行直接盖髓。如果诊断正确，暴露范围小，

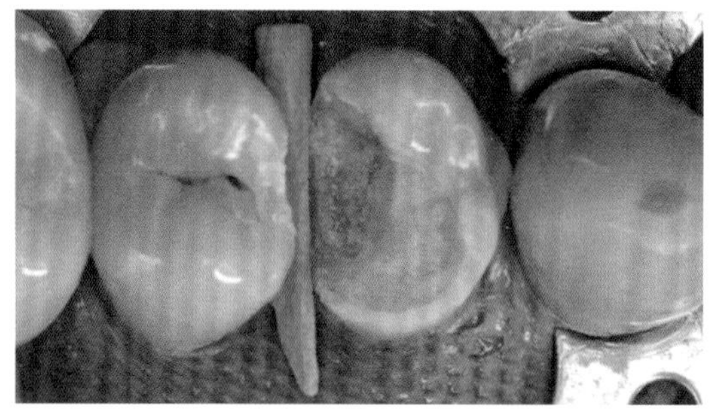

图 8-5 用 25mJ 和 10Hz 的铒激光去污染和消融深部牙本质表面（经 Olivi 等人同意可转载）

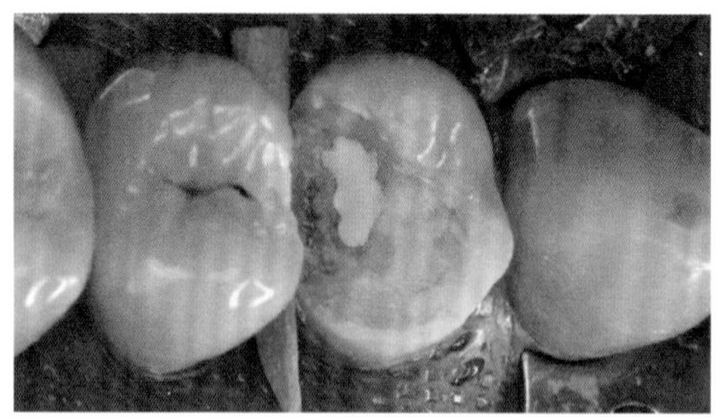

图 8-6 第一层用氢氧化钙作为盖髓材料（经 Olivi 等人同意可转载）

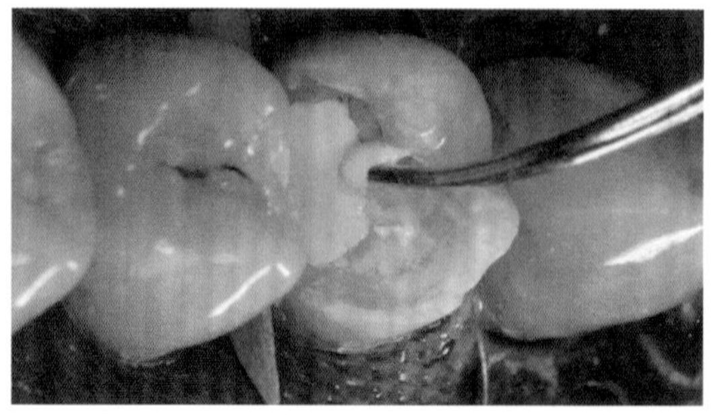

图 8-7 第一层固化后，放置第二层氢氧化钙，并抛光以提供良好的边缘封闭（经 Olivi 等人同意可转载）

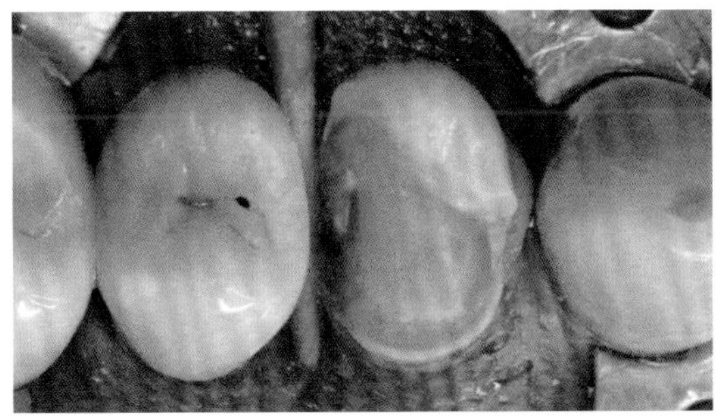

图 8-8 牙本质即刻封闭和复合树脂覆盖，保证良好的封闭性（经 Olivi 等人同意可转载）

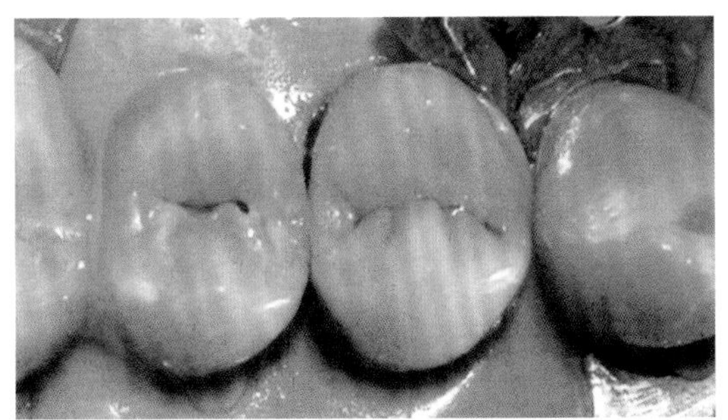

图 8-9 间接复合树脂充填修复（经 Olivi 等人同意可转载）

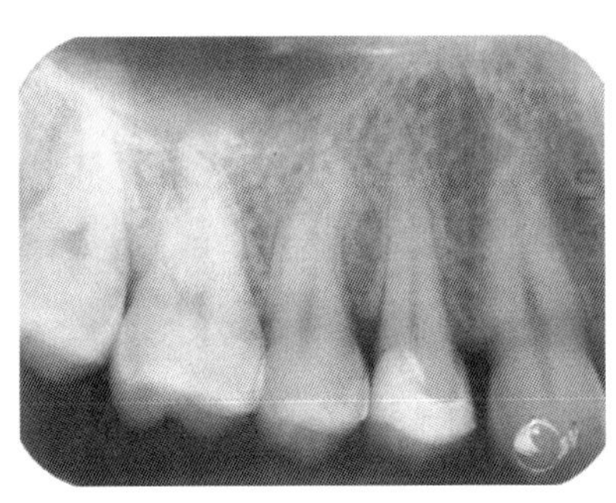

图 8-10 1 年后口内 X 线片显示良好的封闭，根尖无暗影（经 Olivi 等人同意可转载）

周围区域清洁，选用铒激光可使该过程更加可预测（图 8-11～图 8-14）。

若选择的是分步去龋技术，操作者使用手动去除或激光初期去除显而易见的大量牙本质龋之后，还必须部分去除龋坏内层，且避免挖到深部的牙本质面，从而避免露髓。去除龋坏组织要用较低的能量，操作者必须核查范围在 150～100mJ 之内的更好能

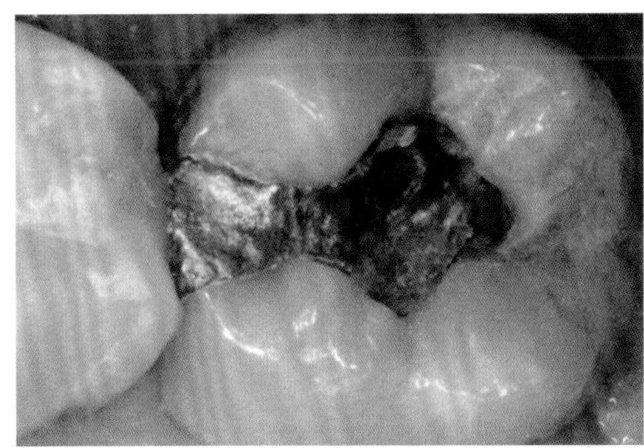

图 8-11 陈旧汞合金充填物边缘出现渗漏

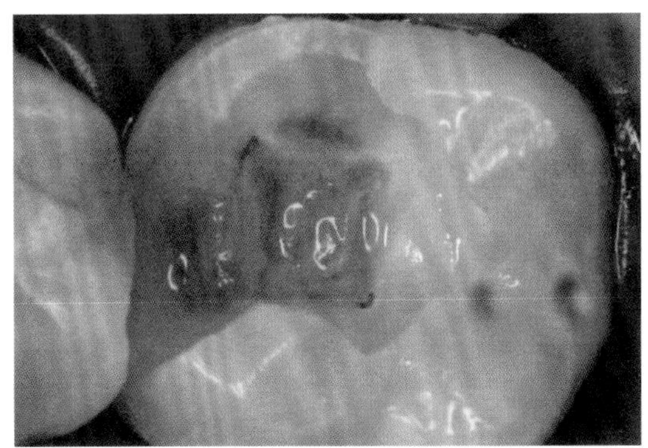

图 8-12 高速手机去除充填物及龋坏，次氯酸钠冲洗洞底后可见多处微小牙髓暴露点，髓室顶清晰可见

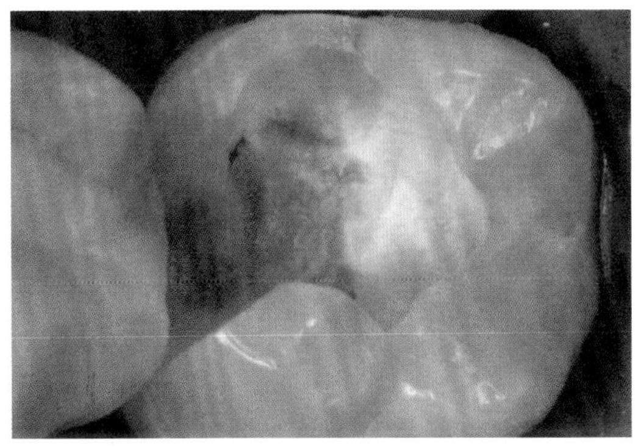

图 8-13 用铒激光去污和处理，并部分熔化窝洞深部的牙本质表面

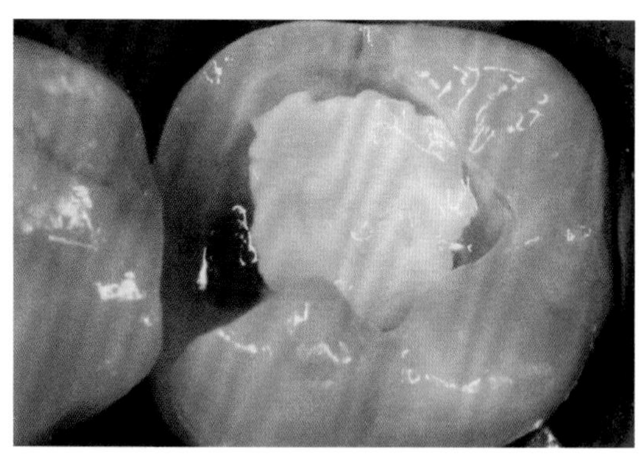

图 8-14 使用自固化氢氧化钙进行双层盖髓

量。最终使用 75mJ、10Hz 的激光对内层牙本质进行清洁后，使用氢氧化钙制剂和暂封材料（玻璃离子水门汀或 Biodentine）暂封窝洞，以刺激修复性牙本质的生成，完成第一阶段。4~6 个月后，在第二阶段期间，必须小心去除垫底材料，并且必须用探针和挖匙检查底部的牙本质。然后，在最终修复之前再用激光对深部牙本质表面进行清洁。如果在这阶段发生露髓，必须考虑进行根管治疗。

8.3 直接盖髓术

盖髓术的传统定义被 Cohen 和 Burns 描述为将药物或敷料应用于暴露的牙髓，力图维持其活力。

Ingle 将直接盖髓术定义为前牙外伤、牙体窝洞预备的机械损伤或牙本质深龋导致的牙髓暴露的保护性治疗。

这些定义确定了该疗法的适应证，参见表 8-2。

表 8-2 直接盖髓术的适应证

适用情况	时间	暴露范围	暴露位置	出血程度
近期牙外伤	24h	约 1mm	—	有限
窝洞预备时的机械性露髓	即刻	约 1mm	咬合面	有限
深龋去龋时的露髓[a]	即刻	约 1mm	咬合面	有限

[a] 这种情况可考虑部分活髓切断术

通过对文献的回顾发现，盖髓术的成功率与导致牙髓暴露的临床情况有关。前牙创伤或机械预备意外的情况下，盖髓治疗成功率很高，因为其细菌含量比后牙深龋低。

去龋露髓后用直接盖髓术处理一直被认为存在争议。相反，在这种情况下推荐使用传统根管治疗。实际上，当细菌副产物引起牙髓炎症反应，损害免疫系统，妨碍细胞的分化和浸润时，牙髓的修复机制无法正常发挥作用。

盖髓术的成功主要取决于治疗前对可复性牙髓炎的正确诊断。然而，牙髓炎很难被确切诊断。

8.3.1 适应证、诊断和预后

Matsuo 等人在分析因龋坏而露髓的盖髓术的成功率与其临床表现之间的关系时，发现成功率与患者的年龄、牙位、对热刺激和叩诊的反应以及露髓范围无关，而出血程度与盖髓术的预后有关。该研究的成功率达 81.8%，并估算了治疗后足够的必要随访时间为 20~24 个月。

Barthel 等人确定了可能影响治疗成功率的其他因素，如盖髓剂的种类、修复的方式和牙髓暴露的位置。

他们发现确定充填修复露髓的前 2 天是影响牙髓存活率的一个重要时间节点。结果显示，5 年后的失败率为 44.5%，10 年后的失败率为 79.7%。

Al-Hiyasat 等人还明确了机械露髓的治疗成功率（92.2%）比龋病露髓的治疗成功率（33.3%）更高。永久性修复的结果

(80.8%)优于暂时性修复(47.3%)。Ⅰ类洞的修复效果(83.8%)比邻面多面洞修复效果(Ⅱ类洞56.1%,Ⅲ类洞58.8%,近中面远中类洞28.6%)好。

当出现以下术前症状和术中体征时,我们可以总结一下龋齿盖髓术的禁忌证:

(1)术前症状

1)龋坏与近期自发性、复发性、夜间疼痛史相关。

2)通过X线片发现根尖牙周膜韧带变宽。

(2)术中体征

1)牙髓暴露范围广(直径>1mm)。

2)显微镜下观察到炎性或坏死的牙髓组织(图8-15~图8-18)。

3)牙髓暴露后大量出血,且1~2min后

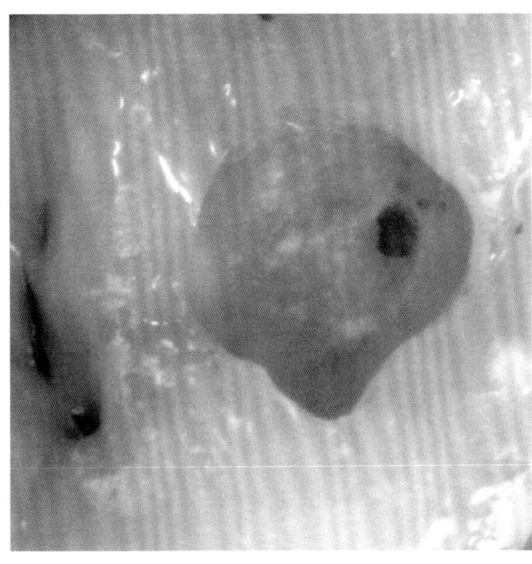

图8-15 上颌磨牙显示船面轻微露髓,未见牙髓,可能因慢性炎症而退缩,不建议使用盖髓术

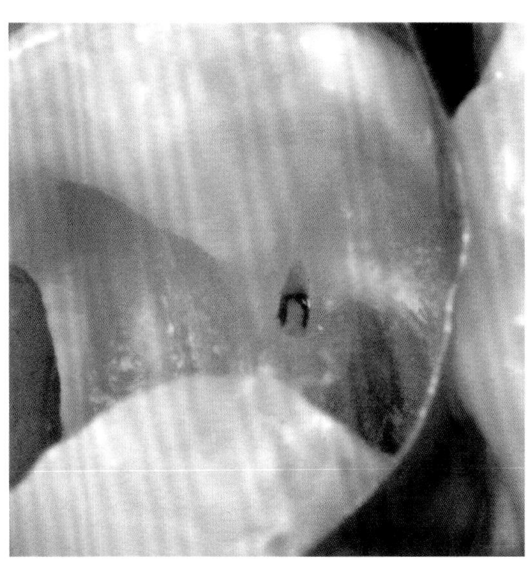

图8-16 上颌前磨牙显示船面露髓,从外观上看牙髓组织是有活性的,无出血

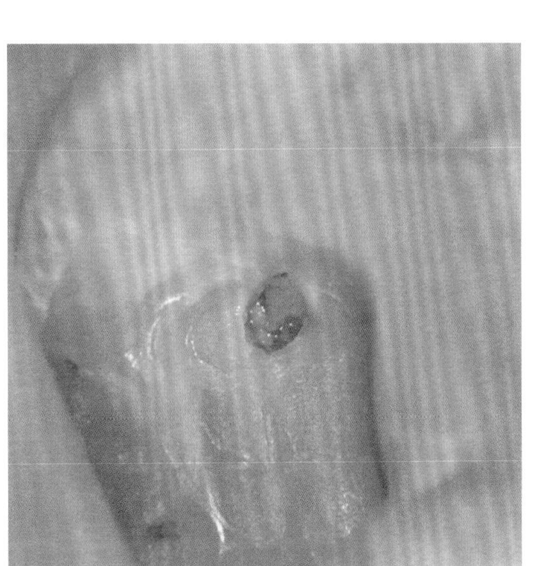

图8-17 上颌磨牙机械窝洞预备嵌体时,意外牙髓暴露,从外观上看牙髓是有活性的,无出血

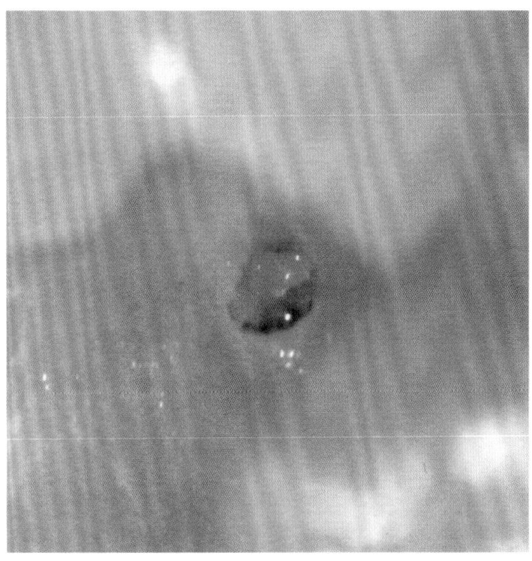

图8-18 上颌磨牙船面露髓,暴露的牙髓周围可见颜色清晰的前期牙本质,牙髓活力正常,无出血

无法止血,可确诊为不可复性牙髓炎。

4）应谨慎对待邻面龋轴壁上的牙髓暴露,因大范围的牙髓组织可能受炎症影响。

在上述情况中,即使是部分牙髓切断术也应谨慎考虑。

龋病行盖髓术的禁忌证

术前症状	与疼痛有关的龋病 X 线片显示根尖牙周膜韧带变宽
术中症状	露髓范围广(直径>1mm) 有炎性或坏死的牙髓组织 露髓后大量出血,且 1~2min 后无法止血 露髓点位于邻面龋的轴壁上

诊断性测试和检查利于正确的诊断:

（1）客观检查:颜色、肿胀程度、松动度、叩诊时疼痛感。

（2）口内 X 线检查:评估露髓程度,并确认根尖没有增宽的牙周韧带。

（3）电活力和温度测试(冷诊和热诊)。

近年来,对激光多普勒血流仪(LDF)也已经有相关研究,发现与其他检测方法如牙髓电活力测试相比,它能非常有效地检测出外伤或龋坏受损的牙髓血管重建。

在牙齿外伤的情况下,除了其他诊断数据之外,还应考虑外伤后治疗前的时间,牙髓暴露的范围、出血情况以及显微镜下牙髓的外观(图 8-19~图 8-22)。表 8-3 为复杂牙外伤牙髓治疗的适应证。

8.3.2 手术区控制用激光

在预防龋病和修复可能受损组织的创新技术中,激光技术与传统技术相比,已被证明具有显著疗效,可提高牙髓的存活率。

如果做出了正确的诊断,并且牙髓有充血或可复性牙髓炎的症状,激光照射的积极效果可以为愈合过程创造生物学基础,这是通过去除深部感染组织和有效的凝固作用来调控的。最后,盖髓材料的使用能促进牙

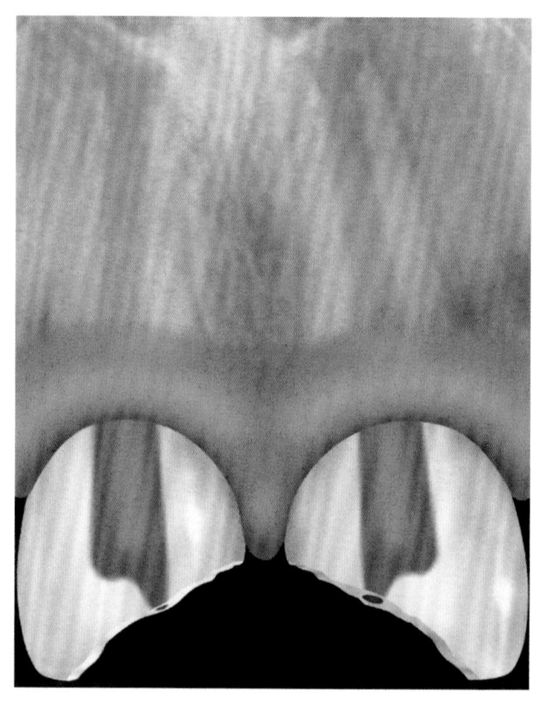

图 8-19 复杂牙外伤后,上颌切牙小的露髓(1mm)示意图

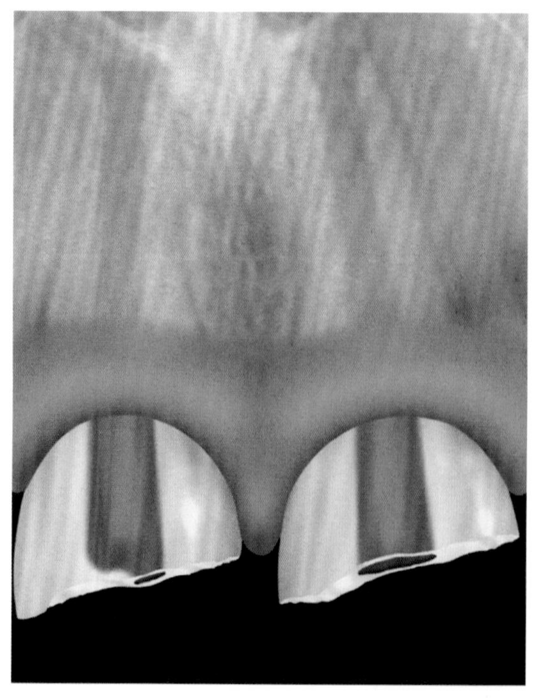

图 8-20 复杂牙外伤后,上颌切牙较大的露髓示意图

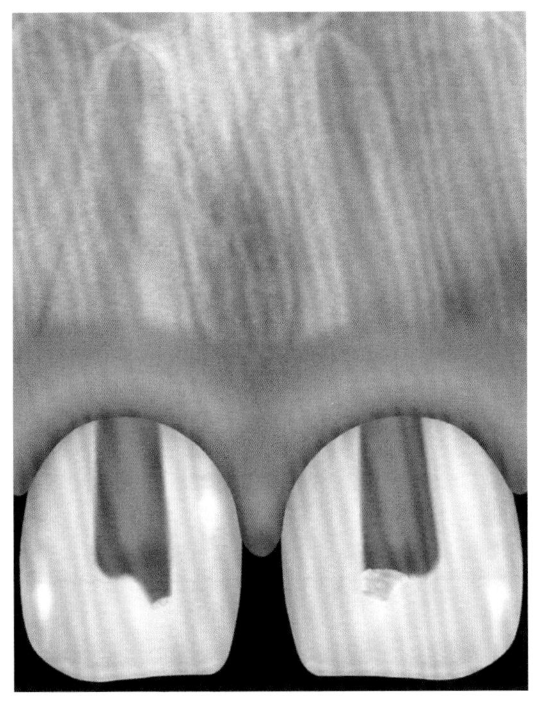

图 8-21　上颌切牙复杂牙外伤后盖髓治疗的示意图

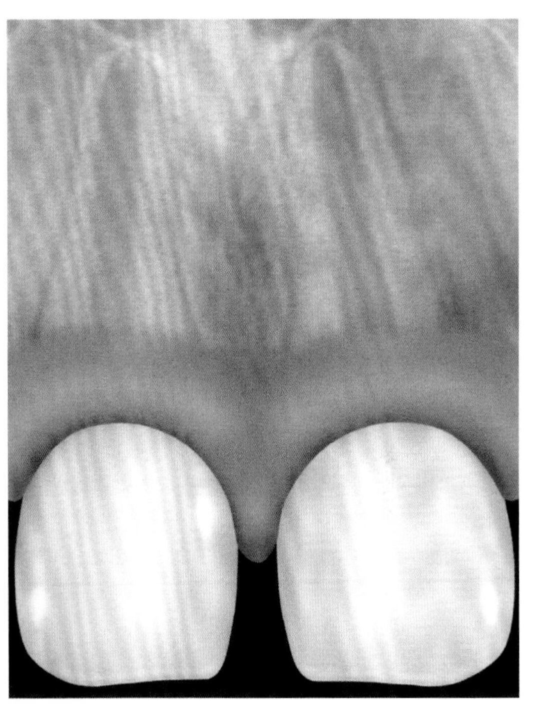

图 8-22　复杂牙外伤盖髓治疗后牙根发育成熟示意图(经 Olivi 等人允许,可转载)

表 8-3　复杂牙外伤的牙髓治疗

外伤情况	盖髓术	活髓切断术		牙髓摘除术
暴露范围	较小 <1mm	较小 <1mm	较大 >1mm	小或大
外伤和治疗间隔的时间	24h 内	48~72h		>72h
出血特征	血清,红色	红色		暗红色,流脓
牙髓外观	粉红色	红色		灰色
症状	无	无		疼痛(牙髓炎) 无(坏死) 肿胀(脓肿)

本质桥形成。即刻充填治疗是维持这些条件的必要条件。

激光辅助盖髓术(laser-assisted pulp capping,LAPC)根据所用的激光波长去除表层或深部的感染组织,使牙髓组织凝固,为盖髓材料提供有利的干燥环境。根据 Matsuo 等人的观点,良好的止血效果可提高盖髓术的成功率(图 8-23~图 8-26)。

此外,经激光照射和凝固后,表面可形成不规则的坏死层,这可避免任何盖髓材料与底部活髓的直接接触,使盖髓材料的选择范围更广。

铒铬激光或铒激光可用于盖髓术全过程,包括窝洞预备。铒激光的独特优势在于在窝洞预备过程中可减少牙髓温度升高,在气化深部龋坏牙本质层时可减小髓腔压力,

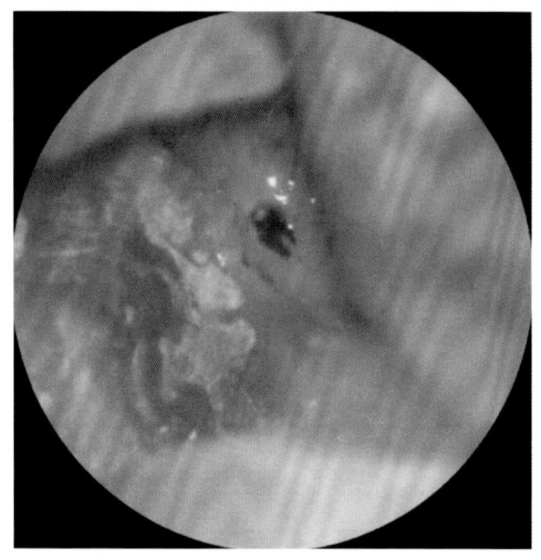

图 8-23 深龋窝洞预备后的露髓(经 Olivi 等人允许可转载)

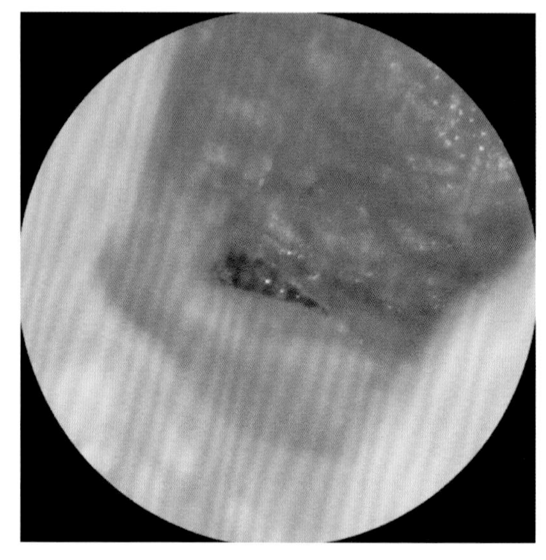

图 8-25 上颌磨牙深龋窝洞预备后的露髓

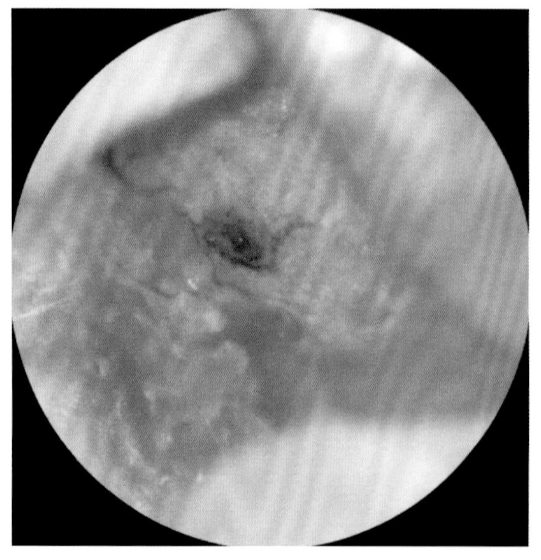

图 8-24 Er:YAG 激光凝固牙髓，使用 600μm 工作尖，30mJ、3Hz、散焦模式，空气冷却，但无水，照射 5~6s(40×)

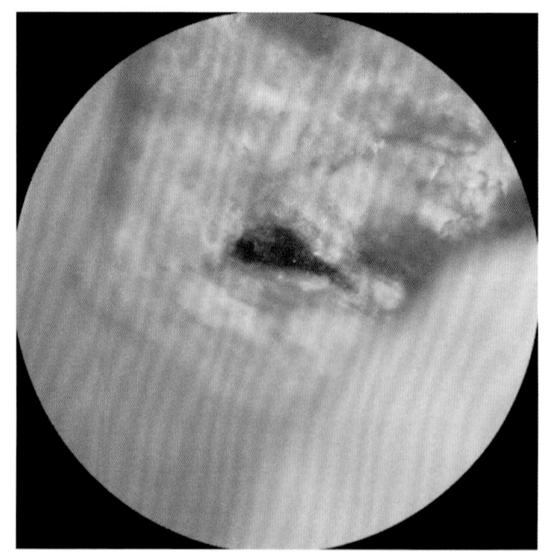

图 8-26 Er,Cr:YSGG 激光凝固牙髓，使用 600μm 工作尖，25mJ、10Hz，无水

因此可降低感染牙体组织意外进入髓腔的可能性。

当没有铒激光，只有近红外线（二极管和 Nd:YAG）和红外线（CO_2）激光时，要用传统机械法进行窝洞预备，因为这些激光只能用于窝洞消毒和凝固暴露的牙髓。

根据其他研究，封闭暴露的牙髓和盖髓后即刻永久充填的成功率更高。牙本质和牙髓之间的封闭能防止感染物进入髓腔，同时刺激第三期牙本质的形成，促进患牙治疗后的愈合。

临床医师已经使用许多直接盖髓材料，包括氢氧化钙、亲水性树脂和树脂加强型玻璃离子粘接剂，以及近年来使用的 MTA 和硅酸三钙。

8.3.3 盖髓药物

8.3.3.1 氢氧化钙

氢氧化钙（CH）用于盖髓术已有多年历史。对氢氧化钙（不硬化的悬浮液和硬化的粘接剂）盖髓过程的长期研究表明，其疗效不稳定，有点难以预料。事实上，氢氧化钙不能和牙本质紧密结合，致使牙本质桥内的成牙本质细胞分化和形成修复性牙本质受限，其特点为隧道缺损。隧道缺损可能为微生物的侵入提供了途径，使牙髓受到刺激，并发生后续营养不良性钙化。尽管氢氧化钙不能有效封闭暴露的牙髓，但当与汞合金或粘接复合材料联合使用时，可用于一次性牙齿修复，进行即刻封闭。另外，Goracci 和 Mori 用扫描电镜观察复合树脂修复后的树脂与牙本质结合面、氢氧化钙与牙本质结合面的超微结构，发现复合树脂的聚合收缩会导致氢氧化钙从牙本质表面分离，在 100% 的研究区域内形成 8~15μm 宽的界面间隙。这一研究证实，使用氢氧化钙后出现的牙髓炎可能与修复后发生微渗漏以及随后的细菌转移有关。因此，这项研究的方向是随着时间的推移，材料与牙本质粘合更强，并且更稳定。

8.3.3.2 粘接系统和玻璃离子水门汀

在许多研究中评估了直接与牙髓组织接触的牙本质粘接剂，甚至玻璃离子水门汀的应用，然而结论不一致。

8.3.3.3 MTA

MTA 是一种具有生物活性的硅酸盐粘接剂。在非人体和人体内的实验中，MTA 已被证实是一种有效的盖髓材料。MTA 颗粒小，具有封闭性能，固化时的 pH 值呈碱性，且持续缓慢地释放钙离子，都是有利于盖髓的因素。大量研究证明，当与成纤维细胞和成骨细胞培养液接触时，MTA 无细胞毒性，用于直接盖髓术可刺激牙本质桥形成。

如果与氢氧化钙相比，MTA 的应用更能确保密封和持久的封闭作用。因此，可形成更厚、更紧密且不含纤维组织的牙本质桥。MTA 的缺点是硬化时间长，需要 48~72h 后进行第二次治疗，从而完成最终的修复，但这有悖于前牙美学修复的理念。

8.3.3.4 生物牙本质

最近推出了一款新型的硅酸三钙基质粘接剂，即硅酸三钙水门汀（Biodentine），主要由硅酸三钙粉剂、硅酸二钙粉剂和氯化钙水溶液组成。一些研究表明它具有组织相容性。Biodentine 能促进牙髓切断术后矿化牙本质桥的形成，该牙本质桥与使用 MTA 后形成的牙本质桥的形态和完整性相似。

硅酸三钙也是 MTA 和硅酸盐水门汀的主要成分。众所周知，除了它们的生物相容性外，所有这些类型的材料都具有生物活性（bio-active）。

在 Biodentine 凝固阶段，水门汀释放氢氧化钙离子，导致周围环境碱化，pH 值约为 12~12.5。这种高 pH 值可抑制微生物的生长，对牙本质有杀菌作用。Biodentine 不溶解，对湿度不敏感，不可吸收，安全且不透 X 线。凝固时间仅为 12min，因此可进行一次性修复。与深色的 MTA 相反，它不会染色，因其有微机械锚的性能，故无需进行表面处理。与其他复合材料一起使用时，也表现出比 MTA 更大的剪切力。

Biodentine 的物理特性是其弹性模量和耐压性与牙本质相当，但比 MTA 和氢氧化钙高。然而 Biodentine 不适用于牙釉质的永久性修复(图 8-27，图 8-28)。不同盖髓药物的性能和特点归纳如表 8-4。

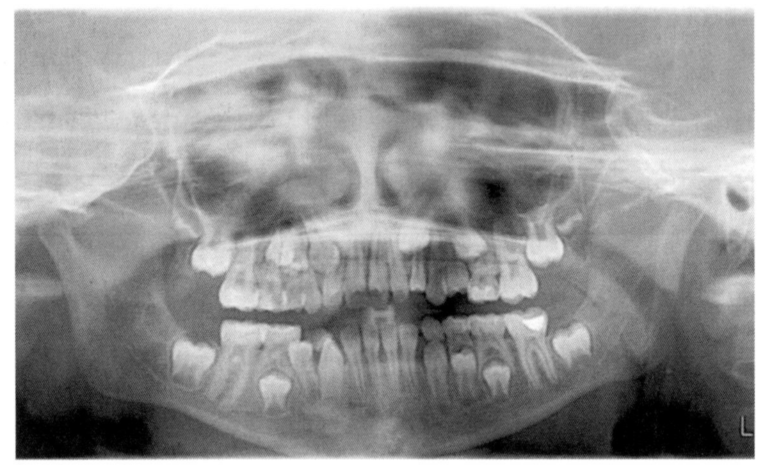

图 8-27　全景片显示年轻患者左下颌磨牙根尖发育不完全，磨牙陈旧充填物下可见龋坏组织

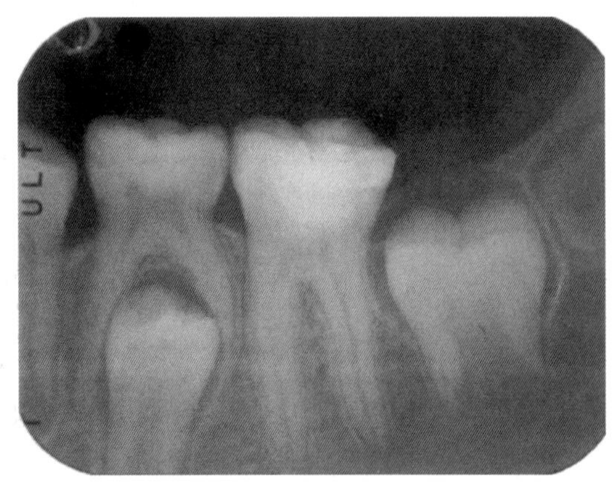

图 8-28　9 个月的口内 X 线片显示，用 Er:YAG 激光和 Biodentine 盖髓及复合树脂充填后，根尖正在发育且牙髓活力正常

表 8-4　三种盖髓材料比较

特征	氢氧化钙	MTA	Biodentine
生物相容性	有生物相容性	有生物相容性	有生物相容性
封闭性	次优	最优	最优
可溶性	可溶、可吸收	不可溶，不可吸收	不可溶，不可吸收
作用时间	有限	随着时间的延长，形成更多的牙本质桥	长效
pH	10.5～12.5	12.5	12～12.5
抑菌性	可抑菌	可抑菌	可抑菌

续表

特征	氢氧化钙	MTA	Biodentine
第三期牙本质	促进第三期牙本质形成	促进第三期牙本质形成	促进第三期牙本质形成
操作区域	需要干燥区域	需要潮湿区域	需要干燥区域
修复	可即刻修复	需时间硬化,修复方式不同	可即刻修复 固化时间 12min
机械性能	质软,充填材料之前需要双层和覆盖层	质硬,需要在 48~72h 后的第二阶段使用充填材料	质硬,接近牙本质,可垫底,也可用作临时充填
可移除性	容易移除	难以移除	容易移除
价格	经济	昂贵	适中
颜色	不会使牙齿着色	深灰色材料使牙齿着色	牙本质色
可靠性	可预测,经多年尝试和应用	可预测,在过去几年中尝试和应用	是相对较新型的材料

8.3.4 激光辅助盖髓术

8.3.4.1 Nd:YAG 激光

1999 年,Santucci 对 94 颗恒牙进行了回顾性研究,用 Nd:YAG 激光辅助盖髓,同时使用玻璃离子水门汀,结果显示 54 个月后的成功率达 90.3%,而单独使用自凝氢氧化钙的成功率为 43.5%。

Nd:YAG 激光(1 064nm)能较好地被血红蛋白吸收,几乎不被水吸收,所以对牙本质只有热效应作用,去除龋坏组织的效果不佳。因此,要用机械旋转机器进行窝洞预备,激光仅能用于最终消毒和凝固暴露的牙髓。

由于 Nd:YAG 激光会与深层组织发生相互作用,建议窝洞消毒(50~75mJ、10Hz、100μs)和凝固牙髓组织(100mJ、1Hz、300μs)时减少发射的能量,否则可能导致牙髓坏死。必须在散焦模式下,用 400μm 光纤在放大镜下小心照射,使用显微镜能更好地观察激光与牙髓之间的反应。

8.3.4.2 二极管激光

最近,发表在同行评审期刊中关于二极管激光在盖髓治疗中应用的研究较罕见。Cannon 等人在动物实验中对三种不同治疗方法的抗菌止血效果进行了比较,发现使用 810nm 二极管激光比三种化学凝固药物(硫酸亚铁、氯己定和稀释的甲醛甲酚)的炎症显著减少。

一项来自 Yazdanfar 等人的试验性研究证明,使用 810nm 二极管激光辅助盖髓治疗因龋坏暴露的牙髓比传统方法效果更好。

二极管激光(810~980nm)能较好地被血红蛋白吸收,非常适用于窝洞消毒和凝固暴露的牙髓。

使用机械磨旋仪器完成窝洞预备后,笔者建议用激光对暴露表面进行消毒,采用散焦模式、400μm 光纤(光纤不激活)、功率 1W、脉冲发射模式(开 10ms,关 10ms)。激光照射露髓和凝固牙髓(光纤激活后),照射时间 5~10s(或更短,当牙髓凝固时停止照射),连续波(cw)下的功率为 0.4~0.5W、散焦模式[①]。通过使用放大镜控制,最佳的照射距离可确保更表层的组织相互作用(图 8-29,图 8-30)。

① 散焦模式表示激光光斑未聚焦的工作距离,伴随距离增加,能量密度减小。凝固牙髓时,作者建议使用最低能量,从距表面 1cm 的位置开始照射,慢慢聚焦于表面和光纤/工作尖,直至观察到所需要的效果,找到正确的工作距离后停止。

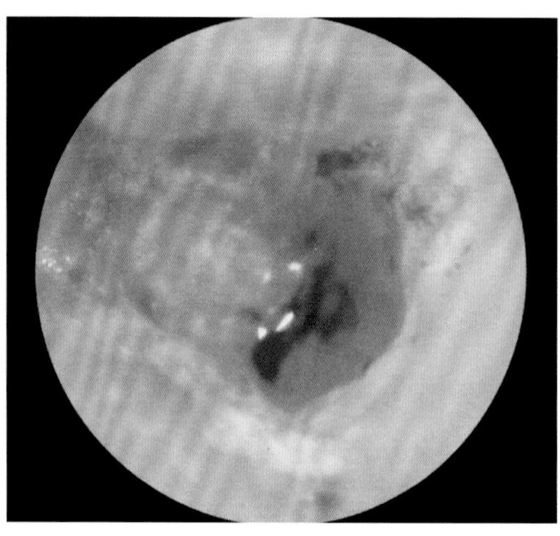

图 8-29 深龋Ⅰ类窝洞预备后，少量牙髓暴露(40×)(经 Olivi 等人允许可转载)

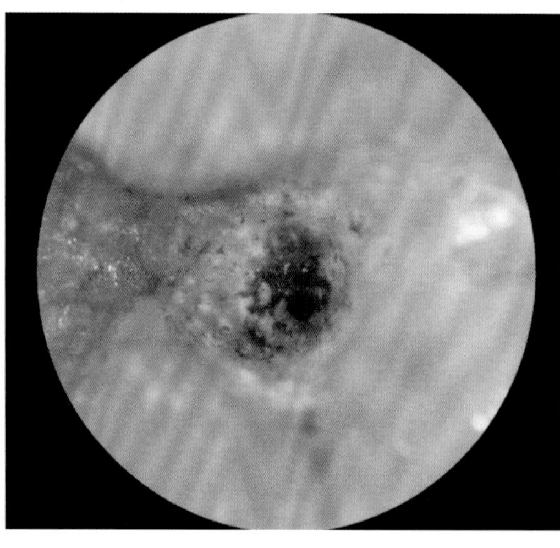

图 8-30 使用 810nm 二极管激光盖髓，以 0.6W、连续波、散焦模式照射 5s 后牙髓表层碳化(40×)(经 Olivi 等人允许可转载)

8.3.4.3 CO_2 激光

1998 年 Moritz 等人关于使用脉冲式 CO_2 激光的两项研究发现，与应用传统方法的氢氧化钙对照组相比，成功率分别为 93% 和 89%。他们所推荐的应用激光的操作为 1W/0.1s(间隔 1s)。重复操作直到暴露的牙髓止血和凝固。

Suzuki 等人在动物研究中也探讨了 CO_2 激光在直接盖髓术中的作用，该研究与经过各种实验研发的粘接树脂作为盖髓剂有关。使用输出功率 0.5W，以超脉冲模式(脉冲宽度 200μs、间隔 5 800μs、0.003J/脉冲)循环照射 10ms，间歇 10ms，以散焦模式(约 20mm)照射 3s(总能量 0.75J)，用吹气冷却。CO_2 激光照射对牙髓起到有效的止血作用，与氢氧化钙组相比，可有延缓修复性牙本质形成的趋势。

利用动物模型 Nammour 等人也研究了 CO_2 激光治疗的预期疗效和临床实际应用效果。采用激光照射功率 3W、脉宽 0.1s、频率 1Hz、光斑直径 0.3mm 和能量密度 425J/cm^2 的参数凝固牙髓，用氢氧化钙作为盖髓剂。

CO_2 激光(9 300~10 600nm)容易被水和羟基磷灰石吸收，在使用 CO_2 激光期间，所获得的凝固高效而且稳定。建议使用更新的 9 300nm 波长的 CO_2 激光消融软硬组织。然而，鉴于目前情况，使用 CO_2 激光时，仍须使用传统的机械钻和手工器械进行窝洞预备。

8.3.4.4 铒激光

在一项临床研究中，Olivi 和 Genovese 发现 Er,Cr:YSGG 激光和氢氧化钙作为盖髓剂可用于后牙龋坏的盖髓，治疗 4 年后的成功率为 80%。判断成功的标准为没有症状和 X 线检查不显示根尖半透明。在另外一个随访研究中，Olivi 等人还比较了两种不同的铒激光(Er,Cr:YSGG 激光和 Er:YAG 激光)和氢氧化钙与单独使用氢氧化钙的盖髓效果。4 年的随访结果显示，两种铒激光的成功率无显著性差异(Er,Cr:YSGG 激光为 80%，Er:YAG 激光为 75%)，传统的氢氧化钙组的成功率明显较低(63%)。此外，两个激光组中的成人组和青少年组间的成功率无显著性差异，提示铒激光辅助盖髓术有益于成年患者的治疗。

铒激光能被水高度吸收。使用铒激光的牙本质和牙髓表面非常干净。这些铒激光的去污能力不如近红外线激光，但操作更容易、更安全。此外，铒激光凝固能力低于其他波长的激光，但足以保证术区干燥、不出血。铒激光凝固牙髓表层的厚度比其他激光或化学盖髓剂更薄，使更多冠部牙本质桥形成。Jayawardena 等人在应用 Er：YAG 激光时发现，牙髓刚刚暴露的位点并无出血和牙本质碎屑（碎片），露髓点附近可发现一渗血区域。已证明，在露髓点附近，铒激光组比对照组形成了更多的修复性牙本质（牙本质桥），在第 2 周时尤为显著。

Hasheminia 等人的一项动物实验研究评估了铒激光在盖髓术中的应用，用 200mJ 能量、频率 3Hz、长脉宽（700μs）、无喷水和吹气，牙髓表面覆盖 MTA 或氢氧化钙。4 个月后进行组织学检查，可观察到两组中均有牙本质桥形成。

作者提出的指南还考虑了在散焦模式下，短时间照射（最多 10s，以防重复照射）使用低能量铒激光的安全使用。关于牙髓凝固，在可能的情况下，优先选择短脉宽或中等脉宽，以便更好地控制牙髓受热情况。作者认为活髓保存治疗（包括盖髓术和牙髓切断术）应首选铒激光（2 700 或 2 940nm）。

8.3.5 铒激光盖髓的原则

目前的研究得出的结论是，铒激光参数的设置缺乏统一性，主要是能量和脉宽。表 8-5 为活髓保存治疗时，与盖髓剂联合使用，各种波长激光的参数。

表 8-5 活髓治疗的激光参数

治疗方法	Er，Cr：YSGG				Er：YAG			
	能量	脉冲重复率	脉宽	喷雾	能量	脉冲重复率	脉宽	喷雾
部分牙髓切断术	120~150mJ	15pps	140μs	开水开气	120~150mJ	15pps	300μs	开水开气
牙髓凝固	10~15mJ	10pps	140μs	关水开气	5~10mJ	15pps	100μs	关水开气
封闭牙本质（熔融）	25mJ	10pps	140μs	关水开气	10~25mJ	15pps	100~300μs	关水开气

铒激光窝洞预备能让操作者利用激光的所有优点（参见第 7 章）。当使用铒激光完成窝洞预备时，深层牙本质去污可采用 75mJ 能量，频率 10Hz、高气/水比（通常使用 600μm 光斑或 900μm 无工作尖手机光斑）。最终，牙髓暴露在干净无污染的区域，因此感染的牙本质碎片被带入牙髓的可能性很小。暴露的牙髓去污应适当减小激光能量（50mJ、10Hz），小心并轻轻照射 15~20s。表面去污时，牙髓会有轻微的出血。接下来，小心凝固（选用散焦模式）牙髓组织，激光喷射时不使用水而是以柔和的气流进行冷却。为了保护活髓组织免受热损伤，作者认为临床上激光参数的设置应比文献报道的略小，不仅要使用小的脉宽（100~300μs），而且喷气，从而有助于冷却该区域。当铒激光与牙髓组织相互反应时，在产生的热效应很高的情况下，假设对牙髓活力无害，较大的脉宽（600~700μs）是毫无益处的。

凝固牙髓应使用较低的能量（Er，Cr：YSGG：10~25mJ、10Hz，Er：YAG：5~10mJ、15Hz，两者均用 600μm 工作尖）和散焦模式照射（约 8~10mm，通常工作尖在窝洞边缘线之外），从而可避免牙髓组织表面坏死（吸收激光能量后变呈黑褐色）。若牙髓表面被漂白（吸收激光能量后变成白色），标志着较低的热相互作用下的牙髓凝固（图 8-23～图 8-26）。采用低脉冲重复率重复照射，有利于最大限度控制激光和牙髓组织之间的相互作用，从而使牙髓凝固效果更好。另外，使用放大镜能更好地监测手术过程，有助于了解和控制激光和牙髓组织的相互作用（图 8-31～图 8-34）。

8.3.5.1　露髓覆盖和密封

一旦牙髓表面凝固，治疗区域需覆盖盖髓剂。MTA 具有较好的黏附性、生物活性和稳定性，但需要患者二次复诊才能完成充填，有时不推荐使用该方法（前牙美学修复）。

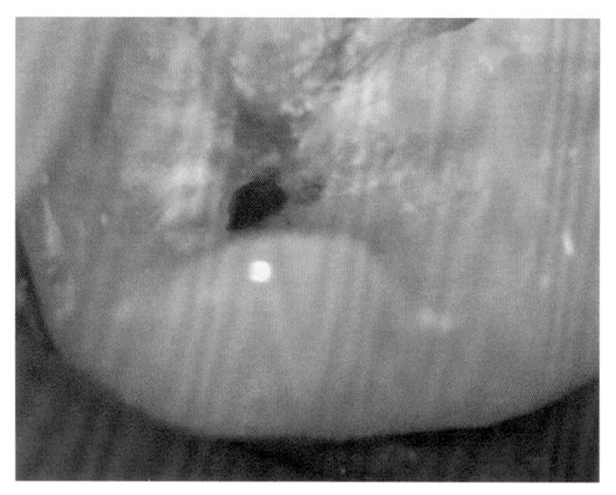

图 8-31　去除深龋组织后，左下颌磨牙有少量的露髓，出血有限且呈红色

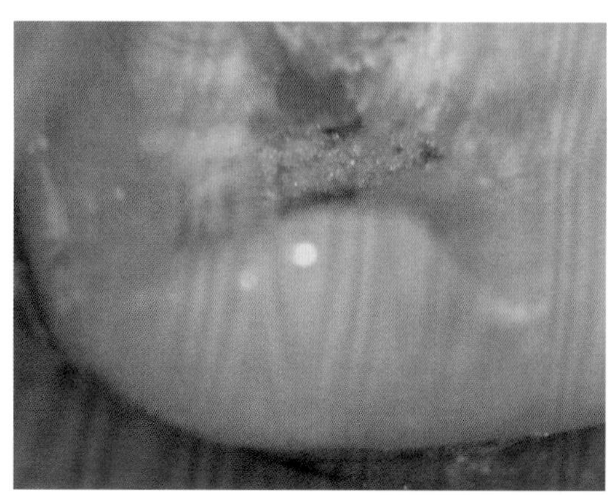

图 8-32　使用带有非接触式手机的 Er:YAG 激光：散焦模式，距离牙髓凝固表面约 20mm，10mJ，15Hz，100μs，无水，喷气冷却

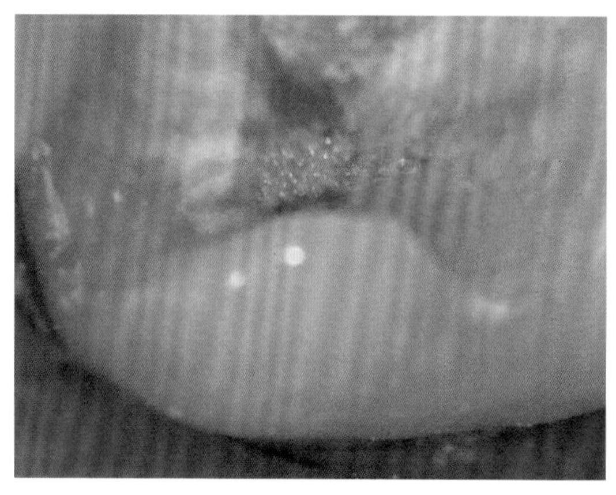

图 8-33　用手术显微镜能近距离控制相互作用，扫描模式下的铒激光使牙髓精确凝固

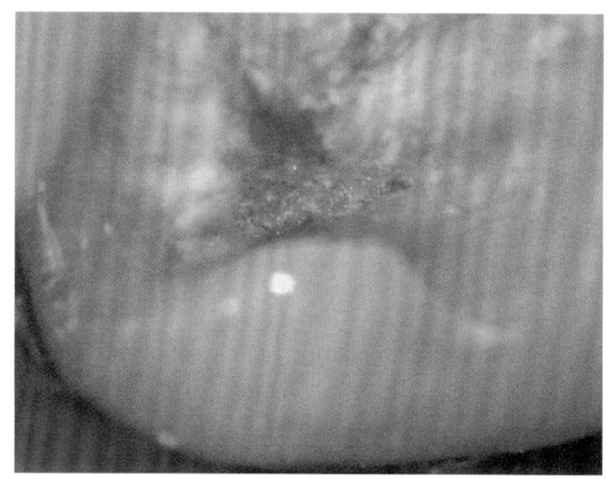

图 8-34　照射约 10s 后形成的稳定血凝块

氢氧化钙具有局限性，因为在牙本质、牙髓交界处缺乏黏性，且界面会发生聚合收缩反应。为了防止收缩，建议将氢氧化钙分为不同的两层，待第一层硬化后，再将第二层覆盖于暴露的牙本质边缘，使其更好地黏附于牙本质表面（图 8-35，图 8-36）。最后，将周边酸蚀，使用粘接剂，用第一层流动树脂材料完成封闭（图 8-37，图 8-38）。

Biodentine 是 MTA 的一种良好替代品，能很好地黏附于牙本质表面，与牙本质的机械性能类似，颜色与牙本质接近，能用于暂时充填，还能作为复合树脂充填的垫底材料。

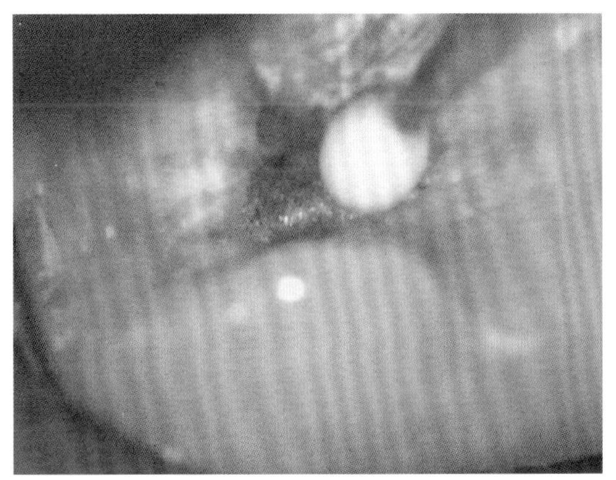

图 8-35 第一层氢氧化钙覆盖于凝固的牙髓表面

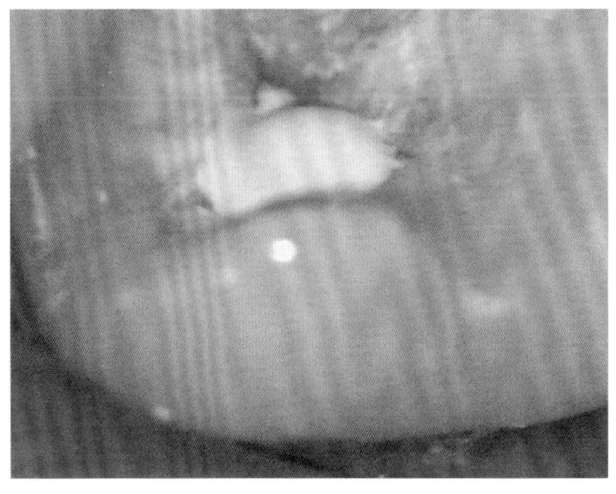

图 8-36 第二层氢氧化钙硬化后，用粘接剂进行密封

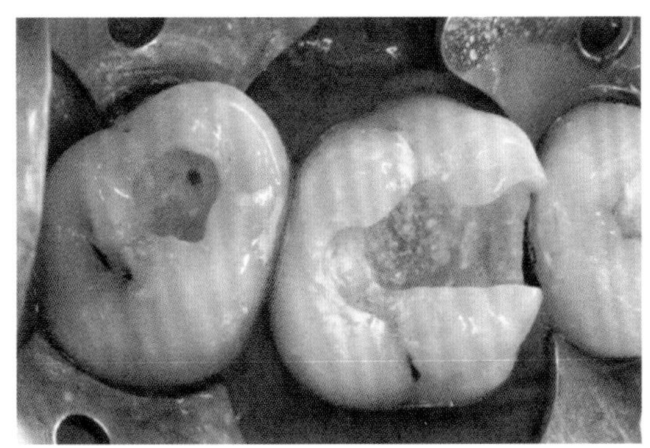

图 8-37 上颌磨牙深龋和牙髓暴露后，用 Er:YAG 激光照射，去除深部污染组织，熔融牙本质

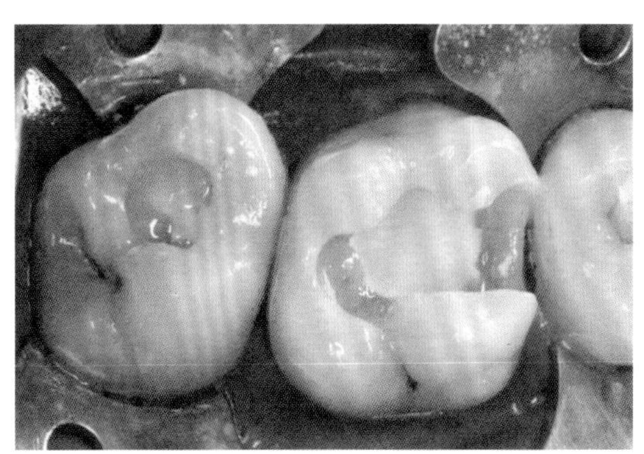

图 8-38 上颌磨牙显示氢氧化钙盖髓后，用流体复合树脂进行即刻牙本质复合材料封闭

8.4 部分牙髓切断术

该治疗适用于穿髓大于 1mm 的复杂外伤，和/或外伤 48 小时内的年轻患者。活髓切断术也适用于成人深龋导致的露髓，特别是发生在邻面龋坏轴壁上的露髓。

活髓切断术是活髓保存治疗的最后一步。它的基本原理是切除部分可能表面已经感染的牙髓，感染源自深龋细菌或复杂的牙外伤，导致 48~72h 发生较大露髓，这可能足以诱发牙髓组织感染。

通常情况下，用无菌的金钢砂球钻去除暴露的深达 2~4mm 的牙髓组织。用次氯酸钠或硫酸亚铁止血，对持久的、难控制的出血可诊断为不可复性牙髓炎的情况，需进行牙髓摘除术（根管治疗）。

激光可使牙髓组织气化，可去除污染物，凝固剩余的牙髓组织。选择不同波长的激光（Nd:YAG、Er,Cr:YSGG 或 Er:YAG 和 CO_2 激光）可以获得良好的疗效。

笔者使用铒家族激光气化冠髓。设定合适的激光参数（120~150mJ、12~15Hz、140~300μs、水/气喷雾），照射 10~15s，重复 2~3 次，间隔 30s，直至将牙髓组织气化到理想的深度。并且，使用较低的激光能量止血（图 8-39~图 8-41）。

一旦出血得到控制，在牙髓表面先覆盖一层非固化的氢氧化钙，再覆盖一层自凝氢氧化钙、MTA 或 Biodentine。永久性修复可保证窝洞的密封性（图 8-42~图 8-44）。

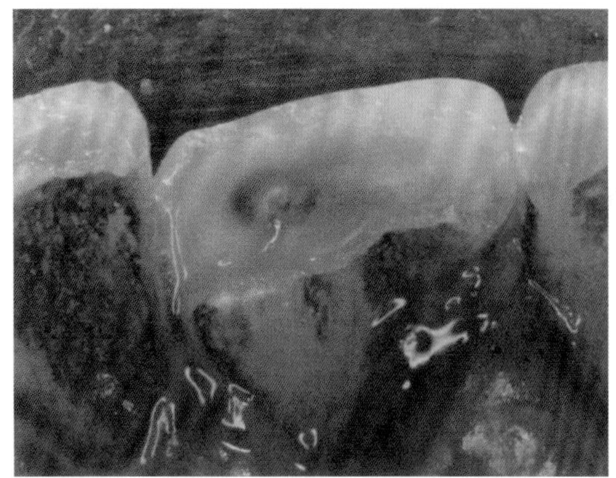

图 8-39 前牙复杂牙外伤:21 牙髓暴露,髓腔内出血

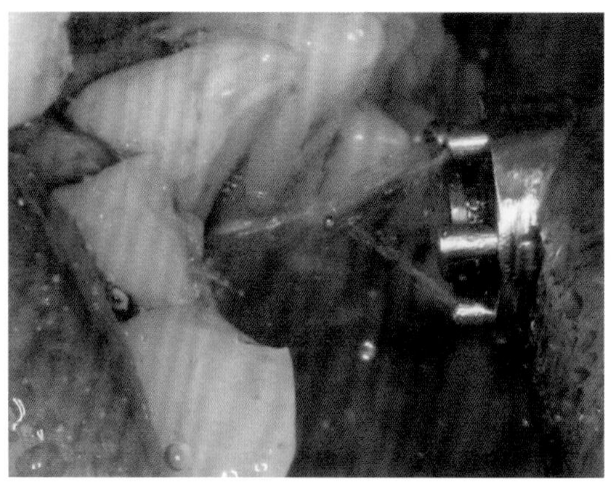

图 8-40 复杂的第一阶段包括用 Er:YAG 激光治疗牙周组织相关的创伤软组织,以及牙髓摘除术

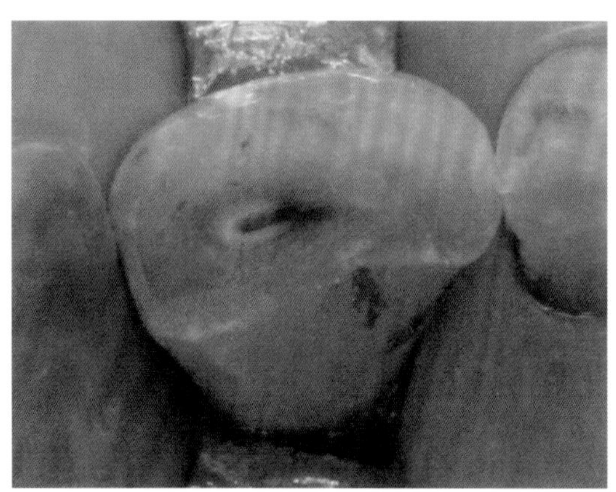

图 8-41 放置橡皮障,使用 120mJ、10Hz、100μs 脉宽、喷水的 Er:YAG 激光行牙髓切除术,治疗后,牙髓不再单独出血

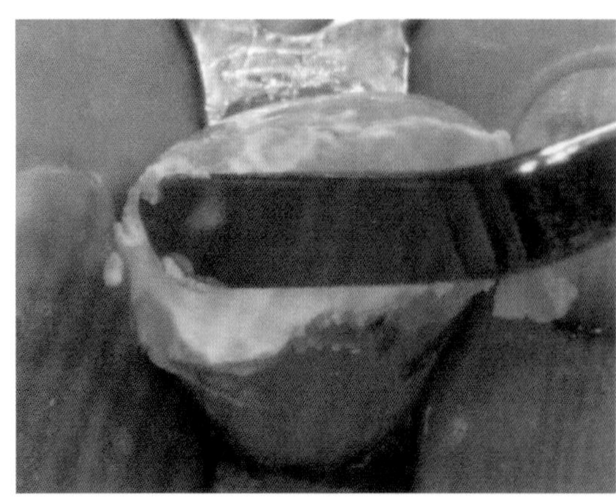

图 8-42 将 MTA 作为盖髓材料放在暴露的牙髓表面

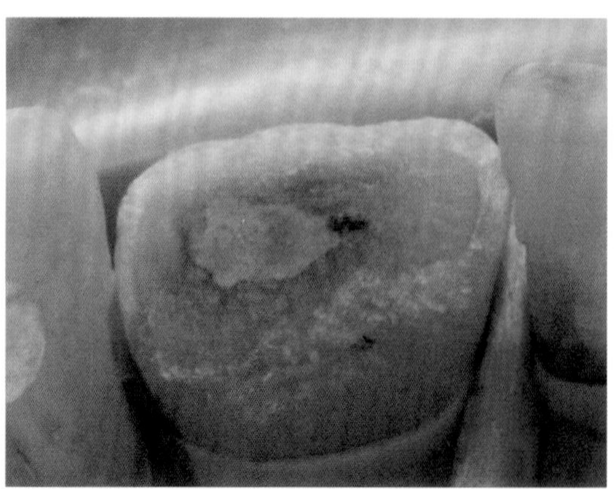

图 8-43 使用锋利的无菌挖匙去除部分 MTA,并在复合树脂最终充填前再次照射表面

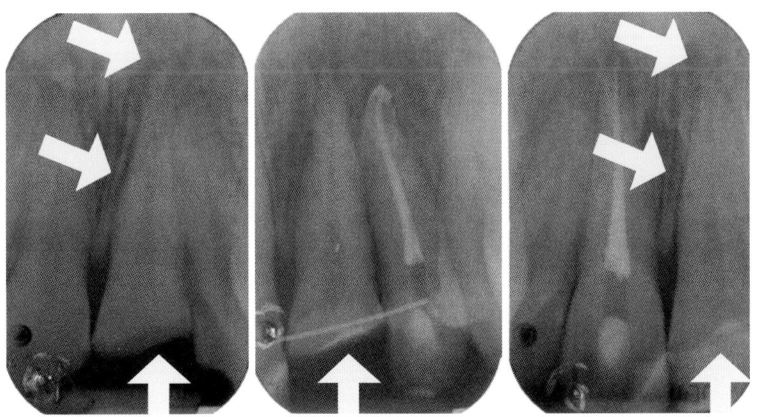

图 8-44 术前 X 线片显示 21 复杂折裂,21 牙周膜间隙增宽,22 根尖透射影(左图);术后 7 天 X 线片显示 21 行盖髓术,22 因急性牙髓炎行根管治疗(中图);术后 1 个月 X 线片显示 11 行根管治疗,21 盖髓术后愈合中(右图)

8.5 根尖诱导成形术

如果露髓发生在未成熟的牙齿,活髓保存治疗要保证牙根能继续完成生理性发育,根尖孔逐渐关闭。

激光在根尖诱导成形术领域可能是有益的,有两个原因:激光能够通过凝固和去除露髓点污染的牙髓或辅助牙髓切断术来维持牙髓的活力;并且,激光可能对牙根成熟过程有生物刺激作用。文献中仅有两个动物模型的研究,年轻恒牙在牙髓切断术后,低能量激光治疗对年轻恒牙具有加速其牙本质形成的作用。Fekrazad 等对狗的年轻恒牙进行研究,发现二极管激光(810nm、0.3W、4J/cm^2、照射 9s)照射和 MTA 盖髓后,可加速牙本质形成,效果良好。Mathur 等的一项病例研究用二极管激光对一位 8 岁患儿的外伤年轻恒牙进行活髓切断术,以确保持续的牙根和根尖发育。

组织生物刺激和血管重建是低能量激光治疗应用的一个有前景的领域,可以认为其可改善牙髓愈合情况,促进牙根牙本质的发育。

(许志强 译)

参考文献

1. Olivi G, Genovese MD. Erbium chromium laser in pulp capping treatment. J Oral Laser Appl. 2006;6(4):291–9.
2. Olivi G, Genovese MD, Maturo P, Docimo R. Pulp capping: advantages of using laser technology. Eur J Paediatr Dent. 2007;8(2):89–95.
3. Olivi G, Genovese MD, Parker S, Benedicenti S. Terapia della polpa vitale: vantaggi dell'utilizzo della tecnologia laser. Giugno: Dentista Moderno; 2010. p. 76–86.
4. Olivi G, Margolis F, Genovese MD. Pediatric laser dentistry: a user's guide. Chicago: Quintessence Pub; 2011. p. 101–7. Chapter 8.
5. Karim BF, Gillam DG. The efficacy of strontium and potassium toothpastes in treating dentine hypersensitivity: a systematic review. Int Dent J. 2013;2013:573258. doi:10.1155/2013/573258. Epub 2013 Apr 8.
6. Miglani S, Aggarwal V, Ahuja B. Dentin hypersensitivity: recent trends in management. J Conserv Dent. 2010;13(4):218–24.
7. Matsumoto K, Kimura Y. Laser therapy of dentin hypersensitivity. J Oral Laser Appl. 2007;7:7–25.
8. Brännström M, Åström A. The hydrodynamics of the dentine; its possible relationship to dentinal pain. Int Dent J. 1972;22:219–27.
9. Absi EG, Addy M, Adams D. Dentine hypersensitivity. A study of the patency of dentinal tubules in sensitive and non-sensitive cervical dentine. J Clin Periodontol. 1987;14:280–4.
10. Hargreaves KM, Cohen S, editors. Berman LH, web editor. Cohen's pathways of the pulp. 10th ed. St. Louis: Mosby Elsevier; 2010. p. 510, 521.
11. Barthel CR, Rosenkranz B, Leuenberg A, Roulet JF. Pulp capping of carious exposures: treatment outcome after 5 and 10 years—a retrospective study.

J Endod. 2000;26(9):525–8.
12. Stanley HR. Pulp capping: conserving the dental pulp—can it be done? Is it worth it? Oral Surg Oral Med Oral Pathol. 1989;68(5):628–39.
13. Ward J. Vital pulp therapy in cariously exposed permanent teeth and its limitations. Aust Endod J. 2002;28(1):29–37.
14. Pini-Prato G, Nieri M, Pagliaro U, Giorgi TS, La Marca M, Franceschi D, Buti J, Giani M, Weiss JH, Padeletti L, Cortellini P, Chambrone L, Barzagli L, Defraia E, Rotundo R, National Association of Italian Dentists (ANDI)–Tuscany Region. Surgical treatment of single gingival recessions: clinical guidelines. Eur J Oral Implantol. 2014;7(1):9–43.
15. Pesevska S, Nakova M, Ivanovski K, Angelov N, Kesic L, Obradovic R, Mindova S, Nares S. Dentinal hypersensitivity following scaling and root planing: comparison of low-level laser and topical fluoride treatment. Lasers Med Sci. 2010;25(5):647–50. Epub 2009 Jun 1.
16. Femiano F, Femiano R, Lanza A, Festa MV, Rullo R, Perillo L. Efficacy of diode laser in association to sodium fluoride vs Gluma desensitizer on treatment of cervical dentin hypersensitivity. A double blind controlled trial. Am J Dent. 2013;26(4):214–8.
17. Sicilia A, Cuesta-Frechoso S, Suárez A, Angulo J, Pordomingo A, De Juan P. Immediate efficacy of diode laser application in the treatment of dentine hypersensitivity in periodontal maintenance patients: a randomized clinical trial. J Clin Periodontol. 2009;36(8):650–60. Epub 2009 Jun 10.
18. Yilmaz HG, Kurtulmus-Yilmaz S, Cengiz E. Long-term effect of diode laser irradiation compared to sodium fluoride varnish in the treatment of dentine hypersensitivity in periodontal maintenance patients: a randomized controlled clinical study. Photomed Laser Surg. 2011;29(11):721–5. Epub 2011 Jun 13.
19. Schwarz F, Arweiler N, Georg T, Reich E. Desensitizing effects of an Er:YAG laser on hypersensitive dentine. J Clin Periodontol. 2002;29(3):211–5.
20. Aranha AC, Domingues FB, Franco VO, Gutknecht N, Eduardo CP. Effects of Er:YAG and Nd:YAG lasers on dentin permeability in root surfaces: a preliminary in vitro study. Photomed Laser Surg. 2005;23(5):504–8.
21. Birang R, Poursamimi J, Gutknecht N, Lampert F, Mir M. Comparative evaluation of the effects of Nd:YAG and Er:YAG laser in dentin hypersensitivity treatment. Lasers Med Sci. 2007;22(1):21–4. Epub 2006 Nov 18.
22. Ehlers V, Ernst CP, Reich M, Kämmerer P, Willershausen B. Clinical comparison of gluma and Er:YAG laser treatment of cervically exposed hypersensitive dentin. Am J Dent. 2012;25(3):131–5.
23. Kara C, Orbak R. Comparative evaluation of Nd:YAG laser and fluoride varnish for the treatment of dentinal hypersensitivity. J Endod. 2009;35(7):971–4.
24. Bjørndal L, Larsen T, Thylstrup A. A clinical and microbiological study of deep carious lesions during stepwise excavation using long treatment intervals. Caries Res. 1997;31(6):411–7.
25. Hess W. Preservation of the pulpa. Indirect and direct pulpa capping and vital amputation. SSO Schweiz Monatsschr Zahnheilkd. 1951;61(7):666–7.
26. Magnusson BO, Sundell SO. Stepwise excavation of deep carious lesions in primary molars. J Int Assoc Dent Child. 1977;8(2):36–40.
27. Ingle JI. Endodontics. 3rd ed. Philadelphia: Lea & Febiger; 1985. p. 782–809.
28. Ricketts DN, Pitts NB. Novel operative treatment options. Monogr Oral Sci. 2009;21:174–87. doi:10.1159/000224222. Epub 2009 Jun 3.
29. Bjørndal L. Indirect pulp therapy and stepwise excavation. J Endod. 2008;34(7 Suppl):S29–33.
30. Opal S, Garg S, Dhindsa A, Taluja T. Minimally invasive clinical approach in indirect pulp therapy and healing of deep carious lesions. J Clin Pediatr Dent. 2014;38(3):185–92.
31. Bjørndal L, Thylstrup A. A practice-based study on stepwise excavation of deep carious lesions in permanent teeth: a 1-year follow-up study. Community Dent Oral Epidemiol. 1998;26(2):122–8.
32. Leksell E, Ridell K, Cvek M, Mejàre I. Pulp exposure after stepwise versus direct complete excavation of deep carious lesions in young posterior permanent teeth. Endod Dent Traumatol. 1996;12(4):192–6.
33. Heinrich R, Kneist S. Microbiological-histological controlled treatment study for evaluation of efficacy of one step and stepwise excavation of deep carious lesions. Stomatol DDR. 1988;38(10):693–8. German.
34. Ricketts D. Management of the deep carious lesion and the vital pulp dentine complex. Br Dent J. 2001;191(11):606–10.
35. Ricketts D, Lamont T, Innes NP, Kidd E, Clarkson JE. Operative caries management in adults and children. Cochrane Database Syst Rev. 2013;(3):CD003808. doi:10.1002/14651858.CD003808.pub3.
36. Schwendicke F, Dörfer CE, Paris S. Incomplete caries removal: a systematic review and meta-analysis. J Dent Res. 2013;92(4):306–14. Epub 2013 Feb 8.
37. Mattos J, Soares GM, Ribeiro AA. Current status of conservative treatment of deep carious lesions. Dent Update. 2014;41(5):452–6.
38. Moritz A. Oral laser application. Berlin: Quintessence; 2006. p. 258–77.
39. Olivi G, Costacurta M, Perugia C, Docimo R. Il laser erbium cromium in terapia conservativa. Dent Cadmos. 2007;7:91–8.
40. Olivi G, Bartolino M, Costacurta M, Docimo R. Applicazioni del laser Er, Cr:YSGG in odontoiatria infantile. Dentista Moderno. 2007;2:62–74.
41. Hibst R, Stock K, Gall R, Keller U. Controlled tooth surface heating and sterilization by Er:YAG laser radiation. Proc SPIE. 1996;2922:119–61.
42. Franzen R, Esteves-Oliveira M, Meister J, Wallerang A, Vanweersch L, Lampert F, Gutknecht N. Decontamination of deep dentin by means of erbium, chromium:yttrium-scandium-gallium-garnet laser irradiation. Lasers Med Sci. 2009;24(1):75–80. Epub 2007 Nov 20.
43. Cohen S, Burns RC. Pathways of the pulp. 3rd ed. St Louis: Mosby; 1984. p. 501–6, 756–66.

44. Cvek MA. Clinical report on partial pulpotomy and capping with calcium hydroxide in permanent incisors with complicated crown fracture. Endod. 1978;4:232–7.
45. Clement AW, Willemsen WL, Bronkhorst EM. Success of direct pulp capping after caries excavations. Ned Tijdschr Tandheelkd. 2000;107(6):230–2.
46. Aushill TM, Arweiler NB, Hellwig E, Zamani-Alaei A, Sculean A. Success rate of direct pulp capping with calcium hydroxide. Schweiz Monatsschr Zahnmed. 2003;113(9):946–52.
47. Langeland K. Management of the inflamed pulp associated with deep carious lesion. J Endod. 1981;7(4):169–81. Ward J. Vital pulp therapy in cariously exposed permanent teeth and its limitations. Aust Endod J. 2002;28(1):29–37.
48. Tronstad L, Mjör IA. Capping of the inflamed pulp. Oral Surg Oral Med Oral Pathol Oral Radiol Endod. 1972;34(3):477–85.
49. Al-Hiyasat AS, Barrieshi-Nusair KM, Al-Omari MA. The radiographic outcomes of direct pulp-capping procedures performed by dental students: a retrospective study. JADA. 2006;137(12):1699–705.
50. Bogen G, Kim JS, Bakland LK. Direct pulp capping with mineral trioxide aggregate: an observational study. J Am Dent Assoc. 2008;139(3):305–15; quiz 305–15. Erratum in J Am Dent Assoc. 2008 May;139(5):541.
51. Hørsted P, Søndergaard B, Thylstrup A, El Attar K, Fejerskov O. A retrospective study of direct pulp capping with calcium hydroxide com- pounds. Endod Dent Traumatol. 1985;1(1):29–34.
52. Matsuo T, Nakanishi T, Shimizu H, Ebisu S. A clinical study of direct pulp capping applied to carious-exposed pulps. J Endod. 1996;22(10):551–6.
53. Roeykens H, Van Maele G, Martens L, De Moor R. A two-probe laser Doppler flowmetry assessment as an exclusive diagnostic device in a long-term follow-up of traumatised teeth: a case report. Dent Traumatol. 2002;18(2):86–91.
54. Roeykens H, Van Maele G, Martens L, De Moor R. Evaluation of pulpal blood flow by laser doppler flowmetry as a test of tooth vitality in long-term follow-up: case report. Rev Belge Med Dent (1984). 2004;59(2):121–9, [Article in French].
55. Miron MI, Dodenciu D, Calniceanu M, Filip LM, Todea DC. Optimization of the laser Doppler signal acquisition timing for pulp vitality evaluation. Timisoara Med J. 2010;4:44–9.
56. Moritz A, Schoop U, Goharkhay K, Sperr W. Advantages of a pulsed CO2 laser in direct pulp capping: Long term in vivo study. Lasers Surg Med. 1998;22:288–93.
57. Moritz A, Schoop U, Goharkhay K, Sperr W. The CO2 laser as an aid in direct pulp capping. J Endod. 1998;24:248–51.
58. Santucci PJ. Dycal versus Nd:YAG, laser and Vitrebond for direct pulp capping in permanent teeth. J Clin Laser Med Surg. 1999;17:69–75.
59. Todea C, Kerezsi C, Balabuc C, Calniceanu M, Filip L. Pulp cap-ping—from conventional to laser-assisted therapy (I). J Oral Laser Appl. 2008;8:71–82.
60. Todea C, Kerezsi C, Balabuc C, Calniceanu M, Filip L. Pulp cap-ping—from conventional to laser-assisted therapy (II). J Oral Laser Appl. 2008;8:147–55.
61. Nammour S, Tielemans M, Heysselaer D, Pilipili C, De Moor R, Nyssen-Behets C. Comparative study on dogs between CO2 laser and conventional technique in direct pulp capping. Rev Belge Med Dent (1984). 2009;64(2):81–6. [Article in French].
62. Hasheminia SM, Feizi G, Razavi SM, Feizianfard M, Gutknecht N, Mir M. A comparative study of three treatment methods of direct pulp capping in canine teeth of cats: a histologic evaluation. Lasers Med Sci. 2010;25(1):9–15. doi:10.1007/s10103-008-0584-9. Epub 2008 Jul 26.
63. Cannon M, Wagner C, Thobaben JZ, Jurado R, Solt D. Early response of mechanically exposed dental pulps of swine to antibacterial-hemostatic agents or diode laser irradiation. J Clin Pediatr Dent. 2011;35(3):271–6.
64. Yazdanfar I, Gutknecht N, Franzen R. Effects of diode laser on direct pulp capping treatment : a pilot study. Lasers Med Sci. 2015;30(4):1237–43.
65. Glockner K, Rumpler J, Ebeleseder K, Stadtler P. Intrapulpal temperature during preparation with the Er:YAG laser compared to the conventional burr: an in vitro study. J Clin Laser Med Surg. 1998; 16:153–7.
66. Rizoiu I, Kohanghadosh F, Kimmel AI, Eversole LR. Pulpal thermal responses to an erbium, chromium:YSGG pulsed hydrokinetic system. Oral Surg Oral Med Pathol Oral Radiol Endod. 1998;86:220–3.
67. Dammaschke T. The history of direct pulp capping. J Hist Dent. 2008;56:9–23.
68. Baume LJ, Holz J. Long term clinical assessment of direct pulp capping. Int Dent J. 1981;31(4):251–60.
69. Schröder U. Effect of calcium hydroxide-containing pulp-capping agents on pulp cell migration, proliferation, and differentiation. J Dent Res. 1985;64(Special number):541–8.
70. Cox CF, Sübay RK, Ostro E, Suzuki S, Suzuki SH. Tunnel defects in dentin bridges: their formation following direct pulp capping. Oper Dent. 1996;21(1):4–11.
71. Andelin WE, Shabahang S, Wright K, Torabinejad M. Identification of hard tissue after experimental pulp capping using dentin sialo-protein (DSP) as a marker. J Endod. 2003;29(10):646–50.
72. Goracci G, Mori G. Scanning electron microscopic evaluation of resin-dentin and calcium hydroxide-dentin interface with resin composite restorations. Quintessence Int. 1996;27(2):129–35.
73. Cox CF, Hafez AA, Akimoto N, Otsuki M, Suzuki S, Tarim B. Biocompatibility of primer, adhesive and resin composite systems on non-exposed and exposed pulps of non-human primate teeth. Am J Dent. 1998;11(Special number):S55–63.
74. Hebling J, Giro EM, Costa CA. Biocompatibility of an adhesive system applied to exposed human dental pulp. J Endod. 1999;25(10):676–82.
75. Accorinte Mde L, Loguericio AD, Reis A, Muench A, de Araújo VC. Adverse effects of human pulps after direct pulp capping with different components from a

total-etch, three-step adhesive system. Dent Mater. 2005;21(7):599–607.
76. Tarmin B, Hafez AA, Cox CF. Pulpal response to a resin-modified glass-ionomer material on nonexposed and exposed monkey pulps. Quintessence Int. 1998;29(8):535–42.
77. do Nascimento AB, Fontana UF, Teixeira HM, Costa CA. Biocompatibility of a resin-modified glass-ionomer cement applied as pulp capping in human teeth. Am J Dent. 2000;13(1):28–34.
78. Camilleri J, Pitt Ford TR. Mineral trioxide aggregate: a review of the constituents and biological properties of the material. Int Endod J. 2006;39(10):747–54.
79. Ford TR, Torabinejad M, Abedi HR, Bakland LK, Kariyawasam SP. Using mineral trioxide aggregate as a pulp-capping material. J Am Dent Assoc. 1996;127: 1491–4.
80. Accorinte Mde L, Holland R, Reis A, et al. Evaluation of mineral trioxide aggregate and calcium hydroxide cement as pulp-capping agents in human teeth. J Endod. 2008;34:1–6.
81. Sarkar NK, Caicedo R, Ritwik P, Moiseyeva R, Kawashima I. Physiochemical basis of the biologic properties of mineral trioxide aggregate. J Endod. 2005;31(2):97–100.
82. Koh ET, McDonald F, Pitt Ford TR, Torabinejad M. Cellular response to mineral trioxide aggregate. J Endod. 1998;24:543–7.
83. Torabinejad M, Chivian N. Clinical applications of mineral trioxide aggregate. J Endod. 1999;25:197–205.
84. Poggio C, Ceci M, Beltrami R, Dagna A, Colombo M, Chiesa M. Biocompatibility of a new pulp capping cement. Ann Stomatol (Roma). 2014;5(2):69–76. eCollection 2014.
85. De Rossi A, Silva LA, Gatón-Hernández P, Sousa-Neto MD, Nelson-Filho P, Silva RA, de Queiroz AM. Comparison of pulpal responses to pulpotomy and pulp capping with biodentine and mineral trioxide aggregate in dogs. J Endod. 2014;40(9):1362–9. doi:10.1016/j.joen.2014.02.006. Epub 2014 Mar 18.
86. Laurent P, Camps J, About I. Biodentine(TM) induces TGF-β1 release from human pulp cells and early dental pulp mineralization. Int Endod J. 2012;45(5):439–48. doi:10.1111/j.1365-2591.2011.01995.x. Epub 2011 Dec 22.
87. Laurent P, Camps J, De Méo M, Déjou J, About I. Induction of specific cell responses to a Ca(3)SiO(5)-based posterior restorative material. Dent Mater. 2008;24(11):1486–94. Epub 2008 Apr 29.
88. Cantek NK, Avc S. Evaluation of shear bond strength of two resin-based composites and glass ionomer cement to pure tricalcium silicate-based cement (Biodentine®). J Appl Oral Sci. 2014;22(4):302–6.
89. Natale LC, Rodrigues MC, Xavier TA, Simões A, de Souza DN, Braga RR. Ion release and mechanical properties of calcium silicate and calcium hydroxide materials used for pulp capping. Int Endod J. 2015;48(1):89–94. doi:10.1111/iej.12281.
90. Suzuki M, Katsumi A, Watanabe R, Shirono M, Katoh Y. Effects of an experimentally developed adhesive resin system and CO2 laser irradiation on direct pulp capping. Oper Dent. 2005;30(6):702–18.
91. Suzuki M, Ogisu T, Kato C, Shinkai K, Katoh Y. Effect of CO2 laser irradiation on wound healing of exposed rat pulp. Odontology. 2011;99(1):34–44. doi:10.1007/s10266-010-0140-5. Epub 2011 Jan 27.
92. Jayawardena JA, Kato J, Moriya K, Takagi Y. Pulpal response to exposure with Er:YAG laser. Oral Surg Oral Med Oral Pathol Oral Radiol Endod. 2001;91:222–9.
93. Huth KC, Paschos E, Hajek-Al-Khatar N, et al. Effectiveness of 4 pulpotomy techniques—randomized controlled trial. J Dent Res. 2005;84:1144–8.
94. Qudeimat MA, Barrieshi-Nusair KM, Owais AI. Calcium hydroxide vs mineral trioxide aggregates for partial pulpotomy of permanent molars with deep caries. Eur Arch Paediatr Dent. 2007;8:99–104.
95. Fekrazad R, Seraj B, Ghadimi S, Tamiz P, Mottahary P, Dehghan MM. The effect of low-level laser therapy (810 nm) on root development of immature permanent teeth in dogs. Lasers Med Sci. 2015;30(4):1251–7.
96. Mathur VP, Dhillon JK, Kalra G. A new approach to facilitate apexogenesis using soft tissue diode laser. Contemp Clin Dent. 2014;5(1):106–9.

9 激光在牙齿漂白和美白中的应用

Giovanni Olivi, Stefano Benedicenti

摘要

微笑美在现今口腔临床实践中的需求量逐渐增多。牙齿的颜色取决于反射光的质和量、入射光的量、牙釉质的厚度以及牙本质反射光的质和量。牙着色的分类包括内源性着色和外源性着色。着色可是单独的一个因素或多因素，或是全身性的因素。外源性着色可通过患者在家中使用牙膏处理或通过专业的抛光技术、喷砂来处理。内源性着色则需要进行专业的漂白治疗或口腔美容治疗(如复合树脂修复、贴面修复、冠修复)。在牙齿漂白的副作用中，过度漂白所致的严重风险通过使用合适的参数和操作时间的激光就能轻易避免。研究表明当持续使用漂白凝胶的时间多于20min时，会破坏牙釉质表面。建议采用不同的波长和操作规程，其安全应用的总时间均值应在20min以内。

微笑在日常交流中起着非常重要的作用，随着时间的推移，口腔美容需求不断增长。

为了改善微笑美，古埃及人和腓尼基人通过碳酸钾和太阳光的联合运用达到牙齿漂白的目的。古罗马人崇尚用含蜡的天然复合材料制作纯白牙齿的传统。

14世纪，将金属丝与硝酸合并使用。直至18世纪，人类再次利用了太阳光，并联合碳酸钾和酸奶进行牙齿漂白。

19世纪末，由于化学的发展，一种新的化合物——次氯酸诞生，它以盐的形式存在。近一个世纪以来，它一直是一种高效的工业漂白物质。

1884年A. W. Halan首次使用浓缩的过氧化氢(H_2O_2)溶液作为漂白体系的溶剂与电流进行反应，产生焦磷酸。此溶液表面张力低，能够渗入牙本质小管，但风险高，且禁忌证明确(可燃性和不良气味)。

1919年C. H. Abbot发明了过氧化氢制剂，它由借助热源激活的30%过氧化氢和蒸馏水组成。

1924年，在过氧化氢溶液和光照处理前，用饱和高硼酸钠和过氧化氢处理牙齿。其他学者还建议用光加速激活漂白剂的漂白作用。

1961年，高硼酸钠水溶液被用于失活的牙齿。1963年，Nuttling和Poe在不使用光和加热的情况下，用过氧化氢代替混合物中的水。

1983 年,通过催化剂使含氧水在碱性环境中解离,产生过氧化自由基。1989 年,基于过氧化脲的家庭漂白技术(夜间保护漂白技术)被提出并沿用至今。

第一个现代牙齿漂白剂源于过氧化氢。最新一代漂白剂与过去的产品类似,但为水基产品,目的是减少硬组织脱水和软组织局部刺激的问题。

9.1 牙齿着色:分类与原因

牙齿的颜色取决于反射光的质和量、入射光的量、牙釉质厚度、牙本质反射光的量。牙体颜色可被引发着色的物质改变,分为内源性着色和外源性着色(表 9-1)。

表 9-1 牙齿的内源性着色和外源性着色的原因

外源性着色	内源性着色	
	牙齿萌出前	牙齿萌出后
细菌、食物、烟草、药品、牙菌斑、牙垢、含氯己定的产品、金属盐	氟化物、四环素类药物、牙釉质发育不全	不完善的牙齿治疗、外伤、第三期牙本质

着色可独立发生,也就是说局限于一处或多处,或是整体性发生,意味着色扩展到了大多数地方。

着色的分类对评估漂白效果的稳定性至关重要。

尽管外源性着色患者在家中可用牙膏或通过专业的抛光技术轻松处理,但内源性着色必须经过专业的漂白治疗或口腔美容治疗(复合树脂修复、贴面修复、冠修复)。

9.2 外源性着色

外源性着色是由牙釉质表面获得性膜内的外在化合物引起的,由于着色物与牙面间的化学作用导致了颜色改变。在这些外在因素中有细菌(放线菌)、食物、烟草、药物、菌斑、牙垢、氯己定类产品和金属盐等。

S. A. Nathoo 临床分类最常用,它基于三种着色差异的临床色素而制订的。

9.2.1 直接牙着色 N1 型

附着在牙齿表面的有色化合物(色原)引起色素沉着,其颜色与色原相似。有色的食物(胡萝卜、樱桃、甘草、咖啡、茶、酒)可直接沉积显色物质。上述饮料中的单宁酸可通过离子交换机制与牙面相互作用。

金属离子也是引起这类着色的原因之一(铜引起绿色素沉着,铁引起黑色素沉着)(图 9-1,图 9-2)。

9.2.2 直接牙着色 N2 型

有色化合物附着牙齿后着色常见于老年人牙齿的邻面或颈部区域。这可能是由获得性膜上的蛋白质变性引起的。

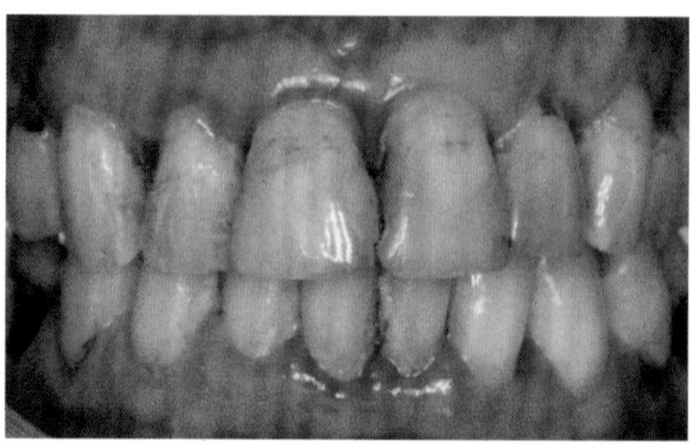

图 9-1 牙萌出后外源性和内源性着色,显示菌斑、牙垢与复合材料充填物渗漏的着色并存(11、23、34、44),龋齿(21、22),数个脱钙区,伴第三期牙本质的牙齿磨损

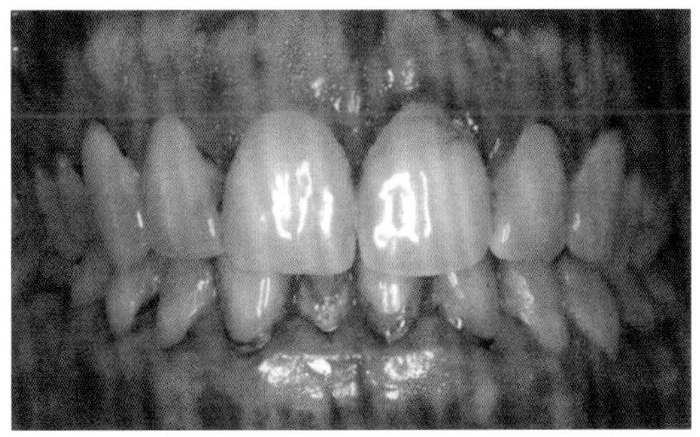

图 9-2 牙萌出后外源性和内源性着色，显示 12 龋坏，14 因牙髓坏死而着色，21 脱钙以及牙垢和菌斑沉积在牙颈部

9.2.3 直接牙着色 N3 型

前色原体是一种无色化合物，通过不同的化学、物理反应，附着到牙釉质后，导致色素沉着。由氯己定和氧化亚锡引起的着色属于这种着色(图 9-3~图 9-5)。

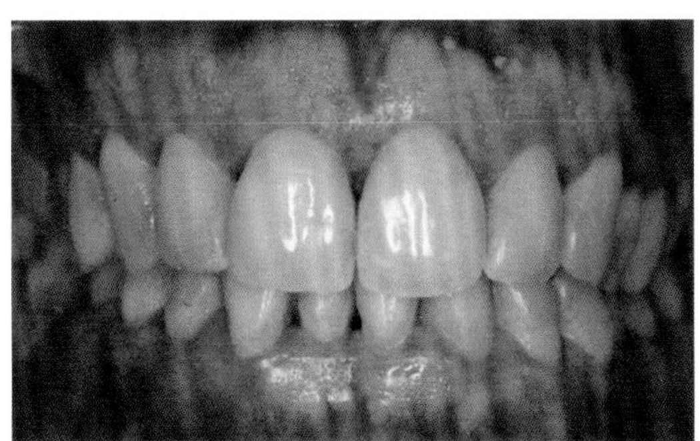

图 9-3 洁治、抛光和修复 1 年后，可见因过度使用氯己定漱口液引起的 N3 型牙着色(橙色染色)

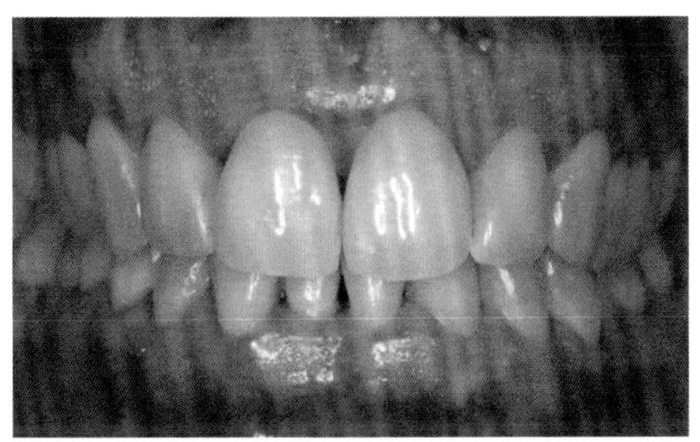

图 9-4 洁治、抛光和修复 1 年半后，患者依从性改善，口腔卫生较好

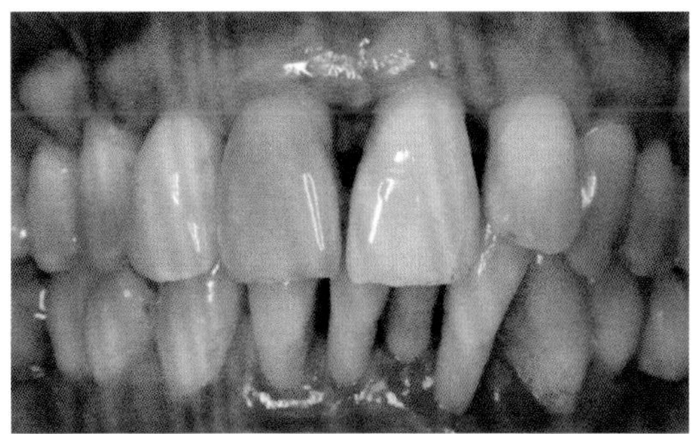

图 9-5 牙萌出后外源性和内源性着色，外源性染色源于氯己定含漱液的持续使用(橙色染色)，右上颌中切牙内源性着色(N3 型)源于前期外伤所致的第三期牙本质，右上颌中切牙为活髓牙

9.3 内源性着色

内源性着色由不同的因素引起。在牙齿发育和矿化期间，这些因素改变了牙齿颜色。

内源性色素沉着累及整颗牙齿，可分为：

(1) 萌出前着色：氟化物、四环素类药物和牙釉质发育不全。

(2) 萌出后着色：不完善的牙齿治疗、外伤和第三期牙本质。

最常见的萌出前内源性着色是氟牙症，由摄入过量的氟化物所致，常见于水中氟含量高的地区。氟的聚集不仅对牙齿极其有害，还会严重伤害肝和骨骼。Dean(1942)将氟中毒分为可疑、极轻微、轻度、中度和重度。识别氟中毒的严重程度非常重要，可根据牙的着色程度进行识别，因为它可反映传统漂白方法的严重局限性。

四环素牙可以发生于牙萌出之前，由怀孕第 2 或第 3 个月服用该类抗生素所致，也可以发生在牙萌出后的前几年内(6~8 岁)，着色情况(灰棕色、黄色)取决于四环素的摄入量。这类色素沉着是最难处理的(图 9-6，图 9-7)。

牙釉质发育不全(牙釉质畸形)可由以

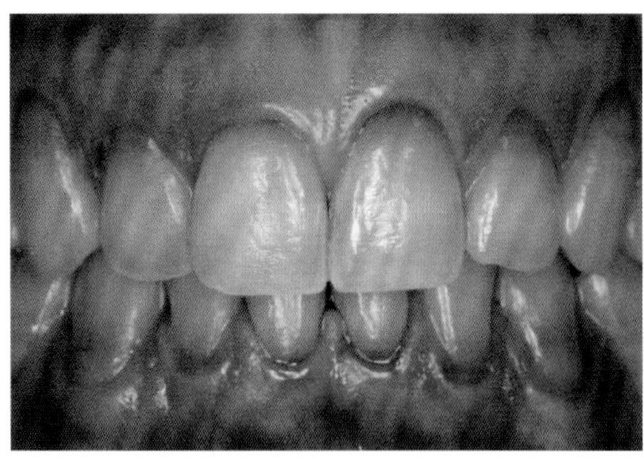

图 9-6 儿时服用四环素类药物的 40 岁女性患者典型的内源性着色(灰褐色、黄色),因牙颈部宽而较薄的牙釉质使着色更加明显

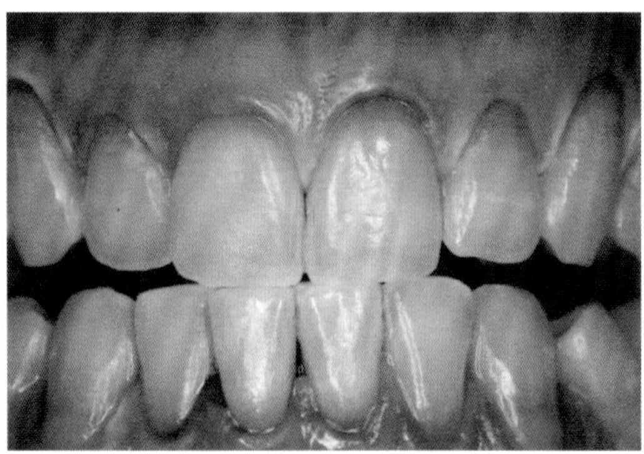

图 9-7 采用 532nm KTP 激光漂白,漂白后即刻照显示牙龈轻度受损,牙漂白效果良好,冠部效果较颈部更明显

下原因引起:

(1) 血液病(新生儿溶血病、地中海贫血、恶性贫血)。

(2) 营养不良、维生素 D 缺乏和低钙血症。

(3) 孕期甲状腺功能减退或亢进、孕期糖尿病。

(4) 精神障碍、脑瘫和心脏畸形。

(5) 外胚层发育不良。

牙萌出后内源性着色也可取决于其他因素:

(1) 脱钙。

(2) 龋坏。

(3) 疾病(如麻疹)。

(4) 牙髓治疗。

(5) 创伤和牙髓坏死(红细胞溶血)。

牙外伤可通过不同的发病机制引起异常着色。

反应性牙本质:在牙创伤性破坏后,牙髓、牙本质组织可引发反应性牙本质的明显沉积,以保护通常有活力的牙髓。牙本质厚度的增加使牙齿透明度降低,从而发生相应的着色(参见 1. 4. 4. 3 和图 9-5)。

牙髓出血和牙髓坏死:在牙髓充血和/或牙髓炎时,红细胞溶血,释放胆红素和含铁血黄素,与牙髓蛋白质分解的硫酸酐结合,产生了硫化铁。该物质渗入牙本质小管,使牙齿变暗(图 9-8~图 9-10)。

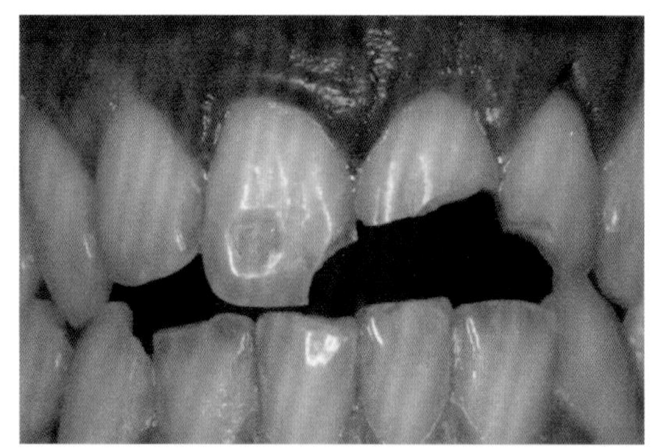

图 9-8 28 岁男性患者牙外伤,两颗中切牙复杂和简单冠折,左侧切牙简单折裂,牙釉质裂纹和折裂纹也可见于患牙表面

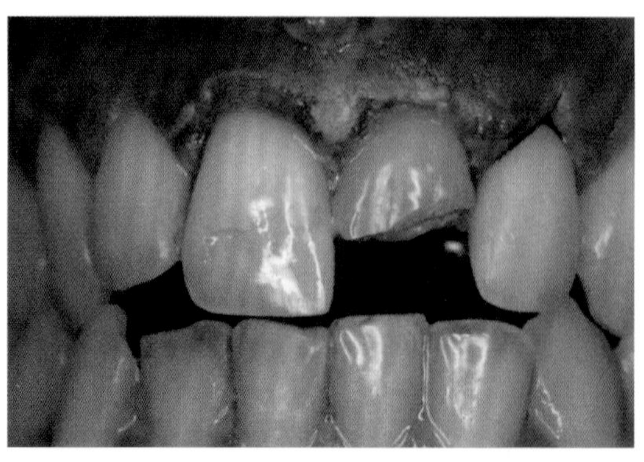

图 9-9 激光活髓切断术和 MTA 盖髓术后 1 周,显示在内出血伴红细胞溶血后出现的特征性粉红色,牙齿仍有活力

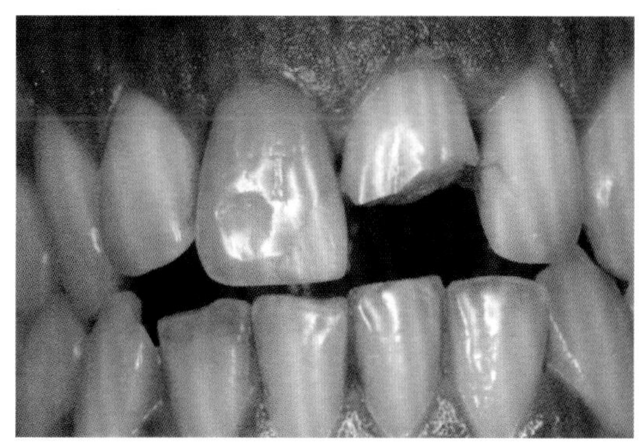

图 9-10 2 周后左侧中切牙内源性出血自然消散，右侧中切牙因不可逆牙髓炎导致着色以及有内出血

若牙髓坏死，最终分解产物（硫化氢、二氧化碳和脂肪酸等）也可以渗入牙本质小管，引起异常色素沉着。如果着色和病理变化不可逆，则必须进行牙髓治疗。次氯酸钠可清洁牙本质小管内红细胞的降解产物。必要时，需进行死髓牙漂白。

9.4 牙齿漂白和漂白剂

牙齿漂白破坏了存在于牙齿有机和无机成分中的发色团，是一种氧化还原化学反应。漂白产品中的过氧化物释放氧自由基，可透过牙齿硬组织扩散至釉-牙本质界。这种独特的氧化还原化学反应降解了颜色体系（醌和芳香系统），破坏了双链接，产生了低分子量富含羧基的无色水溶性酸性复合物，通过清洗可轻易去除。

口腔科主要的漂白剂是过氧化氢（H_2O_2）和过氧化脲，在催化剂的作用下，过氧化脲分裂成过氧化物和尿素。但是，氧自由基才是漂白过程的决定因素。在有化学活化剂和光敏活化剂的情况下，化学反应可通过加热来加速和/或光照（普通光或激光）来加速，从而有助于过氧化物的解离，促进氧气和过氧化离子的形成（图 9-11～图 9-14）。

现今使用的漂白物质包括过氧化氢（3%～38%）和过氧化脲（10%～40%），均为自活化或光活化剂，以及过硼酸钠和过氧化氢的混合物。这些产品有不同使用时间和浓度，有家庭漂白套装、诊室漂白套装和能量漂白套装（图 9-15）。

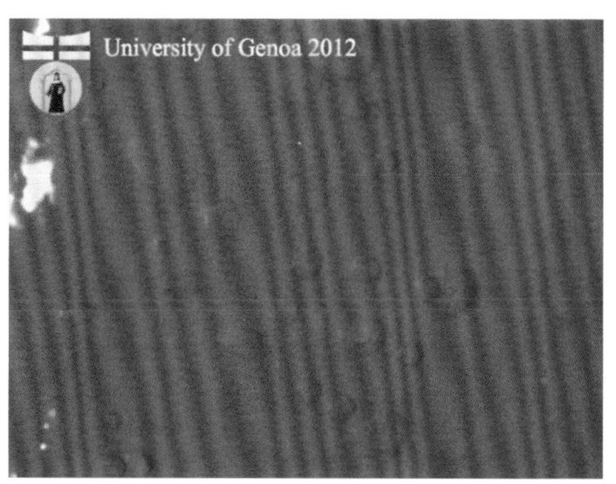

图 9-11 光学显微镜偏振光观察经 38%过氧化氢凝胶放置过的牙釉质表面，无激活剂（0s 时），显示初期形成的牙釉质表面的氧微气泡（Genova 大学提供，© 2012 年）

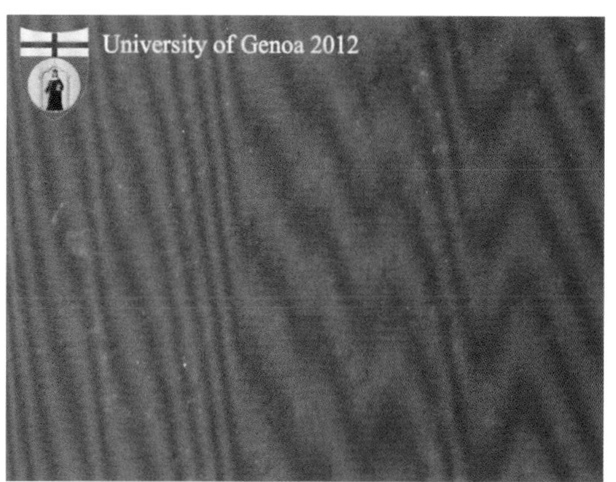

图 9-12 光学显微镜偏振光观察经 38%过氧化氢凝胶放置过的牙釉质表面，无激活剂，可见 30min 后氧微气泡增加（Genova 大学提供，© 2012 年）

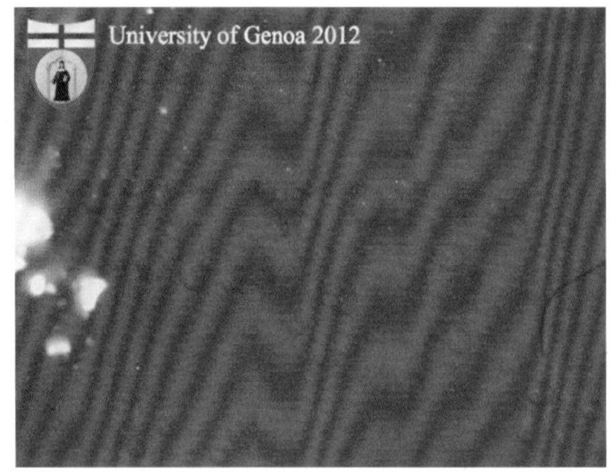

图 9-13 光学显微镜偏振光即刻观察激光激活含 38%过氧化氢凝胶的牙釉质表面，用 980nm 非接触式手机的激光激活 30s，牙釉质表面初步形成的氧微气泡较自活化的情况更明显（Genova 大学提供，© 2012 年）

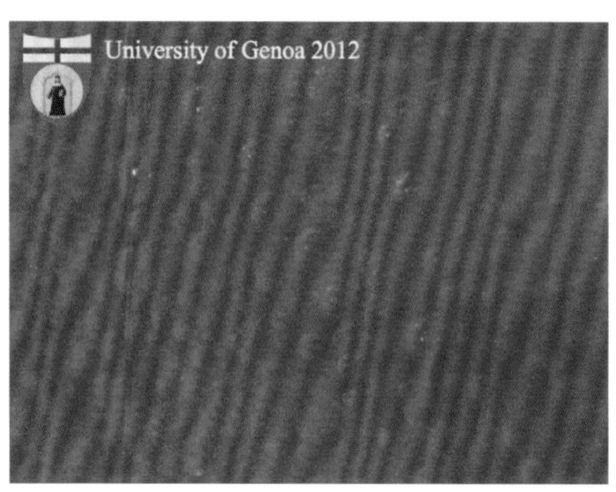

图 9-14 光学显微镜偏振光观察激光激活含 38%过氧化氢凝胶 30 分钟后的牙釉质表面，用 980nm 非接触式手柄的激光激活 30s，牙釉质表面初步形成的氧微气泡远高于自活化的情况（Genova 大学提供，© 2012 年）

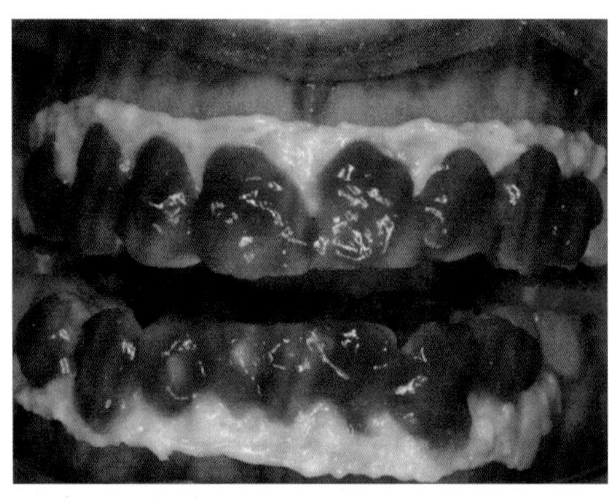

图 9-15 一种含 40%过氧化氢的化学活化的强力美白凝胶，且含有有助于减少术后敏感的 PF（硝酸钾和氟化物），使用过程无需加热和光照，建议椅旁操作时间为 40min

漂白技术提高了牙本质渗透率，增强了牙齿敏感性，尤其是经历较长时间的治疗和升温之后（参见 9.5）。

欧盟消费者安全科学委员会（SCCS）限制使用含有过氧化氢的漂白产品或牙齿增白产品，这些产品的过氧化氢含量限制于 0.1%~6%之间。过氧化氢由赠送的产品（免费的）或由其他复合材料或这些产品中所含的混合物所释放。这些产品只能在口腔科医师管理下安全地使用，因为缺乏风险因素保证，仅限 18 岁及以上者使用。

9.5 牙齿漂白的副作用

牙齿漂白剂引起的副作用可分为轻、重两种。

牙齿漂白的轻微副作用包括：

（1）治疗后牙本质过敏，通常是短暂的。

（2）暂时降低了与复合树脂材料的粘接，因此，建议推迟数周后进行后续的牙齿修复。

（3）如果漂白剂接触汞合金充填物，会腐蚀汞合金的浅表层，可能释放银离子和汞。

（4）因过氧化氢在保护性牙龈屏障下的渗透和腐蚀作用造成的牙龈刺激，这种刺激可以快速恢复（2~3 天），使用维生素 E 霜可促进牙龈愈合（图 9-16~图 9-18）。

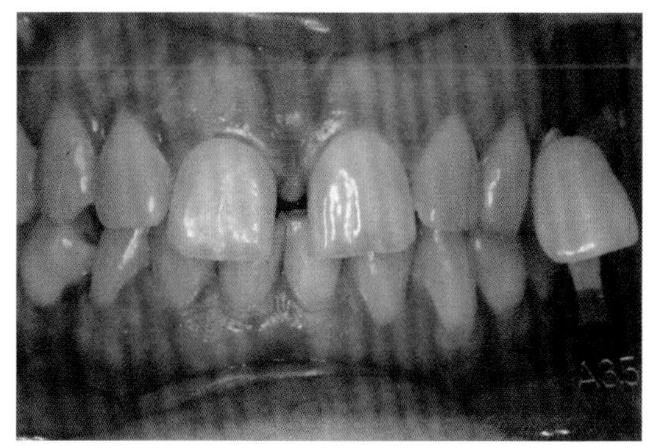

图 9-16 48 岁女性患者要求美白治疗，初始色已事先评估

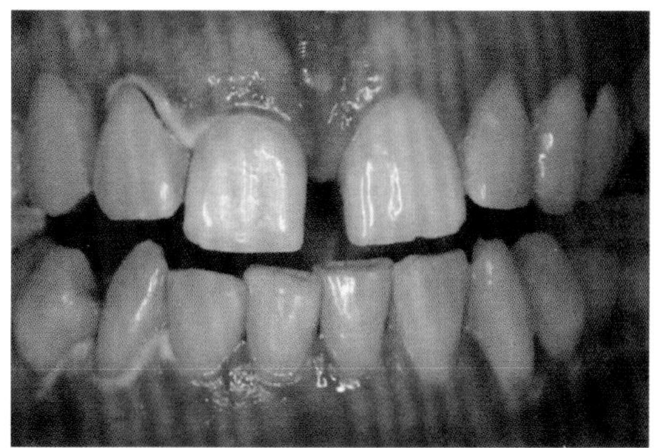

图 9-17 漂白后即刻照显示，由于漂白凝胶造成了轻度牙龈刺激，用配有专用手机的 532nm KTP 激光激活，总操作时间为 12min，在牙龈上涂抹维生素 E 2 天，以降低敏感性并促进愈合

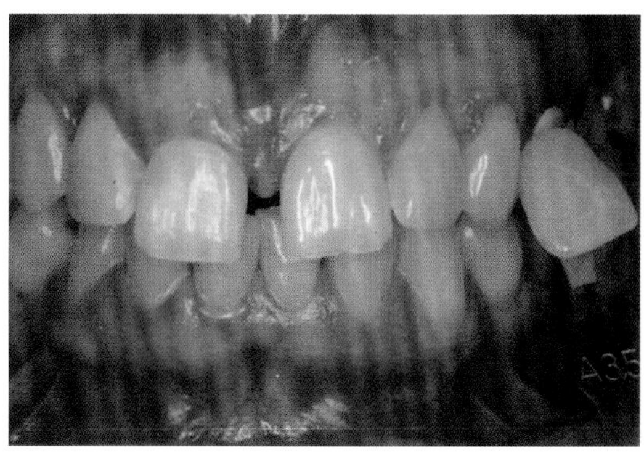

图 9-18 术后 1 周受刺激的牙龈愈合良好，采用 532nm 的 KTP 激光漂白，牙齿美学结果良好

（5）漂白过程中长时间大张口引起颞下颌关节紊乱。

牙齿漂白的严重副作用如下：

（1）只有在误食大量过氧化氢的情况下，才可能发生急性中毒。摄入漂白物质可引起腹绞痛和意识丧失。

（2）目前临床上尚未出现慢性全身毒性反应，即使长时间使用含过氧化轻或过硼酸的漱口水（持续 3 年）也未曾出现。

（3）过度漂白：牙齿漂白通过破坏碳-碳双键而实现。如果牙齿暴露于漂白凝胶的时间超过 20min，就可能掩盖最佳的漂白效果，进而变成过度漂白的病理状态，这与最终氧化产物（H_2O 和 CO_2）的形成有关。从牙体结构和临床表现来看，过度漂白会使牙釉质孔隙增加，牙体硬组织流失，牙齿敏感性增强，以及不得不对牙齿进行失活处理。因此，漂白时间必须控制在 20min 内（图 9-19～图 9-22）。

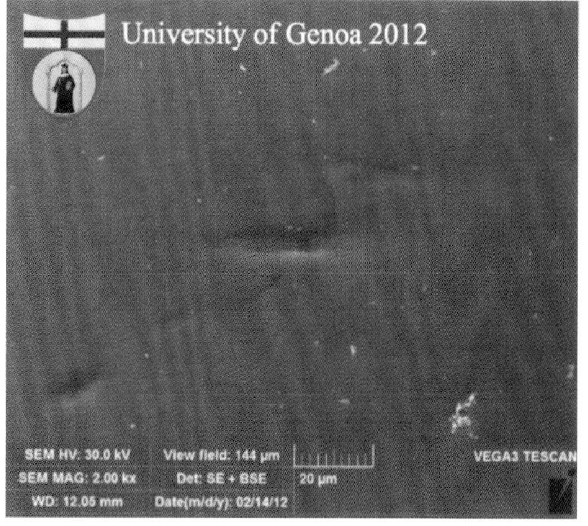

图 9-19 应用漂白凝胶前健康完整的牙釉质图像（Genova 大学提供，© 2012）

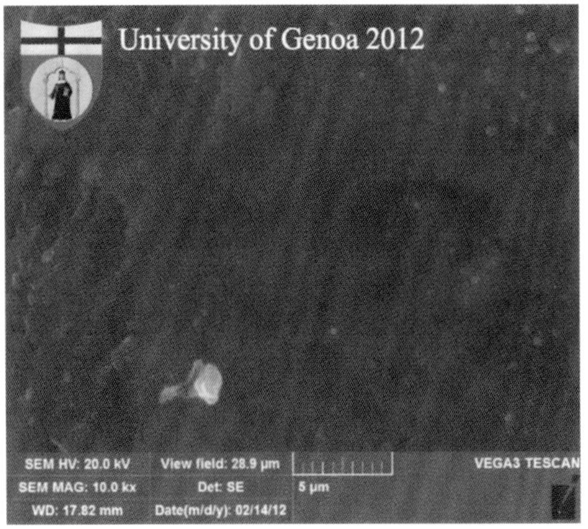

图 9-20 应用 38%的过氧化氢凝胶，980nm 激光激活 30s，凝胶停留于表面 24min 后，经过 60s 冲洗后的牙釉质表面图像，可见早期可逆性牙釉质柱状结构发生的变化，变化的直径为 0. 5μm（Genova 大学提供，© 2012）

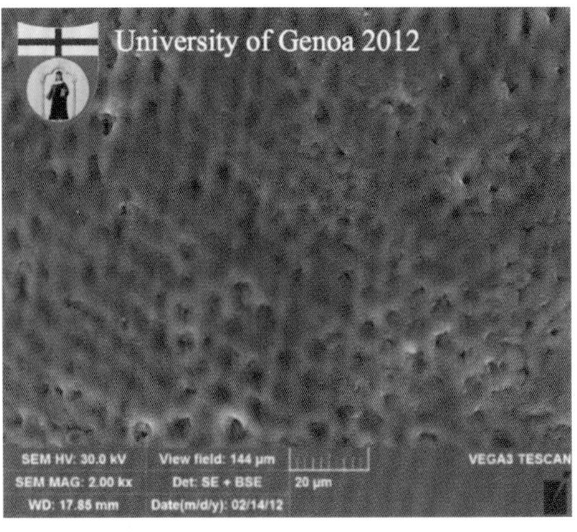

图 9-21 应用 38%过氧化氢凝胶，980nm 激光激活 30s，凝胶停留于表面 40min 后，经过 60s 冲洗后的牙釉质表面图像，可见所有区域的牙釉质柱状结构发生了部分可逆性变化，变化的直径为 5μm，类似于 Silverstone 报告的磷酸蚀刻后的形貌（Genova 大学提供，© 2012）

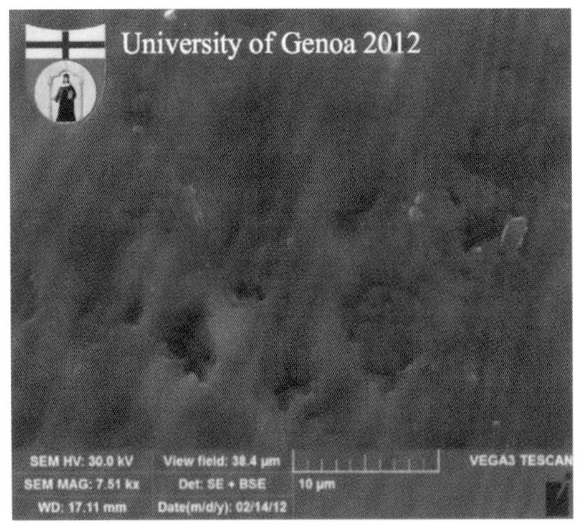

图 9-22 应用 38%过氧化氢凝胶，980nm 激光激活 30s，凝胶保留于表面 55min 后，经过 60s 冲洗后的牙釉质表面图像，从图片所有区域都可观察到漂白对牙釉质柱状结构的侵蚀是不可逆性的，腐蚀区的直径为 5μm 或更深，这是由于漂白剂放置时间较长，造成典型的牙釉质蚀刻，类似于 Silverstone 所描述的磷酸蚀刻形貌（Genova 大学提供，© 2012）

9.6 激光牙齿漂白

在光辅助漂白的过程中，漂白产品的激活源可以是卤素灯、氙灯或 LED 灯发出的普通光。该光源发出的光位于蓝色的可见光谱内，并含一定量的红外线辐射（加热）或激光。

目前所用的激光光源有发射绿色的可见光 KTP 激光（532nm），还有发射不可见的红外光二极管激光（803 ~ 1 064nm）、Nd：YAG 激光（1 064nm）以及近年来的 Er：YAG 激光（2 940nm）。

首次用于牙齿漂白的激光是发射可见的蓝色氩激光（488nm），已经被 Benedicenti 等提议用于复合材料的光聚合反应。该方法现已停用，因为功能更多且更符合人体工程学的二极管激光在临床上具有更高的可行性。

美国食品和药物管理局(Food and Drug Administration,FDA)批准了三种可用于替代传统照射灯进行漂白的激光:氩激光、二氧化碳激光和二极管激光。在激光照射时,患者、助理、术者,以及手术室内的任何人必须佩戴特殊波长的专用防护镜。

美国牙医协会(American Dental Association,ADA)科学事务理事会将牙齿漂白定义为改善一个人笑容的最保守的美容手段之一。然而,ADA重申牙齿漂白治疗并不是没有风险,因此建议进行专业的口腔预处理、检查、诊断和监督,向患者解释牙齿漂白的副作用也是必须的。

与家庭漂白或诊室漂白等其他专业技术相比,将激光作为漂白产品的激活剂具有不同的优势:

(1) 减少了操作时间,因而降低了过度漂白的风险和术后的敏感性。

(2) 如果使用得当,牙髓温度升高极小(低于5.5℃),可降低损伤牙髓的风险。

(3) 可以使新生的氧原子更深地渗入牙釉质和牙本质,甚至对最深层的着色牙(如四环素牙)有效。

(4) 仅一个疗程就能完成治疗且高效。

作为诱发源的激光极大地降低了术后敏感性。将含合适色素(对应特定范围波长的特定发色团)的混合凝胶涂在牙齿表面,可吸收相应波长的激光,使激光照射产生的热集中在所用的漂白材料上,避免了牙髓过热。

例如,使用氩激光或KTP激光(波长分别为470和534nm),与其单色光互补的颜色分别为橙黄色和紫红色,因此这类有色色素材料,如若丹明,适用于吸收这一波长范围的激光(图9-23,图9-24)。

黑色或暗色的颗粒材料也会在所有近红外波长发生吸收,因此,也适合与二极管激光(810~980nm)或Nd:YAG激光(1 064nm)搭配。而其他无色(白色)凝胶则含有某些特定类型的激光波长的专用色素

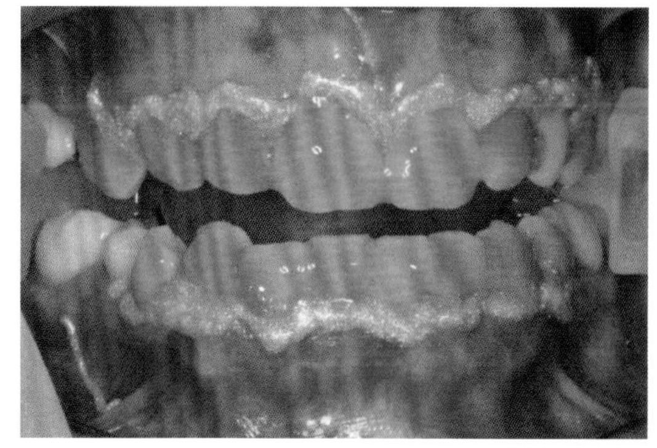

图9-23 含有可与532nm的绿光互补的紫红色素的专用凝胶,例如若丹明,可吸收KTP激光

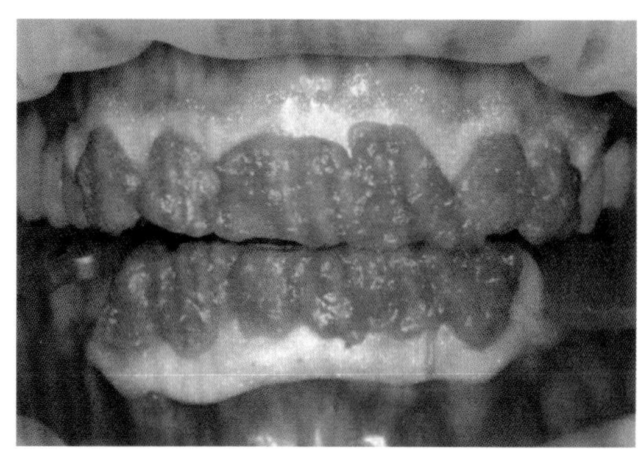

图9-24 940nm二极管激光的专用凝胶

(图9-25,图9-26)。

激光与波长非专用凝胶共用时,非但不能凸显激光技术的优势,还会使无用光穿透凝胶,对牙体硬组织产生损害,引起对牙齿

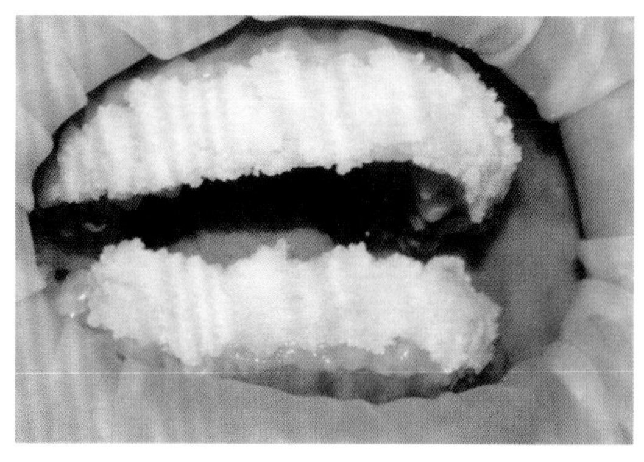

图9-25 含30%过氧化氢的无色(白色)漂白凝胶内含可吸收某些类型激光(810、980和1 064nm)的特定色素

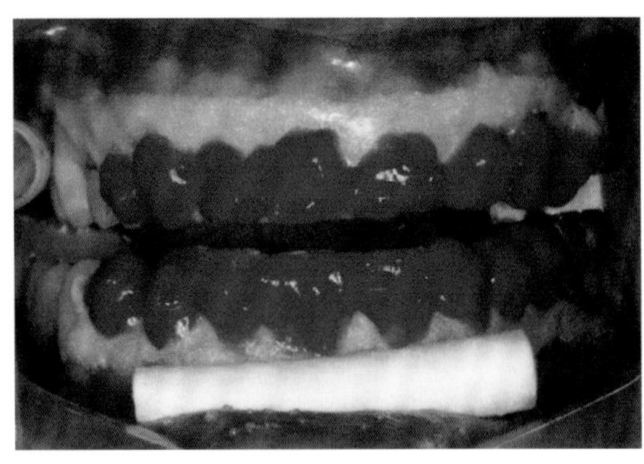

图 9-26 含 40%过氧化氢的红色凝胶不含任何特殊发色团，因其水含量高，故也可与 Er:YAG 激光联用

不良的和潜在的疼痛和/或对牙齿有害的热量。一些体外研究报道，不同的激光光源，包括二极管激光，照射后会引起温度上升。

最近，Er:YAG 激光已被认为是一种可用于诊室漂白的安全波长激光。漂白凝胶的主要成分是水（占总重量的 40%～55%）。Er:YAG 激光在水中可被大量吸收，由于漂白凝胶的高含水量，无需额外添加色素的吸收成分，因此所有的凝胶产品都可安全使用。Er:YAG 激光能量在水凝胶中的高吸收性（凝胶表面下 10～50μm）使得漂白过程对牙髓活力也是安全的，消除了过度加热对牙髓的潜在风险。

此外，考虑到 Er:YAG 激光消融硬组织的能力，使用相对低的脉冲能量（40mJ）、长脉宽（1 000μs）和大光斑的 R17（5mm）手机，可确保牙体硬组织的安全。因为有人报道了使用低于牙釉质、牙本质和水的消融阈值的较低的能量密度（0.5J/cm^2）的结果。

Gutknecht 等研究表明，以 35J 的 Er:YAG 激光输出能量照射 30s 所造成的髓室内最大升温低于 2.6℃。与 Er:YAG 激光相比，二极管激光（810nm）和 Nd:YAG 激光（1 064nm）的测量结果表明，它们必须累积更多的能量才能达到 Er:YAG 激光减少漂白时间的相同结果。

9.6.1 初始步骤

无论使用哪种技术，漂白流程都必须遵循标准的操作流程，该流程包含初诊，步骤如下：

（1）常规病史和口腔病史：发现一些可危害最终结果和持续漂白的不良习惯是有帮助的（过量吸烟、喝咖啡，或食用其他着色物质）。

（2）常规检查：包括软硬组织检查以及完整的影像学检查。牙齿漂白是仅在牙周健康的情况下进行的治疗。必须防止可能的牙龈萎缩，评估可能的过敏症状。漂白也不适合有牙釉质裂纹、原发性或继发性龋病或牙齿过敏的患者。

（3）知情同意：必须提前告知患者漂白可能出现的主要和次要风险。应告知在美学区域进行直接或间接修复的患者，可能会得到不理想的漂白结果，以及漂白后修复体可能需要修整（图 9-27，图 9-28）。

（4）对治疗有过高的期望值（应该让患者意识到治疗的有限性）和对忍耐治疗时间依从性差的患者属于禁忌证。不建议患者在治疗后 48h 内摄入使牙齿染色的食物，包括咖啡、红酒、番茄酱、茶和烟草等，但不限于一些有颜色的水果。

（5）拍片检查和颜色评估，并完成知情同意。治疗前后拍摄一系列照片，用于激励患者维护漂白效果和控制外部着色。照片必须在诊室漂白前和漂白 7 天后拍摄。将 VITA 比色板作为参考。

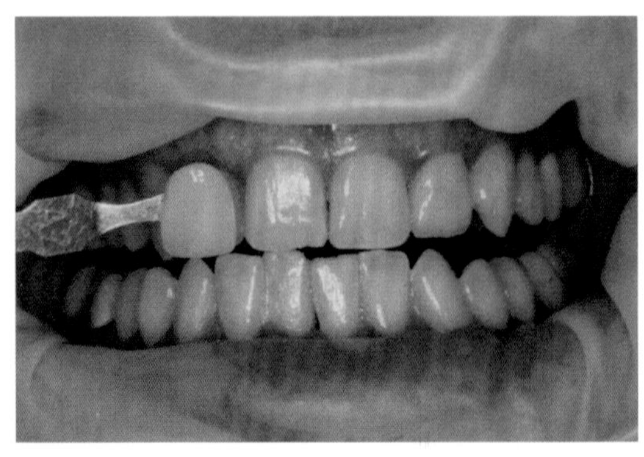

图 9-27 测定色调和饱和度，需让患者意识到牙齿一旦漂白，侧切牙全瓷冠的存在将会更加明显

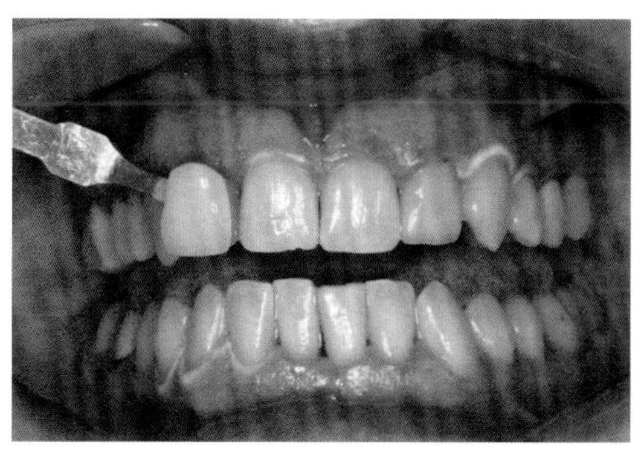

图 9-28 激光漂白后即刻照，可见全瓷冠与漂白牙之间显著的颜色差异

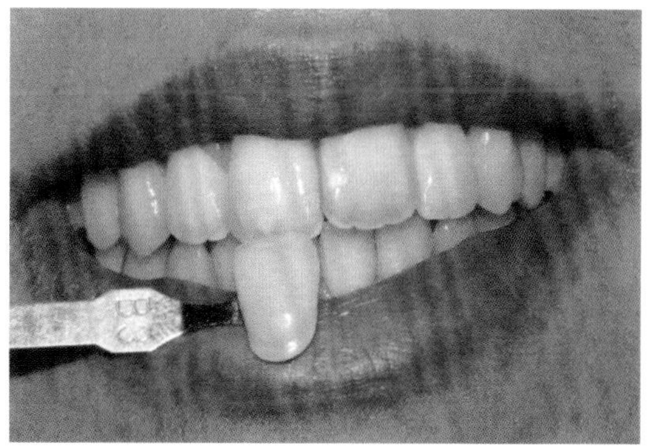

图 9-29 治疗前测定色调和饱和度

（6）初始准备：只有在适当的牙周治疗和治疗已有疾病后，才有可能进行漂白治疗。治疗包括机械和/或手工刮治，如果需要可进行根面平整，以便去除牙垢沉积物、菌斑以及选择性抛光，清除外源性色素（图 9-2~图 9-4）。

VITA 比色板按亮度（值）而不是颜色排序，有助于观察经漂白治疗后的牙齿美白效果。

VITA 比色板亮度（值）排序

B_1、A_1、B_2、D_2、A_2、C_1、C_2、D_4、A_3、D_3、B_3、$A_{3.5}$、B_4、C_3、A_4、C_4

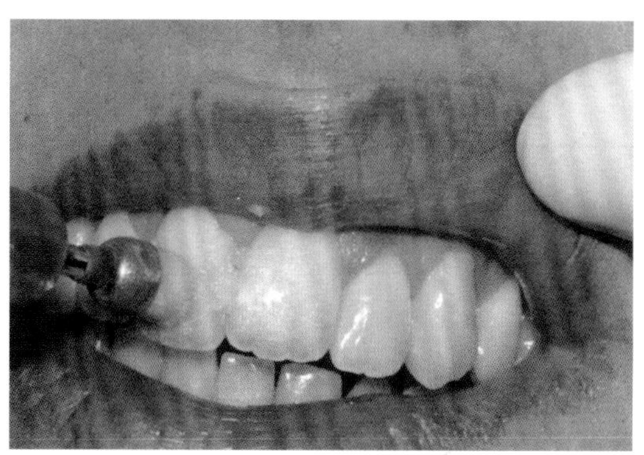

图 9-30 用浮石粉和装有毛刷的低速钻清洁以便漂白

9.6.2 牙齿漂白步骤

在使用漂白凝胶之前，应先进行一系列的准备步骤。

步骤 1：牙齿表面必须使用预防用小橡胶杯进行清洗或将毛刷装在低速手机上，蘸浮石粉来清洁牙面，使漂白剂更好地渗透（2~3μm）（图 9-29，图 9-30）。

步骤 2：嘴唇涂布凡士林，为的是避免治疗期间嘴唇周围脱水。硅胶开口器用于防止嘴唇和颊部接触漂白剂。

步骤 3：用气枪吹干牙面和牙龈，将光固化树脂液覆盖在牙齿的龈缘处，高度约 3mm。重要的是确保牙龈得到完全保护，否则不利于治疗的成功（图 9-31）。

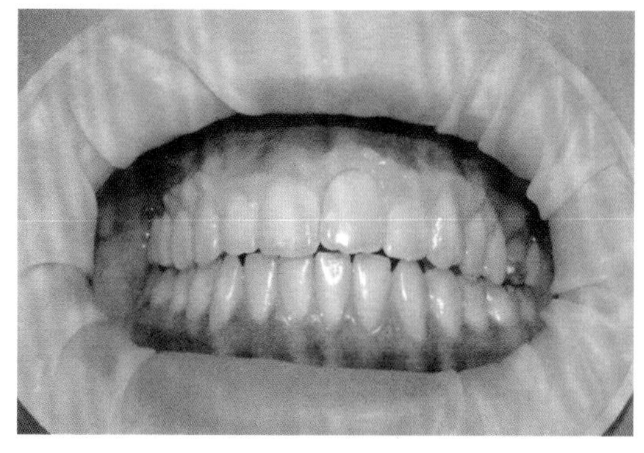

图 9-31 用硅胶开口器保护嘴唇和颊部免受漂白剂影响，牙龈光固化屏障用于保护牙龈

步骤 4：预备 35%~40%过氧化氢美白凝胶，并涂抹在牙面（通常从一侧的第二前磨牙到另一侧的第二前磨牙），厚度为 2~3mm（图 9-32）。另外，也可以采用“双牙弓”技

术,同时对上下颌牙弓或者从一侧牙弓到另一侧牙弓依次漂白,间隔期为1周,先行上颌牙漂白(上颌牙牙釉质较厚,治疗反应较好),以使患者更清楚地看到所获得的效果(图9-33,图9-34)。

步骤5:漂白过程中,释放的活性氧不完全是在牙齿表面扩散,一部分会扩散到外部环境。因此,建议插入由透明薄膜组成的一层屏障,屏障一侧覆盖于光固化区上,另一侧置于舌或腭黏膜上,应小心避免凝胶误涂在黏膜上。这样屏障就可限定全部的反应发生在牙表面(图9-35~图9-37)。

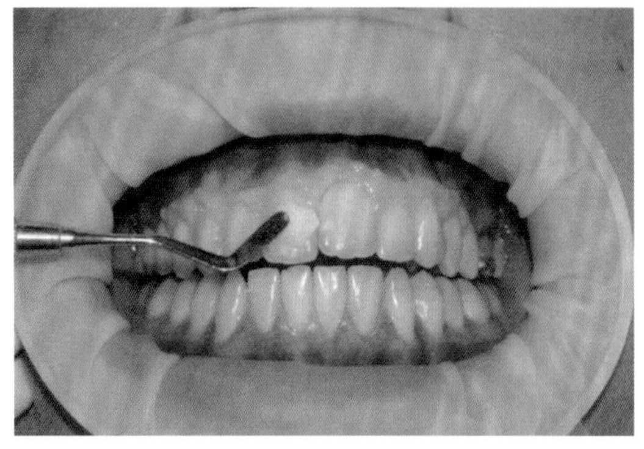

图9-32 在牙齿表面涂布2~3mm厚的漂白凝胶

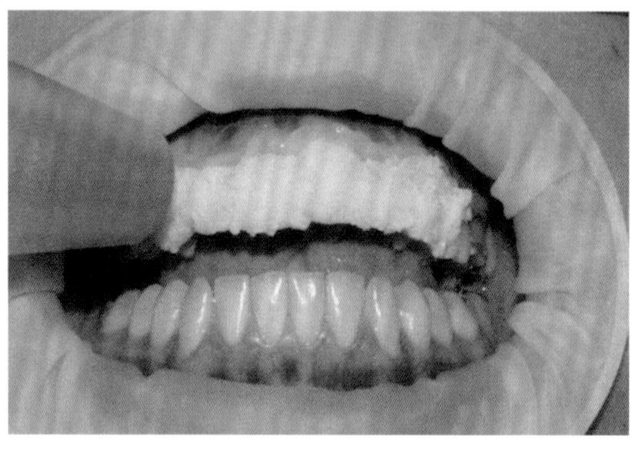

图9-33 用810nm二极管激光的专用非接触式手机照射一侧牙弓

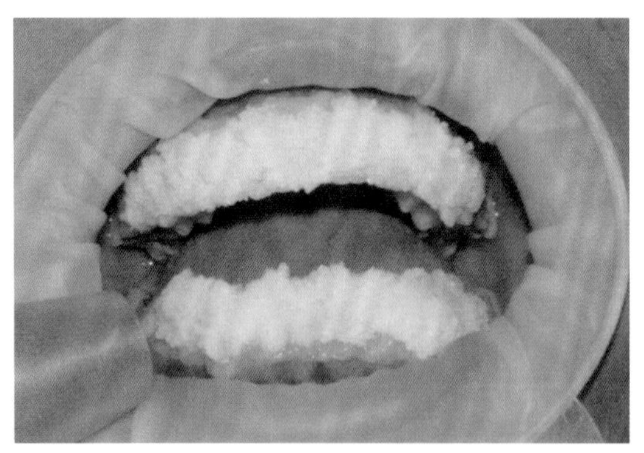

图9-34 照射双牙弓

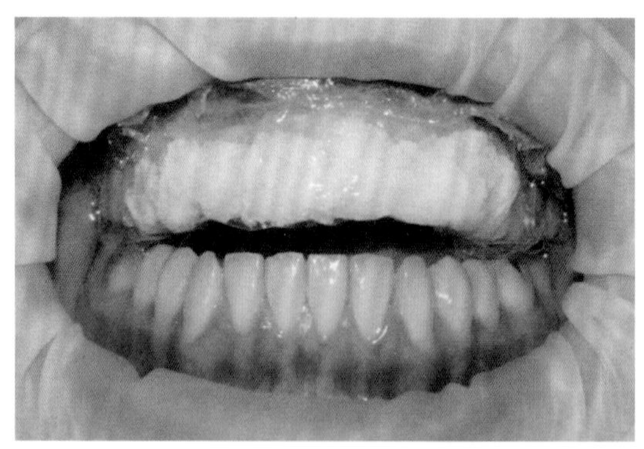

图9-35 用透明塑料薄膜将反应控制在牙齿表面

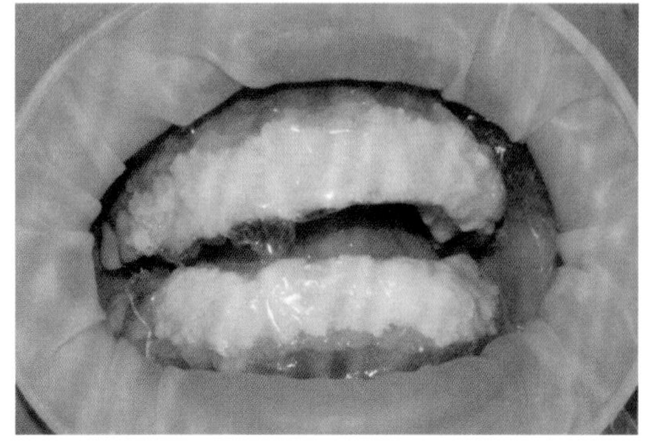

图9-36 使用透明塑料薄膜的双牙弓漂白

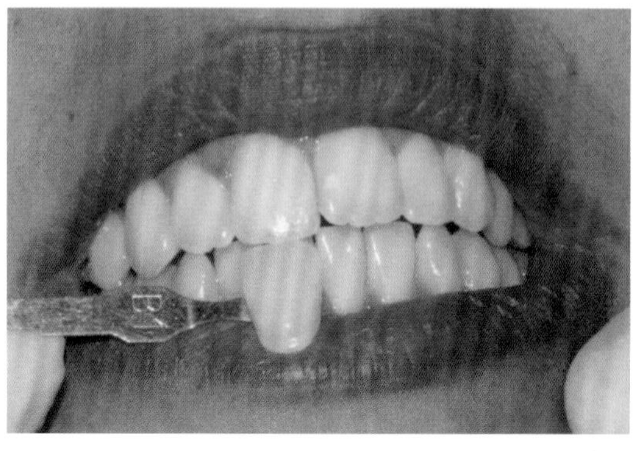

图9-37 1周后用VITA比色板评估检查结果

9.7 激光激活过程

根据激光的波长,有必要对激光的能量参数进行调整。不同激光设备的使用造成了设定标准能量参数的难度。能量参数应根据激光能量密度(J/cm^2)以及手机工作尖设定。因此,最好参照制造商的说明书或从使用波长的特定研究中得出的结论设定参数。

在这一过程中,操作者和患者必须佩戴所用激光波长的专用护目镜。

如果使用多工作尖照射手柄,建议交替照射牙齿,以便照射邻牙时避免同一部位受到激光过度照射。

使用凝胶和透明薄膜后,有 15min 的时间可供凝胶涂布于牙面(图 9-35,图 9-36)。

长时间的激光应用或侵蚀性极强的产品都会对牙釉质造成不可逆的破坏(过度漂白)。

在这一段时间后,移除薄膜,吸掉凝胶,轻轻冲洗凝胶下的牙体,检查漂白结果。同时,也要检查牙齿敏感状况或者软组织损伤情况。

无论是否使用激光激活,牙齿敏感都可通过使用氟化物凝胶或氟漆来治疗。在牙龈或黏膜受损(表现为脱色甚至深层的腐蚀性损伤)的情况下,应立即用注射器对组织注水,之后涂抹维生素 E 霜,使组织再水化。

为了取得一致的结果,未出现敏感症状的患者可在家中使用个性化热塑性托盘(或面具、定位器)继续漂白,备用的过氧化氢基凝胶的含量可由 10%(每天 8h)升至 16%(每天 4h),持续漂白 4~5 天(同一个注射器),之后重新评估结果(图 9-38~图 9-48)。

9.7.1 532nm KTP 激光

配有直径 600μm 光纤的激光以 1W 剂量照射 30s 适用于重要部位,且必须交替照射牙齿。完成约 10~12min 的第一周期后(20 颗牙齿,每颗 30s),吸掉凝胶并仔细冲洗牙面,再水化。第二和第三周期依照上述操作进行(图 9-49,图 9-50)。

9.7.2 二极管激光

一些二极管激光配有专用的多工作尖手机,用于对不同的象限进行多点照射。由于这些系统的激光发射面较大,故这些系统要求的总能量较高,才可保证合适的能量密度(图 9-51,图 9-52)。

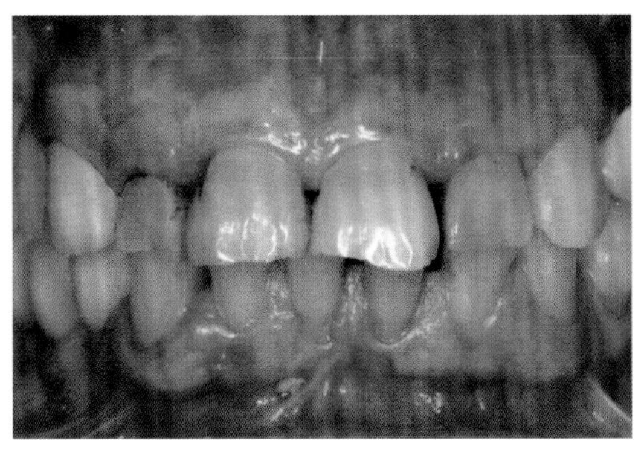

图 9-38 进行过复杂口腔修复的 65 岁女性患者牙齿漂白术前照
治疗计划包括后牙种植修复、激光牙龈塑形和上颌前牙瓷贴面修复。为了使口内美学效果一致,对下颌前牙进行了激光漂白,以使牙齿颜色一致。

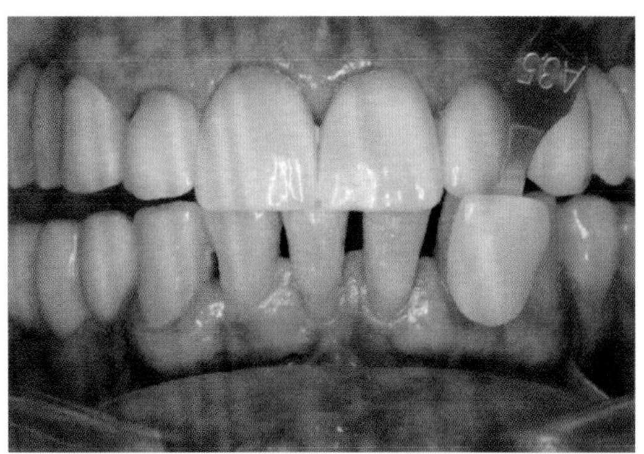

图 9-39 上颌中切牙进行美学治疗后,术前评估牙齿的色调和明度:下颌切牙的基色暗于 A3.5 色,上颌切牙已用 A2 色完成修复

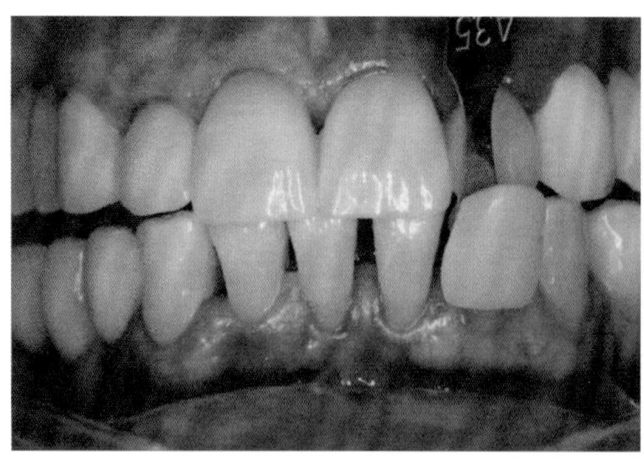

图 9-40 术后 1 周的评估，证实牙齿美白提高了约 3 阶（亮于 A3 色），漂白采用 940nm 二极管激光

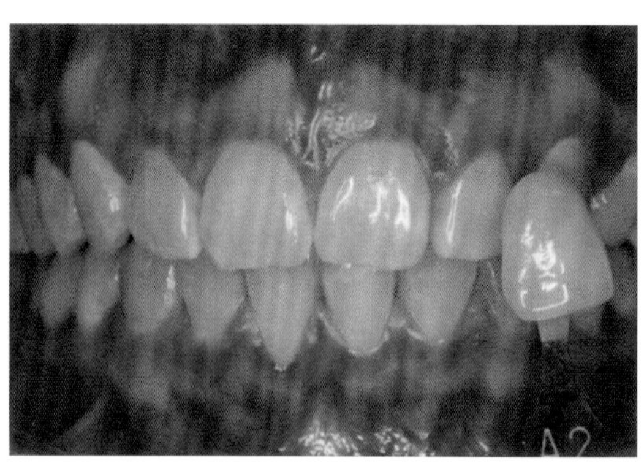

图 9-41 采用 VITA 比色板对牙齿色调和明度进行术前评估：基色是带有散在白化区的 A2 色

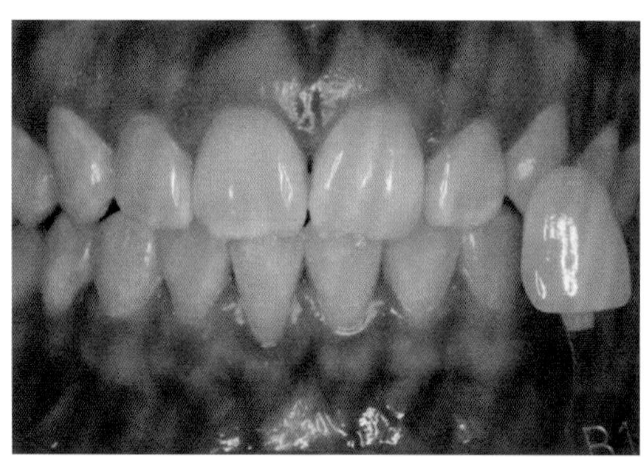

图 9-42 术后 1 周的评估，证实牙齿美白提高超过 4 阶（从 A2 色至亮于 B1 色），漂白采用 940nm 二极管激光

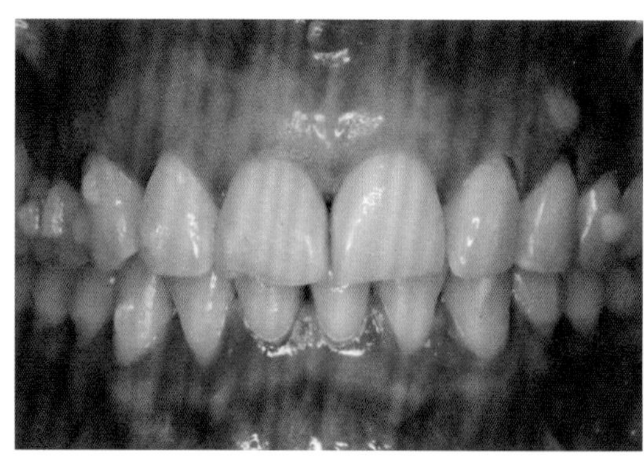

图 9-43 牙齿色调和明度的术前评估：前牙基色是 A2 色，尖牙基色是 A3.5 色

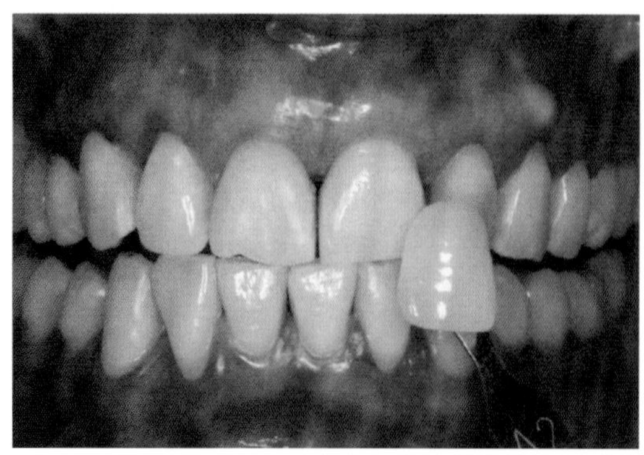

图 9-44 术后 1 周的评估，证实牙齿美白程度提高，漂白采用 980nm 二极管激光，上颌磨耗的切牙已用瓷贴面修复

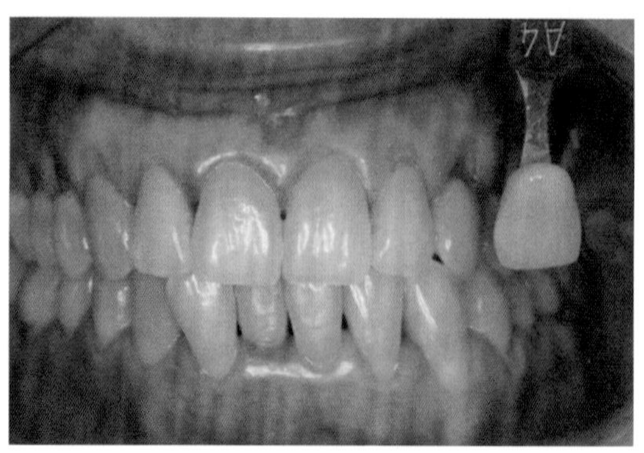

图 9-45 尖牙和前磨牙颈部磨损明显的 50 岁女性患者的牙齿色调和明度术前评估：尖牙颈部的基色暗于 A4 色

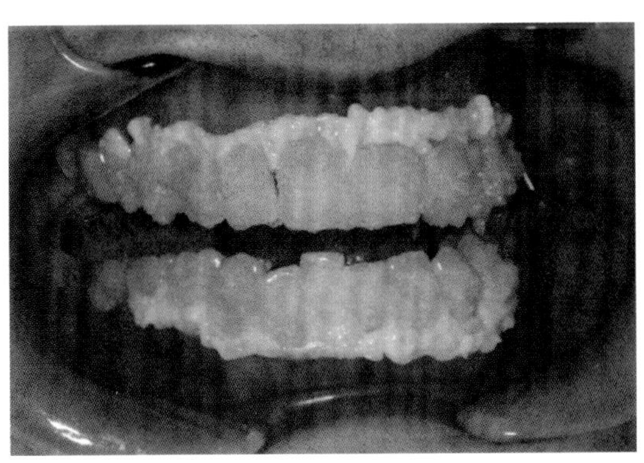
图 9-46 漂白采用 980nm 的二极管激光和含有专用可吸收色素的白色凝胶

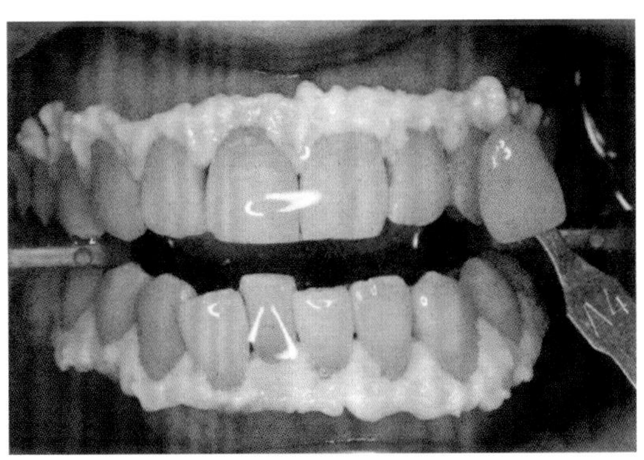
图 9-47 术后即刻涂布氟化物凝胶以减少过敏

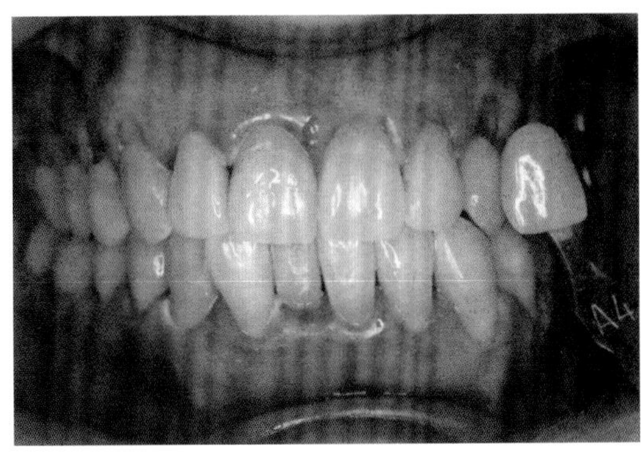
图 9-48 术后即刻评估,证实牙齿美白程度有所提高

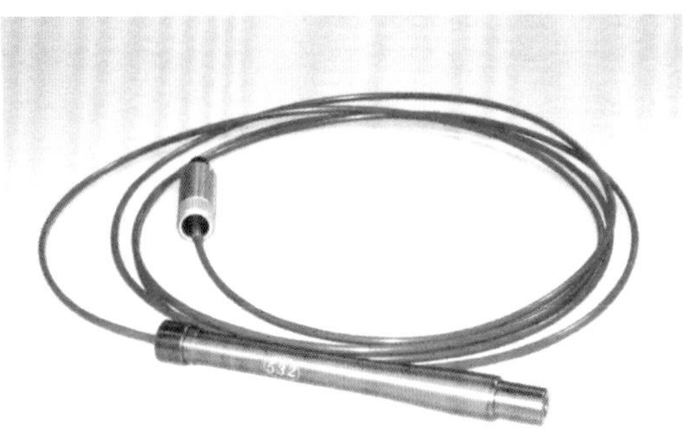
图 9-49 KTP 激光漂白手机

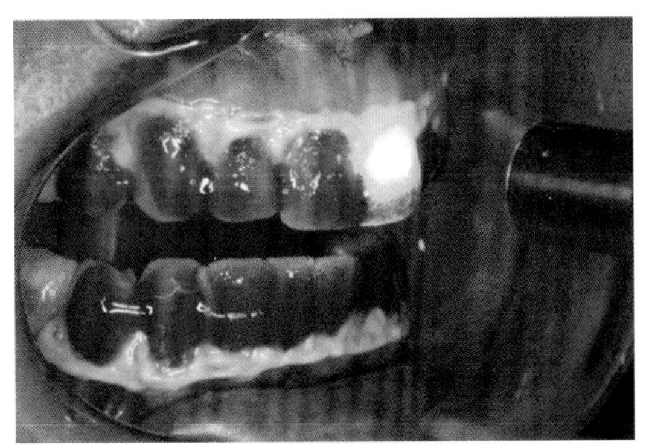
图 9-50 KTP 激光绿光漂白,使用专用的含若丹明的粉红-紫色凝胶

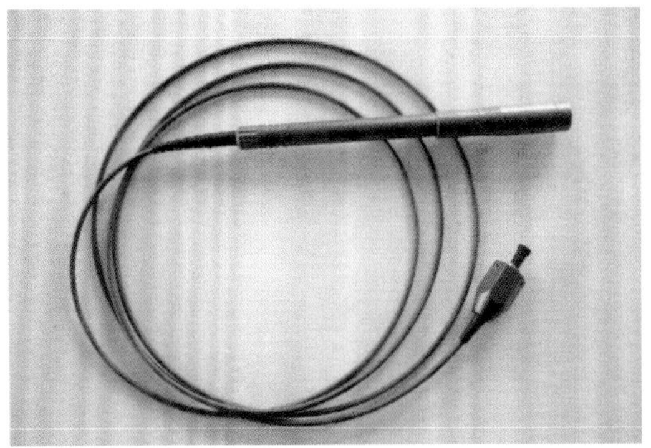
图 9-51 810nm 二极管激光漂白手机

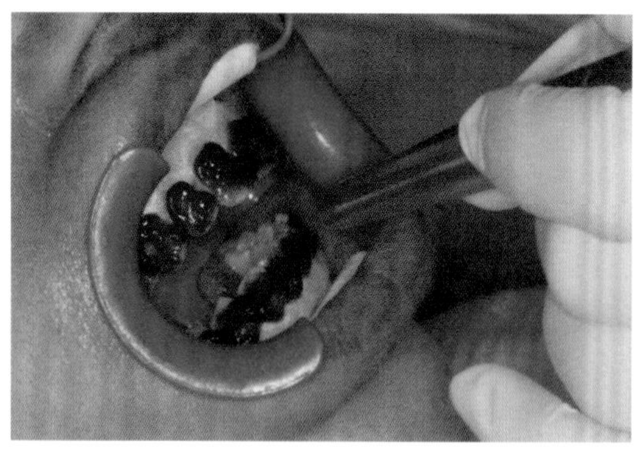

图 9-52 用非接触式单牙漂白式手机照射红色凝胶

9.7.2.1 810nm 二极管激光

制造商建议将能量设置为 7W，以门控模式发射（每启动 9.9ms 关闭 1.5ms），并使用专用多工作尖手机（实际输出功率为 2.5～2.8W）（图 9-53，图 9-54）。每个区域（4 颗牙齿）照射 30s，且不与凝胶接触。双牙弓照射总用时约 3min（6 个区域，每个区域 30s）。在所有牙齿经激光照射 30s 后，仍保留凝胶于牙齿上 4min，一个周期共计 7min。

吸掉牙上所有的凝胶，完成第一周期的漂白。重复操作两次。最后，用注射器将牙面仔细冲洗，再次检查牙面和牙龈的情况（整个过程用时 14min）。

9.7.2.2 940nm 二极管激光

制造商建议将激光能量参数设置为 7W，以连续波的模式发射，总能量 200J，工作尖与牙面距离近（约 1mm），不接触凝胶（图 9-55，图 9-56）。激活激光，保持手机在术区，照射约 30s。

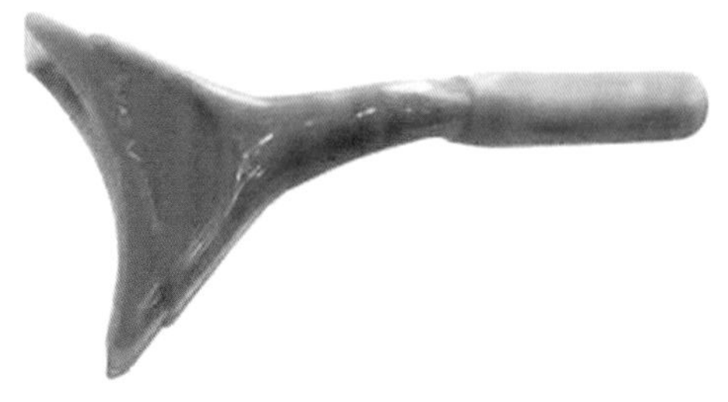

图 9-53 810nm 二极管激光的多功能尖手机

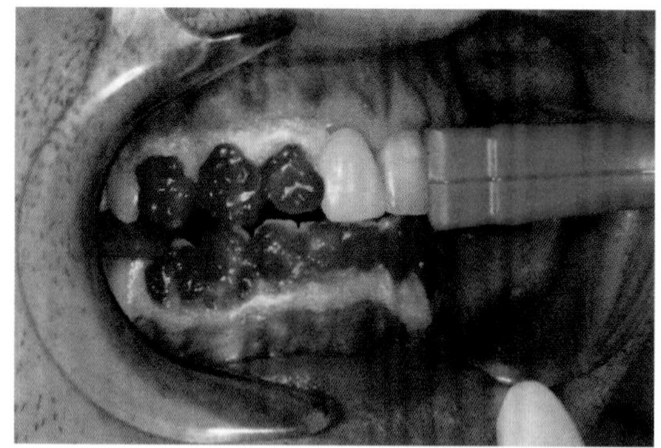

图 9-54 为了在牙齿表面不产生过多的热，使用多功能尖手机进行交替照射

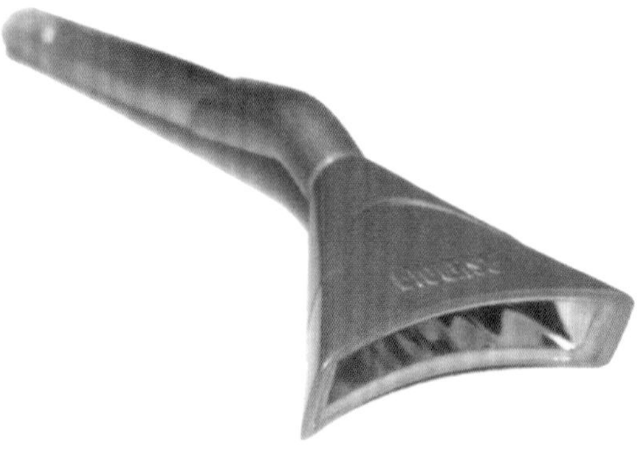

图 9-55 940nm 二极管激光的专用多功能尖手机

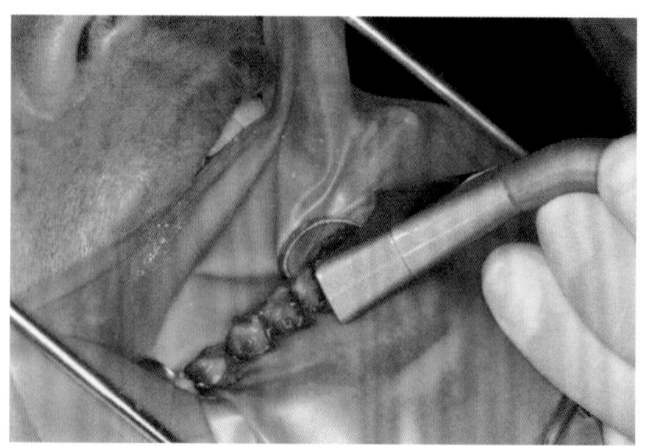

图 9-56 用 940nm 二极管激光的多功能尖手机照射下颌牙弓

将上下牙弓分成 4 个治疗区域，每个区域有 4～5 颗牙。用激光照射每个区域

的牙(4个区域,每个区域30s)。对所有象限重复照射两次,这样两个牙弓的总用时约4min。第二轮激光照射后,凝胶可以在牙齿上保留5min,一个循环总用时约9min。

然后,吸走凝胶,用水气枪冲洗以去除残余的凝胶。用新的刷式涂布器尖端再次涂抹漂白凝胶,并进行新一轮的激活。最后,用水枪清洗,彻底清洁牙齿。

一个术中回访时,建议两次漂白凝胶应用的总耗时最长为18min。

9.7.3 2 940nm Er:YAG激光

在操作说明中,推荐配有专用手柄(R17手柄)的Er:YAG激光,常搭配40%过氧化氢水基漂白凝胶(图9-57,图9-58)。照射步骤是在40mJ(每个脉冲的能量密度为0.2mJ/cm^2)、10Hz和VLP模式(脉宽1 000μs)下进行的,每次20s,每颗牙在涂布漂白凝胶后照射3次(每颗牙60s)。在各牙弓用时为12min的处理过程中,凝胶涂布和激光照射周期为3次。每次处理后,吸走并冲掉漂白凝胶。

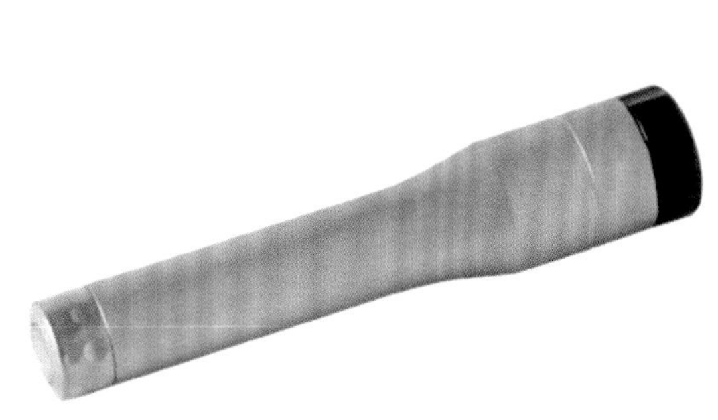

图9-57 专用手机(2 940nm)

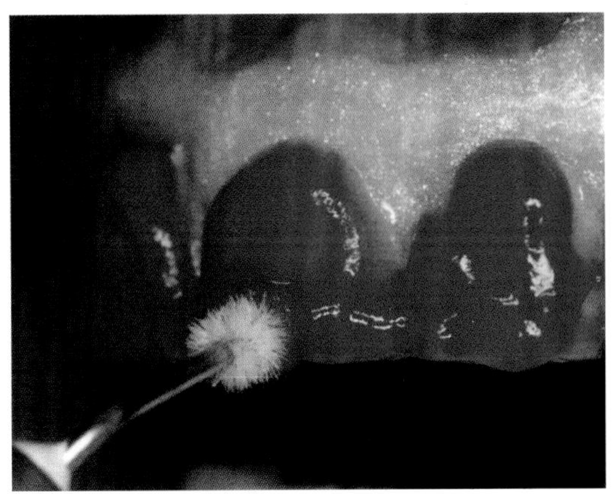

图9-58 使用2 940nm Er:YAG激光能被任何类型的漂白凝胶吸收,无论凝胶含色素与否,图中用的是含有40%过氧化氢的红色凝胶

(张志升 译)

参考文献

1. Caprioglio C, Olivi G, Genovese MD. I laser In Traumatologia Dentale. Ed.Martina, Bologna 2010 (in italian).
2. Harlan AW. The removal of stains from teeth caused by administration of medical agents and the bleaching of pulpless tooth. Am J Dent Sci. 1884/1885; 18(521):355–61.
3. Abbot CH. Bleaching discoloured teeth by means of 30 percent perhydrol and the electric light rays. J Allied Dent Soc. 1918;13:259.
4. Prinz H. Recent improvements in tooth bleaching. A clinical syllabus. Dent Cosmos. 1924;66:558–60.
5. Rosenthal P. The combined use of ultra-violet rays and hydrogen dioxide for bleaching teeth. Dent Cosmos. 1911;53:246–7.
6. Brininstool CL. Vapor bleaching. Dent Cosmos. 1913;55:532.
7. Nutting EB, Poe GS. A new combination for bleaching teeth. J So Calif Dent Assoc. 1963;31:289–91.
8. Haywood VB, Heymann HO. Nightguard vital bleaching. Quintessence Int. 1989;20:173–6.
9. Haywood VB. History, safety and effectiveness of current bleaching techniques and applications of the nightguard vital bleaching technique. Quintessence Int. 1992;23:471–88.
10. Watts A, Addy M. Tooth discolouration and staining: a review of the literature. Br Dent J. 2001;190(6): 309–16.
11. Addy M, Moran J. Mechanisms of stain formation on teeth, in particular associated with metal ions and antiseptics. Adv Dent Res. 1995;9:450–6.
12. Nathoo SA. The chemistry and the mechanism of extrinsic and intrinsic discoloration. J Am Dent Assoc. 1997;128:6–10.
13. Dean HT. Classification of mottled enamel diagnosis.

J Am Dent Assoc. 1934;21:1421.
14. Dean HT. The investigation of physiological effects by the epidemiological method. In: Moulton FR, editor. Fluorine and dental health. Washington: AAAS; 1942. p. 23.
15. Caprioglio D, Zappalà C. Lo sbiancamento dei denti. Milano: Scienza e Tecnica dentistica Edizioni Internazionali srl; 1992.
16. Buchalla W, Attin T. External bleaching therapy with activation by heat, light or laser a systematic review. Dent Mater. 2007;23:586–96.
17. Condò SG. Sbiancamento dei denti. Come e perché. Bologna: Ed. Martina; 1999.
18. Da Costa JB, Mazur RF. Effects of new formulas of bleaching gel and fluoride application on enamel micro-hardness: an in vitro study. Oper Dent. 2007;32:589–94.
19. Frysh H. Chemistry of bleaching: complete dental bleaching. Chicago: Quintessence; 1995. p. 25–32.
20. Hess WT. Hydrogen peroxide. In: Kirk-Othmer encyclopedia of chemical technology, vol. 13. 4th ed. New York: Wiley; 1995. p. 961–95.
21. McEvoy SA. Chemical agents for removing intrinsic stains from vital teeth. I technique development, vol. 20. Chicago: Quintessence Int; 1989. p. 323–8.
22. McEvoy S. Chemical agents for removing intrinsic stains from vital teeth. II. Current techniques and their clinical application, vol. 20. Chicago: Quintessence Int; 1989. p. 379–84.
23. Barone M, Crippa R, Benedicenti S. Laser a diodi in odontoiatria. Milano: EdiErmes; 2008. p. 159–61.
24. Scientific Committee on Consumer Products (European Commission). Opinion on hydrogen peroxide in tooth whitening products. SCCP/0844/04, 15 Mar 2005.
25. Scientific Committee on Consumer Products (European Commission). Opinion on hydrogen peroxide, in its free form or when released, in oral hygiene products and tooth whitening products. SCCP/1129/07, 18 Dec 2007.
26. Gazzetta ufficiale dell'Unione europea DIRETTIVA 2011/84/UE L283/36-283/38, allegato III, 29 Oct 2011.
27. Pinheiro JE, Fidel R, da Cruz Filho AM, et al. In vitro action of various carbamide peroxide gel bleaching agents on the microhardness of human enamel. Braz Dent J. 1996;7(2):75–9.
28. Benedicenti A, Giannetti R, Merlini A, Martino AR, Traverso M, Franco R, Galli D. The Argon laser in dentistry. Parodontol Stomatol (Nuova). 1984;23(3):127–38.
29. Mills RW, Jandt KD, Ashworth SH. Dental composite depth of cure with halogen and blue light emitting diode technology. Br Dent J. 1999;186:388–91.
30. Cobb D, Dederich S, et al. In vitro temperature change at the dentin/pulpal interface by using conventional visible light versus argon laser. Laser Surg Med. 2000;26:386–97.
31. Tooth whitening/bleaching: treatment considerations for dentists and their patients. ADA Council on Scientific Affairs. Sept 2009 (revised Nov 2010), p. 1–12.
32. Sulieman M, Rees JS, Addy M. Surface and pulp chamber temperature rises during tooth bleaching using a diode laser: a study in vitro. Br Dent J. 2006;200:631–4.
33. Lin LC, Pitts DL, Burgess LW. An investigation into the feasibility of photobleaching tetracycline-stained teeth. J Endodod. 1988;14:293–9.
34. Davies AK, Cundall RB, Dandiker Y, Sifkin MA. Photooxidation of tetracycline adsorbed onto hydroxyapatite in relation to the light-induced staining of teeth. J Dent Res. 1985;64:936–9.
35. Wetter NU, Walverde DA, Kato IT, Eduardo C. Bleaching efficacy of whitening agents activated by xenon lamp and 960 nm diode radiation. Photomed Laser Surg. 2004;22(6):489–93.
36. Dostalova T, Jelinkova H, Housova D, Sulc J, Nemec M, Miyagi M, Brugnera Jr A, Zanin F. Diode laser-activated bleaching. Braz Dent J. 2004;15:SI-3–8.
37. Zhang C, Wang X, Kinoshita J-I, Zhao B, Toko T, Kimura Y, Matsumoto K. Effects of KTP laser irradiation, diode laser, and LED on tooth bleaching: a comparative study. Photomed Laser Surg. 2007;25(2):91–5.
38. Strobl A, Gutknecht N, Franzen R, Hilgers RD, Lampert F, Meister J. Laser-assisted in-office bleaching using a neodymium:yttrium-aluminum-garnet laser: an in vivo study. Lasers Med Sci. 2010;25(4):503–9. Epub 9 May 2009.
39. Gutknecht N, Franzen R, Meister J, Lukac M, Pirnat S, Zabkar J, Cencic B, Jovanovic J. A novel. Er:YAG laser-assisted tooth whitening method. J Laser Health Acad. 2011;2011(1). ISSN 1855–9913. www.laserandhealth.com.
40. Luk K, Tam L, Hubert M. Effect of light energy on peroxide tooth bleaching. J Am Dent Assoc. 2004;135(2):194–201.
41. Sari T, Usumez A. Office bleaching with Er:YAG laser. Case report. J Laser Health Acad. 2013;2013(1). www.laserandhealth.com.
42. Majaron B, Sustercic D, Lukac M, Skaleric U, Funduk N. Heat diffusion and debris screening in Er:YAG laser ablation of hard dental tissues. Appl Phys B. 1998;66:479–87.
43. van As G. Laser dentistry: power laser bleaching with the AMD Picasso diode laser. Dent Today. 2010;200.
44. Laserwhite*20 whitening gel instructions. BIOLASE, Inc. http://www.biolase.com/ProductOwner/Documents/LaserWhite20.pdf. Last accessed on 28 Jan 2015.

附录 激光安全

由于意外直接暴露在激光光束或者通过燃烧和吸入气体、化学品以及口腔材料，激光能够对非靶向口腔组织、皮肤和眼睛造成危害。

要求临床医师使用激光进行诊疗时，必须确保术者及其团队每一个成员了解和履行激光安全条例。应用一种激光(多种激光)的知识和激光物理学，并强制性遵守当地相关法规和管理条例。根据各个州/国家的健康和安全立法，这些管理条例应用到激光治疗中，激光安全协会(LSO)有责任确保这些制度能够落实到位。

激光分类

根据潜在的破坏性，对用于口腔科的激光进行分类。附表1显示了口腔医学常用的四种基本激光分类的概况，如激光发射参数、口腔医学应用实例、无保护的组织潜在风险以及安全措施。

附表1 不同激光的输出功率、危险分析和安全使用方法

激光分类	最大输出	在口腔医学的应用	可能的危险	安全措施
Ⅰ类	40μW	龋病探查	无潜在危险	眨眼反应
ⅠM类	400μW	扫描	放大光束可能存在危险	激光安全标识
Ⅱ类	1mW	引导光束	直视可能存在危险	避光反应
ⅡM类	—	龋病探查	放大光束存在高风险	激光安全标识
ⅢR类	可见5mW	引导光束	眼损害	安全护目镜
ⅢB类	不可见2mW、0.5mW	低能量激光 PDT 化疗 黏膜扫描 细胞荧光仪器	眼损害	个人防护 ⅢR和ⅢB类激光的个人培训
Ⅳ类	无上限	手术激光	眼和皮肤损害 非靶向组织损害 火险 热烟流损害	安全护目镜 个人防护 培训和规则 遵守国家法律法规

激光危害

激光危害如下：

(1) 眼危害。

(2) 非靶向口腔组织危害。

(3) 皮肤危害。

(4) 化学性和传染性危害。

(5) 火险。

(6) 其他危害。

人体可接受的最大允许照射量(maximum

permissible exposure,MPE)是照射的极限值,超过该值时可能造成组织损伤。每个激光都有其危险域(nominal hazard zone,NHZ),制造商有责任在操作手册里详细告知 NHZ。

眼损害

当未佩戴合适的护目镜时,激光可能通过直接照射或反射对眼睛造成损伤。因为相对无水吸收,处于可见光和红外线间的激光波长(400~1 400nm)可能导致视神经乳头区域的视网膜灼伤。另外,可见光波长会伤害视网膜上的红或绿视锥细胞,从而导致色盲。来自中远红外区的激光波长(1 400~10 600nm)可能会引起角膜穿孔、眼房水、晶状体损害(附图 1,附表 2)。

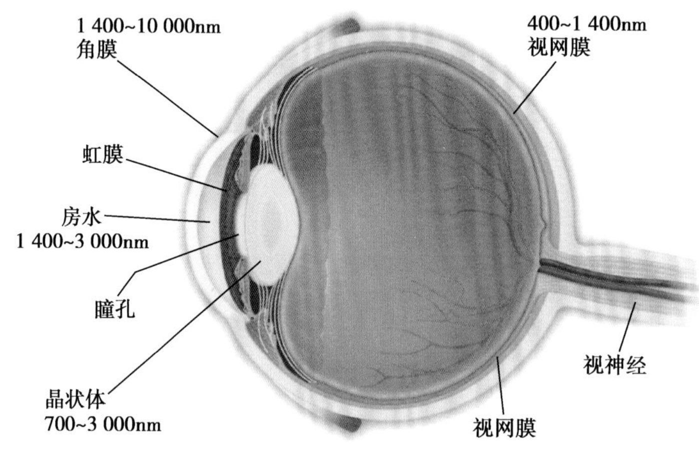

附图 1 眼部结构和可能的波长对应特定解剖部位的危害

附表 2 口腔激光对眼和皮肤的危害

激光波长	损害的眼睛结构	眼损害	皮肤损害
405~532nm	视网膜	视网膜损伤	光敏反应(波长 400~700nm)
龋病探查 655nm	视网膜[a]	视网膜损伤	光敏反应(波长 400~700nm)
口腔病理细胞荧光仪器 630~900nm	晶状体(波长>700nm)	视网膜损伤 视网膜损伤和白内障(波长>700nm)	光敏反应(波长 400~700nm)
二极管激光 810~1 064nm	视网膜	视网膜灼伤	过度干燥 水疱 灼伤
Nd:YAG 激光 1 064nm	晶状体	白内障	过度干燥 水疱 灼伤
Er, Cr: YSGG 激光 2 780nm	晶状体 眼房水	白内障 房水闪光	过度干燥 水疱 灼伤

续表

激光波长	损害的眼睛结构	眼损害	皮肤损害
Er:YAG 激光 2 940nm	角膜	角膜灼伤	过度干燥 水疱 灼伤
CO_2 激光 10 600nm	角膜	角膜灼伤	过度干燥 水疱 灼伤

[a] 通过光学助视器(如放大镜和手术显微镜)观察激光检测Ⅰ和Ⅱ类龋病时,可能对视网膜造成危害。类似这样的放大装置可使发散的光束更加危险。

在激光操作过程中,患者、口腔科医师及相关人员以及处在 NHZ 之内的任何人员,采取适当的眼保护是必须和强制性的。在激光开启过程中,眼睛必须在激光开启之前受到保护。制作眼镜镜片的材料必须是波长特定的材料,该材料能够抑制或减弱在 MPE 范围内的暴露能量,而且特定波长须印刻在镜片上。整个眼眶周围必须被镜片覆盖,还必须有合适的眼镜边框防止激光束的射入。使用放大镜或显微镜的操作者必须佩带合适的眼镜镶嵌件和滤镜。

当清洗激光护目镜时,应适当注意防止镜片防护涂层被腐蚀性消毒剂清除。护目镜应用抗菌肥皂清洁,并用柔软的棉布擦干。

非靶向组织危害(口腔组织和皮肤)

使激光操作者意识到非靶向组织的意外损害是非常重要的。操作激光应小心避免意外消融邻近组织。应使用阳极氧化处理的和无反射的设备,以防止光反射。只要采取了预防措施,使反射光减少到最小,可以用不锈钢工具和口镜进行手术操作。皮肤潜在伤害的发生取决于激光波长和吸收潜能、能量密度、暴露时长和位点大小。可见光波长的激光可导致光敏性皮肤反应,中远波长红外线激光可导致皮肤过干燥、水疱和灼伤(附表 2)。

化学性和传染性危害

激光束可造成羽状损害。羽状指的是激光气化的副产物和激光与组织相互反应后产生的碎屑,可呈现烟雾状抑或完全不能为肉眼所见。

羽状物可能有一定的危险性,因为激光与组织相互作用形成悬浮微粒,其中的有机和无机成分包括毒性气体、化学物质、细菌、病毒和真菌。当去除复合树脂材料(甲基丙烯酸甲酯单体)时,激光产生了空气污染物(LGAC),其中可能包括人体免疫缺陷病毒、人体乳头状瘤病毒、一氧化碳、氰化氢、甲醛、苯、细菌和真菌芽孢以及癌细胞。因此,激光操作时须穿戴防护手术服和能过滤 0.1μm 粒子的细筛孔面罩。

火险

由于激光预备Ⅳ类和ⅢB 类窝洞所产生的高温可点燃气体或物质。当激光手术中与气体喷嘴一起使用时,根据 ANSI Z136.3 的规定,笑气和氧气可用于镇静。还要避免特定危险域值范围内的易燃物:酒精浸泡的纱布、含乙醇的麻醉药和任何含油性成分的物品,如凡士林。

如果患者使用氧气瓶,应避免使用激光。全身麻醉时,有些芳香烃类的全麻药可能会超过燃点。另外,需要注意的是通常不可燃物在富氧环境中可能被引燃。

其他危害和传染控制

激光是手术设备，在使用过程中，操作者与配合人员必须遵循标准防护措施，包括戴手套、口罩、护目镜或面罩，穿隔离衣。操作者有被激光细石英工作尖刺伤的风险。

为预防污染，除了手机外，还必须对重复使用的光纤和工作尖进行热消毒。为确保有效的消毒，必须在消毒前清除工作尖末端上的碎屑。可安装或可拆卸的屏障应该放置在激光操作控制台上。激光仪器和附近的操作面应使用高效消毒剂消毒。

除了插头和光纤外，维修保养危害还包括电、气和水管。另一个危害是被电线和电缆绊倒，此外需要小心翼翼地移动激光仪。

激光安全措施

在临床使用前，在适当的环境或媒介（中波长和远波长红外线激光用水玻璃杯，而可见光及近红外线激光用黑色吸收纸）和低能量设置的条件下，由临床医师或LSO进行激光试射，确保适合激光操作步骤的正确功能参数（重复模式、脉宽、发射模式、气/水喷射）。安全措施还包括：

（1）关闭脚踏开关，以防误操作。

（2）锁定触控面板，以防未授权的操作。

（3）设置密钥或密码保护，以防未授权人员操作。

（4）如果手术中需要开门时，设置远程遥控关闭激光。

（5）有立刻关闭激光的紧急开关或按钮。

（6）如有任何部件出现不正常，激光软件诊断程序能够显示错误信息，使激光关闭。

（7）当一段固定的时间不使用激光时，启动延时待机模式。

（8）未踩脚踏开关时，待机模式不会启动激光。

（9）有醒目的激光标识，如延时待机模式光和就绪模式光。

有多台牙椅的诊室必须有操控区的空间。控制区域的表面不能有反射光。应避免所有激光系统的电缆误伤。灭火器应方便取用。

适用于激光使用的具体健康和安全条例遵循每个州/国家的法律法规，用户有责任和义务遵守当地政府规定。

（强 翔 译）

参考文献

1. Laser Safety Committee. Laser safety in dentistry: a position paper. Acad Laser Dent J 2009;17:39–49.
2. Olivi G, Margolis F, Genovese MD. Pediatric laser dentistry: a user's guide. Chicago: Quintessence Pub. Appendix Laser Safety; 2011.
3. American National Standard for safe use of lasers in health care facilities (ANSI Z136.3). Orlando: Laser Institute of America; 2005.
4. American National Standard for safe use of lasers (ANSI Z136.1). Orlando: Laser Institute of America; 2007. p. 1.2, 2–3.
5. Dorros G, Seeley D. Understanding lasers. A basic manual for medical practitioners including an extensive bibliography of medical applications. Mount Kisco: Futura Publishing Co., Inc; 1991. p. 64–7.
6. American National Standard for safe use of lasers (ANSI Z136.1). Orlando: Laser Institute of America; 2007. p. 10.
7. Guidelines for infection control in dental health-care settings. (No. RR-17). Atlanta: Centers for Disease Control and Prevention; 2003.